Handbuch Psychopharmaka

von

Borwin Bandelow, Stefan Bleich und Stefan Kropp

unter Mitarbeit von Julia Cramer und Annelie Hintzen

Deutsche Bearbeitung der englischsprachigen Version
von Adil S. Virani, Kalyna Z. Bezchlibnyk-Butler und J. Joel Jeffries

3., vollständig überarbeitete Auflage

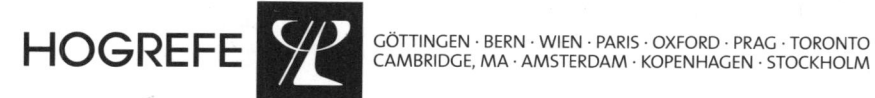

Prof. Dr. med. Borwin Bandelow, geb. 1951. Seit 1995 geschäftsführender Oberarzt der Klinik für Psychiatrie und Psychotherapie der Universität Göttingen.

Prof. Dr. med. Stefan Bleich, geb. 1968. Seit 2008 Ärztlicher Direktor der Klinik für Psychiatrie, Sozialpsychiatrie und Psychotherapie der Medizinischen Hochschule Hannover.

Prof. Dr. med. Stefan Kropp, geb. 1966. Seit 2005 Chefarzt der Klinik für Psychiatrie, Psychotherapie und Psychosomatik, Asklepios Fachklinikum Teupitz, seit 2007 auch Chefarzt der Kinik für Psychiatrie, Psychotherapie und Psychosomatik und Ärztlicher Direktor, Asklepios Fachiklinikum Lübben

Wichtiger Hinweis: Der Verlag hat für die Wiedergabe aller in diesem Buch enthaltenen Informationen (Programme, Verfahren, Mengen, Dosierungen, Applikationen etc.) mit Autoren bzw. Herausgebern große Mühe darauf verwandt, diese Angaben genau entsprechend dem Wissensstand bei Fertigstellung des Werkes abzudrucken. Trotz sorgfältiger Manuskriptherstellung und Korrektur des Satzes können Fehler nicht ganz ausgeschlossen werden. Autoren bzw. Herausgeber und Verlag übernehmen infolgedessen keine Verantwortung und keine daraus folgende oder sonstige Haftung, die auf irgendeine Art aus der Benutzung der in dem Werk enthaltenen Informationen oder Teilen davon entsteht. Geschützte Warennamen (Warenzeichen) werden nicht besonders kenntlich gemacht. Aus dem Fehlen eines solchen Hinweises kann also nicht geschlossen werden, dass es sich um einen freien Warennamen handele.

Bibliografische Information der Deutschen Nationalbibliothek

Die Deutsche Nationalbibliothek verzeichnet diese Publikation in der Deutschen Nationalbibliografie; detaillierte bibliografische Daten sind im Internet über http://dnb.d-nb.de abrufbar.

© 2000, 2004 und 2012 Hogrefe Verlag GmbH & Co. KG
Göttingen · Bern · Wien · Paris · Oxford · Prag · Toronto
Cambridge, MA · Amsterdam · Kopenhagen · Stockholm
Merkelstraße 3, 37085 Göttingen

http://www.hogrefe.de
Aktuelle Informationen · Weitere Titel zum Thema · Ergänzende Materialien

Das Werk einschließlich aller seiner Teile ist urheberrechtlich geschützt. Jede Verwertung außerhalb der engen Grenzen des Urheberrechtsgesetzes ist ohne Zustimmung des Verlages unzulässig und strafbar. Das gilt insbesondere für Vervielfältigungen, Übersetzungen, Mikroverfilmungen und die Einspeicherung und Verarbeitung in elektronischen Systemen.

Umschlaggrafik: Daniel Kleimenhagen, Hildesheim. Fotos: © Gabriel Blaj (dreamstime.com); Johnny Greig (istockphoto.com); Zsolt Nyulaszi, Yuri Arcurs (agefotostock.com)
Satz: ARThür Grafik-Design und Kunst, Weimar
Druck: AZ Druck und Datentechnik GmbH, Kempten
Printed in Germany
Auf säurefreiem Papier gedruckt

Anregungen und Änderungsvorschläge sind willkommen. Bitte schreiben Sie an:

Prof. Dr. med. Borwin Bandelow, Dipl.-Psych.
Universitätsklinikum Göttingen
Klinik für Psychiatrie und Psychotherapie
von-Siebold-Straße 5
37075 Göttingen
Tel.: 0551 39-6610
Fax: 0551 39-8957
E-Mail: Sekretariat.Bandelow@med.uni-goettingen.de

Prof. Dr. med. Stefan Bleich
Medizinische Hochschule Hannover
Klinik für Psychiatrie, Sozialpsychiatrie und Psychotherapie
Carl-Neuberg-Straße 1
30625 Hannover
Tel.: 0511 532-6571
Fax: 0511 532-6648
E-Mail: Bleich.Stefan@mh-hannover.de

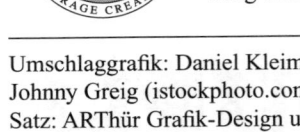

Prof. Dr. med. Stefan Kropp, MBA
Klinik für Psychiatrie, Psychotherapie und Psychosomatik
Asklepios Fachklinikum Teupitz
Buchholzer Straße 21
15755 Teupitz
Tel.: 033766 66-276
Fax: 033766 66-128

Klinik für Psychiatrie, Psychotherapie und Psychosomatik
Asklepios Fachklinikum Lübben
Luckauer Straße 17
15907 Lübben
Tel.: 03546 29-200
Fax: 03546 29-409
E-Mail: s.kropp@asklepios.com

INHALT

Vorworte	4
Antidepressiva	6
Selektive Serotoninwiederaufnahmehemmer (SSRI)	7
Selektive Serotonin-Noradrenalin-Wiederaufnahmehemmer (SNRI)	25
Selektiver Noradrenalin-Wiederaufnahmehemmer (NARI)	32
Trizyklische Antidepressiva (TZA)	36
Andere Antidepressiva	49
Mianserin	52
Mirtazapin	54
Trazodon	58
Noradrenalin-Dopamin-Wiederaufnahmehemmer (NDRI)	61
Agomelatin	68
Antidepressiva: Pharmakologische Wirkungen auf Neurotransmitter/Rezeptoren	71
Monoaminooxidasehemmer	73
Selektiver, reversibler MAO-A Hemmer (RIMA)	73
Nicht selektiver, irreversibler Monoaminooxidasehemmer (MAOH)	78
Antidepressive Augmentationsverfahren	88
Elektrokonvulsionstherapie (EKT)	98
Repetitive Transkranielle Magnetstimulation (rTMS)	107
Lichttherapie	112
Neuroleptika (Antipsychotika)	115
Atypische Neuroleptika (Antipsychotika der 2. Generation)	126
Antipsychotika der „3. Generation"	133
Typische Neuroleptika (Antipsychotika der 1. Generation)	135
Depotneuroleptika	147
Pharmakologische Wirkung der Neuroleptika auf Neurotransmitter und Rezeptoren	151
Nebenwirkungen der Neuroleptika: Zeitverlauf	156
Umstellen der Neuroleptikatherapie	157
Augmentationsstrategien in der Neuroleptikabehandlung	159
Antiparkinsonmittel	168
Anxiolytika	176
Pregabalin	177
Buspiron	181
Opipramol	185
Hypnotika/Sedativa	190
Benzodiazepine	192
Andere Hypnotika/Sedativa	209
Melatonin	220
Phasenprophylaktika	224
Lithium	224
Antikonvulsiva	233
Substanzen zur Behandlung der Aufmerksamkeitsdefizit-/Hyperaktivitäts-störung (ADHS)	259
Psychostimulanzien	260
Weitere Medikamente zur Behandlung der ADHS	274
Atomoxetin	274
Clonidin	278
Augmentationsverfahren in der Behandlung der ADHS	281
Antidementiva	284
Cholinesterasehemmer	285
NMDA-Glutamat-Antagonist	293
Andere Antidementiva	296
Zerebrale Vasotherapeutika	300
Triebdämpfende Arzneimittel	302
Missbräuchlich verwendete Substanzen	306
Alkohol	309
Halluzinogene	313
Psychostimulanzien	319
Opiate	323
Inhalativa/Aerosole	328
Gammahydroxybutyrat (GHB)	330
Behandlung des Substanzmissbrauchs und Mittel zur Raucherentwöhnung	332
Disulfiram	333
Acamprosat	337
Naltrexon	340
Methadon	344
Buprenorphin	350
Vareniclin	355
Neue, nicht etablierte Behandlungsformen bei psychischen Erkrankungen	359
Adrenerge Substanzen	361
Dopaminerge Substanzen	365
GABAerge Substanzen	368
Serotoninantagonisten	370
Opioid-Agonist	370
Hormone	371
Verschiedene Substanzen	373
Phytopharmaka	375
Ginkgo biloba	375
Inositol	377
Omega-3-Fettsäuren	377
Johanniskraut (Hypericum perforatum)	379
Baldrian	381
Vitamine	382
Patienteninformationen	384
Anhang	455
Zusätzlich empfohlene Literatur	455
Glossar	456
Index der Medikamente	460

Vorwort zur 1. Auflage

Das vorliegende Handbuch basiert auf dem kanadischen Buch „Clinical Handbook of Psychotropic Drugs" (1999), herausgegeben von Kalyna Z. Bezchlibnyk-Butler und J. Joel Jeffries (9. Auflage; Seattle, Toronto, Göttingen, Bern: Hogrefe & Huber Publishers). Es handelt sich jedoch nicht nur um eine reine Übersetzung dieses Buches. Weite Teile mussten neu erstellt werden, da zwischen dem Psychopharmakamarkt in Kanada/USA und Deutschland, Österreich und der Schweiz nur teilweise Übereinstimmungen bestehen.

Hinweise:
Der Arzneimittelmarkt ist ständigen Veränderungen unterworfen. Die Angaben zu den Neben- und Wechselwirkungen der Arzneimittel gehen teilweise über die Angaben der Fachinformationen hinaus, da versucht wurde, den neuesten Erkenntnisstand über die jeweiligen Medikamente darzustellen.

Angaben zu den nicht zugelassenen Indikationen dienen zur Stimulierung kontrollierter Untersuchungen und zur Darstellung der Behandlungsmöglichkeiten in anderweitig therapieresistenten Fällen. Der behandelnde Arzt sollte beachten, dass es möglicherweise medizinrechtliche Probleme bei der Verordnung von Medikamenten in nicht zugelassenen Indikationen geben kann.

Die in diesem Buch aufgeführten Angaben zur Medikation wurden sorgfältig geprüft. Dennoch können Autor und Verlag keine Gewähr für die Richtigkeit der Angaben übernehmen. Dem Leser wird empfohlen, sich vor einer Medikation in eigener Verantwortung anhand des Beipackzettels, der Fachinformation oder anderer Herstellungsunterlagen kritisch zu informieren.

Die Autoren danken Frau Christa Mehlhorn und Frau Sonja Hausmann für ihre unermüdliche Arbeit bei der Erstellung des Manuskripts.

Göttingen, Hannover, Mai 2000   Borwin Bandelow
Stefan Bleich
Stefan Kropp

Vorwort zur 3. Auflage

Die Psychopharmakologie entwickelt sich ständig weiter, und so wurde nach der zweiten Auflage, die 2004 erschienen ist, eine Neubearbeitung des „Handbuchs Psychopharmaka" notwendig. Das Buch wurde vollständig durchgesehen, und es gab wohl kaum eine Seite, auf der nicht Verbesserungen und Ergänzungen vorgenommen wurden. Es basiert auf der 2009 erschienenen 18. Auflage des „Clinical Handbook of Psychotropic Drugs" von Virani, Bezchlibnyk-Butler und Jeffries. Neue Medikamente wurden aufgenommen, und das Werk wurde durch weitere Tabellen ergänzt. Dabei wurde das Prinzip des Buches – eine auf der Evidenz aus randomisierten Studien beruhende, möglichst fundierte und vollständige Dokumentation der aktuellen Erkenntnisse über Wirkungen und Nebenwirkungen der Psychopharmaka – weiter verfolgt.

In dieser Auflage wird mit verschiedenen Icons (Indikationen, Dosierung, Nebenwirkungen, Kontraindikationen, Hinweise für Patienten etc.) gearbeitet. Sie sollen Leserinnen und Lesern des Handbuches dabei helfen, noch schneller die für sie relevanten Informationen aufzufinden (weitere Hinweise zu den verwendeten Icons finden Sie auf der 2. Umschlagseite).

An dieser Stelle möchten wir allen danken, die uns Hinweise für Korrekturen und Verbesserungen gegeben haben.

Göttingen, Hannover, Teupitz-Lübben, Sommer 2011   Borwin Bandelow
Stefan Bleich
Stefan Kropp

Vorwort zur 1. Auflage von Prof. Dr. Eckart Rüther

Ein profundes Wissen über Psychopharmaka ist heute für jeden Arzt und besonders für den psychiatrischen Facharzt von großer Relevanz. Informationen über Psychopharmaka sind ständigen Wechseln unterworfen. Der zunehmende Erkenntnisstand über diese Arzneimittel erfordert immer differenziellere, individuell auf den Patienten abgestimmte Behandlungsschemata.

In dem vorliegenden Buch werden alle in Deutschland, Österreich und der Schweiz erhältlichen psychopharmakologisch wirksamen Substanzen in übersichtlicher Form dargestellt. Dieses Buch wendet sich an Allgemeinärzte, Fachärzte, Pharmazeuten, Studenten und das in der Psychiatrie tätige Pflegepersonal und ermöglicht einen raschen, aber dennoch kompetenten Überblick. Die Angaben zu den Medikamenten beruhen auf den neuesten wissenschaftlichen Erkenntnissen. Auch sehr seltene Risiken und Wechselwirkungen der Psychopharmaka werden dargestellt. Zahlreiche Tabellen erleichtern den täglichen klinischen Umgang mit den Medikamenten.

Vorliegende Erkenntnisse zu Phytopharmaka werden ebenso kritisch und ausführlich dargestellt. Zusätzlich enthält das Buch eine vollständige Darstellung der Pharmakologie der Suchtstoffe mit ihren Wirkungen und Wechselwirkungen sowie Anleitungen zur Behandlung des Alkohol- und Drogenmissbrauchs.

Hilfreich ist auch die vollständige Darstellung neuer, noch nicht etablierter Behandlungsformen, die jedoch bereits in vorläufigen Studien untersucht worden sind. Hiervon kann insbesondere die Behandlung anderweitig therapieresistenter Patienten profitieren.

Auch für das Pflegepersonal gibt es Hinweise für den Umgang mit den psychopharmakologisch behandelten Patienten, das Erkennen von Nebenwirkungen und die Überwachung in risikoreichen Situationen.

Ein umfangreiches Glossar erleichtert die Suche nach speziellen Fachausdrücken.

In allgemeinverständlicher Form können dem Patienten Informationen über die verordneten Psychopharmaka in kopierter Form mitgegeben werden. Die relevante Literatur zur Vertiefung des Wissens wird aufgeführt, meist in Form von kompetenten Übersichtsarbeiten. Diese klare Übersicht über die aktuelle Pharmakopsychiatrie kann allen psychiatrisch Tätigen wärmstens empfohlen werden.

Göttingen, im Januar 2000   Eckart Rüther

ANTIDEPRESSIVA

Klasseneinteilung

Eine befriedigende Klassifikation der Antidepressiva nach einem einheitlichen Prinzip ist nur zum Teil möglich. In der folgenden Einteilung werden daher diejenigen Antidepressiva in Gruppen zusammengefasst, bei denen sich Ähnlichkeiten der chemischen Struktur oder der pharmakologischen Wirkweise auch in Gemeinsamkeiten der klinischen Wirkungen und Nebenwirkungen widerspiegeln:

- Selektive Serotoninwiederaufnahmehemmer (selective serotonin-reuptake inhibitors, SSRI)
- Selektive Serotonin-Noradrenalin-Wiederaufnahmehemmer (SNRI)
- Selektiver Noradrenalin-Wiederaufnahmehemmer (NARI)
- Selektiver Dopamin- und Noradrenalinwiederaufnahmehemmer (NDRI)
- Trizyklische Antidepressiva
- Andere Antidepressiva (hierunter werden einige Arzneimittel zusammengefasst, die sich weder nach chemischer Struktur noch nach dem Wirkmechanismus oder dem Nebenwirkungsprofil in andere Gruppen einteilen oder zuordnen lassen)
- Monoaminooxidasehemmer
  - Selektiver, reversibler MAO-A-Hemmer (RIMA)
  - Nicht selektiver, irreversibler MAO-A/B-Hemmer (MAOH)

Allgemeine Hinweise

- Die antidepressive Wirkung der Antidepressiva setzt im Allgemeinen erst nach etwa 2–6 Wochen ein; eine eventuell bestehende Antriebsminderung bessert sich aber meist schon vorher. Bei suizidalen Patienten besteht daher in Einzelfällen die Gefahr, dass geplante Suizidversuche wegen der beginnenden Antriebssteigerung in diesem Zeitraum realisiert werden
- Bestimmte Antidepressiva (trizyklische Antidepressiva und irreversible MAO-Hemmer) sind in Überdosierungen toxisch; bei Patienten mit Suizidalität sollten diese Medikamente den Patienten nur in begrenzten Mengen verschrieben werden
- Bei der Rezidivprophylaxe mit Antidepressiva sollte die Dosis ebenso hoch sein wie bei der Akutbehandlung
- Bei Patienten mit therapieresistenter Depression kommen eventuell Augmentationstrategien in Frage (siehe Seite 88, Antidepressive Augmentationsverfahren)

Therapeutische Wirkungen

Folgende Symptome einer Depression werden gebessert:
- Stimmung, Antrieb, Ermüdbarkeit, Aktivitätseinschränkung, Konzentration, Aufmerksamkeit, Selbstwertgefühl, Selbstvertrauen, Schuldgefühle, Gefühle der Wertlosigkeit, negative und pessimistische Zukunftsperspektiven, Schlafstörungen, Appetitmangel, Suizidgedanken

Selektive Serotoninwiederaufnehmehemmer (SSRI)

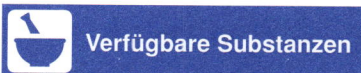 **Verfügbare Substanzen**

Wirkstoff	Handelsnamen Deutschland	Handelsnamen Österreich	Handelsnamen Schweiz
Citalopram	Cipramil®, CitaLich®, Citalogamma®, Citalon®, Citalopram AbZ®, citalopram-biomo®, Citalopram-HEXAL®, Citalopram-neuraxpharm®, Citalopram-ratiopharm®, Citalopram STADA®, Citalopram AL®, Citalopram-CT®, u.a.	Sepram®, Seropram®, Cipram®, Apertia®	Seropram®
Escitalopram	Cipralex®	Cipralex®	Cipralex®
Fluoxetin	Fluctin®, FluoxeLich®, Fluoxetin AbZ®, Fluoxetin AL®, fluoxetin-biomo®, Fluoxetin-neuraxpharm®, Fluoxetin-ratiopharm®, Fluxet®, Fluoxetin STADA®, Fluoxetin beta®, Fluoxetin HEXAL®, u.a.	Fluctine®, Felicium®, Fluoxibene®, Fluoxistad®, Flux®, Fluoxetin-Arcana®, Fluoxetin-Kwizda®, Mutan®, Fluxil®, u.a.	Fluctine®, Fluocim®, Fluoxetin-Helvepharm®, Fluoxetin-Mepha®, Fluoxifar®, Flusol®, u.a.
Fluvoxamin	Fevarin®, FluvoHEXAL®, Fluvoxamin-neuraxpharm®, Fluvoxamin-ratiopharm®, Fluvoxamin STADA®	Floxyfral®, Felixsan®, Fluvoxaminmaleat-Solvay®	Floxyfral®, Flox-ex®
Paroxetin	Seroxat®, Tagonis®, Paroxat®, Paroxetin beta®, Paroxetin-ratiopharm®, ParoLich®, Paroxalon®, Paroxetin-1 A Pharma®, Paroxetin AbZ®, Paroxetâin AL®, Paroxetin AL®, u.a.	Seroxat®, Ennos®, Paroxat®, Paroxetin-Allen®, Paroxetin-Arcana®, Paroxetin-GSK®, Paroxetin-SKB®	Deroxat®
Sertralin	Zoloft®, Sertra TAD®, Sertralin-1 A Pharma®, Sertralin AbZ®, Sertralin AL®, Sertralin beta®, sertralin-biomo®, Sertralin-CT®, Sertralin ratiopharm®, u.a.	Gladem®, Tresleen®	Gladem®, Zoloft®

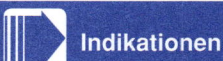 **Indikationen**

Zugelassene Indikationen:
- Depression („major depression")
- Prophylaxe bei rezidivierenden Depressionen (unipolare affektive Störung)
- Sekundäre Depression im Rahmen anderer psychiatrischer Erkrankungen, z.B. Schizophrenie, Demenz
- Depressive Phasen bei bipolaren affektiven Störungen
- Dysthymie
- Atypische Depression
- Bulimie, nur im Rahmen eines zugleich auch psychotherapeutisch ausgerichteten Gesamtkonzeptes (Fluoxetin)
- Zwangsstörung (Escitalopram, Fluvoxamin, Paroxetin, Sertralin)
- Panikstörung mit oder ohne Agoraphobie (Citalopram, Escitalopram, Paroxetin, Sertralin)

Antidepressiva

- Generalisierte Angststörung (Escitalopram, Paroxetin)
- Soziale Angststörung (Escitalopram, Paroxetin, Sertralin)
- Posttraumatische Belastungsstörung (Paroxetin, Sertralin)

Weitere Indikationen:
- Aggressivität, impulsives Verhalten
- Nach Fallberichten Linderung affektiver oder somatischer Symptome bei prämenstrueller Verstimmung oder Depression
- Fluoxetin kann möglicherweise bei der Nikotinentwöhnung hilfreich sein, außerdem in der Alkohol- oder Drogen-Entzugsbehandlung
- Nach Fallberichten Besserungen beim „chronic fatigue syndrome" und Dysmorphophobie
- Vorläufige Daten lassen eine Wirksamkeit bei tiefgreifenden Entwicklungsstörungen (Autismus, Rett-Syndrom, Asperger-Syndrom) und elektivem Mutismus vermuten
- Kombinationsbehandlung bei Schmerzzuständen, z.B. bei diabetischer Polyneuropathie, Arthritis, Phantomschmerz (Fluoxetin), Morbus Raynaud (Fluoxetin), Fibrositis und Fibromyalgie (Fluoxetin)
- Reduktion von Kataplexie-Episoden möglich
- Ejaculatio praecox
- Nach vorläufigen Daten bei funktioneller Enuresis wirksam
- Nach vorläufigen Daten bei Heißhungerattacken wirksam (Fluvoxamin), ebenso bei Flush-Symptomatik
- Depressionen im Rahmen von Komorbidität (z.B. Depression nach Apoplex, Herzinfarkt, Morbus Alzheimer)
- Die Wirksamkeit von SSRIs in der Behandlung von sexuellen Deviationen (Paraphilien) wird kontrovers diskutiert. SSRIs zur Behandlung von Patienten mit Paraphilien sollten daher mit entsprechender Vorsicht verabreicht werden
- Trichotillomanie

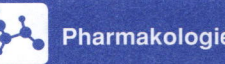
Pharmakologie

- siehe Seite 92, Tabelle 16
- Die genauen Wirkmechanismen der Antidepressiva sind noch nicht vollständig aufgeklärt; das gemeinsame Wirkprinzip aller Antidepressiva ist die Beeinflussung der Monoaminsysteme (Serotonin- und Noradrenalinsysteme) des Gehirns in unterschiedlichem Ausmaß
- Als gesicherter Wirkmechanismus der SSRI gilt die Hemmung der Wiederaufnahme von Serotonin aus dem synaptischen Spalt; dadurch kommt es zu einer Erhöhung der verfügbaren Serotoninkonzentration. Diese Wiederaufnahmehemmung führt zu einer Down-Regulation von Rezeptoren (z.B. der Serotonin-5-HT$_2$-Rezeptoren). Es ist jedoch nicht geklärt, ob diese Down-Regulation mit der antidepressiven Wirkung zusammenhängt

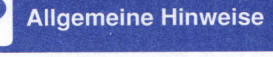
Allgemeine Hinweise

- SSRI können manchmal bei der Behandlung der schweren („melancholischen" bzw. „endogenen") Depression weniger wirksam sein als trizyklische Antidepressiva
- Frauen scheinen stärker auf SSRI (und weniger gut auf Trizyklika) anzusprechen als Männer; auch besseres Ansprechen bei Frauen vor der Menopause möglich
- Escitalopram ist das S-Isomer des razemischen Citaloprams; die Wirkung scheint 2- bis 4-mal stärker zu sein als bei Citalopram (nach In-vitro- und klinischen Daten)

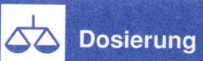 Dosierung

- Siehe Seite 90, Tabelle 15. Antidepressiva: Dosierung
- SSRI haben eine flache Dosiswirkungskurve, d.h. etwa 75 % der Patienten bessern sich bereits mit der Regeldosis. Die Dosis sollte nicht erhöht werden, bevor ein steady state erreicht ist (4 Wochen für Fluoxetin und 1 Woche für die übrigen Medikamente). Für Fluoxetin wird ein „therapeutisches Fenster" angenommen
- Die Dosis von Fluoxetin, Fluvoxamin und Sertralin sollte bei Patienten mit Leberinsuffizienz um 50 % reduziert werden. Eine Dosisreduktion bei Nierenerkrankungen ist in der Regel nicht notwendig
- Bei Zwangserkrankungen kann eine höhere Dosierung der SSRI notwendig sein
- Bei Patienten mit Panikstörung kann wegen erhöhter Empfindlichkeit möglicherweise zu Beginn der Behandlung mit SSRI eine niedrigere Dosis notwendig sein
- Zur Prophylaxe von Depressionen mit Fluoxetin wurden Dosierungen von 20 mg alle 2–7 Tage angewendet
- Eine intermittierende Dosierung (während der Lutealphase des Menstruationszyklus) zur Behandlung prämenstrueller Verstimmungen ist möglicherweise effektiver

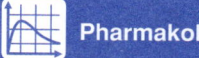 Pharmakokinetik

- Siehe Seite 92, Tabelle 16. Antidepressiva: Pharmakokinetik
- SSRI werden nach oraler Gabe rasch resorbiert und unterliegen einem geringen First-pass-Effekt
- SSRI haben eine starke Plasmaeiweißbindung, so dass sie andere Medikamente aus der Proteinbindung verdrängen und so deren Plasmaspiegel erhöhen können (siehe Seite 18, Tabelle 2. SSRI: Wechselwirkungen); am geringsten ist dies bei Fluvoxamin ausgeprägt
- SSRI werden hauptsächlich in der Leber metabolisiert; sie beeinflussen das Cytochrom-P-450-System (bei Citalopram, Escitalopram und Sertralin in geringem Ausmaß) (siehe Seite 18, Tabelle 2. SSRI: Wechselwirkungen, und Seite 22, Tabelle 3. Wechselwirkungen im Cytochrom-P450-System). Fluoxetin und Paroxetin können ihren eigenen Metabolismus verlangsamen
- Der maximale Plasmaspiegel von Sertralin ist bei gleichzeitiger Nahrungsaufnahme um etwa 30 % höher, da dadurch der First pass-Effekt vermindert wird
- Fluoxetin und sein aktiver Metabolit Norfluoxetin haben die längsten Halbwertszeiten (Fluoxetin bis zu 70 Stunden; Norfluoxetin bis zu 330 Stunden). Dies hat unter anderem für das Erreichen eines steady state Bedeutung. Außerdem ist auch nach Absetzen von Fluoxetin wegen des wirksamen Metaboliten Norfluoxetin über Tage hinaus eine klinische Wirkung zu erwarten
- Die Clearance von Fluoxetin, Sertralin und Fluvoxamin ist bei Patienten mit Leberzirrhose vermindert; Citalopram und Escitalopram: bei älteren Patienten (>65 Jahre) sind aufgrund einer verminderten Metabolisierungsrate längere Halbwertszeiten und niedrigere Clearancewerte festgestellt worden

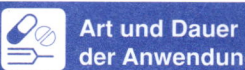 Art und Dauer der Anwendung

- SSRI sind lang wirksame Medikamente und können in einer einzigen Tagesdosierung gegeben werden, vorzugsweise morgens
- Ein therapeutischer Effekt tritt in der Regel nach 7–28 Tagen ein. Bei den meisten Patienten mit depressiver Symptomatik reicht bereits die Regeldosis aus. Tritt die Besserung nicht sofort ein, sollte die Dosis frühestens nach 6 Wochen erhöht werden
- Bei einigen Patienten entwickeln sich nach mehrmonatiger Behandlung Toleranzphänomene; eine Anpassung der Dosierung kann dann notwendig sein. In manchen Fällen kommen aber auch Umstellung auf eine andere Substanzklasse oder Augmentationsverfahren in Betracht

Antidepressiva

Antidepressiva

Nebenwirkungen

- Siehe Seite 13, Tabelle 1. SSRI: Häufigkeit von Nebenwirkungen
- Das Nebenwirkungsprofil der SSRI ist von der Stärke der Neurotransmitterwiederaufnahmehemmung und von der Rezeptoraffinität abhängig (siehe Seite 93, Tabelle 17)
- Die wichtigsten unerwünschten Wirkungen der SSRI sind Übelkeit, Appetitlosigkeit, Gewichtsabnahme, Diarrhoe, Unruhe, Schlafstörung, Kopfschmerzen, Schwitzen, Mundtrockenheit, sexuelle Störungen (Libidoverlust, Ejakulationsstörungen), allergische Reaktion, Hautausschlag, Manieauslösung, gelegentlich extrapyramidale Störungen
- Bei den SSRI spielen kardiale Nebenwirkungen eine geringe Rolle. Tremor kommt unter den SSRI seltener vor als unter den trizyklischen Antidepressiva. Sedierende Wirkungen sind bei den SSRI weniger ausgeprägt als bei den trizyklischen Antidepressiva. Die Antriebssteigerung ist zwar oft therapeutisch erwünscht, kann jedoch bei sehr agitierten und suizidgefärdeten Patienten problematisch sein
- Viele Nebenwirkungen bessern sich im Verlauf der Behandlung
- Absetzphänomene einer vorangegangenen Behandlung mit Antidepressiva könnten irrtümlich für Nebenwirkungen der neu begonnenen Medikation gehalten werden

1. ZNS-Nebenwirkungen

Ursache: Histamin-H_1-Rezeptor- und α_1-Adrenozeptor-Blockade

a) Kognitive Nebenwirkungen

- Unruhe, aber auch Sedierung können zu Beginn der Behandlung vorkommen
- Unruhe, Erregung, Impulskontrollstörung, Angst, Agitiertheit, Schlafstörung sind häufiger bei höheren Dosierungen (evtl. Besserung durch Lorazepam)
- Paradoxe Angstsymptome bei Angstpatienten zu Beginn der Behandlung (mit niedriger Dosis beginnen)
- Vermehrtes Träumen, Albträume, Träume mit sexuellen Themen oder Zwangsvorstellungen können insbesondere unter Fluoxetin auftreten (evtl. Besserung durch Clonazepam)
- Benommenheit (insbesondere bei Fluvoxamin; die Hauptdosis sollte dann zur Nacht gegeben werden). Müdigkeit bei Fluoxetin (selten) dürfte auf eine erhöhte Konzentration des aktiven Metaboliten Norfluoxetin zurückzuführen sein
- Umschlag in eine Hypomanie bzw. Manie (bis zu 30 % bei Patienten mit bipolarer Störung; seltener bei Lithiumpatienten); selten Psychosen, Panikattacken, in einzelnen Fällen motorische Unruhe, Aggression und Aktivitätssteigerung, gesteigerte Impulsivität, Suizidgedanken
- In Einzelfällen Apathie, Antriebsmangel (evtl. Besserung durch Bromocriptin 2,5–60 mg/Tag, Bupropion, Amantadin 100–200 mg/Tag, Buspiron, Modafinil 100–200 mg/Tag, Olanzapin 2,5–10 mg/Tag, Methylphenidat 10–30 mg/Tag)
- Fallberichte über kognitive Störungen, verminderte Aufmerksamkeit und Störungen im Bereich des Kurzzeitgedächtnisses (evtl. Besserung durch Donepezil 2,5–10 mg/Tag)

b) Neurologische Nebenwirkungen

- Kopfschmerzen; Verschlimmerung von Migräne-Kopfschmerzen (Behandlung: Analgetika)
- Feinschlägiger Tremor (evtl. Besserung durch Dosisreduktion oder Propranolol)
- Akathisie (vor allem bei Fluoxetin); Abhilfe: Dosisreduktion, Propranolol oder Benzodiazepine
- Dystonie, Dyskinesie, Parkinsonismus oder Tics, besonders bei älteren Patienten
- Tinnitus
- Myoklonien (evtl. Besserung durch Gabapentin, Lamotrigin oder Bromocriptin)
- Sprachstörungen, Stottern

- Gleichgewichtsstörungen; besonders bei älteren Patienten
- Extrapyramidalmotorische Nebenwirkungen können bei gleichzeitiger Neuroleptikagabe induziert oder verschlimmert werden
- Symptome eines Morbus Parkinson können verstärkt werden
- In Einzelfällen wurden Spätdyskinesien als Folge einer chronischen Einnahme von Fluoxetin, Sertralin oder Paroxetin beobachtet; besonders bei älteren Patienten, wobei ältere Frauen noch häufiger betroffen waren
- Nächtliches Zähneknirschen (Bruxismus) bei Einnahme von Fluoxetin und Sertralin möglich (kann zu Zahnschäden führen)
- Parästhesien, evtl. durch Vitamin B_6-Mangel bedingt (Behandlung: Vitamin B_6 50–150 mg/Tag)
- Gelenkschmerzen
- Fallberichte über Exazerbation eines Restless-legs-Syndroms
- Vereinzelt wurden Krampfanfälle beobachtet, besonders bei Patienten mit bekanntem Anfallsleiden. Bei Patienten, die während einer Behandlung gleichzeitig eine Elektrokonvulsionstherapie erhalten, kann die Krampfdauer verlängert sein

2. Kardiovaskuläre Nebenwirkungen

- Arterielle Hypertonie (Einzelfälle)
- Tachykardie, Palpitationen, Vorhofflimmern (Einzelfälle)
- Bradykardie (gelegentlich)
- Schwindel
- In Einzelfällen kann es zur Vasokonstriktion von Koronargefäßen kommen; Vorsicht bei Patienten mit Angina pectoris
- Einzelfälle einer Sinusbradykardie unter Fluoxetin und Citalopram; Vorsicht bei Patienten mit Sinusknoten-Erkrankungen oder stark eingeschränkter linksventrikulärer Funktion

3. Gastrointestinale Nebenwirkungen

- Ursache: Serotoninwiederaufnahmehemmung (Aktivierung von 5-HT_3-Rezeptoren)
- Übelkeit, Erbrechen (Besserung bei Einnahme während der Mahlzeiten; wenn dadurch keine Besserung eintritt, vorsichtige Behandlung mit Cyproheptadin 2 mg oder mit Lactobacillus acidophilus [z. B. Jogurt]), Durchfall, Blähungen, Völlegefühl; diese vor allem anfangs auftretenden Beschwerden sind im Allgemeinen dosisabhängig und bessern sich meist im weiteren Verlauf der Behandlung
- Berichte über das Auftreten von Blutungen aus dem oberen Gastrointestinaltrakt liegen vor
- Gewichtsabnahme; insbesondere bei zuvor übergewichtigen Patienten, Patienten mit „carbohydrate craving"
- Gewichtszunahme (>7%) wurde bei etwa 5–10% der Patienten nach chronischer Behandlung beobachtet, häufiger unter Paroxetin; Citalopram kann phasisch mit Heißhungerattacken assoziiert sein
- Fallberichte über Stomatitis unter Fluoxetin

4. Sexuelle Störungen

- Ursache: veränderte Dopamin-D_2-Aktivität, Acetylcholinblockade, Serotoninwiederaufnahmehemmung und reduzierte Stickoxid-(NO)-Spiegel; scheint dosisabhängig aufzutreten; stärker bei älteren Patienten und Komedikation
- Relativ häufig Verminderung der Libido, Impotenz. Behandlung: Versuch mit Amantadin 100–400 mg b. Bd., Bethanechol 3x10 mg oder 10–50 mg b. Bd., Cyproheptadin 4–16 mg b. Bd. (Verlust der antidepressiven Wirkung wurde mit Cyproheptadin beobachtet), Neostigmin 7,5–15 mg b. Bd., Buspiron 15–60 mg oder b. Bd., Yohimbin 3-mal 5,4 mg oder 5,4–16,2 mg b. Bd oder Pemolin 1-mal 20 mg, Granisetron 1–2 mg b. Bd. oder Sildenafil 25–100 mg b. Bd.; SSRI 24 Std. vor Verkehr aussetzen
- Taubheitsgefühl im Bereich der Genitalien (Fluoxetin, Sertralin); Behandlung mit Ginkgo biloba 240–900 mg
- Anorgasmie; Behandlung: Amantadin (100–400 mg b. Bd.), Cyproheptadin (4–16 mg b. Bd.), Buspiron 1-mal 15–60 mg b. Bd., Mitrazapin 1-mal 15–45 mg, Yohimbin 1-mal 5,4–10,8 mg oder b. Bd., Pemolin (1-mal 18,75 mg), Ginseng, Ginkgo biloba (180–900 mg), Granisetron (1–2 mg b. Bd.), Sildenafil (25–100 mg b. Bd.), Methylphenidat (1-mal 5–40 mg)

- Spontanorgasmus beim Gähnen
- Priapismus bzw. klitoraler Priapismus bei Citalopram

5. Endokrine Nebenwirkungen

- SIADH (Syndrom der inadäquaten ADH-Sekretion) mit Hyponatriämie (Folgen: Übelkeit, Müdigkeit, Kopfschmerzen, Kognitive Störungen, Krampfanfälle), insbesondere bei älteren und weiblichen Patienten (Inzidenz bis zu 28 %), bei Patienten mit Leberzirrhose sowie bei Rauchern und gleichzeitiger Einnahme von Diuretika
- Hyperprolaktinämie; Galaktorrhoe in Einzelfällen möglich
- Hypoglykämie; Blutzuckersenkung von bis zu 30 % des Nüchternblutzuckers wurden beobachtet
- Gynäkomastie

6. Allergische Reaktionen

- Selten
- Ikterus, Hepatitis, Hautausschlag, Urtikaria, Psoriasisexazerbation, Pruritus, Ödeme, Photosensibilisierung, photoallergische Reaktion (Einzelfälle); pathologische Hautblutungen (Ekchymosen, Purpura); Kreuzreaktion zwischen SSRI möglich
- Selten: Blutbildveränderungen mit Neutropenie und aplastischer Anämie
- Serumkrankheit; toxische epidermale Nekrolyse (Fluvoxamin)
- Spontanberichte über die folgenden Ereignisse, bei denen aber ein kausaler Zusammenhang mit einer Einnahme von SSRI nicht gegeben sein muss, liegen vor: Thrombozytopenie und Störung der Thrombozytenfunktion (Fluoxetin). Bei einigen Patienten kam es zu Blutungen, z.B. Nasenbluten oder kleinflächigen Hautblutungen (thrombozytopenische Purpura, Petechien); Risiko 1 % bei Fluoxetin. Die Gabe von Ascorbinsäure (500 mg) kann die Blutungsneigung möglicherweise verstärken

7. Sonstige Nebenwirkungen

- Haarausfall (Einzelfälle)
- Gelegentlich: Rhinitis
- starkes Schwitzen; (Behandlung: tägliches Duschen, Talkum-Puder; in schweren Fällen: Versuch mit Terazosin 1–10 mg/Tag, Oxybutynin bis zu 2-mal 5 mg oder Clonidin (2-mal 0,1 mg), Umsetzen des Antidepressivums
- Harndrang, Harnretention, Inkontinenz oder Zystitis (Einzelfälle)
- Veränderung des Augeninnendruckes; Glaukomanfall bei Patienten mit Engwinkelglaukom bei Paroxetin (Einzelfälle)
- Exazerbation eines Raynaud-Syndroms (Einzelfälle)
- Fallberichte über Verminderung der Schilddrüsenwerte unter Sertralin

❚❚ Absetzphänomene

Plötzliches oder abruptes Absetzen einer höherdosierten Medikation kann gelegentlich zu einem Absetzsyndrom mit folgenden Symptomen führen:

- Somatische Symptome: Schwindel, Antriebsmangel, Übelkeit, Kopfschmerzen, Fieber, Schwitzen, Unwohlsein, Ataxie, Schlafstörungen, lebhaftes Träumen
- Neurologische Symptome: Parästhesien, Dyskinesien, Sehstörungen, „elektrische Schläge"
- Psychische Symptome: Angstgefühle, Agitiertheit, Weinen, Reizbarkeit, Konzentrations- und Gedächtnisstörungen, verlangsamtes Denken, Desorientiertheit, Aggressivität, Hypomanie, Manie
- Die meisten dieser Symptome treten etwa 24–48 Stunden nach Absetzen der Medikation auf; es ist dann zu empfehlen, das Medikament erneut zu verabreichen und dann langsam auszuschleichen
- Nach Fallberichten soll Ingwer Übelkeit und Schwindel bessern können

- Die Inzidenz (etwa 2–40 %) der aufgeführten Symptome hängt, u. a. auch von der Halbwertzeit der jeweiligen Substanz ab, die Symptomatik tritt am häufigsten beim plötzlichen Absetzen von Paroxetin auf und seltener beim Absetzen von Fluoxetin
- Behandlung: Patienten im Vorfeld aufklären, dass es beim Ausschleichen der Medikation zu Absetzphänomenen kommen kann; treten Absetzphänomene auf, so ist die Dosis wieder zu erhöhen und dann noch vorsichtiger auszuschleichen; die zusätzliche Gabe von 10–20 mg Fluoxetin kann hilfreich sein, um Absetzphänomene zu behandeln

→ **SSRIs nach längerer Gabe langsam ausschleichen (um 25 % pro Woche reduzieren; auf Wiederauftreten der Symptomatik achten)**

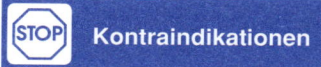 **Kontraindikationen**
- Überempfindlichkeit gegen den Wirkstoff oder einen anderen Bestandteil der Präparatzusammensetzung
- Bei schwerer Nierenfunktionsstörung (GFR unter 10 ml/min) nicht anwenden; bei leichter bis mittelgradiger Nierenfunktionseinschränkung sollte die Dosis angepasst werden
- Beim Auftreten von Hautausschlag oder anderen allergisch bedingten Erscheinungen sollte die Behandlung mit Fluoxetin abgebrochen werden, da sonst lebensbedrohliche Reaktionen möglich sind; evtl. kann eine vorübergehende Behandlung mit Kortikosteroiden notwendig sein
- Gleichzeitige Behandlung mit irreversiblen MAO-Hemmern oder Tryptophan (siehe Seite 18, Tabelle 2. SSRI: Wechselwirkungen)

Tabelle 1. SSRI: Häufigkeit von Nebenwirkungen

Nebenwirkungen	Citalopram	Escitalopram	Fluoxetin	Fluvoxamin	Paroxetin	Sertralin
ZNS Nebenwirkungen						
Sedierung	>10%	>2%	>10%	>10%	>10%	>10%
Schlafstörungen	>10%	>10%	>10%(i)	<10%	>10%	>10%
Erregung, Hypomanie**	>2%	<2%	>10%	>10%	>2%	>10%
Orientierungsstörung, Verwirrtheit	<2%	<2%	>10%	>2%	<2%	<2%
Kopfschmerzen	>10%	<2%	>10%	>10%	>10%	>10%
Schwäche, Antriebsmangel	>10%	>2%	>10%	>10%	>10%	>2%
Anticholinerge Nebenwirkungen						
Mundtrockenheit	>10%	>10%	>10%	>10%	>10%	>10%
Verschwommenes Sehen	>2%	<2%	>2%	>2%	>2%	>2%
Obstipation	>2%	>2%	>2%	>10%	>10%	>2%
Schwitzen	>10%	>2%	>2%	>10%	>10%	>2%
Verzögerte Miktion*	>2%		>2%	>2%	>2%	<2%
Extrapyramidale Nebenwirkungen						
Unspezifische EPS	<2%	<2%	>2%(b)	>2%	>2%	>2%
Tremor	>2%	<2%	>10%	>10%	>10%	>10%

Fortsetzung nächste Seite

Antidepressiva

Tabelle 1. SSRI: Häufigkeit von Nebenwirkungen (Fortsetzung)

Nebenwirkungen	Citalopram	Escitalopram	Fluoxetin	Fluvoxamin	Paroxetin	Sertralin
Kardiovaskuläre Nebenwirkungen Orthostatische Hypotonie/ Schwindel Tachykardie, Palpitationen EKG-Veränderungen*** Herzrhythmusstörungen	>10% >2%[d] <2% <2%	>2% <2%[d] <2% <2%	>10% <2%[d] <2% <2%[f]	>2% <2%[d] <2% <2%	>10% >2%[d] <2% <2%	>10% >2%[d] <2% <2%
Gastrointestinale Nebenwirkungen	>10%	>10%	>10%	>30%	>10%	>10%
Dermatitis, Hautausschlag	>2%	<2%	>2%	<2%	>2%	>2%
Gewichtszunahme (über 6 kg)	>2%[e]	<2%[e]	>2%[e]	>2%[e]	>10%[e]	>2%[e]
Sexuelle Störungen	>2%	>2%	>30%[c]	>30%	>30%	>2%[c]
Epileptische Krampfanfälle[a]	<2%	–	<2%	<2%	<2%	<2%

[a] Patienten ohne bekanntes Anfallsleiden; erhöhtes Risiko mit steigenden Plasmaspiegeln oder bei Patienten mit Bulimie; [b] Spätdyskinesien beobachtet (selten); [c] Priapismus beobachtet; [d] Reduktion der Herzfrequenz beobachtet; [e] Gewichtsverlust beobachtet; [f] Verlangsamung des Sinusrhythmus und Vorhofrhythmusstörungen; * besonders bei älteren Patienten; ** wahrscheinlicher bei Patienten mit bipolarer affektiver Störung; *** EKG-Veränderungen in der Regel keine Beeinträchtigung

Vorsichtsmaßnahmen und Anwendungsbeschränkungen

- Vorsicht bei Patienten mit bipolaren affektiven Störungen mit raschem Phasenwechsel (Umschlag in die Manie bei etwa 20% der bipolaren Patienten möglich)
- Bei Leberfunktionsstörungen soll die Dosis angepasst werden
- Patienten mit Epilepsie sowie anderen Formen von Krampfanfällen, insbesondere mit organischer Hirnschädigung, müssen medikamentös ausreichend eingestellt sein und sorgfältig überwacht werden; beim Auftreten von Krampfanfällen ist die Behandlung abzubrechen. Bei Patienten, die während der letzten 8 Wochen eine Elektrokonvulsionsbehandlung erhielten, ist Vorsicht geboten Vorsicht bei Patienten, die gleichzeitig mit Lithium behandelt werden, bei Diabetikern und bei Patienten mit Herz- oder Ateminsuffizienz
- Vorsicht bei Intoxikationen mit ZNS-dämpfenden Substanzen
- Alkohol meiden (SSRI können die Wirkungen von Alkohol verstärken)
- Im Einzelfall können nicht vorhersehbare Wirkungen auf das Zentralnervensystem besonders zu Beginn der Behandlung nicht ausgeschlossen werden; daher ist Vorsicht beim Führen eines Kraftfahrzeuges oder beim Bedienen gefährlicher Maschinen geboten

→ **Die Kombination von SSRI mit anderen serotonergen Substanzen kann zu einem hypermetabolischen Serotoninsyndrom mit folgenden Symptomen führen (nach ca. 24 Stunden): Übelkeit, Schwindel, Diarrhoe, Schüttelfrost, Schwitzen, erhöhter Temperatur, Blutdruckanstieg, Herzklopfen, gesteigerter Muskeltonus und Muskelfaszikulationen, Tremor, Myoklonien, Hyperreflexie, unsicherer Gang, Unruhe, Erregung, Orientierungsstörung, Verwirrtheit, Delir; evtl. Rhabdomyolyse, Koma und Tod (siehe Seite 18, Tabelle 2. SSRI: Wechselwirkungen); Behandlung: Medikation sofort absetzen, supportive Maßnahmen; die Gabe von Cyproheptadin (4–16 mg) kann die Dauer des Syndroms reduzieren**

- Fluoxetin, Paroxetin und Sertralin können andere Medikamente aus der Plasmaeiweißbindung verdrängen und so zu einer Erhöhung der Plasmaspiegel führen
- Fluoxetin, Fluvoxamin, Paroxetin beeinflussen das Cytochrom-P-450-System und können dadurch den Abbau anderer Medikamenten reduzieren und deren Plasmakonzentration erhöhen; Sertralin beeinflusst dieses System erst in höherer Dosierung (über 100 mg/Tag). Citalopram und Escitalopram inhibieren nur schwach die Spartein-Oxygenase (CYP2D6) (siehe Seite 23, Tabelle 3. Wechselwirkungen im Cytochrom-P450-System)
- Die Kombination von SSRI mit trizyklischen Antidepressiva kann zur Erhöhung der Plasmaspiegel der trizyklischen Antidepressiva führen. Die Kombination eines SSRI mit einem trizyklischen Antidepressiva kann bei therapieresistenten Patienten angezeigt sein
- Vorsicht ist geboten beim Wechsel von Fluoxetin zu anderen Antidepressiva; ebenso beim Wechseln von einem SSRI zu einem anderen

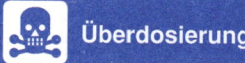 **Überdosierung**

- Insgesamt gesehen ist die Toxizität der SSRI gering. Ein Todesfall trat unter einer Dosis von 6.000 mg Fluoxetin auf. Insgesamt gab es 6 Todesfälle unter Citalopram (Dosis: 840–3.920 mg), wobei 5 Patienten gleichzeitig auch andere sedierende Medikamente oder Alkohol einnahmen. Todesfälle unter Citalopram in Kombination mit Moclobemid wurden berichtet. Krampfanfälle wurden bei einem Jugendlichen nach Einnahme von 1.880 mg Fluoxetin beobachtet
- Überdosierung mit 8 g Sertralin führte zu einem Serotonin-Syndrom (Fallbericht)
- Symptome einer Überdosierung: Übelkeit, Erbrechen, Hypomanie, Unruhe, Erregung, Tachykardie, evtl. Akkommodationsstörungen, Krampfanfälle; selten kam es zu EKG-Veränderungen und Krampfanfällen unter Citalopram
- Behandlung: Symptomatisch und supportiv; es gibt kein spezifisches Antidot. Bei Überdosierung ist auf freie Atemwege und auf eine ausreichende Sauerstoffzufuhr zu achten; eine Überwachung der Vitalfunktionen wird empfohlen; Magenspülung und Aktivkohle sind wahrscheinlich wirksamer als das Herbeiführen von Erbrechen (in früh erkannten Fällen)

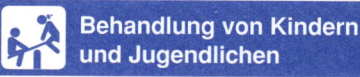 **Behandlung von Kindern und Jugendlichen**

- Detaillierte Informationen: Bandelow et al., Handbuch Psychopharmaka für das Kindes- und Jugendalter, Hogrefe, 2006
- Fluoxetin ist für die Behandlung von Kindern und Jugendlichen ab 8 Jahren indiziert, wenn die Depression nach 4–6 Sitzungen nicht auf eine psychologische Behandlung anspricht
- Sertralin ist für die Behandlung von Zwangsstörungen ab einem Alter von 6 Jahren indiziert
- Die Wirksamkeit von Sertralin, Paroxetin und Citalopram ist *nicht* nachgewiesen.
- *Vorsicht:* Selbstverletzungen und mögliches suizidales Verhalten ist 1,5- bis 3,2-fach häufiger bei Patienten unter 18 Jahren, die Paroxetin genommen hatten (im Vergleich zu Placebo). Dies könnte auch auf andere SSRIs zutreffen (Fluoxetin scheint sicherer zu sein).
- SSRI wurden in der Behandlung von Depression, Dysthymie, Panikstörung, sozialer Phobie, Bulimie, Zwangsstörung, Autismus, Gilles-de-la-Tourette-Syndrom und der Aufmerksamkeitsdefizit-Hyperaktivitätsstörung (ADHS) eingesetzt. Nach vorläufigen Daten sind SSRIs bei Kindern mit tiefgreifenden Entwicklungsstörungen und elektivem Mutismus wirksam

Antidepressiva

- Bei Kindern werden SSRIs schneller absorbiert und metabolisiert als bei Erwachsenen; die notwendigen Dosierungen können daher höher liegen (z. B. 80 mg Fluoxetin täglich)
- Folgende Nebenwirkungen können bei Kindern häufiger auftreten: Erregung, Unruhe (32–46 %), Antriebssteigerung, Hypomanie (bis 13 %), Schlafstörungen (bis 21 %), Reizbarkeit und Störung des Sozialverhaltens (bis 25 %)
- Übelkeit (bis 21 %), gastrointestinale Beschwerden (6–21 %); Abhilfe: mit niedriger Dosis beginnen (z. B. 5 mg Fluoxetin), Einnahme während der Mahlzeiten
- Gewichtsabnahme (bis 12 %)
- Kopfschmerzen häufig (21 %)
- Antriebsmangelsyndrom nach mehrmonatiger Behandlung (evtl. durch eine Funktionsstörung des Frontallappens verursacht); auszuschließen sind depressive Störungen oder Hypothyreoidismus
- Die Wirksamkeit von SSRIs zur Behandlung von prämenstruellen Verstimmungen bei Mädchen ist bislang noch unklar
- Nach vorläufigen Daten kann die Langzeitanwendung bei Kindern die Wachstumsraten vermindern

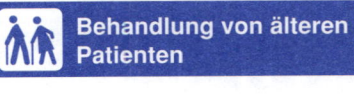 **Behandlung von älteren Patienten**

- Insgesamt gelten die SSRI auch bei älteren Patienten als relativ sichere Medikamente. Im Vergleich zu den trizyklischen Antidepressiva haben sie geringere ZNS-dämpfende, kaum anticholinerge und relativ geringe kardiovaskuläre Wirkungen
- Zu Beginn sollte die Dosis der SSRI gering sein und dann langsam gesteigert werden. Eine zu hohe Fluoxetindosis kann zum Delir führen
- Bei älteren Patienten kann ein Therapieerfolg sich manchmal erst nach längerer Behandlung einstellen; selbst nach 12 Wochen kann noch eine Besserung eintreten
- Bei älteren Patienten steigt die Halbwertszeit von Paroxetin um bis zu 170 % an; die Clearance von Sertralin ist reduziert Überwachung empfehlenswert bei Medikamentenwechselwirkungen und bei ausgeprägtem Gewichtsverlust bei geschwächten Patienten
- Neurologische Nebenwirkungen werden bei älteren Patienten gehäuft beobachtet
- Eine Besserung der kognitiven Funktionen bei älteren, depressiven Patienten wurde beobachtet
- In Einzelfällen wurden Gleichgewichtsstörungen und Stürze beobachtet, besonders bei hohen Dosen und zu Beginn der Behandlung
- Regelmäßige Kontrollen von Elektrolyten; Hyponatriämie (Verwirrtheit, Somnolenz, Delir, Halluzinationen, Hypotonie, Harninkontinenz und Übelkeit)

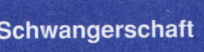 **Schwangerschaft**

- Im Allgemeinen gilt für Sertralin in der Schwangerschaft eine strenge Indikationsstellung; für Citalopram, Escitalopram, Fluvoxamin und Fluoxetin sowie Paroxetin gilt Schwangerschaft als Kontraindikation. Für Escitalopram gilt die Schwangerschaft-Kategorie B (Schweiz): Reproduktionsstudien bei Tieren haben keine Risiken für Schwangerschaft, embryonale und foetale Entwicklung, Geburt oder postnatale Entwicklung gezeigt. Es fehlen jedoch klinische Daten zu Escitalopram bei schwangeren Frauen. Die Verschreibung an schwangere Frauen ist deshalb mit Vorsicht vorzunehmen. Nach einer Untersuchung kam es bei 375 Patientinnen, die Citalopram in der Schwangerschaft erhalten hatten, zu keinen in der Neugeborenenphase feststellbaren erhöhten Risiken für das Kind
- Bisher wurden keine teratogenen Wirkungen beim Menschen durch SSRI beobachtet; möglicherweise besteht ein erhöhtes Risiko für Fehlgeburten
- Wenn möglich, sollte die Gabe von SSRI im ersten Schwangerschaftsdrittel vermieden werden; beim Absetzen von Fluoxetin ist auf die lange Halbwertszeit des aktiven Metaboliten Norfluoxetin zu achten

- Verabreichung von SSRI im letzten Schwangerschaftsdrittel können zu einer erhöhten Frühgeburtenrate und zu Problemen bei der postnatalen Adaptation führen
- Postnatale Entzugssymptome beim Neugeborenen können sich in Zittern, Ruhelosigkeit oder Nervosität äußern (bei Fluoxetin-Gabe abhängig von Fluoxetin- und Norfluoxetinblutspiegeln; außerdem bei Paroxetin möglich)

Stillzeit
- Citalopram und Fluoxetin gehen in therapeutischen Spiegeln in die Muttermilch über, daher ist Vorsicht geboten (der Säugling kann bis zu 17 % der mütterlichen Dosis von Fluoxetin [9 % Citalopram] erhalten); Paroxetin und Fluvoxamin finden sich in nur sehr niedrigen Konzentrationen im Plasma des Säuglings, Sertralin wurde vor allem bei Dosen > 100 mg/Tag in der Muttermilch gemessen. Es wird angenommen, dass Escitalopram in die Muttermilch übertritt; falls eine Behandlung notwendig ist, sollte abgestillt werden

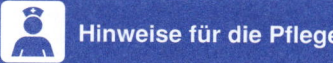
Hinweise für die Pflege
- Stützende Gespräche mit dem Patienten sind ein wesentlicher Bestandteil der Depressionsbehandlung
- Bei Veränderung der Stimmungslage ist an das Umschlagen in eine Manie zu denken
- Bei suizidgefährdeten Patienten ist darauf zu achten, dass evtl. die antriebssteigernde Wirkung eher eintritt als stimmungsaufhellende Effekte; evtl. geplante Suizidversuche können dann in die Tat umgesetzt werden
- Der übermäßige Genuss von Koffein bzw. koffeinhaltigen Nahrungsmitteln oder Medikamenten kann zum Auftreten von Angstgefühlen oder gesteigerter Unruhe führen
- Fluvoxamin-Filmtabletten sollten unzerkaut mit etwas Flüssigkeit eingenommen werden
- Sertralin sollte während der Mahlzeiten eingenommen werden

Hinweise für Patienten

Ausführliche Patienteninformationen: siehe Seite 385
- Das Führen eines Kraftfahrzeuges oder das Bedienen gefährlicher Maschinen sollte vermieden werden, zumindest so lange, bis der therapeutische Effekt des Medikamentes eintritt und keine beeinträchtigenden Nebenwirkungen mehr auftreten
- Alkohol oder Schlaf- und Beruhigungsmittel können das Schlafbedürfnis erhöhen
- Die Medikamenteneinnahme sollte grundsätzlich nicht plötzlich unterbrochen werden (oder nur nach Rücksprache mit dem behandelnden Arzt), da sonst Entzugssymptome auftreten können
- Eine zusätzliche Einnahme anderer Medikamente sollte vorher mit dem Arzt besprochen werden; dies gilt auch für Medikamente gegen Erkältungskrankheiten, Hustensäfte etc. (auch dem Zahnarzt sollte die Medikamenteneinnahme mitgeteilt werden, da es zu Wechselwirkungen mit zahnärztlichen Medikamenten kommen kann)
- Bei Einnahme von Fluvoxamin und Sertralin ist das Trinken von Grapefruitsaft zu vermeiden, da der Blutspiegel des eingenommenen Medikamentes ansteigen kann

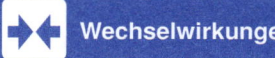
Wechselwirkungen
- Siehe Tabelle 2. SSRI: Wechselwirkungen

Antidepressiva

Tabelle 2. SSRI: Wechselwirkungen

Medikamentenklasse	Beispiele	Wechselwirkungen (SSRI)
Antiarrhythmika	Propafenon, Flecainid, Mexiletin	Anstieg des Plasmaspiegels der Antiarrhythmika durch Abbauhemmung via CYP2D6 (Fluoxetin und Paroxetin)
Antibiotika	Erythromycin Clarithromycin Linezolid	Anstieg des Citalopram-Plasmaspiegels (Abbauhemmung via CYP3A4) ist möglich, aber noch nicht bewiesen in Einzelfällen erhöhter Fluoxetinspiegel mit deliranten Symptomen; Fallbericht eines Serotonin-Syndroms mit Citalopram Serotonerge Wirkungen wegen der geringen MAO-Inhibition durch Linezolid möglich
Antidepressiva trizyklische Antidepressiva	Amitriptylin, Desipramin, Imipramin	Die Plasmaspiegel der trizyklischen Antidepressiva steigen bei Fluoxetin, Fluvoxamin und Paroxetin durch Verdrängung aus der Plasmaeiweißbindung an, ferner durch die Inhibition des oxidativen Metabolismus. Dieser Effekt kann auch bei höheren Dosierungen von Sertralin eintreten. Bei therapieresistenten Patienten ist eine additiv verstärkte antidepressive Wirkung möglich. Die gleichzeitige Gabe von Desipramin (CYP2D6-Substrat) und Escitalopram sowie Citalopram kann zur Verdopplung der Desipramin-Plasamspiegel führen; die gleichzeitige Gabe hat deshalb mit Vorsicht zu erfolgen. Ein ähnlicher Anstieg der Desipramin-Plasmaspiegel wurde bei gleichzeitiger Gabe von Imipramin und razemischem Citalopram beobachtet
	Clomipramin	Verstärkte serotonerge Wirkungen; bei therapieresistenten Patienten additive Verstärkung der antidepressiven Wirkung möglich
andere Antidepressiva	Mirtazapin	Bis zu 4-fache Erhöhung des Mirtazapin-Plasmaspiegels in Kombination mit Fluroxamin möglich (Abbauhemmung via CYP1A2, -2D6 und -3A4); additive Verstärkung der antidepressiven Wirkung möglich; Linderung von SSRI-induzierten sexuellen Dysfunktionen ist möglich; verstärkte serotonerge Wirkungen sind möglich; Zunahme von Sedierung und Körpergewicht wurden in der Kombination beobachtet
	Trazodon	Additive Verstärkung der antidepressiven Wirkung möglich; Anstieg der Plasmaspiegel von Trazodon mit erhöhter Gefahr von serotonergen Nebenwirkungen (Fallbericht über Serotonin-Syndrom unter Fluoxetin) Anstieg der MCPP-Metabolite von Trazodon unter Paroxetin (Abbauhemmung via CYP2D6); erhöhtes anxiogenes Potenzial möglich
Irreversibler MAOH	Tranylcypromin	In Kombination mit irreversiblen MAO-Hemmern kann es zu einem Serotoninsyndrom, auch mit Todesfolge, kommen; MAO-Hemmer sind mindestens 2 Wochen vor der Behandlung mit dem SSRI abzusetzen; aufgrund der langen Halbwertzeit von Fluoxetin und seines aktiven Metaboliten sollte zwischen dem Ende einer Behandlung mit Fluoxetin und dem Beginn einer Behandlung mit einem MAO-Hemmer mindestens 5 Wochen liegen. Bei Gabe von Paroxetin können erhöhte Plasmaspiegel von Tranylcypromin (bis zu 15%) auftreten; Anstieg des Tranylcypromin-Plasmaspiegels (bis 15%) mit Paroxetin
RIMA	Moclobemid	Die Kombination mit Moclobemid kann zu additiv verstärkten antidepressiven Effekten bei therapieresistenten Patienten führen; wegen der möglichen serotonergen Wirkungen ist dabei jedoch Vorsicht geboten. Die gleichzeitige Gabe von Escitalopram und MAO-A-Hemmer ist kontraindiziert (Serotonin-Syndrom möglich)
SNRI	Venlafaxin	Kombination mit SSRI, die CYP2D6 inhibieren (Paroxetin, Fluoxetin), kann zu erhöhten Venlafaxin-Spiegeln führen (Blutdruckerhöhung, anticholinerge und serotonerge Wirkungen)
Melatoninagonist	Agomelatin	Fluvoxamin, ein starker CYP1A2- und moderater CYP2C9-Inhibitor, hemmt deutlich den Metabolismus von Agomelatin, was zu einem durchschnittlich 60-fachen Anstieg (Bereich: 12- bis 412-fach) der Agomelatin-Exposition führt
NDRI	Bupropion	Bupropion führte in einer Studie zu einem Anstieg der C_{max}- und AUC-Werte von Citalopram um 30% beziehungsweise um 40%.

Medikamentenklasse	Beispiele	Wechselwirkungen (SSRI)
Antiadipositum	Sibutramin	Verstärkte serotonerge Wirkungen möglich
Antikoagulanzien	Warfarin	Blutungsgefahr durch verzögerten Abbau der Antikoagulanzien; 65%iger Plasmaanstieg von Warfarin durch Fluvoxamin und Paroxetin (bezügl. Fluoxetin widersprüchliche Daten). Erhöhte Prothrombinzeit oder INR-Response bei Paroxetin und Sertralin
Antikonvulsiva	Barbiturate	Wegen verstärker Enzyminduktion kann der SSRI-Spiegel reduziert werden (evtl. SSRI höher dosieren); der Abbau von Barbituraten kann durch Fluoxetin gehemmt werden
	Carbamazepin, Phenytoin	Anstieg des Plasmaspiegels von Carbamazepin oder Phenytoin durch Abbauhemmung (Fluoxetin, Fluvoxamin); erhöhter Phenytoinspiegel bei Sertralin und Paroxetin; reduzierter Plasmaspiegel der SSRI; die Halbwertzeit von Paroxetin reduziert sich um etwa 28% Verstärkte Übelkeit bei Kombination von Fluvoxamin und Carbamazepin
	Topiramat	Engwinkel-Glaukom bei weiblichen Patienten (2 Fallberichte)
	Valproinsäure/Valproat	In Kombination mit Fluoxetin kann der Valproatplasmaspiegel um bis zu 50% ansteigen; Valproat kann den Plasmaspiegel von Fluoxetin erhöhen
Antimykotika	Itraconazol, Ketoconazol	Erhöhter Plasmaspiegel von Citalopram durch Abbauhemmung via CYP3A4 möglich Die Pharmakokinetik von Escitalopram wird durch die gleichzeitige Gabe von Ketoconazol (starker CYP3A4-Hemmer) signifikant verändert; die klinische Relevanz ist noch unklar
Anxiolytika	Buspiron	Additive Wirkungsverstärkung bei Zwangssymptomen möglich Die anxiolytische Wirkung von Buspiron kann antagonisiert werden Der Buspiron-Plasmaspiegel kann bei Kombination mit Fluvoxamin um das 3-fache ansteigen Linderung von SSRI-induzierten sexuellen Dysfunktionen ist möglich Fallbericht: Serotoninsyndrom bei Kombination mit Fluoxetin
Benzodiazepine	Alprazolam, Diazepam, Bromazepam	Erhöhte Plasmaspiegel durch Abbauhemmung von Alprazolam (um 100%), Bromazepam, Triazolam, Midazolam und Diazepam, insbesondere bei Fluvoxamin und Fluoxetin. Bei Kombination mit Sertralin ist die Clearance von Diazepam um etwa 13% vermindert. Verstärkte Sedierung möglich. Psychomotorische Störungen, Gedächtnisstörungen
Betablocker	Propranolol, Metoprolol	Additive Wirkungsverstärkung, Synkopen, Bradykardie, Antriebsmangel. Bei Kombination mit Fluvoxamin ist wegen eines reduzierten Abbaus der Betablocker ein 5-facher Anstieg der Plasmaspiegel (z.B. bei Propranolol) möglich
		Die gleichzeitige Gabe von Metoprolol (CYP2D6-Substrat) und Citalopram sowie Escitalopram führt zur Verdoppelung der Metoprolol-Plasmaspiegel Bei Kombination mit Pindodol Ansteigen der postsynaptischen Serotoninkonzentration, daher ist evtl. ein rascherer Wirkungseintritt möglich
	Pindolol	Die Halbwertszeit von Pindolol steigt bei Kombination mit Fluoxetin um etwa 28% an; Anstieg der Pindolol-Spiegel unter Paroxetin (Abbauhemmung via CYP2D6)
Cimetidin		Verminderter Abbau und erhöhte Plasmaspiegel von Sertralin (um 25%), Paroxetin (um 50%) und Escitalopram

Fortsetzung nächste Seite

Tabelle 2. SSRI: Wechselwirkungen (Fortsetzung)

Medikamentenklasse	Beispiele	Wechselwirkungen (SSRI)
Cisaprid		Bei Kombination mit Fluoxetin, Fluvoxamin wegen Enzyminhibition (CYP3A4) Anstieg der Cisaprid-Blutspiegel, dadurch vor allem kardiovaskuläre Nebenwirkungen möglich
Cyclosporin (Ciclosporin)		Verminderte Clearance von Cyclosporin unter Sertralin durch konkurrierenden Metabolismus (CYP3A4)
Cyproheptadin		Die antidepressive und antibulimische Wirkung von Fluoxetin und Paroxetin kann aufgehoben werden
Digoxin		Bei Kombination mit Paroxetin kann der Plasmaspiegel von Digoxin um etwa 18 % sinken
Diuretika		Hyponatriämie, SIADH
Gingko biloba		Erhöhtes Risiko von Petechien und erhöhte Blutungsgefahr durch kombinierte antikoagulative Eigenschaften möglich
Grapefruitsaft		Die Plasmaspiegel von Fluvoxamin und Sertralin können wegen eines verminderten Abbaus dieser Substanzen ansteigen (Wirkungsverstärkung)
Johanniskraut		Verstärkte Nebenwirkungen von Escitalopram und anderen Medikamenten
Insulin		Verstärkte Insulinempfindlichkeit (Hypoglykämie!) ist beschrieben
Kalziumantagonisten	Nifedipin, Verapamil	Verstärkung der Nebenwirkungen (Kopfschmerzen, Flush-Syndrom, Ödeme) wegen gestörter Clearance der Kalziumantagonisten unter Fluoxetin
	Diltiazem	Bradykardie in Kombination mit Fluvoxamin
Koffein		Bei Kombination mit Fluvoxamin höherer Koffeinspiegel durch Enzyminhibition (CYP1A2). Die Halbwertszeit des Koffeins kann bis auf 31 Stunden ansteigen. Unruhe, Zittern und Schlafstörungen möglich
Lithium		Verstärkte serotonerge Wirkungen; Veränderungen der Lithium-Blutspiegel und der Lithium-Clearance möglich. Vorsicht bei Fluoxetin und Fluvoxamin; verstärkte Neurotoxizität und Krampfanfälle möglich. Tremor und Übelkeit in Kombination mit Sertralin und Paroxetin. Additiv verstärkte antidepressive Wirkungen bei therapieresistenten Patienten möglich
L-Tryptophan		Kann zu zentraler und peripherer Toxizität führen, hypermetabolisches Syndrom möglich (s. Serotoninsyndrom)
Magen-Darm-Mittel	Cimetidin	Wegen Abbauhemmung kann der Plasmaspiegel von Sertralin um etwa 25 % ansteigen, der Paroxetinspiegel auf 50 %. Der Plasmaspiegel von Citalopram wird nur geringfügig angehoben; die gleichzeitige Gabe von Escitalopram und Cimetidin (potenter CYP2D6-, 3A4 und 1A2-Hemmer) führt zu einer erhöhten Plasmakonzentration des Racemates (< 45 % Erhöhung). Bei gleichzeitiger Gabe von hohen Dosen von Cimetidin ist deshalb im oberen Dosisbereich von Escitalopram Vorsicht geboten
	Omeprazol	Erhöhte Citalopram-Plasmaspiegel (Abbauhemmung via CYP2C19)
Malariamittel	Proguanil	Erhöhter Proguanil-Plasmaspiegel in Kombination mit Fluvoxamin (Abbauhemmung via CYPC19)

Medikamentenklasse	Beispiele	Wechselwirkungen (SSRI)
Mutterkorn-Alkaloide (Antimigränemittel)	Dihydroergotamin	Verstärkte serotonerge Wirkungen bei intravenöser Zufuhr (Kontraindikation!); orale, rektale oder subkutane Gabe unter Beobachtung und entsprechender Vorsicht ist möglich
	Ergotamin	Erhöhte Ergotonin-Plasmaspiegel durch Abbauhemmung via CYP3A4 in Kombination mit Fluoxetin und Fluvoxamin
MAO$_B$-Hemmer	Selegilin	Einzelberichte über serotonerge Reaktionen liegen vor (hypertensive Krisen); Manie in Kombination mit Fluoxetin (selten)
Metoclopramid		Fallbericht über extrapyramidale und serotonerge Wirkungen bei Kombination mit Sertralin
Neuroleptika	Chlorpromazin, Fluphenazin, Haloperidol, Perphenazin, Pimozid, Clozapin, Risperidon, Olanzapin, Thioridazin	Der Plasmaspiegel von Neuroleptika kann ansteigen (Anstieg des Haloperidolspiegels kann um 100% bei Kombination mit Fluvoxamin oder Fluoxetin, 2- bis 7-facher Anstieg bei Kombination von Clozapin und Fluvoxamin, 76%iger Anstieg mit Fluoxetin, 40–45%iger Anstieg mit Paroxetin und Sertralin); bis zu 21-facher Anstieg der Perphenazin-Spiegel mit Paroxetin; verminderte Clearance (um etwa 50%) von Olanzapin mit Fluvoxamin; nicht kombinieren: Fluvoxamin, Fluoxetin oder Paroxetin mit Thioridazin (Gefahr der kardialen Erregungsleitungsstörung). Extrapyramidale Nebenwirkungen können verstärkt werden. Akathisie möglich, insbesondere dann, wenn die antidepressiven Medikamente schon früh in Kombination mit Neuroleptika gegeben werden Die Kombination von Neuroleptika und SSRI kann bei schizophrener Negativsymptomatik sinnvoll sein Additive Wirkungsverstärkung bei der Behandlung von Zwangserkrankungen möglich
Nikotin		Der Abbau von Fluvoxamin kann bis zu 25% gesteigert werden (evtl. Dosiserhöhung erforderlich)
NSAR	Acetylsalicylsäure	Nach vorläufigen Daten erhöhte Gefahr von Blutungen im oberen Gastrointestinaltrakt
Opioide	Codein, Hydrocodein	Verminderte analgetische Wirkung bei gleichzeitiger Gabe von Fluoxetin oder Paroxetin wegen eines verminderten Abbaus zu aktiven Verbindungen
	Pentazocin, Tramadol	Die Kombination von Fluoxetin und Pentazocin sowie von Paroxetin, Escitalopram oder Sertralin mit Tramadol kann zu verstärkten serotonergen Effekten führen
	Methadon, Morphin Fentanyl	Bei Kombination von Fluoxetin mit Methadon können optische Halluzinationen auftreten; außerdem erhöhte Methadon-Plasmaspiegel von 10–100% bei Kombination mit Fluvoxamin möglich. Ebenso verstärkte analgetische Wirkungen von Morphin und Fentanyl mit SSRI möglich
Parasympatholytika	Tolterodin	Die orale Clearance von Tolterodin ist bis zu 93% in Kombination mit Fluoxetin vermindert
Procyclidin		Der Plasmaspiegel von Procyclidin kann bei Kombination mit Paroxetin um etwa 40% ansteigen
Proteaseinhibitoren	Ritonavir	Erhöhte Plasmaspiegel von Sertralin durch konkurrierenden Metabolismus; mäßig erhöhte Plasmaspiegel von Fluoxetin und Paroxetin; Serotonin-Syndrom in Kombination mit hohen Fluoxetin-Dosen (Fallberichte); kardiale und neurologische NW in Kombination mit Fluoxetin
Psychostimulanzien	Amphetamin, Pemolin, Methylphenidat	Bei der Behandlung von Depressionen, Dysthymie, Zwangserkrankungen sowie bei ADHS sind verstärkte Wirkungen zu erwarten; serotonerge Nebenwirkungen sind möglich; möglicherweise verbesserte Response bei Paraphilien (sexuellen Deviationen)
Sedativa	Melatonin	Fluvoxamin erhöht die Melatoninspiegel, indem es dessen Metabolisierung durch die Cytochrom P450 (CYP) Isoenzyme CYP1A2 und CYP2C19 in der Leber hemmt. Die Kombination muss daher vermieden werden.

Fortsetzung nächste Seite

Antidepressiva

Tabelle 2. SSRI: Wechselwirkungen (Fortsetzung)

Medikamentenklasse	Beispiele	Wechselwirkungen (SSRI)
Schilddrüsenmedikamente	Trijodthyronin (T3)	Verstärkung der antidepressiven Wirkungen möglich (Augmentationstherapie); erhöhte Thyreotropin-Spiegel und reduzierte freie Thyroxin-Konzentration unter Sertralin
Sulfonylharnstoffe/ Antidiabetika	Glibenclamid, Tolbutamid	Verstärkte Neigung zur Hypoglykämie bei diabetischen Patienten wurden beschrieben. Der Plasmaspiegel von Tolbutamid kann wegen verminderter Clearance (bis zu 16 % in Kombination mit Sertralin) ansteigen
Tacrin		Der Tacrin-Plasmaspiegel kann bei Kombination mit Fluvoxamin bis zum 5-fachen ansteigen. Die Clearance kann durch Abbauhemmung im CYP1A2-System um bis zu 88 % reduziert sein
Theophyllin	Sumatriptan, Rizatriptan, Zolmitriptan	Der Plasmaspiegel von Theophyllin kann bei Kombination mit Fluvoxamin durch Abbauhemmung im CYP1A2-System ansteigen
Thrombocytenaggregationshemmer	Ticlopidin, Dipyridamol	pathologische Hautblutungen (Ekchymosen, Purpura)
Triptane	Alkohol, Antihistaminika	Verstärkte serotonerge Wirkungen und Serotoninsyndrom sind möglich (selten); Kombination mit SSRI kann auch zur Exazerbation eines Migränekopfschmerzes führen
ZNS-dämpfende Arzneimittel	Chloralhydrat	Additive Verstärkung der ZNS-Dämpfung; insgesamt geringes Risiko. Die Fluvoxamin-Resorption wird durch Äthanol erhöht Verstärkte Sedierung und Nebenwirkungen durch verminderten Abbau von Chloralhydrat (Fluoxetin)
Zolpidem		In Kombination mit Sertralin, Fluoxetin und Paroxetin kann es zu Halluzinationen und deliranter Symptomatik kommen (Fallberichte). Die Gabe von Sertralin beschleunigt den Eintritt der Wirksamkeit und erhöht die (Peak)-Plasmakonzentration von Zolpidem

Tabelle 3. Wechselwirkungen im Cytochrom-P450-System

Cytochrom-P450-Enzym	Inhibitoren	Induktoren	Substrate
CYP1A2	Fluvoxamin Cimetidin Ciprofloxacin Erythromycin Grapefruit-Saft Mirtazapin (schwach) Tacrin Ritonavir	Phenytoin Omeprazol Rauchen Phenobarbital	Haloperidol, Clozapin (stark) Trizyklische Antidepressiva Diazepam, Tacrin Theophyllin, Koffein Propranolol, Verapamil Paracetamol, Olanzapin Fluroxamin, Mirtazapin Ondansetron, Mexiletin (gering) Propafenon, Riluzol Ritonavir, Tamoxifen Testosteron, Warfarin Zolpidem, Methadon

Cytochrom-P450-Enzym	Inhibitoren	Induktoren	Substrate
CYP2C9	Amiodaron Cimetidin Diclofenac Disulfiram Fluconazol Fluoxetin Fluvoxamin Ritonavir Sertralin Sulfonamide Omeprazol	Carbamazepin Ethanol Phenytoin Rifampycin	Barbiturate, Carvedilol Diclofenac, Fluoxetin Ibuprofen, Losartan Mirtazapin, Ritonavir Tetrahydrocannibinol Trizyklische Antidepressiva Warfarin
CYP2C19	Ketoconazol Omeprazol (Escitalopram, Fluvoxamin, Fluoxetin, Paroxetin, Sertralin) Felbamat	Rifampycin	Trizyklische Antidepressiva Escitalopram, Diazepam Phenytoin, Tolbutamid Warfarin, Citalopram Desmethyldiazepam, Lanosprazol Omeprazol, Valproat Tolbutamid, Ritonavir Propranolol
CYP2D6	Escitalopram, Fluoxetin, Fluvoxamin, Paroxetin Fluphenazin Haloperidol Chinidin (Sertralin, Citalopram, Venlafaxin) Valproat Methadon (Mirtazapin) Norfluoxetin	Barbiturate Carbamazepin Dexamethason Rifampicin Phenytoin	Trizyklische Antidepressiva, selektive Serotoninwiederaufnahmehemmer Venlafaxin, Mianserin, Trazodon Reboxetin Neuroleptika, Risperidon Donezepil, Morphin Betablocker, Antiarrhythmika Omeprazol, Clozapin Chlorpramazin, Codein Olanzapin Ondansetron Zolpidem Mirtazapin Fluphenazin, Carvedilol
CYP2E1	Disulfiram Ritonavir	Ethanol Isoniazid Rifampycin	Enfluran, Ethanol Halothan, Isofluran Isoniazid, Ondansetron Ritonavir, Tamoxifen Theophyllin

Fortsetzung nächste Seite

Antidepressiva

Tabelle 3. Wechselwirkungen im Cytochrom-P450-System (Fortsetzung)

Cytochrom-P450-Enzym	Inhibitoren	Induktoren	Substrate
CYP3A4	Ketoconazol, Itraconazol, Metronidazol Erythromycin Fluoxetin, Norfluoxetin, Paroxetin (Fluvoxamin, Sertralin) (Mirtazapin) Cimetidin Clarithromycin Diltiazem Grapefruit-Saft Propranolol Ranitidin Ritonavir	Barbiturate Carbamazepin Dexamethason, Prednisolon Rifampicin Phenytoin Macrolid-Antibiotika	Trizyklische Antidepressiva Reboxetin, Venlafaxin Benzodiazepine Carbamazepin, Clozapin Donezepil Terfenadin, Astemizol Chinidin, Nifedipin Erythromycin, Clarithromycin, Clindamycin Lidocain, Cyclosporin Paracetamol, Testosteron, Östradiol Vinblastin, Alfentanil Bromocriptin, Citalopram Progesteron, Omeprazol Ritonavir, Sertralin Simvastatin, Sufentanil Tacrolismus, Tamoxifen Terfenadin, Verapamil Vincristin, Warfarin Yohimbin, Zolpidem Escitalopram

In Klammern: schwache Wirkung

Selektive Serotonin-Noradrenalin-Wiederaufnahmehemmer (SNRI)

 **Verfügbare Substanzen**

Wirkstoff	Handelsnamen Deutschland	Handelsnamen Österreich	Handelsnamen Schweiz
Venlafaxin	Trevilor®	Efectin®	Efexor®
Duloxetin	Cymbalta®, Ariclaim®	Cymbalta®, Ariclaim®	Cymbalta®

 **Indikationen**

Zugelassene Indikationen:
- Depression („major depression")
- Generalisierte Angststörung
- Panikstörung (Venlafaxin)
- Soziale Angststörung (Venlafaxin)
- Schmerzen bei diabetischer Polyneuropathie bei Erwachsenen (Duloxetin)

Weitere Indikationen:
- Möglicherweise wirksam bei therapieresistenten Depressionen, postpartaler Depression, Dysthymie und melancholischer („endogener") Depression (Venlafaxin)
- Depressive Phase bei bipolarer Störung
- Möglicherweise wirksam bei Zwangserkrankung, Panikstörung, prämenstruellem Syndrom, Fibromyalgie, Borderline-Persönlichkeitsstörung, Aufmerksamkeitsdefizit-Hyperaktivitätssyndrom (ADHS; bei Kindern und Erwachsenen) (Venlafaxin)
- Besserung einer Flash-Symptomatik bei menopausalen Frauen
- Belastungsinkontinenz (Duloxetin)
- Venlafaxin soll nach Einzelfallberichten SSRI-induzierte sexuelle Dysfunktionen bessern
- Migräne- und Spannungskopfschmerz
- Besserung chronischer Schmerzsyndrome

 Pharmakologie

- Starke Serotonin- und Noradrenalinwiederaufnahmehemmung; insgesamt nur schwache Dopaminwiederaufnahmehemmung (verstärkt bei hohen Dosen)
- Venlafaxin wirkt ab Dosierungen über 150 mg stärker hemmend auf die Noradrenalinwiederaufnahme. Duloxetin hat dagegen gleich starke Affinität auf Noradrenalin und Serotonin. Eine Hemmung der Dopaminwiederaufnahme tritt bei hohen Dosierungen auf
- Schnelle Down-Regulation von β-Rezeptoren; daher evtl. früher Wirkungseintritt

 Dosierung

- Allgemeine Hinweise:
  – Dosierungen für die Krankheitsbilder Depression und generalisierte Angststörung sind sehr ähnlich; bei generalisierter Angststörung sollte Venlafaxin jedoch langsamer auftitriert werden
  – Frauen scheinen nach der Menopause besser auf Venlafaxin anzusprechen als auf SSRIs

Antidepressiva

Antidepressiva

– Duloxetin sollte nicht bei Patienten mit chronischer Lebererkrankung oder exzessivem Alkoholkonsum gegeben werden
– Venlafaxin wurde in Untersuchungen von Kindern und Jugendlichen mit vermehrten Suizidgedanken, psychomotorischer Unruhe und Feindseligkeit in Verbindung gebracht, so dass hierauf verstärkt zu achten ist

Siehe Seite 90, Tabelle 15. Antidepressiva: Dosierung
- Venlafaxin: Beginn mit 1- bis 2-mal 37,5 mg/Tag (bei Retard-Tabletten 1-mal tägliche Gabe zu Beginn); bei mangelnder Wirksamkeit schrittweise Erhöhung der Tagesdosis maximal um etwa 75 mg alle 4 Tage bis auf 225 mg/Tag (Dosis aufteilen). Einige Patienten benötigen bis zu 375 mg/Tag (Dosis aufteilen)
  – Eine Dosisanpassung bei organisch gesunden älteren Patienten ist nicht notwendig
  – Bei mittelgradiger Leberfunktionsstörung Dosis um etwa 50 % senken; bei Niereninsuffizienz (GFR < 30 ml/min) Dosis um etwa 25–50 % senken
  – Bei 10–30 % der Patienten kann nach initial erfolgreicher Therapie nach mehreren Monaten wieder eine depressive Symptomatik auftreten; es empfiehlt sich dann, die Dosierung zu erhöhen, evtl. ist eine Augmentationstherapie sinnvoll
  – Nach Anwendung von mehr als 6 Wochen Dauer die Dosis beim Absetzen schrittweise reduzieren
  – Durch die Verwendung der Retardformen kann die Nebenwirkungsrate geringer gehalten werden
- Duloxetin: Bei depressiver Erkrankung Beginn mit 60 mg täglich; Steigerung im Verlauf auf 120 mg möglich. Beginn mit 30 mg täglich bei generalisierter Angststörung, steigern auf 60 mg bei unzureichender Wirksamkeit; bei diabetischer Neuropathie mit 60 mg am Tag beginnen, Steigerung auf 120 mg am Tag möglich (2 Einzelgaben)

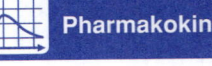 **Pharmakokinetik**

- Siehe Seite 92, Tabelle 16. Antidepressiva: Pharmakokinetik
- Venlafaxin: Wird rasch im Gastrointestinaltrakt absorbiert: Die Nahrungsaufnahme hat keinen Einfluss auf die Resorption; Retardform wird langsam absorbiert (15 ± 6 Stunden)
- Plasmaproteinbindung < 35 %
- Maximale Plasmaspiegel von Venlafaxin werden nach 1–3 Stunden erreicht; der maximale Plasmaspiegel des aktiven Metaboliten O-Desmethylvenlafaxin (ODV) nach etwa 2–6 Stunden
- Steady state wird innerhalb von 3 Tagen erreicht (Venlafaxin und Metabolit)
- Die Eliminationshalbwertzeit von Venlafaxin beträgt 3–7 Stunden, die des aktiven Metaboliten 9–13 Stunden
- Hauptausscheidung über den Urin; die Clearance ist bei Niereninsuffizienz um etwa 24 % reduziert, bei Leberinsuffizienz um etwa 50 %
- Venlafaxin wird über das Cytochrom-P-450-Isoenzym CYP2D6 metabolisiert; Venlafaxin ist außerdem ein schwacher Enzyminhibitor in diesem System (siehe Tabelle 3: Wechselwirkungen im Cytochrom-P450-System)
- Der Metabolit ODV wird durch CYP3A3/4 abgebaut
- Duloxetin: Gabe kann unabhängig von Mahlzeiten erfolgen; Pharmakokinetik zeigt eine große interindividuelle Variabilität (allgemein 50–60 %), zum Teil bedingt durch Geschlecht, Alter, Raucherstatus und CYP2D6-Metabolisierungsstatus. Die Resorption nach oraler Gabe ist gut; nach 6 Stunden wird C_{max} erreicht. Absolute orale Bioverfügbarkeit zwischen 32 % und 80 % (im Mittel 50 %); Nahrungsaufnahme verzögert die Zeit bis zum Erreichen der maximalen Konzentration von 6 auf 10 Stunden und vermindert geringfügig das Ausmaß der Resorption (etwa 11 %); 96 % Plasmaproteinbindung; starke Metabolisierung; Metabolite werden hauptsächlich über Urin ausgeschieden; Eliminationshalbwertszeit 8–17 Stunden

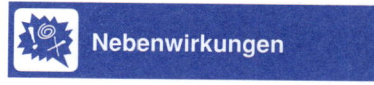 **Nebenwirkungen** — Die Nebenwirkungen sind im Allgemeinen dosisabhängig; siehe Seite 94, Tabelle 18. Antidepressiva: Übersicht über die wichtigsten Nebenwirkungen, und Seite 95, Tabelle 19. Antidepressiva: Behandlung von Nebenwirkungen

1. ZNS-Nebenwirkungen
- Sowohl Sedierung als auch Schlafstörungen wurden beschrieben; Störungen im Schlafrhythmus mit Reduktion des REM-Schlafes, vermehrtes Träumen, Albträume, ungewöhnliche Trauminhalte
- Kopfschmerzen
- Agitiertheit, Nervosität, Suizidalität, Feindseligkeit
- Asthenie, Erschöpfung, Konzentrationsschwierigkeiten, Gedächtnisstörung (höhere Wahrscheinlichkeit bei hohen Dosierungen von Venlafaxin)
- Manie- bzw. Hypomanieauslösung (Risiko etwa 0,5%) unter Venlafaxingabe (keine Daten zu Duloxetin); Vorsicht bei bipolaren Patienten und komorbidem Substanzmissbrauch
- Bei 10–30% der Patienten, die Venlafaxin erhalten und initial davon profitieren, kann es nach mehreren Monaten zu einer erneuten Verschlechterung der depressiven Symptomatik kommen. Dosiserhöhung oder Augmentationsstrategien können möglicherweise zu einer erneuten Besserung führen
- Krampfanfälle bei Venlafaxin (selten, ca. 0,3%)
- Fallberichte über Restless-Legs-Syndrom und Myoklonus bei Venlafaxin
- Mydriasis; Vorsicht bei Patienten mit Engwinkelglaukom

2. Anticholinerge Nebenwirkungen
- Vermutlich durch Noradrenalin-Wiederaufnahmehemmung bedingt
- Mundtrockenheit
- Schwitzen (in über 10% der Fälle)
- Harnretention
- Obstipation
- Mydriasis; Falberichte zu Erhöhung des Augeninnendruckes bei Glaukom-Patienten unter Venlafaxin

3. Kardiovaskuläre Nebenwirkungen
- Es kann zu einer längeranhaltenden geringen Erhöhung des Blutdrucks kommen (meist innerhalb von 2 Monaten ab Dosisstabilisierung). Dies wurde bei ca. 3% der Patienten mit Dosen <100 mg/Tag und bei ca. 13% der Patienten mit Dosen >300 mg/Tag beobachtet. Daher Vorsicht bei Patienten mit anamnestisch bekannter Hypertonie; Empfehlung: Blutdruckkontrollen über 2 Monate bei Patienten mit Dosierungen über 225 mg/Tag
- Tachykardie; Erhöhung der Herzfrequenz um etwa 4 Schläge pro Minute
- Hypotonie
- Gelegentlich Schwindelanfälle
- Duloxetin hat keinen Einfluss auf das QT_c-Intervall

4. Gastrointestinale Nebenwirkungen
- Übelkeit (häufig); Besserung nach 1–2 Wochen, evtl. durch Gabe von Cisaprid (2×5–10 mg). Seltener bei der Retardform
- Gewichtszunahme wurde nicht berichtet
- Fallbericht zu Glossodynie (Zungenbrennen) bei einer weiblichen Patientin

5. Sexuelle Störungen
- Sexuelle Störungen werden etwa bei über 30% der Patienten beobachtet (Behandlung: s. Kapitel SSRI)
- Nach Fallberichten kann es zu verminderter Libido, verzögertem Orgasmus bzw. verzögerter Ejakulation, Anorgasmie oder ausbleibender Ejakulation kommen

Antidepressiva

- Erektile Dysfunktion; höheres Risiko mit steigendem Alter, höherer Dosierung und Begleitmedikation
- Fallbericht über Priapismus

6. Andere Nebenwirkungen

- Duloxetin wurde mit einem Risiko für schwere Leberschäden assoziiert. Fälle von Hepatitis mit abdominellen Schmerzen, Hepatomegalie, Erhöhung der Serumtransaminasen um mehr als das 20-Fache, mit oder ohne Ikterus, wurden berichtet. In einigen Fällen musste Duloxetin wegen einer Transaminasenerhöhung abgesetzt werden.
- Ein Anstieg des Serumcholesterols um 3 mg/dl wurde beobachtet (unter Venlafaxin)
- Ein Einzelfällen traten unter Venlafaxin auf: Brustschmerzen, Brustschwellungen, SIADH, Hyponatriämie, Stevens-Johnson-Syndrom
- Nasenbluten
- Erhöhte Leberenzyme, Hepatitis, Bilirubinämie, Ikterus unter Venlafaxin

Absetzphänomene

- Abruptes Absetzen des Medikaments nach mehr als sechswöchiger Behandlung kann nach 8–16 Stunden zu Schwäche (2 %), Schwindel (3 %), Kopfschmerzen (3 %), Schlafstörungen (3 %), Tinnitus (6 %), Nervosität (2 %), Verwirrtheit oder Diarrhoe führen; das Medikament sollte daher über etwa 2–6 Wochen ausgeschlichen werden
- Auch bei Dosisreduktion und bei der Retardform wurden Absetzphänomene beobachtet

→ **Venlafaxin nach längerer Gabe langsam ausschleichen; auf Wiederauftreten der Symptomatik achten**

Kontraindikationen

- Behandlung: Über 2–6 Wochen ausschleichen; die Gabe von 10–20 mg Fluoxetin gegen Ende des Ausschleichens von Venlafaxin kann Absetzphänomene lindern; die Gabe von Ondansetron (8–12 mg/Tag) über 10 Tage kann während des Ausschleichens hilfreich sein
- Gleichzeitige Behandlung mit MAO-Hemmern (Gefahr eines Serotoninsyndroms)

Anwendungseinschränkungen

- Vorsicht bei Patienten mit anamnestisch bekannter Hypertonie; Nicht anwenden bei Patienten mit unkontrollierbaren Blutdruckwerten, da SNRIs Bluthochdruck bewirken können (regelmäßige Blutdruckkontrollen bei allen Patienten empfohlen)
- Gabe von Duloxetin vermeiden bei Alkoholmissbrauch, chronischer Lebererkrankung oder Leberinsuffizienz
- Dosisreduktion bei Patienten mit Niereninsuffizienz (Clearance < 30 ml/min)
- Vorsicht bei Patienten mit bipolarer affektiver Störung (Manieauslösung möglich), sehr selten auch bei Patienten mit unipolarer Depression
- Bei allen Patienten ist auf Verschlechterung der depressiven Symptome und Suizidgedanken, insbesondere zu Beginn der Behandlung oder nach Dosiserhöhung zu achten

Überdosierung

- Erhöhtes Risiko für letalen Ausgang bei Überdosierung
- Erbrechen, Mydriasis, Hypotension, Arrhythmie, Sedierung, Somnolenz, geringgradige Sinustachykardie, epileptische Anfälle, Verlängerung der QT-Zeit, Krampfanfälle
- Rhabdomyolyse oder Serotonin-Syndrom mit zeitlich verzögertem Auftreten möglich

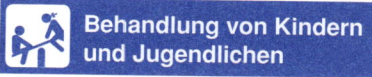 **Behandlung von Kindern und Jugendlichen**	• Vorsicht: Die Wirksamkeit und Sicherheit bei Patienten unter 18 Jahren ist bis jetzt noch nicht ausreichend untersucht. Venlafaxin kann bei pädiatrischen Patienten aufgrund fehlender Datenlage und aufgrund von Berichten über vermehrte Feindseligkeit und Suizidgedanken nicht empfohlen werden • Kann Symptome von Hyperaktivität verstärken und den Antrieb steigern; achten Sie bei allen Patienten auf Verschlechterung der depressiven Symptome und suizidale Gedanken
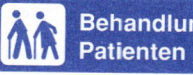 **Behandlung von älteren Patienten**	• Bei gesunden älteren Patienten ist eine Dosisanpassung nicht unbedingt erforderlich; 14%-iger Anstieg der Metaboliten, 24%-ige Verlängerung der Eliminationshalbwertszeit unter Venlafaxin • Kann die Herzfrequenz bei gebrechlichen älteren Patienten steigern, verursacht durch die noradrenerge Wirkung. Vermehrtes Auftreten von kardiovaskulären und zerebrovaskulären Nebenwirkungen wurde beobachtet
Schwangerschaft	• Insgesamt strenge Indikationsstellung • In Tierversuchen wurde eine Reduktion des Geburtsgewichtes der Nachkommen beobachtet, außerdem bei hohen Dosen ein Anstieg der Totgeburten • Beim Menschen wurden bisher noch keine teratogenen Nebenwirkungen unter Venlafaxin beschrieben; möglicherweise gibt es einen verstärkten Trend zu Spontanaborten; keine Daten zu Duloxetin • Bei Ungeborenen, die im dritten Trimester Venlafaxin ausgesetzt waren, traten bei der Geburt Komplikationen auf, wie respiratorische Insuffizienz, Temperaturentgleisungen, Agitation, Krampfanfälle, veränderter Muskeltonus, Probleme beim Stillen
Stillzeit	• Venlafaxin geht zu 9,2 % in die Muttermilch über
Hinweise für Patienten	• Ausführliche Patienteninformationen: siehe Seite 387 • Retard-Tabletten schlucken, nicht zerbeißen oder zerkauen • Dosiserhöhung nur nach Rücksprache mit dem behandelnden Arzt. Vorsicht beim Führen eines Kraftfahrzeuges und beim Bedienen gefährlicher Maschinen • Wurde die Tabletteneinnahme vergessen, sollte die Einnahme nicht nachgeholt werden, stattdessen Fortführen der Medikamenteneinnahme im regulären Schema
Wechselwirkungen	• Siehe Tabelle 4. SNRI: Wechselwirkungen

Antidepressiva

Tabelle 4. SNRI: Wechselwirkungen

Medikamentenklasse	Beispiele	Wechselwirkungen
Analgetika	ASS	Erhöhtes Risiko für obere gastrointestinale Blutungen bei Kombination
Antiarrhythmikum (Typ 1c)	Propafenon, Flecainid Chinidin	Anstieg des Venlafaxin und Duloxetin-Plasmaspiegels Erhöhte Duloxetin-Plasmaspiegel
Antikoagulanzien	Warfarin	Fallberichte zu signifikantem Abfall der INR bei Duloxetin Erhöhtes Blutungsrisiko
Antibiotika	Ciprofloxacin	Erhöhte Plasmaspiegel von Duloxetin
Anticholinergika	Biperiden, Trizyklika, etc.	Verstärkung von anticholinergen Nebenwirkungen möglich
Antidepressiva Trizyklische AD	Imipramin Desipramin	C_{max} und AUC unter Venlafaxin um 40 % erhöht Plasmaspiegel wird 3-fach erhöht; Clearance der Metaboliten unter Venlafaxin um 20 % reduziert Erhöhte Plasmaspiegel von Trizyklika unter Duloxetin
	Trimipramin	Fallbericht über Krampfanfall in Kombination mit Duloxetin
Andere AD	Mirtazapin	Fallbericht zu Serotoninsyndrom unter Kombination mit Venlafaxin
Irreversible MAOH	Moclobemid	Vermeiden der Kombination wegen Gefahr der hypertensiven Krise und serotonergen Syndroms
RIMA	Paroxetin, Fluoxetin	Verstärkte Wirkung von Noradrenalin und Serotonin; Vorsicht: Keine Daten zur Unbedenklichkeit bei Kombination
SSRI		Erhöhte Plasmaspiegel von Duloxetin und Duloxetin unter gleichzeitiger Gabe von SSRI mit Erhöhung des Blutdrucks, anticholinergen und serotonergen Effekten
Trazodon		Fallbericht zu Serotoninsyndrom in Kombination mit Venlafaxin
NDRI	Bupropion	3-facher Anstieg des Venlafaxin-Plasmaspiegels; Potenzierung der noradrenergen Effekte; Bupropion kann SNRI-induzierte sexuelle Funktionsstörungen mildern
Lithium		Fallbericht über Serotoninsyndrom unter Venlafaxin
MAO$_B$-Hemmer	Selegilin	Serotonerge Reaktionen (Einzelfälle)
Metoclopramid		Fallbericht über extrapyramidale und serotonerge Wirkungen
Neuroleptika	Generell Haloperidol Thioridazin Risperidon	Erhöhte Plasmaspiegel von Antipsychotika bei Gabe von Duloxetin möglich Anstieg des Plasmaspiegels und der unerwünschten Wirkungen von Haloperidol möglich; keine Änderung der Halbwertszeit Anstieg des Venlafaxinspiegels und verminderte Konzentration des Metaboliten Erhöhte AUC von Risperidon (um 33 %); um 20 % verminderte renale Clearance

Medikamentenklasse	Beispiele	Wechselwirkungen
β-Blocker	Propranolol	Erhöhte Plasmaspiegel von Venlafaxin
H$_2$-Antagonist	Cimetidin	Erhöhte Venlafaxin- und Duloxetin-Plasmaspiegel
Protease-Inhibitor	Ritonavir, Indinavir	Geringgradige Verminderung der Venlafaxin-Clearance Sowohl Erhöhung der Indinavir-Plasmakonzentration (um 13%) als auch Verminderung der Indinavir-Plasmakonzentration (um 60%) beobachtet
Psychostimulans	Dextroamphetamin	Fallbericht über Serotoninsyndrom
Zolpidem		Delir und Halluzinationen möglich (Fallbericht)

Selektiver Noradrenalin-Wiederaufnehmehemmer (NARI)

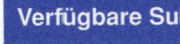

Verfügbare Substanz

Wirkstoff	Handelsnamen Deutschland	Handelsnamen Österreich	Handelsnamen Schweiz
Reboxetin	Edronax®, Solvex®	Edronax®, Reboxetine®	Edronax®

Indikationen

Zugelassene Indikationen:
- Depression („major depression") – inkonsistente Studienlage; *das Medikament ist in Deutschland nicht mehr erstattungsfähig*

Weitere Indikationen:
- Nach vorläufigen Studien bei Panikstörung wirksam
- Dysthymie
- Nach vorläufigen Daten möglicherweise bei neuropathischen Schmerzen wirksam

Pharmakologie

- Reboxetin ist ein hochselektiver und potenter Noradrenalin-Wiederaufnahmehemmer. Es hat nur einen schwachen Effekt auf die 5-HT-Wiederaufnahme und beeinflusst nicht die Aufnahme von Dopamin. Reboxetin hat keine signifikante Affinität zu adrenergen (α_1, α_2, β) und muskarinischen Rezeptoren in vitro. In vivo kann eine Wechselwirkung mit α-Adrenozeptoren bei hohen Dosen nicht ausgeschlossen werden

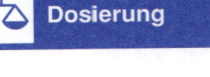

Dosierung

- Empfohlene therapeutische Dosis: 2-mal täglich 4 mg oral. Die volle therapeutische Dosis kann von Therapiebeginn an gegeben werden. Nach drei bis vier Wochen kann diese Dosis bei unzureichender Wirkung auf 10 mg/Tag erhöht werden. Die tägliche Dosis sollte 12 mg nicht überschreiten

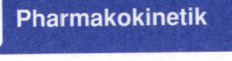

Pharmakokinetik

- Maximale Plasmaspiegel von 130 ng/ml werden innerhalb von 2 Stunden nach Einnahme erreicht. Absolute Bioverfügbarkeit mindestens 60 %. Ein steady state wird innerhalb von fünf Tagen erreicht. Halbwertszeit 13 Stunden, Plasmaproteinbindung bei jungen Patienten bis zu 97 %, bei älteren Patienten bis zu 92 %
- Die Metabolisierungswege von Reboxetin sind nicht ausreichend charakterisiert. In-vivo-Wechselwirkungsstudien liegen kaum vor, daher sind Vorhersagen über mögliche Wechselwirkungen schwierig
- Metabolisiert durch das Cytochrom-P450-System und CYP3A4 (siehe Seite 22, Tabelle 3. Wechselwirkungen im Cytochrom-P450-System)
- 10 % der Dosis werden als unveränderte Substanz im Urin ausgeschieden
- Erhöhung der Plasmaspiegel und eine Verlängerung der Halbwertzeit bis zum 2-fachen der Norm bei Patienten mit Leber- und Niereninsuffizienz

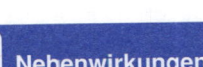

Nebenwirkungen

- Kältegefühl (häufig)

1. ZNS-Nebenwirkungen	• Schlafstörungen (häufig), vermehrtes Schwitzen, Geschmacksirritationen • Agitiertheit, Aufregung, Somnolenz, Ängstlichkeit, Migräne • Selten: Akathisie, Hyperkinesie, Nervosität, Schwindel, Konfusion, Hypokinese, Muskelkrämpfe, Ataxie, abnormale Träume, Konzentrationsschwierigkeiten • Sehr selten: Apathie, Dyskinesie, emotionale Labilität, extrapyramidales Syndrom, Hypästhesie, Neuritis, Polyneuritis, Krampfanfälle
2. Noradrenerge (indirekt anticholinerge) Wirkungen	• Häufig Mundtrockenheit, Verstopfung, Miktionsbeschwerden einschließlich Harnverhalt (besonders bei Männern)
3. Kardiovaskuläre Nebenwirkungen	• Tachykardie, Schwindel, selten Hypotonie oder Hypertonie, Herzklopfen • Extrasystolen (selten) • Sehr selten: Angina pectoris, Arterienthrombose
4. Gastrointestinale Nebenwirkungen	• Diarrhoe, Verstopfung, Übelkeit, Erbrechen • Selten: Flatulenz, erhöhter Speichelfluss, Dysphagie, Gastritis, Gelbfärbung der Schleimhäute, erhöhte Leberenzyme, Gewichtszu- oder -abnahme • Sehr selten: Schmerzen der Gallenblase, Kolitis, gesteigerter Appetit
5. Sexuelle Störungen	• Impotenz • Selten: abnorme Ejakulation (verzögerte oder schmerzhafte Ejakulation), Hodenschmerzen
6. Andere Nebenwirkungen	• Hyponatriämie (Fallberichte), Harnverhalten, Miktionsbeschwerden, Harnwegsinfekte

 Absetzphänomene
- Absetzphänomene, die nach abruptem Abbruch der Einnahme beobachtet wurde, traten selten und bei Patienten unter Reboxetin (4%) weniger häufig als unter Placebobehandlung (6%) auf

 Kontraindikationen
- Schwangerschaft, Stillzeit
- Überempfindlichkeit gegen einen Bestandteil des Arzneimittels
- Gleichzeitige Einnahme von MAO-Hemmern (Schweiz)

 Anwendungseinschränkungen
- Da Reboxetin in klinischen Studien nicht an Patienten mit Krampfanfällen geprüft wurde und während der klinischen Studien vereinzelt Anfälle beobachtet wurden, sollte das Arzneimittel nur unter engmaschiger Kontrolle an Patienten mit Krampfanfällen in der Anamnese verabreicht werden. Absetzen beim Auftreten von Krampfanfällen
- Wie bei allen Antidepressiva ist ein Wechsel zur Manie/Hypomanie beobachtet worden. Daher ist eine sorgfältige Kontrolle bipolarer Patienten angezeigt
- Harnretention

Antidepressiva

- Prostatavergrößerung
- Glaukom
- Kardiale Erkrankungen, Patienten sollten engmaschig kontrolliert werden
- Patienten mit Leber- oder Niereninsuffizienz sollten zunächst als Anfangsdosis 2-mal 2 mg Reboxetin/Tag erhalten. Die Dosis kann je nach Verträglichkeit erhöht werden
- Da nach der Gabe von Reboxetin in höheren Dosen als den empfohlenen ein orthostatisch bedingter Blutdruckabfall häufig beobachtet wurde, ist bei gleichzeitiger Gabe von blutdrucksenkenden Medikamenten eine engmaschige Kontrolle des Patienten geboten

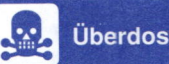
Vorsichtsmaßnahmen

- Ein Suizidrisiko ist mit depressiven Erkrankungen verbunden und kann bis zur deutlichen Besserung der Erkrankung bestehen bleiben. Daher wird während der Anfangsphase der Therapie eine engmaschige Beobachtung der Patienten empfohlen
- Bei Teilnahme am Straßenverkehr und Bedienen von Maschinen ist Vorsicht geboten

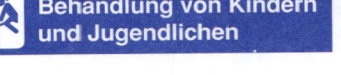
Schwangerschaft

- Kontrollierte Studien liegen nicht vor, Schwangerschaft gilt als Kontraindikation

Stillzeit

- Es ist nicht bekannt, ob Reboxetin in die Muttermilch übertritt. Daher soll Reboxetin nicht an stillende Mütter verabreicht werden

Überdosierung

- Die Erfahrungen mit Überdosierungen sind begrenzt. Bisher sind ein Fall mit einer Überdosis von 416 mg und zwei Fälle mit einer Überdosis von je 208 mg bekannt. In beiden Fällen kam es zur Remission. Als Folge einer Überdosierung können möglicherweise folgende Symptome auftreten: Krampfanfälle, Hypotonie, Hypertonie, Angst

Behandlung von Kindern und Jugendlichen

- Einsatz von Reboxetin bei Kindern wird nicht empfohlen, da die Verträglichkeit und Wirksamkeit nicht untersucht wurde

Behandlung von älteren Patienten

- Die Wirksamkeit und Verträglichkeit wurde bisher nicht unter placebokontrollierten Bedingungen untersucht. Daher kann die Einnahme bei älteren Patienten nicht empfohlen werden
- Klinische Erfahrungen mit der Langzeittherapie von älteren Patienten sind z. Zt. begrenzt. In dieser Patientengruppe wurde ab der 14. Behandlungswoche eine Senkung des durchschnittlichen Kaliumspiegels gefunden. Die Reduktion betrug nicht mehr als 0,8 mmol/l. Der Kaliumspiegel fiel nie unter Normwerte

Hinweise für Patienten

- Patienteninformation: siehe Seite 389

Wechselwirkungen

- Siehe Tabelle 5. NARI: Wechselwirkungen

Tabelle 5. NARI: Wechselwirkungen

- Zu Wechselwirkungen mit Reboxetin liegen nur begrenzte Erfahrungen vor

Medikamentenklasse	Beispiele	Wechselwirkungen
Antiarrhythmika		Vorsicht bei der Kombination, da Interaktionen in den CYP3A4- (und CYP2D6-)Systemen möglich sind (Erfahrungen liegen nicht vor)
Antidepressiva Trizyklische Antidepressiva SSRI Irreversibler MAO-Hemmer	Fluvoxamin Tranylcypromin	Allgemein: Es kann angenommen werden, dass CYP3A4-Inhibitoren die Plasmakonzentration von Reboxetin erhöhen; daher ist Vorsicht geboten Interaktionen in den CYP3A4- (und CYP2D6-)Systemen möglich Keine Kombination mit Fluvoxamin, da Interaktionen im CYP3A4-System möglich sind (Erfahrungen liegen nicht vor) Kombination vermeiden (Tyramineffekt)
Azol-Antimykotika	Ketoconazol	Erhöhung der Plasmakonzentration von Reboxetin um etwa 50% in Kombination mit Ketoconazol
Benzodiazepine	Lorazepam Lithium	Es wurde keine reziproke pharmakokinetische Interaktion zwischen Reboxetin und Lorazepam gefunden Es liegen keine Studien vor, daher sollten Patienten, die gleichzeitig Reboxetin und Lithium erhalten, entsprechend überwacht werden
Cyclosporin		Vorsicht bei der Kombination, da Interaktionen in den CYP3A4- und CYP2D6-Systemen möglich sind (Erfahrungen liegen nicht vor)
Ergotalkaloiddevirate		Blutdruckerhöhung
Kalium-ausschwemmende Diuretika		Hypokaliämie möglich
Makrolid-Antibiotika	Erythromycin	Keine Kombination mit Erythromycin, da Interaktion im CYP3A4-System möglich sind (Erfahrungen liegen nicht vor)
Neuroleptika		Vorsicht bei der Kombination, da Interaktionen in den CYP3A4- (und CYP2D6-)Systemen möglich sind (Erfahrungen liegen nicht vor); leichte Erhöhung der Plasmaspiegel von Risperidon und Clozapin in der Kombination mit Reboxetin (5–10%)
ZNS-dämpfende Pharmaka	Sedativa, Hypnotika, Schmerzmittel, Alkohol	Evtl. orthostatische Erhöhung der Herzschlagfrequenz. Für eine Verstärkung der Alkoholwirkung liegen keine Hinweise vor

Trizyklische Antidepressiva (TZA)

Verfügbare Substanzen

Wirkstoff	Handelsnamen Deutschland	Handelsnamen Österreich	Handelsnamen Schweiz
Amitriptylin	Saroten®, Amitriptylin-beta®, Amineurin®, Amitriptylin-neuraxpharm®, Amitriptylin-Sandoz Syneudon®, Amitriptylin-CT®	Saroten®, Tryptizol®, Limbitrol®[2], Pantrop®	Saroten®, Tryptizol®, Limbitrol®[2]
Amitriptylinoxid	Equilibrin®, Amioxid-neuraxpharm®	–	–
Clomipramin	Anafranil®, Clomipramin-neuraxpharm®, Clomipramin-ratiopharm®, Clomipramin Sandoz®, Clomipramin-CT®, u. a.	Anafranil®	Anafranil®, Clomicalm®
Doxepin	Aponal®, Doneurin®, Doxepin-Holsten®, Doxepin AL®, Doxepin beta®, doxepin-biomo®, Doxepin-ratiopharm®, Doxepin neuraxpharm®, Mareen®, Doxepin Sandoz®, Doxe TAD®, u. a.	Sinequan®	Sinquan®
Imipramin	Imipramin-neuraxpharm®, Tofranil®	Tofranil®	Tofranil®
Maprotilin[1]	Ludiomil®, Maprotilin-Holsten®, Maprotilin Ct®, Maprotilin-neuraxpharm®, Maprotilin-ratiopharm®	Ludiomil®, Maprotilin-hydrochlorid®	Ludiomil®
Melitracen	–	Dixeran®	–
Nortriptylin	Nortrilen®	Nortrilen®	Nortrilen®
Opipramol	Insidon®	Insidon®	Insidon®
Trimipramin	Stangyl®, Herphonal®, Trimineurin®, Trimipramin-neuraxpharm®, Trimipramin ratiopharm®, u. a.	–	Surmontil®

[1] Obwohl Maprotilin zu den tetrazyklischen Substanzen gerechnet wird, wird es wegen seiner weitgehenden Ähnlichkeiten mit der Gruppe der trizyklischen Antidepressiva hier aufgeführt; [2] Kombinationspräparat. Wirkstoffe: Amitriptylinhydrochlorid und Chlordiazepoxid

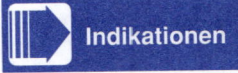

Indikationen

Zugelassene Indikationen:
- Depression („major depression")
- Prophylaxe bei rezidivierender Depression (unipolare affektive Störung)
- Behandlung sekundärer Depression bei anderen neurologischen und psychiatrischen Erkrankungen (z. B. Schizophrenie, Demenz)

- Depressive Phase bei bipolaren affektiven Störungen
- Panikstörung mit oder ohne Agoraphobie (Clomipramin, Imipramin)
- Zwangserkrankungen (Clomipramin)
- Behandlung der Enuresis (Bettnässen) und Pavor nocturnus im Rahmen eines therapeutischen Gesamtkonzepts bei Kindern und Jugendlichen (Imipramin)

Weitere Indikationen:
- Nach vorläufigen Daten in der Behandlung der Dysthymie wirksam (Imipramin)
- Generalisierte Angststörung (Imipramin)
- Bulimie
- Anpassungsstörungen: nach vorläufigen Daten bei depressiver Symptomatik im Rahmen einer posttraumatischen Belastungsstörung wirksam
- Aufmerksamkeitsstörungen beim Aufmerksamkeitsdefizit-Hyperaktivitätssyndrom (ADHS), die auf Psychostimulanzien nicht angesprochen haben
- Nach Fallberichten bei Autismus mit Ritualhandlungen und Aggression (Clomipramin) wirksam
- Drogenentzugssyndrome: Milderung der Entzugssymptomatik beim Opioidentzug (Doxepin). Häufig höhere Dosierungen als bei antidepressiver Therapie notwendig (z. B. Doxepin bis zu 300 mg/Tag)
- Prämenstruelles Syndrom mit depressiver Verstimmung (Clomipramin, Nortriptylin)
- Nach Fallberichten bei vorzeitiger Ejakulation wirksam (Clomipramin)
- Protektive Wirkung bei Magengeschwüren (Doxepin)
- Behandlung von Schmerzzuständen (z. B. Migränekopfschmerz, diabetische Polyneuropathie)
- Clozapin-induzierte Sialorrhoe (Amitriptylin)
- Hilfreich bei der Raucherentwöhnung (Nortriptylin)

Pharmakologie

- Der genaue Wirkmechanismus der Antidepressiva ist noch nicht befriedigend aufgeklärt. Als ein relativ gesicherter antidepressiver Wirkmechanismus gilt die Hemmung der Wiederaufnahme von Serotonin und/oder Noradrenalin aus dem synaptischen Spalt und die dadurch bewirkte Erhöhung der verfügbaren Konzentration der Monoamine. Trizyklische Antidepressiva binden außerdem in unterschiedlichem Maße an serotoninerge ($5-HT_{1A}$-, $5-HT_{2A}$-, $5-HT_{2C}$-, $5-HT_3$-), adrenerge (α_1-, α_2-), cholinerge (muskarinische) und histaminerge (H_1-, H_2-) Rezeptoren und blockieren sie kompetitiv. Es wird vermutet, dass auch direkte agonistische oder antagonistische Wirkungen an den Serotonin- oder Noradrenalinrezeptoren zu einer Verstärkung der Neurotransmission in diesen Systemen führen können
- Trimipramin gehört chemisch zwar zu der Gruppe der TZA, bildet aber in dieser Gruppe eine Ausnahme, da die Substanz nicht die Wiederaufnahme von Noradrenalin oder Serotonin hemmt. Der Wirkmechanismus ist unbekannt. Die Rezeptorblockade und das Nebenwirkungsprofil entsprechen den TZA
- Die Wirksamkeit bei Enuresis beruht möglicherweise auf dem anticholinergen Effekt oder auf einer ZNS-Stimulation, die zu einem früheren Erwachen durch Harndrang führt
- Analgetische Effekte werden wahrscheinlich durch Blockade von Natriumkanälen vermittelt

Antidepressiva

Allgemeine Hinweise

- Vermutlich sind trizyklische Antidepressiva bei Männern wirksamer als bei Frauen

Dosierung

- Siehe Seite 90, Tabelle 15. Antidepressiva: Dosierung
- Die Variabilität der Dosierung ist groß; zwischen oraler Dosis, Plasmaspiegel und klinischer Wirkung bestehen keine hohen Korrelationen Zu Beginn sollte das jeweilige Medikament in einer niedrigen Dosierung verabreicht werden; dann sollte nach entsprechender klinischer Symptomatik die Dosierung etwa alle 3–5 Tage bis zur angestrebten Dosis gesteigert werden (abhängig von den Nebenwirkungen)
- Wenn der steady state erreicht ist, kann das Medikament als Einzeldosis zur Nacht gegeben werden. Bei eventuell auftretenden Albträumen werden allerdings geteilte Dosierungen empfohlen
- Die Prophylaxe ist dann am effektivsten, wenn die Dosis der therapeutischen Dosierung entspricht

Pharmakokinetik

- Siehe auch S. 92 , Tabelle 16. Antidepressiva: Pharmakokinetik
- Die Medikamente werden vollständig vom Gastrointestinaltrakt absorbiert
- Im Rahmen des First-pass-Effektes wird z.T. ein hoher Anteil der Antidepressiva abgebaut
- Die maximalen Plasmaspiegel sind bei den tertiären trizyklischen Verbindungen wie Amitriptylin nach etwa 1–3 Stunden zu erwarten, bei den sekundären trizyklischen Substanzen wie Desipramin und Nortriptylin erst nach 4–8 Stunden
- Hohe Lipophilie; die Substanzen konzentrieren sich insbesondere im myokardialen und zerebralen Gewebe
- Hohe Plasmaeiweißbindung
- Die Metabolisierung erfolgt vorwiegend in der Leber
- Die meisten trizyklischen Medikamente haben eine lineare Pharmakokinetik, d.h. dass Veränderungen in der Dosierung auch zu proportionalen Veränderungen in der Plasmakonzentration führen
- Bei weiblichen Patienten kann es vor der Menstruation zu einem Absinken des Plasmaspiegels der trizyklischen Antidepressiva kommen

Art der Anwendung

- Der übliche Applikationsweg ist die orale Medikation. Intramuskuläre Injektionen haben keinen Vorteil und kommen nur dann in Frage, wenn eine orale Applikation nicht möglich ist
- Es ist nicht gesichert, dass die Infusion trizyklischer Antidepressiva Vorteile gegenüber der oralen Anwendung in Hinblick auf einen schnelleren Wirkungseintritt oder eine bessere Wirkung hat. Möglicherweise kommt es unter Infusionstherapie zu stärkeren unspezifischen psychologischen Wirkungen als unter oraler Medikation
- Bei der Behandlung von Zwangserkrankungen mit Clomipramin werden bis zu 300 mg/Tag i. v. gegeben, um einen rascheren Behandlungserfolg zu erreichen

Beginn und Dauer der Wirkung

- Trizyklika sind lang wirkend; sie können in einer Einmaldosis zur Nacht gegeben werden
- Durch Retardpräparate kann die Nebenwirkungsrate vermindert werden
- Die Wirkung tritt im Allgemeinen nach 7–28 Tagen ein
- Sedierende Wirkungen werden schon innerhalb von wenigen Stunden nach oraler Applikation beobachtet; Schlafstörungen bessern sich nach wenigen Tagen

- Bei einigen Patienten kann der Behandlungserfolg nach einigen Monaten nachlassen; der jeweilige Plasmaspiegel der Wirksubstanz sollte dann überprüft werden und ggf. die Dosis angepasst werden
- Die Bestimmung der Plasmakonzentration wird wegen der niedrigen Korrelation zwischen Dosis und klinischer Wirkung nicht routinemäßig durchgeführt. Es gibt allerdings „schlechte" und „zu schnelle" Metabolisierer, die niedrigere bzw. höhere Dosen der Antidepressiva brauchen. Ein scheinbares Therapieversagen bzw. das Auftreten von Nebenwirkungen bei relativ niedrigen Dosierungen sollte dann mit Hilfe einer Plasmakonzentrationsbestimmung abgeklärt werden

Nebenwirkungen

- Das Nebenwirkungsprofil der trizyklischen Antidepressiva ist von der Affinität zu den verschiedenen Neurotransmitterrezeptoren abhängig (siehe Seite 93, Tabelle 17)
- Einige Nebenwirkungen treten nur zu Beginn der Behandlung auf
- Die wichtigsten unerwünschten Wirkungen der trizyklischen Antidepressiva sind Sedierung, Hypotonie, Schwindel, anticholinerge Wirkungen (z. B. Mundtrockenheit, Obstipation, Miktionsstörungen, Tachykardie), Appetitsteigerung, Gewichtszunahme, Tremor, Schwitzen, Manieauslösung

1. ZNS-Nebenwirkungen

- Ursache: Blockade der Histamin-H_1-Rezeptoren und α_1-Adrenozeptoren

a) Psychische Störungen
- Müdigkeit (häufigste Nebenwirkung); Abhilfe: Gabe der gesamten Dosis zur Nacht
- Schwächegefühl, Antriebsarmut
- Paradoxe Reaktionen wurden beobachtet (Erregung, Albträume, Agitiertheit, Ruhe- und Schlafstörungen); lebhafte Träume können auftreten, wenn die Gesamtdosis zur Nacht gegeben wird. Reduzierter REM-Schlaf (außer bei Trimipramin)
- Gedächtnis-, Konzentrations- und Orientierungsstörung
- Manie- oder Hypomanieauslösung (Risiko 11–50 % der Patienten mit bipolarer affektiver Störung; seltener bei Patienten, die Lithium erhalten), Psychosen, Panikattacken, Angst oder euphorische Zustände

b) Neurologische Nebenwirkungen
- Feinschlägiger Tremor
- Krampfanfälle (häufiger bei Kindern und Patienten mit Essstörungen); können insbesondere bei plötzlicher Dosiserhöhung oder beim plötzlichen Absetzen auftreten; das Risiko steigt mit hohen Plasmaspiegeln
- Akathisie (selten – laborchemisch sollte ein Eisenmangel ausgeschlossen werden); kann insbesondere auch als Absetzphänomen nach abrupter Beendigung der Medikation auftreten (Imipramin)
- Tinnitus; insbesondere bei stark serotonerg wirkenden Substanzen
- Parästhesien (Häufigkeit etwa 4 %)
- Myoklonien (insbesondere bei stark serotonerg wirkenden Substanzen), Muskelzuckungen im Bereich der unteren Extremitäten, des Kiefers und der Arme; nächtliche Myoklonien: in stärkerer Ausprägung bei etwa 9 % der Patienten. In schweren Fällen kann ein Behandlungsversuch mit Clonazepam, Valproat oder Carbamazepin sinnvoll sein
- Sprachstörungen, Stottern
- Gangstörungen, Parkinsonismus, Dystonie, sehr selten Spätdyskinesien
- Kopfschmerzen; Polyneuropathie (Einzelfälle)

Antidepressiva

2. Anticholinerge Nebenwirkungen

- Ursache: Antagonismus am muskarinischen Acetylcholin-Rezeptor
- Anticholinerge Nebenwirkungen treten besonders bei älteren Patienten relativ häufig auf
- Mundtrockenheit; kann bei manchen Patienten zu Infektionen prädisponieren (Behandlung: zuckerfreies Kaugummi und Bonbons, Pilocarpin-Tabletten 10–15 mg/Tag, Bethanechol, Mineralwasser trinken)
- Sehstörungen: verschwommenes Sehen; Behandlung: Pilocarpin-Augentropfen 0,5 %
- Verminderung des Tränenflusses und trockene Augen; dies kann insbesondere bei älteren Patienten oder bei Kontaktlinsenträgern relevant sein. Behandlung: Versuch mit künstlichen Tränen; Kontaktlinsenträger sollten ihre Speziallösungen anwenden
- Obstipation (besonders bei Kindern, die wegen einer Enuresis behandelt werden); Behandlung: Flüssigkeitszufuhr, Pflaumenkompott, Feigen, Joghurt, Sauerkraut
- Harnretention, verzögerte Miktion; Behandlungsversuch mit Bethanechol
- Vermehrtes Schwitzen; Behandlung: tägliches Duschen, evtl. Talkum-Puder; in schweren Fällen: Terazosin (Flotrin® 1–10 mg/Tag), Bethanechol (Myocholine-Glenwood®; bis zu 4-mal 25–50 mg), Clonidin 2-mal 0,1 mg
- Verwirrtheit, Orientierungsstörung, Delir, Wahnvorstellungen, Halluzinationen, Myoklonien; insbesondere bei älteren Patienten und bei höheren Dosierungen
- Karies (Speichelfluss reduziert); Patienten auf die tägliche Zahnpflege hinweisen

3. Kardiovaskuläre Nebenwirkungen

- Ursache: Blockade der α_1-, muskarinischen Acetylcholin-, 5-HT_2- und H_1-Rezeptoren, Hemmung der schnellen Natriumkanäle
- Treten besonders bei älteren Patienten auf
- Das Risiko erhöht sich mit ansteigenden Plasmaspiegeln
- Tachykardie (besonders auch bei jüngeren Patienten)
- Orthostatische Hypotonie (Behandlung: Kochsalz, Koffein, Fludrocortison [Astonin® 0,1–0,5 mg/Tag], Stützstrümpfe)
- Verlängerte Erregungsleitung; kontraindiziert bei AV-Block oder Z. n. frischem Myokardinfarkt
- Arrhythmien, Synkopen, Thrombosen, Thrombophlebitis, Schlaganfall, Herzversagen wurden in Einzelfällen beobachtet
- Bei Patienten mit Bulimie kann es zu Hypertonie kommen

4. Gastrointestinale Nebenwirkungen

- Ursache: Serotoninwiederaufnahmehemmung, Acetylcholinrezeptor-Blockade Übelkeit, Erbrechen, Diarrhoe, Gewichtsabnahme
- Obstipation (siehe auch anticholinerge Wirkungen)
- Geschmacksstörungen, Glossitis, „schwarze Zunge"
- Gewichtszunahme: etwa bis zu 30 % der Patienten bei regelmäßiger und längerfristiger Einnahme; die durchschnittliche Gewichtszunahme liegt bei etwa 7 kg (lineare Zunahme) und ist häufig mit Verlangen nach Süßigkeiten (carbohydrate craving) assoziiert; Behandlung: adäquate Ernährungs-, Diätberatung, sportliche Betätigung; evtl. muss die Dosis reduziert werden oder ein anderes Antidepressivum, z. B. aus der Klasse der SSRI, gegeben werden

5. Nebenwirkungen im Bereich der Sexualfunktionen

- Ursache: Serotoninwiederaufnahmehemmung und Blockade von 5-HT_2-, D_2-, a_r- und M_1-Rezeptoren
- Verminderung der Libido, Impotenz (Behandlung: Seite 95, Tabelle 19. Antidepressiva: Behandlung von Nebenwirkungen)
- Hodenschwellung, schmerzhafte Ejakulation, retrograde Ejakulation, gesteigerte Libido, spontaner Orgasmus beim Gähnen (Clomipramin)
- Gynäkomastie bei Männern und Frauen
- Anorgasmie; Behandlung: Amantadin (100–400 mg b. Bd.), Cyproheptadin (4–16 mg b. Bd.), Yohimbin (5,4–10,8 mg/Tag oder b. Bd.), Ginkgo biloba (180–900 mg)

6. Endokrine Nebenwirkungen	• Hyper- und Hypoglykämie wurden beobachtet • Bei etwa 87 % der Patienten unter Erhaltungstherapie wurde „carbohydrate craving" beobachtet; Gewichtszunahme möglich • Menstruelle Störungen, Zyklusstörungen, Amenorrhoe • Auslösung eines SIADH mit Hyponatriämie möglich; Zunahme des Risikos im höheren Alter; wahrscheinlich auch höheres Risiko bei weiblichen Patienten
7. Allergische Reaktionen	• Selten • Ikterus, Hepatitis, Hautausschlag, Urtikaria, Juckreiz, Ödeme, Blutbildveränderungen • Photosensibilisierung, vermehrte Hautpigmentationen (Imipramin) • Thrombozytopenie (Fallberichte)
8. Andere Nebenwirkungen	• In Einzelfällen Alopezie

Tabelle 6. Trizyklische Antidepressiva: Häufigkeit von Nebenwirkungen

Nebenwirkungen	Amitriptylin	Clomipramin	Doxepin	Imipramin	Maprotilin	Nortriptylin	Trimipramin
Anticholinerge Nebenwirkungen							
Mundtrockenheit	>30%	>30%	>30%	>30%	>30%	>10%	>10%
Verschwommenes Sehen	>10%	>10%	>10%	>10%	>10%	>2%	>2%
Obstipation	>10%	>10%	>10%	>10%	>10%	>10%	>10%
Schwitzen	>10%	>10%	>2%	>10%	>2%	<2%	>2%
Verzögerte Miktion*	>2%	>2%	<2%	>10%	>2%	<2%	<2%
ZNS-Nebenwirkungen							
Sedierung	>30%	>2%	>30%	>10%	>10%	>2%	>30%
Schlafstörungen	>2%	>10%	>2%	>10%	<2%	<2%	>2%(b)
Erregung, Hypomanie**	<2%	<2%	<2%	>10%	>2%	>2%	<2%
Orientierungsstörung, Verwirrtheit	>10%	>2%	<2%	>2%	>2%	>10%	>10%
Kopfschmerzen	>2%	>2%	<2%	>10%	<2%	<2%	>2%
Schwäche, Antriebsmangel	>10%	>2%	>2%	>10%	>2%	>10%	>2%
Extrapyramidale Nebenwirkungen (EPS)	>2%(a)	<2%(a)	>2%(a)	<2%	>2%	>10%	<2%
Unspezifische EPS Tremor	>10%	>10%	>2%	>10%	>10%		>10%
Kardiovaskuläre Nebenwirkungen							
Orthostatische Hypotonie/Schwindel	>10%	>10%	>10%	>30%	>2%	>2%	>10%
Tachykardie, Palpitationen	>10%	>10%	>2%	>10%	>2%	>2%	>2%
EKG-Veränderungen***	>10%(e)	>10%(e)	>2%(e)	>10%(e)	<2%(e)	>2%(e)	>10%(e)
Herzrhythmusstörungen	>2%	>2%	>2%	>2%	<2%	>2%	>2%

Fortsetzung nächste Seite

Antidepressiva

Tabelle 6. Trizyklische Antidepressiva: Häufigkeit von Nebenwirkungen (Fortsetzung)

Nebenwirkungen	Amitriptylin	Clomipramin	Doxepin	Imipramin	Maprotilin	Nortriptylin	Trimipramin
Gastrointestinale Nebenwirkungen	>2%	>10%	<2%	>10%	>2%	<2%	<2%
Dermatitis, Hautausschlag	>2%	>2%	<2%	>2%	>10%	<2%	<2%
Gewichtszunahme (über 6 kg)	>30%	>10%	>10%	>10%	>10%	>2%	>10%
Sexuelle Störungen	>2%	>30%	>2%	>30%	<2%	<2%	<2%
Epileptische Krampfanfälle[c]	<2%	<2%[d]	<2%	<2%[d]	>2%[d]	<2%	<2%

– keine Angaben in vorliegender Literatur; * besonders bei älteren Patienten; ** wahrscheinlicher bei Patienten mit bipolarer affektiver Störung; *** EKG-Veränderungen in der Regel ohne klinisches Korrelat; [a] Spätdyskinesien beobachtet (selten); [b] keinen Einfluss auf den REM-Schlaf; [c] Patienten ohne bekanntes Anfallsleiden; [d] häufigeres Vorkommen bei Dosierungen über 250 mg Clomipramin bzw. 225 mg Maprotilin täglich; [e] verzögerte Überleitung: verlängertes PR-, QRS- oder QT-Intervall

II Absetzphänomene

- Die Inzidenz von Absetzphänomenen liegt bei etwa 20–80 %, vermutlich als Folge einer cholinergen und adrenergen Überstimulation (Rebound)
- Abruptes Absetzen höherer Dosen kann gelegentlich ein grippeähnliches Bild hervorrufen; Symptome: Angstzustände, Fieber, vermehrtes Schwitzen, Unwohlsein, Schnupfen, Muskelschmerzen, Kopfschmerzen, Schwindelanfällen, Übelkeit, Erbrechen, Akathisie oder Dyskinesien
- In der Regel treten diese Symptome 24–48 Stunden nach plötzlichem Abbruch der Therapie oder bei rascher Reduzierung einer Hochdosistherapie auf
- Es kann dann zu einer „Rebound-Depression" kommen, auch bei Patienten, die zuvor keine depressive Symptomatik zeigten (z. B. Patienten mit Zwangserkrankungen)
- Paradoxe Änderungen der Stimmung wurden beobachtet (z. B. Manie oder Hypomanie)

→ **Wegen möglicher Absetzphänomene sollten die trizyklischen Antidepressiva nach längerem Gebrauch langsam ausgeschlichen werden**

- Behandlung: Erneute Gabe der Medikation in leicht reduzierter Dosierung; langsam ausschleichen, auch über mehrere Tage (z. B. Reduktion in 25 mg Schritten alle 3–5 Tage)
  Alternativ können spezifische Symptome behandelt werden:
  – Cholinerge Symptome (Übelkeit, Schwindel, Schwitzen): Atropin 1–4 mg 3- bis 4-mal täglich
  – Angst, Unruhe, Agitiertheit, Schlafstörungen: Benzodiazepine (z. B. Lorazepam 0,5–2 mg b. Bd.)
  – Neurologische Symptome: Akathisie (Propranolol 10–20 mg 2- bis 4-mal täglich); Dyskinesien (Clonazepam 0,5–2 mg b. Bd.); Dsytonie (Atropin 1–4 mg 3- bis 4-mal täglich)

STOP Kontraindikationen

- Überempfindlichkeit gegen einen Bestandteil des Arzneimittels
- Akute Alkohol-, Schlafmittel-, Schmerzmittel- und Psychopharmakaintoxikation

- Akutes Delir
- Unbehandeltes Engwinkelglaukom
- Akuter Harnverhalt
- Prostatahypertrophie mit Restharnbildung
- Paralytischer Ileus
- Frischer Myokardinfarkt
- AV-Block II. und III. Grades

Anwendungsbeschränkungen und Vorsichtsmaßnahmen	- Vorsicht bei kardialer Vorschädigung, insbesondere bei Erregungsleitungsstörungen; Patienten mit vorbestehendem AV-Block I. Grades oder Links-/Rechtsschenkelblock nur unter engmaschigen EKG-Kontrollen behandeln; Patienten mit vorbestehenden höhergradigen AV-Blockierungen oder diffusen supraventrikulären oder ventrikulären Erregungsleitungsstörungen möglichst nicht mit TZA behandeln
- Irreversible MAO-Hemmer sollten mindestens 14 Tage vor Beginn der Behandlung abgesetzt werden
- Vor der Behandlung Blutbild kontrollieren (einschließlich des Differenzialblutbildes). Bei pathologischen Blutwerten darf eine Behandlung nur unter engmaschigen Kontrollen durchgeführt werden
- Vorsicht bei Patienten mit respiratorischer Insuffizienz, da Antidepressiva zu einer vermehrten bronchialen Sekretion führen können
- Gleichzeitiger Alkoholkonsum kann zur Verstärkung der dämpfenden Wirkung führen
- Das Reaktionsvermögen kann beeinträchtigt sein; daher sollten das Führen von Fahrzeugen, die Bedienung von Maschinen oder sonstige gefahrvolle Tätigkeiten zumindest während der ersten Tage der Behandlung unterbleiben. Die Entscheidung in jedem Einzelfall trifft der behandelnde Arzt unter Berücksichtigung der individuellen Reaktionsbereitschaft und der jeweiligen Dosierung
- Vorsicht bei der Behandlung von bipolaren affektiven Störungen; bei bis zu 50 % der Patienten kann eine Manie oder Hypomanie ausgelöst werden (relative Kontraindikation)
- Die Kombination von trizyklischen Antidepressiva mit SSRI kann zu erhöhten Plasmaspiegeln der trizyklischen Antidepressiva führen. Diese Kombinationen können bei therapieresistenten Fällen sinnvoll sein. Vorsicht bei der Kombination von serotonergen (trizyklischen) Antidepressiva mit SSRI (Serotoninsyndrom möglich)
- Die Einnahme von trizyklischen Antidepressiva gemeinsam mit faserreicher Kost oder Laxanzien kann zu einer verminderten Resorption der Antidepressiva führen
Überdosierung	- Die therapeutische Breite ist gering (die letale Dosis beträgt etwa das Dreifache der maximalen therapeutischen Dosis); daher trizyklische Antidepressiva nur in begrenzten Mengen verschreiben
- Symptome bei Überdosierung in stärkerer Ausprägung als die beschriebenen Nebenwirkungen: anticholinerge Nebenwirkungen, zentrale Übererregbarkeit, später zentrale Dämpfung, Myoklonien, Halluzinationen, Atemdepression und Krampfanfälle
- Lebensbedrohliche Herzrhythmusstörungen möglich; Monitorüberwachung indiziert. Bei Überdosierung kann es zu einer Verbreiterung des QRS-Komplexes kommen. Die Breite des QRS-Komplexes spiegelt den Schweregrad der Überdosierung wieder; ein QRS-Komplex über 0,12 Sekunden kann vitale Gefährdung bedeuten (Normalwert: 0,08–0,11 Sekunden)
Behandlung einer Überdosierung	- Supportive Behandlung mit Monitoring; Gabe von Physostigmin
- Siehe auch Seite 95, Tabelle 19. Antidepressiva: Behandlung von Nebenwirkungen

Antidepressiva

- Aktivkohle zur Verminderung der Resorption und der Blutspiegel (initial 1–2 g/kg Körpergewicht; dieses Procedere kann nach einigen Stunden 2- bis 3-mal wiederholt werden). Monitoring, supportive und symptomatische Therapie. Nur bei Koma, Arrhythmien oder Krampfanfällen Gabe von Physostigmin (Anticholium®) 1 mg i. m. unter Monitorkontrolle
- Bei zerebralen Krampfanfällen Diazepam
- Forcierte Diurese und Dialyse sind aufgrund der hohen Plasmaeiweißbindung kaum erfolgreich
- Nicht mit Radix ipecacuanhae behandeln, dadurch evtl. rasche Verschlechterung der neurologischen Symptome oder zerebrale Krampfanfälle

Behandlung von Kindern und Jugendlichen

- Trizyklische Antidepressiva werden in der Behandlung von Enuresis, Insomnie, Parasomnie, Aufmerksamkeitsdefizit-Hyperaktivitätsstörung (ADHS), Depression, Zwangserkrankungen, Panikstörung, Schulphobie, anderen Angststörungen, Bulimie und Tourette-Syndrom (Clomipramin) eingesetzt
- Zunächst niedrige Dosis (10–25 mg); dann alle 4–5 Tage um 10–25 mg bis zu einer Maximaldosierung von 3–5 mg/kg Körpergewicht erhöhen
- Die Halbwertzeit von Imipramin ist kürzer als bei Erwachsenen, da der hepatische Abbau verstärkt ist
- Vor Behandlungsbeginn sollte ein EKG durchgeführt werden. Bei Erreichen der therapeutischen Dosis und bei jeder Dosisänderung wird erneut ein EKG durchgeführt
- Nach Empfehlung der FDA (Food and Drug Administration, USA) werden folgende EKG-Veränderungen bei Kindern, die mit trizyklischen Antidepressiva behandelt werden, als bedenklich eingestuft: (a) PR-Intervall > 200 ms, (b) QRS-Intervall > 30 % der Normbreite oder > 120 ms, (c) Blutdruck systolisch > 140 mmHg oder diastolisch > 90 mmHg, (d) Herzfrequenz in Ruhe > 130 Schläge/Minute
- Wirksamkeit und Toxizität scheinen von der Dosierung abhängig zu sein
- Eine abrupte Steigererung der Dosis kann zu zerebralen Krampfanfällen führen
- Kinder, die wegen einer Enuresis behandelt werden, können unter Schlafstörungen, Angstgefühlen, emotionaler Instabilität, Nervosität und Schlafstörungen leiden
- Hypertonie unter Imipramin (selten)
- Kardiale Nebenwirkungen und Komplikationen können bei Kindern und Jugendlichen auftreten, die während einer antidepressiven Behandlung Marihuana rauchen

Behandlung von älteren Patienten

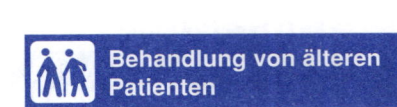

- Die initiale Dosis sollte bei älteren Patienten niedriger sein als bei jüngeren; außerdem kann die Wirkung bei älteren Patienten später eintreten (bis zu 12 Wochen möglich)
- Bei ausgeprägten ZNS- und anticholinergen Wirkungen wird Überwachung empfohlen; es sollte ein Antidepressivum mit geringeren dämpfenden oder anticholinergen Wirkungen verwendet werden (z. B. SSRI, Moclobemid, Nortriptylin, u. a.)
- Die Kombination mit anderen ZNS-dämpfenden oder anticholinergen Arzneimitteln kann zu Verwirrtheitszuständen, Orientierungsstörung und Delir führen; ältere Patienten sind anticholinergen Effekten gegenüber empfindlicher
- Wegen der kardiovaskulären Nebenwirkungen Vorsicht bei älteren Patienten; orthostatische Regulationsstörungen und Hypotonie kann zum Sturz führen, Vorsicht bei Tachykardie und Erregungsleitungsstörungen
- Kognitive Leistungsstörungen möglich (z. B. Wortfindungsstörungen)

Schwangerschaft	- Strenge Indikationsstellung, insbesondere im ersten Schwangerschaftsdrittel
- Unter trizyklischen Antidepressiva sind keine teratogenen Wirkungen nachgewiesen worden
- Im Tierversuch sind keine embryotoxischen und teratogenen Wirkungen beobachtet worden
- Auswirkungen der Antidepressivagabe auf den Feten sind möglich, wenn Antidepressiva im letzten Schwangerschaftsdrittel eingesetzt wurden, z. B. Tachyarrhythmie oder Harnretention beim Neugeborenen
- Im dritten Trimester der Schwangerschaft kann eine Dosiserhöhung notwendig sein, um den therapeutischen Plasmaspiegel zu erhalten
Stillzeit	- Strenge Indikationsstellung; in Abhängigkeit von der Dosis kann das Befinden des Säuglings beeinträchtigt werden; Antidepressiva gehen in die Muttermilch über. Der Säugling nimmt etwa 4 % der mütterlichen Antidepressiva-Dosis auf, die Halbwertszeit kann sich auf das 3- bis 4-fache erhöhen; es ist unklar, ob dies klinisch bedeutsam ist; die Plasmaspiegel der Doxepin-Metaboliten sind bei Kind und Mutter nahezu ähnlich
Hinweise für die Pflege	- Stützende Gespräche mit dem Patienten sind ein wesentlicher Bestandteil der Depressionsbehandlung
- Vorsorglich ist der Patient darauf hinzuweisen, dass die Wirkung verspätet einsetzen kann (in der Regel nach 7–28 Tagen)
- Eine 1- bis 2-mal tägliche Gabe hat gegenüber der 3-maligen Gabe Vorteile in Hinsicht auf die Compliance
- Bei suizidgefährdeten Patienten ist darauf zu achten, dass evtl. die antriebssteigernde Wirkung eher eintritt als stimmungsaufhellende Effekte; evtl. geplante Suizidversuche können dann in die Tat umgesetzt werden
- Antriebssteigernde Antidepressiva sollten nicht abends eingenommen werden
- Antidepressiva können manische Episoden auslösen; das Antidepressivum muss dann sofort abgesetzt werden
- Auf einen eventuellen Harnverhalt achten
- Verstopfung kann auftreten; stärkere Flüssigkeitsaufnahme und faserreiche Kost können hilfreich sein
- Übermäßiger Genuss von Koffein, koffeinhaltigen Nahrungsmitteln oder Medikamenten kann in Kombination mit Antidepressiva zu Angstgefühlen und Erregung führen
- Bei Mundtrockenheit soll der Patient Mineralwasser trinken, evtl. Kaugummi kauen (zuckerfrei). Bei trockenen Augen ist der Einsatz von künstlichen Augentränen sinnvoll (s. oben)
Hinweise für Patienten	- Ausführliche Patienteninformationen: siehe Seite 391
- Das Reaktionsvermögen ist insbesondere bei Behandlungsbeginn reduziert, daher ist das Führen eines Kraftfahrzeuges oder das Bedienen gefährlicher Maschinen zu vermeiden
- Während der Einnahme von Antidepressiva ist der Genuss von Alkohol oder anderen ZNS-dämpfenden Substanzen zu meiden; dies kann zu erhöhter Sedierung, Benommenheit oder Verwirrtheit führen
- Andere Psychopharmaka oder Schmerzmittel sollten gleichzeitig nur nach Absprache mit dem Arzt eingenommen werden
- Extreme Hitze und Feuchtigkeit sind zu vermeiden, da bestimmte Antidepressiva die Temperaturregulationsmechanismen des Organismus stören können
- Ein Wechsel des Antidepressivums oder eine Dosisänderung sollte nur nach Absprache mit dem behandelnden Arzt durchgeführt werden
Wechselwirkungen	- Siehe Tabelle 7. Trizyklische Antidepressiva: Wechselwirkungen

Antidepressiva

Tabelle 7. Trizyklische Antidepressiva: Wechselwirkungen

Medikamentenklasse	Beispiele	Wechselwirkungen
ACE-Hemmer	Enalapril	In der Kombination mit Enalapril kommt es zu einem erhöhten Clomipramin-Plasmaspiegel durch verminderten Abbau
Alkohol		Akuter Alkoholkonsum reduziert den First-Pass-Metabolismus der Antidepressiva und erhöht so deren Plasmaspiegel; chronischer Alkoholkonsum führt zur Enzyminduktion und erniedrigt so deren Plasmaspiegel durch beschleunigten Abbau der Antidepressiva
Anästhetika	Enfluran	Bei Kombination mit Amitriptylin besteht die Gefahr zerebraler Krampfanfälle
Antiarrhythmika	Procainamid, Propafenon, Chinidin	Verlängerung der Überleitungszeiten. Erhöhung der Plasmaspiegel von Desipramin um bis zu 500% und von Imipramin um bis zu 30% möglich
Antibiotika	Linezolid	Verstärkte serotonerge oder noradrenerge Wirkung durch die schwache MAO-Hemmung durch Linezolid möglich
Anticholinerge Mittel	Antiparkinsonmittel, Antihistaminika, Neuroleptika	Verstärkung der anticholinergen Wirkungen; erhöhtes Risiko von Hyperthermie, Verwirrtheit, Harnretention, u.a.
Antidepressiva Irreversibler MAO-Hemmer	Tranylcypromin	Vorsicht: irreversible MAO-Hemmer nicht gleichzeitig mit trizyklischen Antidepressiva verabreichen; Gefahr des Serotoninsyndroms. Wurde vorher ein irreversibler MAO-Hemmer verabreicht, so ist ein Sicherheitsabstand von mindestens 10–14 Tagen einzuhalten
RIMA	Moclobemid	Die Kombination mit trizyklischen Antidepressiva kann antidepressive Wirkungen additiv verstärken, evtl. sinnvoll bei therapieresistenten Patienten
SSRI	Fluoxetin, Fluvoxamin, Paroxetin, Sertralin (weniger wahrscheinlich unter Citalopram oder Escitalopram)	Bei Kombination mit SSRI steigen die Plasmaspiegel der trizyklischen Antidepressiva durch Verdrängung aus der Proteineiweißbindung und Hemmung des oxidativen Metabolismus an. Additive antidepressive Wirkungen sind bei therapieresistenten Patienten möglich
NDRI	Bupropion	Erhöhte Plasmaspiegel von Trizyklika. Vorsicht bei geringer therapeutischer Breite (z.B. Imipramin). Bei bestehender Behandlung mit Trizyklika und Beginn einer Behandlung mit Bupropion ist die Dosis von Trizyklika zu reduzieren
Antihypertensiva	Clonidin, Methyl-Dopa, Guanethidin, Reserpin, Acetazolamid	Die antihypertensiven Wirkungen (z.B. von Clonidin) sind wegen Hemmung von α-adrenergen-Rezeptoren abgeschwächt, verstärkte Hypotension möglich
	Thiazid-Diuretika	Plasmaspiegelanstieg von Imipramin (bis zu 54%) und Desipramin möglich
Antikoagulanzien	Warfarin	Prothrombinzeit erhöht
Antikonvulsiva	Carbamazepin, Barbiturate, Phenytoin	Erniedrigter Plasmaspiegel der trizyklischen Antidepressiva durch Enzyminduktion, insbesondere bei Kombination von Barbituraten mit trizyklischen Antidepressiva
	Valproat/Valproinsäure	Erhöhung der Plasmaspiegel der trizyklischen Antidepressiva
	Phenobarbital	Erhöhter Plasmaspiegel von Phenobarbital in Kombination mit Clomipramin

Medikamentenklasse	Beispiele	Wechselwirkungen
Antimykotika	Ketoconazol, Fluconazol	Kombination mit Antimykotika führt zum Plasmaspiegelanstieg der Antidepressiva durch Hemmung des Abbaus (Amitriptylin: 89%; Nortriptylin: 70%; Imipramin: 20%)
Cannabis/Marihuana		Kardiale Nebenwirkungen und Komplikationen bei jüngeren Patienten (Fallberichte), z.B. Tachykardie, sind beschrieben, außerdem Verwirrtheitszustände, Stimmungslabilität und delirante Zustände bei Kombination mit Nortriptylin und Desipramin
Cholestyramin		Verminderung der Resorption der Antidepressiva in Kombination mit Cholestyramin
Cimetidin		Ansteigen des Plasmaspiegels der Antidepressiva. Anstieg des Desipraminspiegels bei sog. „schnellen Metabolisierern"
Digoxin		Anstieg des Plasmaspiegels von Digoxin (mögliche Toxizität) in Kombination mit Trazodon
Insulin		Herabgesetzte Insulinsensitivität in Kombination mit Amitriptylin (Hyperglykämie)
Kalziumantagonisten	Nifedipin Diltiazem, Verapamil	Der Effekt der Kalziumantagonisten (Blutdrucksenkung) kann antagonisiert werden. Plasmaspiegelanstieg von Imipramin möglich durch Diltiazem (30%) und Verapamil (15%). Anstieg des Plasmaspiegels von Trimipramin
Lithium		Additive antidepressive Wirkungen möglich (Augmentationsverfahren)
L-Tryptophan		Additiver antidepressiver Effekt möglich
MAO$_B$-Hemmer	Selegilin	Serotonerge Reaktion möglich
Methylphenidat		Verminderter Abbau von Imipramin und Clomipramin; Plasmaspiegel steigen entsprechend an; additive antidepressive Wirkungen möglich; bei Kindern kann eine Kombination zu erhöhten kardiovaskulären Nebenwirkungen führen; Fallberichte über neurotoxische Nebenwirkungen in Kombination mit Imipramin, klinisches Monitoring wird empfohlen
Opioide	Methadon Morphin Kodein	Anstieg des Plasmaspiegels von Desipramin (bis zu 108%) Verstärkte analgetische Wirkungen Deutliche Hemmung der Umwandlung von Kodein in Morphin mit Amitriptylin, Clomipramin, Desipramin, Imipramin und Nortriptylin
Orale Kontrazeptiva	Östrogene/Progesteron	Anstieg der Plasmaspiegel von Antidepressiva durch Abbauhemmung
Phenylbutazon		Desipramin kann die gastrointestinale Resorption von Phenylbutazon verzögern und reduzieren
Proteasehemmer	Ritonavir	Anstieg des Plasmaspiegels von Desipramin wegen verminderten Abbaus (bis zu 145% möglich)
Protonenpumpenhemmer	Omeprazol	Anstieg der Plasmaspiegel von Antidepressiva durch Abbauhemmung

Fortsetzung nächste Seite

Antidepressiva

Tabelle 7. Trizyklische Antidepressiva: Wechselwirkungen (Fortsetzung)

Medikamentenklasse	Beispiele	Wechselwirkungen
Rauchen		Enzyminduktion im CYP1A2-System, wodurch der Abbau der Antidepressiva beschleunigt wird (evtl. Dosiserhöhung notwendig)
Schilddrüsenhormone	Trijodthyronin, L-Thyroxin (T_4)	Additive antidepressive Wirkungen bei der Behandlung von therapieresistenten Patienten sind möglich (Augmentationsverfahren)
Sedativa	Melatonin	Gleichzeitige Anwendung von Melatonin führte im Vergleich zur alleinigen Anwendung von Imipramin zu Übersedierung
Serotoninagonist, Migränetherapeutikum	Sumatriptan	Bei Kombination mit stark serotonerg wirkenden Antidepressiva (z.B. SSRI, Clomipramin) Gefahr einer serotonergen Reaktion bzw. Serotoninsyndrom
Sulfonylharnstoffdevirate	Tolbutamid	Erhöhte Hypoglykämiegefahr
Sympathomimetika	Adrenalin, Noradrenalin	Anstieg des Blutdruckes möglich. Gefahr von kardiovaskulären Nebenwirkungen und Komplikationen
Tamoxifen		Absinken des Plasmaspiegels von Doxepin um ca. 25% möglich wegen Hemmung des Abbaus im CYP3A4-System
Tuberkulostatikum	Rifampicin	Durch Enzyminduktion und vermehrten Abbau der Antidepressiva sinkt der Plasmaspiegel entsprechend ab
ZNS-dämpfende Mittel	Hypnotika, Antihistaminika, Benzodiazepine Alkohol	Verstärkte Sedierung, Atemdepression, Reaktionszeitverlängerung Beschleunigter Abbau von Antidepressiva bei chronischem Alkoholkonsum, verminderter Abbau bei akutem Alkoholkonsum

Andere Antidepressiva

Verfügbare Substanzen

- Mianserin
- Mirtazapin
- Trazodon

In der Gruppe „andere Antidepressiva" werden einige Arzneimittel zusammengefasst, die in mehrfacher Hinsicht heterogen sind und sich weder nach der chemischen Struktur, nach dem Wirkmechanismus oder nach dem Nebenwirkungsprofil auf befriedigende Weise in Gruppen einteilen lassen.

Dosierung

- Siehe Seite 90, Tabelle 15. Antidepressiva: Dosierung
- Zu Beginn sollte das jeweilige Medikament in einer niedrigen Dosis verabreicht werden; dann sollte nach entsprechender klinischer Symptomatik die Dosis etwa alle 3–5 Tage bis zur maximal tolerierbaren Dosierung (abhängig von den Nebenwirkungen) gesteigert werden. Die Rezidivprophylaxe ist dann am wirksamsten, wenn die Dosis der therapeutischen empfohlenen Dosis entspricht

Art und Dauer der Anwendung

- Die Wirkung tritt im Allgemeinen nach 1–4 Wochen ein
- Sedierende Wirkungen werden schon innerhalb von wenigen Stunden nach oraler Applikation beobachtet; Schlafstörungen bessern sich nach wenigen Tagen
- Bei einigen Patienten kann der Behandlungserfolg nach einigen Monaten nachlassen; der jeweilige Plasmaspiegel der Wirksubstanz sollte dann überprüft werden und ggf. optimiert werden
- Die Bestimmung der Plasmakonzentration wird wegen der niedrigen Korrelation zwischen Dosis und klinischer Wirkung nicht routinemäßig durchgeführt. Es gibt allerdings „schlechte" und „zu schnelle" Metabolisierer, die niedrigere bzw. höhere Dosen von Antidepressiva brauchen. Ein scheinbares Therapieversagen bzw. das Auftreten von Nebenwirkungen bei relativ niedrigen Dosierungen sollte dann mit Hilfe einer Plasmakonzentrationsbestimmung abgeklärt werden
- Die antidepressive Therapie sollte auch nach Abklingen der Depression über mehrere Monate weitergeführt werden (Rezidivprophylaxe); dies gilt nicht für Patienten mit manischen Phasen

Hinweise für die Pflege

- Vorsorglich ist der Patient darauf hinzuweisen, dass die Wirkung verspätet einsetzen kann (in der Regel nach 7–28 Tagen)
- Antriebssteigernde Antidepressiva sollten nicht abends eingenommen werden
- Antidepressiva können manische Episoden auslösen; das Antidepressivum muss dann sofort abgesetzt werden
- Übermäßiger Genuss von Koffein, koffeinhaltigen Nahrungsmitteln oder Medikamenten kann in Kombination mit Antidepressiva zu Angstgefühlen und Erregung führen

Hinweise für Patienten

- Das Reaktionsvermögen ist insbesondere bei Behandlungsbeginn eingeschränkt, daher ist das Führen eines Kraftfahrzeuges oder das Bedienen gefährlicher Maschinen zu vermeiden
- Bei der Einnahme von Antidepressiva ist der Genuss von Alkohol oder anderen Psychopharmaka zu meiden; er kann zu erhöhter Sedierung, Benommenheit oder Verwirrtheit führen

Antidepressiva

- Andere Psychopharmaka oder Schmerzmittel sollten gleichzeitig nur nach Absprache mit dem Arzt eingenommen werden
- Extreme Hitze und Feuchtigkeit sind zu vermeiden, da bestimmte Antidepressiva die Temperaturregulationsmechanismen des Organismus stören können
- Ein Wechsel des Antidepressivums oder eine Dosisänderungen sollte nur nach Absprache mit dem behandelnden Arzt durchgeführt werden

Nebenwirkungen

- Siehe Tabelle 8. Andere Antidepressiva: Häufigkeit der Nebenwirkungen
- Die Nebenwirkungen der einzelnen Substanzen werden auch in den folgenden Kapiteln aufgeführt

Tabelle 8. Andere Antidepressiva: Häufigkeit der Nebenwirkungen

Nebenwirkungen	Mirtazapin	Trazodon	Mianserin
Anticholinerge Nebenwirkungen			
Mundtrockenheit	>30%	>10%	>10%
Verschwommenes Sehen	>10%	>2%[a]	>2%
Obstipation	>10%	>2%	>10%
Schwitzen	>2%	<2%	>2%
Verzögerte Miktion*	>2%		>2%
ZNS-Nebenwirkungen			
Sedierung	>30%	>30%	>10%
Schlafstörungen	>2%	>2%[b]	>1%
Erregung, Hypomanie**	>2%	<2%	<1%
Orientierungsstörung, Verwirrtheit	>2%	>2%	<2%
Kopfschmerzen	>2%	>10%	>2%
Schwäche, Antriebsmangel	>10%		>2%
Extrapyramidale Nebenwirkungen			
Unspezifische EPS	<2%	>2%[b]	>1%
Tremor	>2%	>2%	>1%
Kardiovaskuläre Nebenwirkungen			>2%
Orthostatische Hypotonie/Schwindel	>2%	>10%[c]	>2%
Tachykardie, Palpitationen	>2%	>2%	
EKG-Veränderungen***	<2%	>2%	
Herzrhythmusstörungen	<2%	>2%[d]	

Nebenwirkungen	Mirtazapin	Trazodon	Mianserin
Gastrointestinale Nebenwirkungen	>2%	>10%	>2%
Dermatitis, Hautausschlag	<2%	<2%	>2%
Gewichtszunahme (über 6 kg)	>30%	>2%	>2%
Sexuelle Störungen	>10%	<2%[e]	<1%
Epileptische Krampfanfälle****	<2%	<2%	<1%

[a] Intraokularer Druck kann gesenkt werden; [b] Manieauslösung wenig wahrscheinlich; [c] weniger häufig, wenn das Medikament nach den Mahlzeiten eingenommen wird; [d] Patienten mit vorbestehender Herzerkrankung haben eine höhere Inzidenz (10%) von vorzeitigen Kammerkontraktionen; [e] Priapismus beobachtet; [f] Sedierung nimmt ab bei höheren Dosen (>15 mg); – keine Angaben in vorliegender Literatur; * besonders bei älteren Patienten; ** wahrscheinlicher bei Patienten mit bipolarer affektiver Störung; *** EKG-Veränderungen gewöhnlich ohne manifeste Herzerkrankung; **** auch bei Patienten ohne bekanntes Anfallsleiden

Antidepressiva

Mianserin

Verfügbare Substanz

Wirkstoff	Handelsnamen Deutschland	Handelsnamen Österreich	Handelsnamen Schweiz
Mianserin	Mianeurin®, Mianserin Holsten®, Mianserin-CT®, Mianserin-neuraxpharm®, Mianserin ratiopharm®	Tolvon®	Tolvon®

Indikationen

Zugelassene Indikationen:
- Depression („major depression")

Pharmakologie

- Mianserin blockiert präsynaptische α_2-Autorezeptoren. Damit fällt deren hemmende Wirkung auf die Noradrenalinausschüttung weg; die Noradrenalinkonzentration im synaptischen Spalt wird erhöht. Die anticholinerge Wirkung ist gering
- Nur schwach ausgeprägte Serotonin- und Noradrenalinwiederaufnahmehemmung
- Die Histamin H_1- und α_1-antagonistische Wirkung von Mianserin ist wahrscheinlich für die sedierenden Eigenschaften verantwortlich
- Mianserin antagonisiert nicht die Wirkung von Sympathomimetika und Antihypertonika, die auf adrenerge Rezeptoren oder α_2-Rezeptoren (z. B. Clonidin) wirken

Dosierung

- Beginn mit 30 mg; Erhaltungsdosis bei Erwachsenen 30–90 mg
- Die gesamte Tagesdosis kann in drei Einzeldosen aufgeteilt werden oder als Einmalgabe am Abend verabreicht werden (max. 60 mg)
- Bei älteren Patienten einschleichende Erhöhung der Dosis

Pharmakokinetik

- Siehe auch Seite 92, Tabelle 16. Antidepressiva: Pharmakokinetik
- Maximale Plasmaspiegel 3 Stunden nach der Einnahme, Steady-state-Bedingungen werden nach 6 Tagen erreicht
- Bioverfügbarkeit 20 %
- Plasmaeiweißbindung etwa 95 %
- Eliminationshalbwertszeit: 21–61 Stunden
- Metabolisierung: aromatische Hydroxylierung, N-Oxidation, N-Demethylierung
- 4–7 % Prozent sind im Urin als unveränderte Substanz nachweisbar

Art der Anwendung

- Orale Gabe

Nebenwirkungen

- Siehe auch Seite 50, Tabelle 8. Andere Antidepressiva: Häufigkeit der Nebenwirkungen, und Seite 95, Tabelle 19. Antidepressiva: Behandlung von Nebenwirkungen

- Benommenheit, Tremor, Dyskinesien, Hypotonie, Sedierung, Blutbildveränderungen (Leukopenie, Agranulozytose, Thrombopenie), epileptische Anfälle, Exanthem, Ödeme, Gelenkschwellungen, Gynäkomastie, Leberfunktionsstörungen, Manieauslösung

Kontraindikationen
- Überempfindlichkeit gegen Mianserin, Intoxikationen mit ZNS-dämpfenden Substanzen, schwere Leberfunktionsstörungen

Anwendungsbeschränkungen und Vorsichtsmaßnahmen
- Schwere Nierenfunktionsstörung, Leberfunktionsstörungen, Diabetes mellitus, Epilepsie, Manie
- Knochenmarkdepressionen (Granulozytopenie oder Agranulozytose) in Einzelfällen möglich. Diese traten 4–6 Wochen nach Therapiebeginn auf und waren nach Beendigung der Behandlung im Allgemeinen reversibel. Die Knochenmarkdepression konnte in allen Altersgruppen beobachtet werden, häufiger aber bei älteren Patienten (Blutbildkontrollen durchführen)

Absetzphänomene
- Ein plötzliches Absetzen der Behandlung führt in sehr seltenen Fällen zu Entzugserscheinungen

Überdosierung
- Symptome: Sedierung, Koma, Hypo- oder Hypertonie, Tachykardie, Bradykardie, Atemdepression
- Behandlung (siehe auch Seite 95, Tabelle 19. Antidepressiva: Behandlung von Nebenwirkungen): Magenspülung nur in früh erkannten Fällen sinnvoll; Behandlung gestörter Vitalfunktionen; Hämodialyse wegen der hohen Proteinbindung unwirksam

Behandlung von Kindern und Jugendlichen
- Erfahrungen liegen nicht vor; Behandlung wird nicht empfohlen

Behandlung von älteren Patienten
- Einschleichende Aufdosierung empfohlen
- Bei älteren Patienten ist oft eine niedrigere Dosis ausreichend

Schwangerschaft
- In tierexperimentellen Studien zeigte Mianserin keine teratogene Wirkung; ausreichende Erfahrungen über die Anwendung bei Menschen liegen nicht vor; eine Behandlung während der Schwangerschaft wird daher nicht empfohlen

Stillzeit
- Mianserin geht in geringen Mengen in die Muttermilch über, daher sollte während einer Behandlung nicht gestillt werden

Wechselwirkungen
- Bei Kombination mit anderen ZNS-dämpfenden Psychopharmaka oder Alkohol additive Wirkungsverstärkung
- Unter Beachtung der üblichen Vorsichtsmaßnahmen bei der Behandlung mit MAO-Hemmern kann Mianserin gleichzeitig mit MAO-Hemmern verabreicht werden
- Obwohl Mianserin keine Interaktionen mit Bethanidin, Clonidin, Methyldopa, Guanethidin oder Propranolol aufweist, ist es empfehlenswert, bei Patienten mit gleichzeitiger antihypertoner Therapie den Blutdruck zu überwachen
- Mianserin kann den Metabolismus von Cumarin-Derivaten, wie z. B. Warfarin, beeinflussen
- Durch Inhibition von CYP3A4 (z. B. Ketokonzazol, Erythomycin) kann sich der Mianserin-Plasmaspiegel erhöhen
- Bei Kombination mit Induktoren des CYP3A4-Systems (z. B. Phenytoin, Carbamazepin oder Phenobarbital) sinkt der Mianserin-Plasmaspiegel und erhöht sich dessen Eliminationsrate

Antidepressiva

Mirtazapin

Verfügbare Substanz

Wirkstoff	Handelsnamen Deutschland	Handelsnamen Österreich	Handelsnamen Schweiz
Mirtazapin	Remergil®, Mirtagamma®, Mirtazelon®, MirtaLich®, Mirta TAD®, Mirtazapin-1 A Pharma®, Mirtazapin AbZ®, Mirtazapin AL®, Mirtazapin beta®, Mirtazapin ratiopharm®, Mirtazapin STADA®, u. a.	Remeron®	Remeron®

Indikationen

Zugelassene Indikation:
- Depression („major depression")

Weitere Indikationen:
- Mirtazapin kann SSRI-induzierte sexuelle Störungen lindern, möglicherweise auch bei antidepressivem Toleranzphänomen wirksam
- Möglicherweise wirksam bei Panikstörung, generalisierter Angsterkrankung, Zwangserkrankungen, posttraumatischer Belastungsstörung, Dysthymie und prämenstrueller Verstimmung
- Nach offenen Studien wirksam bei Aggressivität, selbstverletzendem Verhalten, Reizbarkeit, Hyperaktivität, Angst, Depression und Schlafstörungen im Rahmen von tiefgreifenden Entwicklungsstörungen des Kindesalters
- Möglicherweise wirksam bei Negativsymptomatik von Schizophrenien und bei Depression mit psychotischen Symptomen
- Nach Fallberichten wirksam bei sekundärer Depression (M. Alzheimer)

Pharmakologie

- Mirtazapin ist ein Noradrenalin- und selektiver Serotoninantagonist (NasSA). Mirtazapin erreicht eine Verstärkung der Noradrenalin- und Serotoninneurotransmission durch Blockade der α_2-Autorezeptoren und Erhöhung der Feuerungsrate der Serotoninneuronen. Außerdem blockiert Mirtazapin selektiv die 5-HT_2- und 5-HT_3-Rezeptoren. Die antidepressive Wirkung wird mit einer 5-HT_1 Stimulation in Verbindung gebracht
- Die Histamin H_1-antagonistische Wirkung von Mirtazapin ist für die sedativen Eigenschaften verantwortlich

Dosierung

- Verfügbar als SolTab Schmelztabletten, Lösung und Konzentrat (Ampullen)
- Beginn mit 15 mg/Tag für 4 Tage. Im Allgemeinen muss die Dosis dann erhöht werden, um eine optimale Wirkung zu erhalten. Die wirksame Tagesdosis liegt in der Regel zwischen 15 und 45 mg (als Einmaldosis vor dem Schlafengehen oder als 2-mal tägliche Gabe), bei ungenügender Response auf 60 mg/Tag steigern
- Bei Verwendung der Infusionslösung nur die Hälfte der oralen Dosis verwenden. Über 2 Stunden infundieren, nach 7–14 Tagen auf oral umstellen
- Bei Hypotonie einschleichend dosieren

Pharmakokinetik

- Maximale Plasmaspiegel werden nach etwa 2 Stunden, ein steady state wird nach 3–4 Tagen erreicht
- Plasmaeiweißbindung 85 %
- Mirtazapin wird durch CYP1A2, 2D6 und 3A4 metabolisiert; der Desmethylmetabolit ist pharmakologisch aktiv und zeigt das gleiche pharmakokinetische Profil wie die Muttersubstanz
- Die Eliminationshalbwertszeit beträgt 20–40 Stunden; bei Männern unter 48 Jahren ist sie geringgradig verkürzt
- Der hepatische Abbau von Mirtazapin ist bei Patienten mit Leberzirrhose um etwa 33–44 % reduziert
- Die Ausscheidung kann bei Patienten mit Niereninsuffizienz um 30–50 % reduziert sein

Nebenwirkungen

- Siehe auch Seite 50, Tabelle 8. Andere Antidepressiva: Häufigkeit der Nebenwirkungen

1. ZNS-Nebenwirkungen

- Häufig Sedierung (über 30 %), daher sollte die Einnahme als Einmaldosis vor dem Schlafengehen erfolgen; bei Dosen > 15 mg wurde weniger Sedierung beobachtet, vermutlich wegen eines Überwiegens der noradrenergen Wirkung
- Reduktion des REM-Schlafes
- Müdigkeit, Schlafstörungen, Unruhe und Nervosität können gelegentlich auftreten
- Zerebrale Krampfanfälle (sehr selten: 0,04 %)
- Lebhafte Träume
- Selten Delir, Psychose

2. Anticholinerge Nebenwirkungen

- Mundtrockenheit häufig; Obstipation (Behandlung: s. Kapitel: trizyklische Antidepressiva)
- Vermehrtes Schwitzen, Sehstörungen (verschwommenes Sehen) und Harnretention (selten)

3. Kardiovaskuläre Nebenwirkungen

- Hypotonie, Schwindel, Tachykardie und Palpitationen (selten)
- Ödeme (1–2 %)
- Signifikante EKG-Veränderungen sind bisher nicht beobachtet worden

4. Gastrointestinale Nebenwirkungen

- Übelkeit, Erbrechen, Magen-Darm-Beschwerden und Diarrhoe (Einzelfälle)
- Bitterer Geschmack (Einzelfälle)
- Appetitverminderung und -steigerung wurden beobachtet
- Gewichtszunahme (>4 kg) und gesteigerter Appetit bei ca. 16 % der Patienten, vermutlich durch die starke Antihistaminwirkung verursacht; Gewichtszunahme wird insbesondere in den ersten 4 Behandlungswochen beobachtet und scheint dosisabhängig zu sein; gelegentlich tritt auch Gewichtsverlust ein

5. Andere Nebenwirkungen

- Hitzewallungen, Tremor (Einzelfälle)
- Bei ca. 2 % der Patienten kann eine vorübergehende Erhöhung von Leberenzymen (GPT/ALT) auftreten
- In seltenen Einzelfällen: Neutropenie und Agranulozytose (selten, 0,1 %); Blutbildkontrollen durchführen, wenn der Patient Infektionszeichen entwickelt
- Anstieg des Plasmacholesterols bei etwa 15 % der behandelten Patienten (mehr als 20 % über dem Normalwert möglich); Zunahme der Triglyceride (7 %)
- Ejakulation bei älteren Patienten (Fallberichte)

Antidepressiva

- Myalgien und Grippe-ähnliche Symptome bei 2–5 % der Patienten
- Gelenkschmerzen oder Verschlimmerung einer Arthritis (Fallberichte)
- Fallbericht über visuelle Trugwahrnehmungen/Illusionen

Absetzphänomene

- Nach abruptem Absetzen sind Schwindel, Übelkeit, Angst, Schlafstörungen und Parästhesien möglich (Fallberichte) Fallbericht über Hypomanie
- Therapie langsam ausschleichen

Anwendungsbeschränkungen und Vorsichtsmaßnahmen

- Leberfunktionseinschränkung
- Nierenfunktionsstörungen
- Epilepsie
- Vorsicht bei Patienten mit bipolarer affektiver Störung, da manische Reaktionen ausgelöst werden können, selten auch bei unipolarer Depression
- Hirnorganisches Psychosyndrom
- Engwinkelglaukom, erhöhter Augeninnendruck
- Diabetes mellitus
- Hypotonie

Überdosierung

- Sedierung kann auftreten; über weitere Symptome liegen bisher keine Erfahrungen vor. Auch bei Dosierungen von bis zu 900 mg kam es nicht zu Änderungen der Vitalparameter

Behandlung von Kindern und Jugendlichen

- Nach vorläufigen Erfahrungen bei Panikstörung und posttraumatischer Belastungsstörung wirksam
- Nach einer offenen Studie bei tiefgreifenden Entwicklungsstörungen (Alter 3–23) wirksam

Behandlung von älteren Patienten

- Die Clearance von Mirtazapin kann bei älteren männlichen Patienten um bis zu 40 % und bei älteren weiblichen Patienten um bis zu 10 % reduziert sein
- Dosierung: bei älteren Patienten Beginn mit 7,5 mg und Steigerung auf 15 mg nach 1–2 Wochen in Abhängigkeit von Therapieerfolg und Nebenwirkungen. Wegen der stark sedierenden Komponente ist eine weitere Dosissteigerung unter Umständen nicht möglich

Schwangerschaft

- Insgesamt strenge Indikationsstellung; Erfahrungen liegen bisher noch nicht vor

Hinweise für die Pflege

- Stützende Gespräche mit dem Patienten sind ein wesentlicher Bestandteil der Depressionsbehandlung
- Bei einer antidepressiven Behandlung ist ein Umschlag in eine Manie möglich; achten Sie auf einen plötzlichen Stimmungsumschwung

Hinweise für Patienten
- Sollten sich Symptome einer Infektion (z.B. Halsschmerzen, Fieber, Mundentzündung, etc.) einstellen, muss unverzüglich der behandelnde Arzt aufgesucht werden
- Ausführliche Patienteninformation: siehe Seite 393

Wechselwirkungen
- Siehe Tabelle 9. Mirtazapin: Wechselwirkungen

Tabelle 9. Mirtazapin: Wechselwirkungen

Medikamentenklasse	Beispiele	Wechselwirkungen
Antidepressiva Irreversibler MAO-Hemmer SSRI SNRI	Tranylcypromin Venlafaxin	Mögliche serotonerge Reaktionen, evtl. Serotoninsyndrom. Eine Kombination ist zu vermeiden Die Kombination kann zur Besserung einer Schlafstörung führen oder die antidepressive Wirkung verstärken Kann SSRI-induzierte sexuelle Dysfunktion oder SSRI-Toleranzphänomen bessern Verstärkte serotonerge Nebenwirkungen sind möglich Verstärkte Sedierung und Gewichtszunahme wurden bei Kombinationen berichtet Fallbericht über Serotoninsyndrom; 3–4-fach erhöhter Plasmaspiegel von Mirtazapin möglich
Antikonvulsiva	Carbamazepin	Verminderter Mirtazapin-Plasmaspiegel (etwa um 60%) durch vermehrten Abbau via CYP3A4
Psychostimulanzien	Methylphenidat	Die Kombination mit Psychostimulanzien kann zu verstärkter Unruhe oder Manieauslösung führen, besonders bei Patienten mit bipolaren affektiven Störungen
ZNS-dämpfende Arzneimittel	Alkohol, Benzodiazepine	Sedierende Wirkung additiv verstärkt; eine Kombination ist zu vermeiden oder das Antidepressivum niedriger zu dosieren

Antidepressiva

Trazodon

Verfügbare Substanz

Wirkstoff	Handelsnamen Deutschland	Handelsnamen Österreich	Handelsnamen Schweiz
Trazodon	Thombran®, Trazodon HEXAL®, Trazodon neuraxpharm®	Trittico®	Trittico®

Indikationen

Zugelassene Indikationen:
- Depression („major depression")

Weitere Indikationen:
- Eventuell in der Behandlung der Dysthymie wirksam
- Bei Patienten mit demenziellen Erkrankungen oder deliranten Symptomen kann Trazodon möglicherweise hilfreich sein
- Schlafstörungen
- Möglicherweise in der Behandlung der erektilen Impotenz wirksam
- Nach vorläufigen Daten aus offenen Studien möglicherweise bei aggressivem Verhalten von Kindern wirksam

Pharmakologie

- Nur schwache Serotonin- und Noradrenalinwiederaufnahmehemmung
- 5-HT$_2$-, Dopamin- und α_2- Antagonist
- Schwache α_1-antagonistische Wirkung
- Geringe anticholinerge Eigenschaften

Dosierung

- Beginn mit 1 Tablette à 100 mg/Tag für 1 Woche; 2. Woche: 2 Tabletten/Tag; Erhaltungsdosis 2–4 Tabletten/Tag jeweils nach dem Essen
- Höchstdosis 6 Tabletten/Tag
- Ältere Patienten benötigen häufig eine deutlich geringere Dosis
- Die Einnahme von Trazodon sollte nüchtern erfolgen, da Nahrungsaufnahme die Resorption verzögert und so die Medikamentenwirkung herabgesetzt wird

Pharmakokinetik

- Siehe auch Seite 90, Tabelle 15. Antidepressiva: Pharmakokinetik
- Rasche, vollständige Resorption
- Maximale Plasmaspiegel 1,1 Std. nach der Einnahme
- Bioverfügbarkeit 72–92 %
- Plasmaeiweißbindung 89–95 %
- Eliminationshalbwertszeit: 4,9–8,2 Std
- Elimination zu 70 % renal

Art der Anwendung

- Orale Gabe

Nebenwirkungen	• Siehe auch Seite 95, Tabelle 19. Antidepressiva: Behandlung von Nebenwirkungen • Häufig: Sedierung, Kopfschmerzen, Schwindel, orthostatische Dysregulation, Hypotonie, gastrointestinale Beschwerden, Unruhe • Gelegentlich: Herzrhythmusstörungen, insbesondere bei Patienten mit vorbestehenden Herzrhythmusstörungen • Selten: Hauterscheinungen, Sehstörungen, Obstipation, Hypertonie, Verwirrtheit, Zittern, Gewichtszu- oder -abnahme, Leberfunktionsstörungen, Kollaps, epileptische Krampfanfälle, Priapismus, spontaner Orgasmus beim Gähnen, Manieauslösung • SIADH mit Hyponatriämie, besonders im höheren Alter • Schmerzhafte Ejakulation, retrograde Ejakulation • Obere gastrointestinale Blutung (Fallberichte) • Sehstörungen, visuelle Trugwahrnehmungen (Fallberichte)
Kontraindikationen und Anwendungsbeschränkungen	• Kontraindiziert bei: Überempfindlichkeit gegen Trazodon, Intoxikationen mit ZNS-dämpfenden Substanzen, Karzinoidsyndrom • Anwendungsbeschränkungen: Herzrhythmusstörungen, Nierenfunktionsstörung, Leberfunktionsstörung, Manie
Vorsichtsmaßnahmen	• Bei langanhaltenden und ungewöhnlichen Peniserektionen muss unverzüglich ein Arzt informiert werden • Ein schnelles Absetzen einer längerfristig hochdosierten Therapie kann zu Absetzsyndromen wie Unruhe, Schwitzen, Übelkeit, Erbrechen und Schlafstörungen führen • Die Reaktionszeit beim Autofahren und Bedienen gefährlicher Maschinen kann beeinträchtigt werden
Überdosierung	• Symptome bei Überdosierung: Benommenheit, Ataxie, Übelkeit, Erbrechen, Mundtrockenheit
Behandlung	• Siehe auch Seite 95, Tabelle 19. Antidepressiva: Behandlung von Nebenwirkungen • Magenspülung nur in früh erkannten Fällen sinnvoll • Wiederholte Gabe von Aktivkohle • Behandlung gestörter Vitalfunktionen • Hämodialyse wegen der hohen Proteinbindung unwirksam
Behandlung von Kindern und Jugendlichen	• Behandlung von aggressivem Verhalten von Kindern (vorläufige Daten) • Weitere Erfahrungen liegen nicht vor; Behandlung wird nicht empfohlen
Behandlung von älteren Patienten	• Einschleichende Aufdosierung empfohlen • Ältere Patienten benötigen häufig eine deutlich geringere Dosis
Schwangerschaft	• In tierexperimentellen Studien zeigte Trazodon keine teratogene Wirkung; ausreichende Erfahrung über die Anwendung bei Menschen liegen nicht vor; eine Behandlung während der Schwangerschaft wird nur bei zwingender Indikation empfohlen
Stillzeit	• Trazodon geht in die Muttermilch über, daher sollte während einer Behandlung nicht gestillt werden

Antidepressiva

Antidepressiva

Wechselwirkungen	• Bei Kombination mit anderen ZNS-dämpfenden Psychopharmaka oder Alkohol additive Wirkungsverstärkung

- Bei Kombination mit anderen ZNS-dämpfenden Psychopharmaka oder Alkohol additive Wirkungsverstärkung
- Methyldopa, Clonidin: Abschwächung der antihypertensiven Wirkung
- Phenytoin: Erhöhung des Phenytoinspiegels möglich (gilt auch für Carbamazepin und Barbiturate)
- Digoxin: Erhöhung des Digoxinspiegels möglich
- Antikoagulanzien (Warfarin): reduzierte Prothrombin-Zeit
- Antihypertensiva: verstärkte Blutdrucksenkung
- Verzögerter Methadonabbau bei Kombination mit Trazodon
- Neuroleptika (Haloperidol, Perphenazin, Clozapin): verstärkte Blutdrucksenkung möglich
- Verstärkte serotonerge Wirkungen in Kombination mit Rizatriptan
- Verminderter Metabolismus von Trazodon in Kombination mit Grapefruit-Saft (Abbauhemmung via CYP3A4)
- Über das Risiko einer Kombination von Trazodon und irreversiblen MAO-Hemmern finden sich keine Angaben
- Koma unter Kombination mit Gingko biloba (Fallbericht)

Noradrenalin-Dopamin-Wiederaufnahmehemmer (NDRI)

Verfügbare Substanz

Wirkstoff	Handelsnamen Deutschland	Handelsnamen Österreich	Handelsnamen Schweiz
Bupropion	Zyban®, Elontril®	Zyban®, Elontril®, Wellbutrin®	Zyban®, Wellbutrin®

Indikationen

Zugelassene Indikation:
- Depression („major depression") (Präparate Elontril®, Wellbutrin®)
- Prophylaxe einer „major depression"
- Depressive Phase bei bipolarer Störung
- Raucherentwöhnung nikotinabhängiger Patienten in Verbindung mit unterstützenden motivierenden Maßnahmen (Präparat Zyban®)

Weitere Indikationen:
- Möglicherweise bei Abhängigkeitserkrankungen einsetzbar (z. B. Kokainabhängigkeit)
- Möglicherweise wirksam bei ADHS im Erwachsenen- und Kindesalter; Vor allem bei Individuen mit ADHS ohne Komorbidität, oder mit komorbider Depression, Zigarettenrauchen oder aktiven Substanzmittelmissbrauch
- Berichte über Wirksamkeit bei saisonalen affektiven Störungen, Dysthymie, sozialer Phobie und „chronic fatigue syndrome"
- Kann nach Fallberichten sexuelle Dysfunktionen bessern, die durch SSRI oder SNRI ausgelöst wurden (Anorgasmie, Erektionsstörungen)
- Möglicherweise bei neuropathischen Schmerzen wirksam
- Fallbericht zu Wirksamkeit bei Trichotillomanie

Pharmakologie

- Bupropion hemmt selektiv die neuronale Wiederaufnahme von Katecholaminen (Noradrenalin und Dopamin), hemmt nur minimal die Wiederaufnahme von Indolaminen (Serotonin) und bewirkt keine Hemmung der beiden Monoaminooxidasen
- Der Mechanismus der antidepressiven Wirkung von Bupropion ist nicht bekannt
- Vermutet wird, dass die antidepressive Wirkung über noradrenerge und/oder dopaminerge Mechanismen verläuft

Dosierung

- Bupropion sollte verteilt auf 2 Einzelgaben verabreicht werden, maximale Dosierung 150 mg pro Einzelgabe; Retardpräparat 1-mal täglich verabreichen
- Bei ADHS im Erwachsenenalter: Anfänglich 150 mg/Tag und dann Auftitrierung bis zu einer Maximaldosis von 450 mg/Tag aufgeteilt in Einzelgaben; Bis zum Erreichen eines maximalen Effektes kann ein Behandlungszeitraum von bis zu 4 Wochen erforderlich sein
- Bei Nierenfunktionseinschränkung sollte die Dosis reduziert werden; auf Nebenwirkungen ist dann gezielt zu achten
- Bei leichter bis mittlerer Leberfunktionsbeeinträchtigung mit 100 mg/Tag beginnen und gezielt auf Nebenwirkungen achten; bei schwerer Leberfunktionseinschränkung nur unter Vorsicht einsetzen; Dosis sollte 150mg innerhalb von 2 Tagen nicht überschreiten

Art und Dauer der Behandlung

- Wirkungseintritt nach 7 bis 28 Tagen Behandlung

Antidepressiva

Antidepressiva

Allgemeine Hinweise

- Zwischen dem Ende einer Behandlung mit irreversiblen MAO-Hemmern und dem Beginn der Behandlung mit Bupropion müssen mindestens 14 Tage vergehen. Bei reversiblen MAO-Hemmern ist ein Zeitraum von 24 Stunden ausreichend
- Es besteht ein erhöhtes Risiko, dass bei Anwendung von Bupropion Krampfanfälle auftreten, wenn prädisponierende Risikofaktoren vorliegen, die die Krampfschwelle herabsetzen. Empfohlene Dosis nicht überschreiten, da dosisabhängiges Risiko für Krampfanfälle
- Bei Auftreten von Krampfanfällen Bupropion absetzen und Behandlung nicht wieder aufnehmen
- Wie andere auf das ZNS wirkende Arzneimittel kann Bupropion die Fähigkeit beeinflussen, Tätigkeiten durchzuführen, die Urteilsfähigkeit sowie motorische oder kognitive Fähigkeiten voraussetzen, so dass hier Vorsicht geboten ist
- Bei der Behandlung von Patienten, die Bupropion einnehmen und sich gleichzeitig einer EKT unterziehen, ist aufgrund begrenzter klinischer Erfahrungen Vorsicht geboten
- Bupropion verstärkt nicht den sedierenden Effekt von Alkohol
- Selten negativer Einfluss von Bupropion auf sexuelle Funktion
- Tierdaten ergeben einen Hinweis auf ein Missbrauchspotenzial; Studien zum Missbrauchspotenzial beim Menschen und umfangreiche klinische Erfahrung zeigen jedoch, dass Bupropion ein geringes Missbrauchspotenzial hat
- Absetzen des Arzneimittels bei klinisch signifikantem Blutdruckanstieg. Zu Beginn der Behandlung sollte der Ausgangswert des Blutdrucks bestimmt und anschließend kontrolliert werden, insbesondere bei Patienten mit vorbestehender Hypertonie
- Zu Beginn der Behandlung oder bei Dosisanpassungen erhöhtes Suizidrisiko
- Risiko von psychotischen Zuständen bei gefährdeten Patienten

Pharmakokinetik

- Die maximale Plasmakonzentration wird 5 Stunden nach oraler Einnahme (1-mal täglich) von 300 mg des Wirkstoffes erreicht
- Absolute Bioverfügbarkeit nicht bekannt; Daten zur renalen Ausscheidung zeigen, dass mind. 87 % einer Dosis Bupropion resorbiert werden
- Hohe Plasmaproteinbindung (80 bis 85 %)
- Tierexperimentelle Studien haben gezeigt, dass Bupropion und seine aktiven Metaboliten die Blut-Hirn-Schranke und die Plazenta passieren
- Metabolisierung vorrangig über die Leber mittels CYP2B6 und geringfügig über andere Isoenzyme; 6 Metaboliten; 3 aktive Metaboliten
- Bupropion wird beim Menschen extensiv metabolisiert
- Die aktiven Metaboliten werden weiter zu inaktiven Metaboliten verstoffwechselt und mit dem Urin ausgeschieden
- Die mittlere Eliminationshalbwertszeit von Bupropion beträgt 11–14 Stunden, bei chronischer Gabe im Mittel 21 Stunden. Bei älteren Patienten verlängerte Halbwertszeit und verringerte Clearance von Bupropion und seinen Metaboliten

Nebenwirkungen

- Bedingt durch den Antagonismus am Histamin-H_1-Rezeptor und am α_1-Adrenozeptor

Immunsystem

- häufig: Überempfindlichkeitsreaktionen wie Urtikaria
- sehr selten: Schwerwiegende Überempfindlichkeitsreaktionen, darunter Angioödem, Dyspnoe bzw. Bronchospasmus und anaphylaktischer Schock. Auch über Arthralgie, Myalgie und Fieber wurde im Zusammenhang mit Hautausschlag und anderen Symptomen berichtet, die auf eine verzögerte Überempfindlichkeitsreaktion hinweisen (diese Symptome können der Serumkrankheit ähneln)

Stoffwechsel und Ernährung	- häufig: Appetitlosigkeit - gelegentlich: Gewichtsverlust - sehr selten: Blutzuckerschwankungen
Psychiatrische Erkrankungen	- sehr häufig: Schlaflosigkeit - häufig: Agitiertheit und Angst - gelegentlich: Depressionen und Verwirrtheit - sehr selten: Aggressivität, feindseliges Verhalten, Reizbarkeit, Unruhe, Halluzinationen, ungewöhnliche Träume, Albträume, Depersonalisation, Wahnvorstellungen, paranoide Vorstellungen
Nervensystem	- sehr häufig: Kopfschmerzen - häufig: Zittern, Schwindel, Geschmacksstörungen - gelegentlich: Konzentrationsstörungen - selten: Krampfanfälle - sehr selten: Dystonie, Ataxie, Parkinsonismus, Koordinationsstörungen, Beeinträchtigung des Gedächtnisses, Parästhesien, Synkope
Auge	- häufig: Sehstörungen
Ohr und Labyrinth	- häufig: Tinnitus
Herz	- gelegentlich: Tachykardie - sehr selten: Palpitationen
Gefäße	- häufig: Erhöhter Blutdruck (manchmal schwerwiegend), Gesichtsröte - sehr selten: Vasodilatation, orthostatische Hypotonie
Gastrointestinaltrakt	- sehr häufig: Mundtrockenheit, gastrointestinale Störungen einschließlich Übelkeit und Erbrechen - häufig: Bauchschmerzen und Obstipation
Leber und Galle	- sehr selten: Erhöhte Leberenzyme, Gelbsucht, Hepatitis
Haut und Unterhaut-Zellgewebe	- häufig: Hautausschlag, Jucken, Schwitzen - sehr selten: Erythema multiforme, Stevens-Johnson-Syndrom, Exazerbation einer Psoriasis
Muskulatur	- sehr selten: Muskelzucken
Nieren und Harnwege	- sehr selten: Änderung der Miktionsfrequenz und/oder Harnverhalt
Allgemein	- häufig: Fieber, Brustschmerzen, Asthenie
Absetzphänomene	- Fallbericht über Manie 2 Wochen nach abruptem Absetzen von Bupropion bei einer Tagesdosierung von 300 mg/Tag (eingenommen über 5 Wochen zur Raucherentwöhnung)

Antidepressiva

Antidepressiva

🛑 Kontraindikationen

- Überempfindlichkeit gegen Bupropion oder einen anderen Bestandteil des Arzneimittels
- Aktuell auftretende epileptische Anfälle oder das Auftreten solcher in der Vorgeschichte
- Tumor des zentralen Nervensystems (ZNS)
- Bupropion ist kontraindiziert bei Patienten, die einen abrupten Entzug von Alkohol oder irgendeinem anderen Arzneimittel durchführen, von dem bekannt ist, dass ein Entzug mit dem Risiko des Auftretens von Krampfanfällen verbunden ist (insbesondere Benzodiazepine oder Benzodiazepin-ähnliche Arzneimittel)
- Schwere Leberzirrhose
- Patienten mit aktueller oder anamnestisch bekannter Anorexia oder Bulimia nervosa
- Gleichzeitige Anwendung von Monoaminooxidase-Hemmern

🛑 Anwendungseinschränkungen

- Patienten mit Leberfunktionsstörungen
- Patienten mit Nierenfunktionsstörungen
- Patienten < 18 Jahren
- Ältere Patienten mit Nierenfunktionsstörungen oder mit Leberfunktionsstörungen (Dosisbeschränkungen)
- Patienten mit prädisponierenden Faktoren für das Herabsetzen der Krampfschwelle, wie z. B.: gleichzeitige Verabreichung anderer Arzneimittel, die die Krampfschwelle herabsetzen (z. B. Antipsychotika, Antidepressiva, Antimalariamittel, Tramadol, Theophyllin, systemische Steroide, Chinolone, sedierende Antihistaminika)
- Alkoholmissbrauch
- Schädel-Hirn-Traumata in der Anamnese
- Diabetes mellitus (bei Behandlung mit zuckersenkenden Mitteln oder Insulin)
- Anwendung von Stimulanzien oder Appetitzüglern
- Patientin mit Herz-Kreislauf-Erkrankung
- Patienten mit bipolarer Erkrankung
- Gleichzeitige Elektrokrampftherapie
- Patienten mit suizidalem Verhalten in der Anamnese oder ausgeprägten Suizidabsichten vor der Therapie

☠ Überdosierung

- Zusätzlich zu den oben aufgeführten Nebenwirkungen kann eine Überdosierung zu folgenden Symptomen führen: Schläfrigkeit, Bewusstseinsverlust, EKG-Veränderungen wie Erregungsleitungsstörungen (darunter Verbreiterung des QRS-Komplexes), Arrhythmien, Tachykardien, sowie eine QT_c-Verlängerung
- Obgleich sich die meisten Patienten ohne Folgen erholten, wurden in seltenen Fällen Todesfälle in Verbindung mit einer starken Überdosierung berichtet
- Behandlung bei Überdosierung: Aufnahme in ein Krankenhaus empfohlen; EKG und Vitalzeichen müssen kontrolliert werden; Freihalten der Atemwege, Sauerstoffzufuhr und Ventilation sind zu gewährleisten; Erbrechen induzieren; Anwendung von Aktivkohle empfohlen

Behandlung von Kindern und Jugendlichen

- Bei Kindern und Jugendlichen mit Depressionen und anderen psychiatrischen Erkrankungen ist die Behandlung mit Antidepressiva generell mit einem erhöhten Risiko für das Auftreten von Suizidgedanken und suizidalem Verhalten verbunden
- Exazerbation der Tics bei ADHS oder Tourette-Syndrom wurden beobachtet

- **Dosierung bei Kindern:** initial 1 mg/kg/Tag in Einzelgaben aufgeteilt; Erhöhung schrittweise auf Maximaldosis von 6 mg/kg/Tag (aufgeteilt in Einzelgaben)

Behandlung von älteren Patienten
- Bupropion und seine Metaboliten akkumulieren bei älteren Patienten aufgrund der verringerten Clearance in einem größeren Ausmaß
- Orthostatische Hypotension oder Schwindel möglich
- Vor der Verordnung auf Risikofaktoren bezüglich dem Auftreten von Krampfanfällen achten

Schwangerschaft
- Die Sicherheit der Anwendung von Bupropion während der Schwangerschaft wurde nicht nachgewiesen
- In einer retrospektiven Studie fand sich bei den Neugeborenen von mehr als tausend Patientinnen, die Bupropion im ersten Trimenon eingenommen hatten, keine Erhöhung der Anzahl kongenitaler oder kardiovaskulärer Fehlbildungen im Vergleich zur Anwendung anderer Antidepressiva
- Die Anwendung von Bupropion während der Schwangerschaft sollte nur dann in Betracht gezogen werden, wenn der zu erwartende Nutzen höher ist als das potenzielle Risiko

Stillzeit
- Bupropion und seine Metaboliten gehen in die Muttermilch über
- Die Entscheidung darüber, abzustillen oder auf die Behandlung mit Bupropion zu verzichten, sollte unter Berücksichtigung des Nutzens des Stillens für das Neugeborene/den Säugling und des Nutzens der Behandlung mit Bupropion für die Mutter getroffen werden
- Fallbericht zu möglichem Krampfanfall beim gestillten Kind

Wechselwirkungen
- Siehe Tabelle 10. Bupropion: Wechselwirkungen

Tabelle 10. Bupropion: Wechselwirkungen

Medikamentenklasse	Beispiel	Wechselwirkungen
Alkohol		Selten neuropsychiatrische Nebenwirkungen oder verminderte Alkoholtoleranz; Alkoholkonsum sollte während der Behandlung auf ein Minimum beschränkt oder vermieden werden
Amantadin		Fallberichte über Neurotoxizität bei älteren Patienten; Delir
Antiarrhythmika (Typ 1c)	Propafenon, Flecainid	Erhöhung des Antiarrhythmika-Plasmaspiegels durch Hemmung des Abbaus durch CYP2D6; zu Beginn einer Behandlung in unterem Dosierungsbereich dieser Arzneimittel beginnen, bei bestehender Behandlung zu Beginn der Bupropion-Behandlung Dosisreduktion erwägen
Antibiotika	Ciprofloxazin	Senkung der Krampfschwelle möglich

Fortsetzung nächste Seite

Tabelle 10. Bupropion: Wechselwirkungen (Fortsetzung)

Medikamentenklasse	Beispiel	Wechselwirkungen
Anticholinergika	Antihistaminika, Antiparkinson-mittel	Verstärkung der anticholinergen Effekte
Antikonvulsiva	Carbamazepin, Phenobarbital, Phenytoin Valproat	Senkung des Bupropion-Plasmaspiegels durch Enzyminduktion möglich Erhöhung des Bupropion-Plasmaspiegels durch Enzyminhibition möglich
Antidepressiva Trizyklische	Imipramin, Desipramin, Nortriptylin	Erhöhter Imipraminspiegel (57 %), erhöhter Nortriptylinspiegel (200 %), erhöhter Desipraminspiegel durch verstärkten Abbau durch CYP2D6
Irreversibler MAOH	Tranylcypromin	KOMBINATION VERMEIDEN – Dopaminabbau gehemmt Fallbericht über Delir, Angst, Panik und Myokloni wegen Hemmung des Abbaus von Bupropion und/oder Fluoxetin (via CYP3A4 und 2D6), kompetitiver Proteinbindung und anderen pharmakologischen Effekten
SSRI	Fluoxetin	Additive antidepressive Wirkung bei therapierefraktären Patienten; Bupropion kann SSRI-induzierte sexuelle Dysfunktion abschwächen
SNRI	Venlafaxin	3-facher Anstieg des Venlafaxinspiegels durch Hemmung des Abbaus über CYP2D6 und Verminderung des Metabolitenspiegels
Antimalariamittel		Senkung der Krampfschwelle möglich
Antiparkinsonmittel	Levodopa	Erhöhte Inzidenz von Nebenwirkungen(Übelkeit, Erbrechen, neuropsychiatrische Auffälligkeiten)
Antipsychotika	Risperidon Chlorpromazin, Clozapin, Zotepin	Erhöhung des Risperidon-Plasmaspiegels durch Hemmung des Abbaus durch CYP2D6 Senkung der Krampfschwelle möglich
Benzodiazepine	Diazepam	Sedierung geringer als nach Diazepam allein
Betablocker	Metoprolol	Erhöhung des Metoprolol-Plasmaspiegels durch Hemmung des Abbaus durch CYP2D6
Clopidogrel		Erhöhung des Clopidogrel-Plasmaspiegels durch Hemmung des Abbaus durch CYP2D6
Korticoide (systemisch)		Senkung der Krampfschwelle möglich
Insulin		Senkung der Krampfschwelle möglich
L-Dopa		Verstärkte Nebenwirkungen, wie Erregtheit, Unruhe, Übelkeit, Erbrechen und Tremor durch verstärkte Verfügbarkeit von Dopamin
Nikotinsysteme, transdermal		Verstärkte Hypertonie möglich Kombination kann die Raucherentwöhnung fördern Kann zu Blutdruckanstieg führen

Medikamentenklasse	Beispiel	Wechselwirkungen
Lithium		Additive antidepressive Wirkung
Stickstoff lost-Analoga	Cyclophosphamid, Ifosfamide	Veränderte Spiegel beider Medikamente durch Kompetition um Abbau durch CYP2B6
Proteaseinhibitor	Ritonavir, Nelfinavir, Efavirenz	Erhöhung des Bupropion-Spiegels durch Hemmung von CYP2B6 möglich; Senkung der Krampfschwelle möglich
Psychostimulanzien	Methylphenidat, Dextroamphetamin	Additive Wirkungen bei ADHS möglich
Theophyllin		Senkung der Krampfschwelle möglich
Tramadol		Senkung der Krampfschwelle möglich
Virustatika	Ritonavir, Lopinavir	Ritonavir bzw. Ritonavir und Lopinavir verringert die verfügbare Konzentration von Bupropion und seinen Hauptmetaboliten dosisabhängig um ca. 20–80 %. Eventuell höhere Dosis an Bupropion notwendig; empfohlene Höchstdosis von Bupropion nicht überschreiten

Agomelatin

Verfügbare Substanz

Wirkstoff	Handelsnamen Deutschland	Handelsnamen Österreich	Handelsnamen Schweiz
Agomelatin	Valdoxan®	–	–

Indikationen

Zugelassene Indikationen:
- Depression („major depression")

Pharmakologie

- Agomelatin ist ein melatonerger (MT_1- und MT_2-Rezeptoren) Agonist und $5\text{-}HT_{2C}$-Antagonist
- Bindungsstudien zeigen, dass Agomelatin keinen Effekt auf die Monoaminaufnahme hat und keine Affinität zu α- und β-adrenergen, histaminergen, cholinergen, dopaminergen und Benzodiazepin-Rezeptoren aufweist
- Agomelatin resynchronisiert zirkadiane Rhythmen in Tiermodellen mit Störung des zirkadianen Rhythmus
- Agomelatin erhöht die Freisetzung von Noradrenalin und Dopamin speziell im frontalen Kortex und hat keinen Einfluss auf den extrazellulären Serotoninspiegel

Dosierung

- Die empfohlene therapeutische Dosis beträgt 1-mal täglich 25 mg, die einmal täglich beim Zubettgehen einzunehmen ist. Bei unzureichender Wirkung kann die Dosis auf 1-mal täglich 50 mg beim Zubettgehen erhöht werden
- Die Einnahme kann unabhängig von den Mahlzeiten geschehen

Art und Dauer der Behandlung

- Patienten mit Depressionen sollten über einen Zeitraum von mindestens 6 Monaten behandelt werden

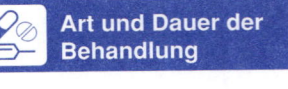

Allgemeine Hinweise

- Agomelatin beeinträchtigt bei gesunden Probanden nicht das Gedächtnis oder die Aufmerksamkeit am Tag
- Bei depressiven Patienten erhöhte Agomelatin 25 mg den Slow Wave Sleep ohne den REM (Rapid Eye Movement)-Schlafanteil oder die REM-Latenz zu verändern
- Bereits ab der ersten Behandlungswoche zeigt sich eine signifikante Verbesserung im Hinblick auf das Einschlafen und die Schlafqualität wobei nach Beurteilung durch die Patienten keine Tagesmüdigkeit auftrat

Pharmakokinetik

- Agomelatin wird hauptsächlich durch Cytochrom P450 CYP1A2 (90 %) und durch CYP2C9/2C19 (10 %) metabolisiert
- Rasche und gute Resorption (≥80 %) bei geringer Bioverfügbarkeit und hoher interindividueller Variabilität. Höhere Bioverfügbarkeit bei Frauen; sie wird durch orale Kontrazeptiva und Rauchen verringert. Bioverfügbarkeit und Resorptionsrate nicht durch Nahrungsaufnahme veränderbar
- Max. Plasmakonzentration nach 1–2 Stunden, rasche Elimination (mittlere Plasmahalbwertszeit 1–2 Stunden)
- Ausscheidung in Form von Metaboliten vorwiegend über den Urin

- Keine wesentlichen Änderungen der pharmakokinetischen Parameter bei Niereninsuffizienz (Cave: nur begrenzt klinische Daten vorliegend bei schwerer oder mäßiger Niereninsuffizienz!)

Vorsichtsmaßnahmen

- Bei allen Patienten sollten Leberfunktionstests durchgeführt werden: Zu Beginn der Behandlung und danach regelmäßig nach ca. 6 Wochen (Ende der akuten Phase), nach ungefähr 12 und 24 Wochen (Ende der Erhaltungsphase) sowie danach, wenn es klinisch indiziert ist

Nebenwirkungen

- Nebenwirkungen in der Regel leicht bis mäßig; Auftreten in den ersten beiden Behandlungswochen
- Übelkeit und Schwindel häufig, aber meist nur vorübergehend

• Nervensystem	Häufig: Kopfschmerzen, Schwindel, Schläfrigkeit, Schlaflosigkeit, Migräne Selten: Parästhesien
• Auge	Gelegentlich: Verschwommenes Sehen
• Gastrointestinaltrakt	Häufig: Übelkeit, Obstipation, Diarrhoe, Oberbauchschmerzen
• Haut und Unterhaut-Zellgewebe	Häufig: Vermehrtes Schmitzen Gelegentlich: Exzem Selten: Erythematöser Ausschlag
• Andere Nebenwirkungen	Häufig: Rückenschmerzen, Angst, Müdigkeit Häufigkeit nicht bekannt: Suizidgedanken oder suizidales Verhalten Häufig: Erhöhte AST- und/oder ALT-Werte (siehe Abschnitt „Warnhinweise") Selten: Hepatitis

Absetzphänomene

- Keine: Bei einem Absetzen der Behandlung ist kein Ausschleichen der Dosis erforderlich

Kontraindikationen

- Überempfindlichkeit gegen den Wirkstoff oder gegen einen anderen Bestandteil des Arzneimittels
- Eingeschränkte Leberfunktion (Leberzirrhose oder aktive Lebererkrankung)
- Gleichzeitige Anwendung von starken CYP1A2-Inhibitoren (Fluvoxamin, Ciprofloxacin)

Anwendungseinschränkungen

- Jugendliche und Kinder unter 18 Jahren, da Unbedenklichkeit und Wirksamkeit nicht belegt
- Behandlung depressiver Episoden bei älteren Patienten mit Demenz, da Unbedenklichkeit und Wirksamkeit nicht belegt
- Manie oder Hypomanie in Vorgeschichte; bei Manie Präparat absetzen
- Allgemein erhöhtes Risiko für suizidales Verhalten unter Antidepressiva; engmaschige Überwachung der Patienten bei Behandlungsbeginn und Dosisanpassung
- Vorsicht bei gleichzeitiger Anwendung von Agomelatin mit mäßigen CYP1A2-Inhibitoren (z. B. Propranolol, Grepafloxacin, Enoxacin), da dies zu einer erhöhten Agomelatin-Exposition führen könnte

Antidepressiva

Antidepressiva

- Zwar keine wesentliche Veränderung der pharmakokinetischen Parameter von Patienten mit schwerer Niereninsuffizienz, jedoch fehlende Datenlage zur Anwendung bei Patienten mit mäßiger oder schwerer Niereninsuffizienz, deshalb ist hier Vorsicht geboten
- Patienten mit beträchtlichem Alkoholkonsum oder Patienten, die mit Arzneimitteln behandelt werden, die zu einer Leberschädigung führen können

Überdosierung

- Nur begrenzte Erfahrungen bei Überdosierung, während klinischer Entwicklung vereinzelt Berichte (Benommenheit und Schmerzen im Epigastrium)
- Kein spezifisches Antidot
- Im Fall eine Überdosierung: Behandlung symptomatisch und unter laufender Überwachung (weitere Überwachung in spezialisierter Einrichtung empfohlen)

Behandlung von Kindern und Jugendlichen

- Die Anwendung von Agomelatin bei Kindern und Jugendlichen unter 18 Jahren kann aufgrund fehlender Daten nicht empfohlen werden

Behandlung von älteren Patienten

- Die Wirksamkeit bei älteren Patienten (≥ 65 Jahre) wurde nicht eindeutig belegt. Über die Anwendung von Agomelatin bei älteren Patienten (≥ 65 Jahre) mit Episoden einer Major Depression stehen nur begrenzt klinische Daten zur Verfügung. Daher ist Vorsicht bei der Anwendung von Agomelatin bei diesen Patienten geboten

Schwangerschaft

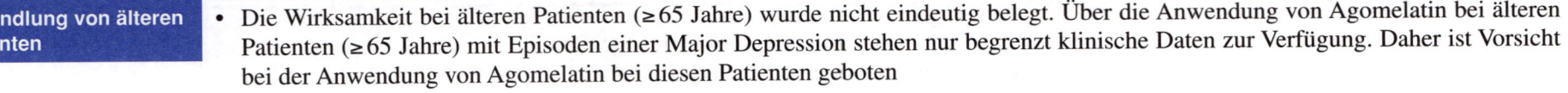

- Für Agomelatin liegen keine klinischen Daten über exponierte Schwangere vor
- Tierexperimentelle Studien lassen nicht auf direkte oder indirekte schädliche Auswirkungen auf Schwangerschaft, embryonale/fetale Entwicklung, Geburt oder postnatale Entwicklung schließen
- Bei der Anwendung in der Schwangerschaft ist Vorsicht geboten

Stillzeit

- Es ist nicht bekannt, ob Agomelatin in die Muttermilch beim Menschen übergeht
- Agomelatin und seine Metaboliten gehen in die Milch laktierender Ratten über
- Mögliche Wirkungen von Agomelatin auf das gestillte Kind wurden nicht festgestellt
- Wenn eine Behandlung mit Agomelatin als notwendig angesehen wird, sollte abgestillt werden

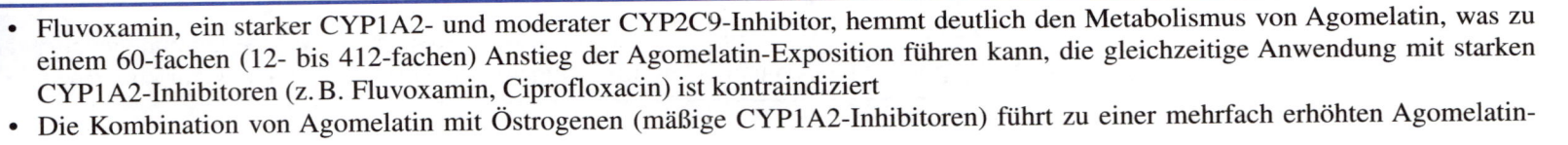

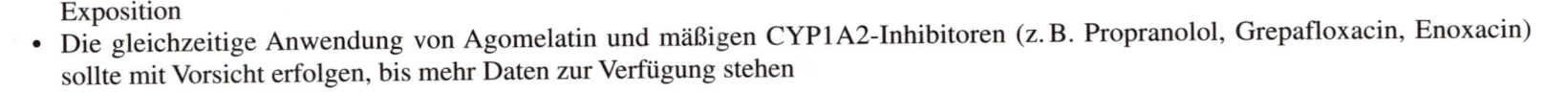

Wechselwirkungen

- Fluvoxamin, ein starker CYP1A2- und moderater CYP2C9-Inhibitor, hemmt deutlich den Metabolismus von Agomelatin, was zu einem 60-fachen (12- bis 412-fachen) Anstieg der Agomelatin-Exposition führen kann, die gleichzeitige Anwendung mit starken CYP1A2-Inhibitoren (z. B. Fluvoxamin, Ciprofloxacin) ist kontraindiziert
- Die Kombination von Agomelatin mit Östrogenen (mäßige CYP1A2-Inhibitoren) führt zu einer mehrfach erhöhten Agomelatin-Exposition
- Die gleichzeitige Anwendung von Agomelatin und mäßigen CYP1A2-Inhibitoren (z. B. Propranolol, Grepafloxacin, Enoxacin) sollte mit Vorsicht erfolgen, bis mehr Daten zur Verfügung stehen

Antidepressiva: Pharmakologische Wirkungen auf Neurotransmitter/Rezeptoren

Noradrenalin-Wiederaufnahmehemmung	• Wird mit der antidepressiven Wirkung in Verbindung gebracht • Nebenwirkungen: Tremor, Tachykardie, Schwitzen, Schlafstörungen, Erektions- und Ejakulationsstörungen • Verstärkung blutdruckregulierender Wirkungen von Noradrenalin (z. B. von sympathomimetischen Aminen) • Wechselwirkung mit Guanethidin (Blockade der antihypertensiven Wirkung)
Serotonin-Wiederaufnahmehemmung	• Wird mit der antidepressiven Wirkung und der Wirkung bei Angst- und Zwangserkrankungen in Verbindung gebracht • Kann Angstzustände verstärken oder bessern (dosisabhängig) • Nebenwirkungen: gastrointestinale Beschwerden, Übelkeit, Kopfschmerzen, Nervosität, Akathisie, Anorexie, sexuelle Dysfunktionen • Verstärkung der Wirkung von Substanzen mit serotonergen Eigenschaften (z. B. L-Tryptophan); Vorsicht: Serotoninsyndrom möglich
Dopamin-Wiederaufnahmehemmung	• Eine eventuelle antidepressive Wirkung ist nicht geklärt • Nebenwirkungen: psychomotorische Aktivierung, Exazerbation einer Psychose
Histamin-H_1-Rezeptorblockade	• Ausgeprägte Wirkung bei trizyklischen Antidepressiva • Nebenwirkungen: Sedierung, orthostatische Hypotonie, Gewichtszunahme • Verstärkung der Wirkung anderer ZNS-dämpfender Substanzen
Acetylcholin-M_1-Rezeptorblockade	• Ausgeprägte Wirkung bei trizyklischen Antidepressiva • Nebenwirkungen: Mundtrockenheit, Verschwommensehen, Obstipation, Harnretention, Sinustachykardie, QRS-Veränderungen, Gedächtnisstörungen • Verstärkung der ZNS-Dämpfung durch andere Psychopharmaka und Alkohol
α_1-Rezeptorblockade	• Nebenwirkungen: orthostatische Hypotonie, Schwindel, Reflextachykardie, Sedierung • Verstärkung der Wirkung α_1-blockierender Antihypertonika (z. B. Prazosin)
α_2-Rezeptorblockade	• ZNS-Aktivierung; Wirkung auf depressive Symptome fraglich • Nebenwirkungen: sexuelle Dysfunktionen, Priapismus • Antagonisiert α_2-Rezeptor-stimulierende Antihypertonika (z. B. Clonidin, Methyldopa)
5-HT-Rezeptorblockade	• Antidepressive, anxiolytische und antiaggressive Wirkung

Antidepressiva

Antidepressiva

5-HT$_2$-Rezeptorblockade	• Antidepressive (5-HT$_{2A}$), anxiolytische (5-HT$_{2C}$), antipsychotische Wirkung; positive Wirkung bei Migräne; verbesserter Schlaf • Nebenwirkungen: Hypotonie, Ejakulationsstörungen, Sedierung, Gewichtszunahme (5-HT$_{2C}$)
5-HT$_3$-Rezeptorblockade	• Antidepressive, anxiolytische, evtl. antipsychotische Wirkung • Nebenwirkungen: Angst, Übelkeit
D-Rezeptorblockade	• Antipsychotische Wirkung • Nebenwirkungen: extrapyramidale Syndrome (z. B. Tremor, Rigor), endokrine Veränderungen, sexuelle Dysfunktionen bei Männern

Monoaminooxidasehemmer

Klasseneinteilung
1. Selektiver, reversibler Monoaminooxidase-A-Hemmer (RIMA)
2. Nicht selektiver, irreversibler Monoaminooxidase-Hemmer (MAOH)

Selektiver, reversibler MAO-A Hemmer (RIMA)

Wirkstoffe	Handelsnamen Deutschland	Handelsnamen Österreich	Handelsnamen Schweiz
Moclobemid	Aurorix®, Moclobemid-Stada®, Moclobemid AL®, Moclobemid-ratiopharm®, Moclobemid AZU®, Moclobemid Sandoz®, Moclobemid HEXAL®, u. a.	Aurorix®, Aurobemid®, Moclobemid-Dr. Heinz®, Moclobemid-Torrex®	Aurorix®, Moclo-A®

Indikationen

Zugelassene Indikationen:
- Depression
- Soziale Phobie

Weitere Indikationen:
- Nach vorläufigen Daten im Sinne einer Konzentrationsverbesserung und Steigerung der Aufmerksamkeit bei Kindern mit Aufmerksamkeitsdefizit-Hyperaktivitätssyndrom (ADHS) wirksam
- Nach vorläufigen Daten positive Wirkung bei saisonaler affektiver bipolarer Störung und Dysthymie; positive Wirkung auf das Lernverhalten und die Gedächtnisfunktion bei kognitiven Störungen
- Möglicherweise wirksam bei Zwangserkrankungen
- Möglicherweise Besserung von impulsivem/aggressivem Verhalten und affektiver Instabilität bei Borderline-Persönlichkeitsstörung
- Möglicherweise wirksam bei Nikotinentwöhnung

Pharmakologie

- Benzamidderivate unterscheiden sich chemisch von den irreversiblen MAO-Hemmern
- Die Aktivität des Enzyms MAO_A wird selektiv inhibiert, so dass der Abbau der Neurotransmitter Serotonin, Noradrenalin und Dopamin gehemmt wird. Dosen über 400 mg/Tag führen allerdings zu einer Abnahme der Selektivität, so dass es zu einer 20–30 %igen Hemmung von MAO_B-Enzymen in Thrombozyten kommt
- Die Hemmung dieser Enzyme ist reversibel (innerhalb von 24 Stunden)
- Die Kombination mit trizyklischen Antidepressiva oder Lithium (Augmentation) kann möglicherweise die antidepressiven Wirkungen verstärken

Antidepressiva

Antidepressiva

Dosierung

- Die Initialdosis bei Depression beträgt 300–450 mg/Tag (2 Gaben jeweils nach den Mahlzeiten); die übliche Dosierung liegt zwischen 300–600 mg/Tag. Bei einigen Patienten kann ein Behandlungserfolg schon bei 150 mg/Tag eintreten; meist werden jedoch Dosierungen von über 450 mg/Tag benötigt
- Bei der Behandlung der sozialen Phobie wird mit 300 mg/Tag begonnen. Ab dem 4. Behandlungstag wird die Dosierung dann auf 600 mg/Tag gesteigert (verteilt auf 2 Gaben nach den Mahlzeiten)
- Bei älteren Patienten sowie bei Patienten mit beeinträchtigter Nierenfunktion ist keine Anpassung der Dosis erforderlich; bei schweren Leberfunktionsstörungen sollte die Tagesdosis reduziert werden
- Moclobemid sollte nach den Mahlzeiten eingenommen werden, um Tyramin-induzierte Nebenwirkungen zu minimieren (z. B. Kopfschmerzen)
- Nach vorläufigen Daten kann die Gesamtdosierung auch als tägliche Einmaldosis verabreicht werden; die Wirksamkeit dieser Verabreichung soll nicht geringer sein als eine getrennte Einnahme

Pharmakokinetik

- Siehe auch Seite 92, Tabelle 16. Antidepressiva: Pharmakokinetik
- Moclobemid ist relativ lipophil, allerdings bei niedrigem pH-Wert sehr gut wasserlöslich
- Schnelle Resorption im Gastrointestinaltrakt, hoher first-pass-Effekt; maximale Plasmaspiegel nach 0,7–3 Stunden (Anstieg ist proportional zur Dosis); das Ausmaß der MAO-A-Hemmung korreliert mit der Plasmakonzentration
- Geringe Plasmaeiweißbindung (50 %)
- Moclobemid wird durch Oxidation metabolisiert (CYP2C19); die Eliminationshalbwertszeit beträgt 1–3 Stunden
- Das Alter hat keinen Einfluss auf die Pharmakokinetik

Art und Dauer der Anwendung

- Die antidepressive Wirkung soll bei Moclobemid rascher als bei anderen Antidepressiva eintreten
- Auch bei Besserung der depressiven Symptomatik sollte die Therapie über mindestens 6 Monate fortgeführt werden

Nebenwirkungen

- Siehe auch Seite 95, Tabelle 19. Antidepressiva: Behandlung von Nebenwirkungen
- Mundtrockenheit, Schwindel, Kopfschmerzen, Sedierung, Übelkeit und Hautveränderungen
- Selten kommt es zu Juckreiz, Hautausschlag, Urticaria, Hitzegefühl
- Galaktorrhoe bei Frauen (Fallberichte)
- Hypotension
- Gewichtszu- oder -abnahme
- Sehr selten kommt es zu Überempfindlichkeitsreaktionen, Ödemen, Dyspnoe, Verwirrtheitszuständen, Erregung, innerer Unruhe, Erregung, Angstzuständen, Durchfall, Sehstörungen, Parästhesien
- Ein geringer Anstieg des Prolaktinspiegels im Plasma ist möglich
- Hypomanieauslösung insbesondere bei Patienten mit bipolarer affektiver Störung möglich
- Eine Exazerbation schizophrener Symptome bei der Behandlung von Patienten mit schizophrenen oder schizoaffektiven Psychosen ist möglich (bei diesen Patienten sollte die Behandlung mit Langzeitneuroleptika nach Möglichkeit beibehalten werden) Patienten mit Suizidneigung sollten wegen einer möglichen Antriebssteigerung zu Beginn der Behandlung engmaschig überwacht werden
- Erkrankungen des hepatobiliären Systems (ca. 1,5 %)

‖	**Absetzphänomene**	• Absetzsymptome sind nicht bekannt

STOP	**Kontraindikationen**	• Überempfindlichkeit gegen Moclobemid • Moclobemid darf nicht mit Selegilin, Pethidin oder Clomipramin kombiniert werden (siehe Wechselwirkungen) • Nicht bei Manie anwenden • Akute Verwirrtheitszustände

Vorsichtsmaßnahmen und Anwendungsbeschränkungen	• Patienten mit Bluthochdruck sollten die Einnahme größerer Mengen tyraminreicher Nahrungsmittel meiden • Bei Patienten mit Thyreotoxikose oder Phäochromozytom können hypertensive Krisen auftreten • Patienten, die mehr als 600 mg Moclobemid täglich einnehmen, sollten die Einnahme tyraminreicher Nahrungsmittel beschränken • Vorsicht bei Kombination mit stark serotonergen Substanzen: Auftreten eines Serotoninsyndroms möglich; in Einzelfällen wurden in Kombination mit Dextromethorphan sowie serotoninerg wirksamen Arzneimitteln schwere ZNS-Störungen berichtet (z. B. Hyperthermie, Verwirrtheit, Myoklonus); entsprechend ist Vorsicht geboten • Bei Patienten mit schweren Leberfunktionsstörungen ist die Dosis entsprechend zu reduzieren (um 50–75 %)

☠	**Überdosierung**	• Insgesamt liegen keine weitreichenden Erfahrungen zu Überdosierungen vor. Mögliche Symptome: Erregung, Aggressivität, Verhaltensstörungen, Orientierungsstörung, Stupor, Sedierung, Tachykardie, Hyperreflexie, Grimassieren, Schwitzen und Halluzinationen • Behandlung bei schweren Intoxikationen: Magenspülung, Gabe von Aktivkohle, Überwachung der Vitalfunktionen und supportive Behandlung

	Behandlung von Kindern und Jugendlichen	• Weitreichende Erfahrungen liegen nicht vor; nach vorläufigen Daten soll Moclobemid bei Kindern mit Aufmerksamkeitsdefizit-Hyperaktivitätsstörung (AHDS) Konzentration und Aufmerksamkeit verbessern

	Behandlung von älteren Patienten	• Alter und Nierenfunktion spielen für die Dosierung von Moclobemid keine Rolle • Bei älteren und depressiven Patienten soll es zu einer Besserung der kognitiven Funktion kommen

	Schwangerschaft	• Ausreichende Erfahrungen über die Anwendung beim Menschen liegen nicht vor; Tierversuche ergaben keine Hinweise auf embryotoxische oder teratogene Wirkungen
	Stillzeit	• Moclobemid geht in geringen Mengen in die Muttermilch über (etwa 1 % der mütterlichen Dosis)

	Hinweise für die Pflege	• Bei Schlafstörungen Moclobemid nicht nach 17 Uhr ausgeben • Es ist nicht unbedingt erforderlich, eine spezielle Diät bei gleichzeitiger Einnahme von Moclobemid einzuhalten; trotzdem sollte auf die Einnahme sehr großer Mengen tyraminreicher Nahrungsmittel vezichtet werden, da Kopfschmerzen auftreten können

Antidepressiva

Antidepressiva

Hinweise für Patienten

Ausführliche Patienteninformationen: siehe Seite 397

- Moclobemid sollte nach den Mahlzeiten eingenommen werden, um Nebenwirkungen zu minimieren. Nach Einnahme der Medikation keine großen Mahlzeiten einnehmen
- Es ist bei einer Behandlung mit Moclobemid nicht unbedingt erforderlich, eine spezielle Diät einzuhalten; dennoch kann der übermäßige Genuss von tyraminhaltigen Nahrungsmitteln (z. B. alter Käse, Sauerkraut u. a.) zu Kopfschmerzen führen
- Vorsicht bei der gleichzeitigen Einnahme von Dextromethorphan-haltigen Substanzen (z. B. in Hustensäften)
- Andere Medikamente sollten gleichzeitig nur nach Rücksprache mit dem behandelnden Arzt eingenommen werden. Moclobemid kann mit vom Zahnarzt verabreichten Medikamenten Wechselwirkungen entwickeln, daher den Zahnarzt vor der Behandlung unterrichten

Wechselwirkungen

- Siehe Tabelle 11. RIMA: Wechselwirkungen

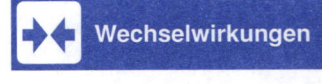

Tabelle 11. RIMA: Wechselwirkungen

Medikamentenklasse	Beispiele	Wechselwirkungen
Anticholinergika	Antiparkinsonmittel	Verstärkung Atropin-ähnlicher Wirkungen
Antiarrhythmika		Erhöhung des Moclobemidspiegels, Kombination ist zu vermeiden, ansonsten Dosisreduktion
Antidepressiva trizyklische Antidepressiva	Desipramin, Nortriptylin	Additive antidepressive Wirkung bei therapieresistenten Patienten möglich. Potenzierung von Gewichtszunahme, Hypotonie, anticholinerger Wirkungen
andere Antidepressiva	Clomipramin	Verstärkung serotonerger Wirkungen (Kombination vermeiden)
SNRI	Venlafaxin	Potenzierung der Wirkung von Serotonin und Noradrenalin; über die Kombination liegen keine gesicherten Erkenntnisse vor
SSRI	Fluoxetin, Fluvoxamin Citalopram, Escitalopram	Vorsichtig bei der Kombination mit SSRI und SNRI wegen serotonerger Nebenwirkungen Schlafstörungen können vermehrt auftreten, vermehrt Kopfschmerzen in Kombination mit Fluvoxamin. Fluoxetin und Fluvoxamin können den Abbau von Moclobemid hemmen (Dosisanpassung)
		Verstärkte serotonerge Wirkungen möglich, insbesondere mit Citalopram
NDRI	Bupropion	Erhöhtes Potenzial für Nebenwirkungen, deshalb ist die Kombination beider Präparate kontraindiziert. Zwischen dem Ende einer Behandlung mit reversiblen MAO-Hemmern und dem Beginn der Behandlung mit Bupropion müssen mindestens 24 Stunden vergehen.
Anxiolytika	Buspiron	Serotonerge Wirkungen möglich

Medikamentenklasse	Beispiele	Wechselwirkungen
Cimetidin		Verminderter Abbau von Moclobemid; Plasmaspiegel kann sich verdoppeln
Lithium		Additive antidepressive Wirkungen bei therapieresistenten Patienten
L-Tryptophan		Vorsicht: Serotoninsyndrom möglich
MAO$_B$-Hemmer	Selegilin	Kontraindiziert, da beide MAO-Enzyme (A + B) in dieser Kombination gehemmt werden
Nichtsteroidale Antiphlogistika	Ibuprofen	Wirkung von Ibuprofen wird verstärkt
Opioide	Pentazocin, Pethidin, Dextrometorphan	Potenzierung der analgetischen Wirkungen von Pethidin (Kontraindikation); bei Dextromethorphan und serotonerg wirksamen Arzneimitteln sind schwere zentralnervöse Störungen beobachtet worden; Kombination ist zu vermeiden

Sympathomimetika
  Indirekte
  Direkte
	Salbutamol, Ephedrin, Adrenalin	Bluthochdruck; Gefahr der hypertensiven Krisen bei längerfristiger Gabe oder bei hohen Dosierungen

Triptane	Sumatriptan, Zolmitriptan, Rizatriptan	Serotonin-Wirkung kann verstärkt werden; verminderter Abbau von Rizatriptan; AUC und Plasmaspiegel können um 119% bzw. um 41% ansteigen, AUC-Anstieg des Metaboliten bis zu 400% möglich

Antidepressiva

Antidepressiva

Nicht selektiver, irreversibler Monoaminooxidasehemmer (MAOH)

Verfügbare Substanz

Wirkstoff	Handelsnamen Deutschland	Handelsnamen Österreich	Handelsnamen Schweiz
Tranylcypromin	Jatrosom®	–	–

Indikationen

Zugelassene Indikationen:
- Depression („major depression"); bei Non-Response auf andere Antidepressiva
- „Atypische" Depression (Patienten mit somatischen Ängsten, Hypochondrie, vermehrtem Schlafbedürfnis etc.)

Weitere Indikationen:
- Panikstörung, soziale Phobie, auch zur Prophylaxe der Panikstörung
- Kann bei Zwangsstörung, Borderline-Persönlichkeitsstörung, Dysthymie, posttraumatischer Belastungsstörung und Negativsymptomatik im Rahmen einer Schizophrenie wirksam sein
- Möglicherweise antiherpetische Wirkung

Pharmakologie

- Irreversible Hemmung der Aktivität von MAO_A- und MAO_B-Enzymen, die für die Metabolisierung der Neurotransmitter Serotonin, Noradrenalin und Dopamin zuständig sind; Down-Regulation von β-Adrenozeptoren
- Die Hemmung der Enzyme ist irreversibel. Obwohl die Halbwertszeit von Tranylcypromin nur ca. 3 Stunden beträgt, kann die Wirkung der Enzymhemmung über 10 Tage andauern
- Eine kombinierte Therapie mit trizyklischen Antidepressiva oder Lithium kann die antidepressive Wirkung verstärken
- Die beste antidepressive Wirksamkeit ist bei etwa 80 %iger Reduktion der MAO-Enzymaktivität erreicht, die nach etwa 2 Wochen eintritt

Dosierung

- Dosierung und Dauer der Anwendung der individuellen Reaktionslage, dem Indikationsgebiet und dem Schweregrad der Erkrankung anpassen. Die Tagesgesamtdosis beträgt 10–30 mg, als Erhaltungsdosis ist in vielen Fällen eine Dosierung von 10 mg am Morgen ausreichend
- Zweimal tägliche Gabe (morgens und mittags). Eine abendliche Gabe des Medikaments ist wegen möglicher Schlafstörungen zu vermeiden; gelegentlich bewirkt Tranylcypromin allerdings auch eine Sedierung
- Die MAO-Hemmung ist von der Dosis abhängig

Pharmakokinetik

- Tranylcypromin wird rasch im Gastrointestinaltrakt absorbiert, in der Leber metabolisiert und über den Urin fast vollständig ausgeschieden
- Die maximalen Plasmakonzentrationen von Tranylcypromin werden nach etwa 1–2 Stunden erreicht; dies korreliert mit einem Blutdruckanstieg im Liegen, einem orthostatischen Abfall des systolischen Blutdruckes und einem Pulsfrequenzanstieg; Blutdruck erhöhung korreliert mit der verabreichten Dosis
- Tranylcypromin kann nach langfristiger Einnahme seinen eigenen Metabolismus behindern; dies kann zu einer nicht linearen Pharmakokinetik und zur Akkumulation der Substanz führen

| **Art und Dauer der Anwendung** | - Eintritt der Wirkung nach etwa 2 Wochen
- Eine Antriebssteigerung kann schon nach wenigen Tagen beobachtet werden; Toleranz in Hinblick auf anxiolytische Wirkungen wurde beobachtet
- Überempfindlichkeit gegen Tranylcypromin |
|---|---|
| **Nebenwirkungen** | - Die wichtigsten unerwünschten Wirkungen sind Obstipation, Anorexie, Übelkeit, Erbrechen, Mundtrockenheit, Harnretention, vorübergehende Impotenz, Hautausschlag, Sedierung, Schwindel, Kopfschmerzen, Schwäche
- Orthostatische Dysregulation; Behandlung: Fludrocortison (Astonin®) 0,1–0,5 mg/Tag
- Schlafstörungen, innere Unruhe und Angstzustände können auftreten; Behandlung: Versuch mit Trazodon 50 mg/Tag
- Bei Patienten mit Bluthochdruck können hypertensive Krisen auftreten (gelegentlich)
- Manie- und Hypomanieauslösung: besonders bei Patienten mit bipolaren affektiven Störungen (Risiko etwa 35 %); bei unipolaren affektiven Störungen beträgt das Risiko etwa 4 %
- Parästhesien und Karpaltunnel-Syndrom wurden beobachtet; möglicherweise sind diese Nebenwirkungen auf einen Vitamin B_6-Mangel zurückzuführen (Behandlung: Pyridoxin 50–150 mg/Tag)
- Zerebrale Krampfanfälle
- Myoklonische Zuckungen (insbesondere während des Schlafes (10–15 %), Tremor, Muskelspannung, Krämpfe, Akathisie (dosisabhängig). Cyproheptadin, Clonazepam oder Valproat können bei Myoklonien sinnvoll sein
- Ödeme der unteren Extremitäten (Kochsalzrestriktion; Amilorid 5–10 mg 2-mal täglich; Hydrochlorothiazid bis 50 mg/Tag)
- Sexuelle Dysfunktionen: Impotenz, Anorgasmie, Verminderung der Libido, Ejakulationsstörungen (Behandlung: siehe Kapitel SSRI), selten Priapismus; Verminderung der Spermienzahl
- Gesteigerter Appetit und Gewichtszunahme
- Hyponatriämie und SIADH wurden beobachtet
- Lebertoxizität (Einzelfälle)
- Haarausfall (Einzelfälle)
- Thrombozytopenie (Fallberichte) |
| **Hypertensive Krisen** | - Hypertensive Krisen können bei Einnahme tyraminhaltiger Nahrungsmittel (siehe Liste Seite 82/400), bei Überdosierung oder bei Kombination mit serotonergen Medikamenten auftreten
- Unabhängig von der Dosierung
- Symptome: okzipital betonter Kopfschmerz, Nackensteifigkeit, Übelkeit, Erbrechen, Schwitzen (manchmal mit Fieber, manchmal mit Kältegefühl und feuchtkalter Haut), Mydriasis und Photophobie, plötzliches Nasenbluten, Tachykardie, Bradykardie, Engegefühl in der Brust

Behandlung:
- Medikament absetzen
- Überwachung der Vitalfunktionen, EKG; ggf. intensivmedizinische Behandlung
- Nifedipin 10 mg (Kapsel zerbeißen und schlucken); gelegentlich tritt eine sehr rasche Blutdrucksenkung ein (Monitoring empfohlen) |

Antidepressiva

Antidepressiva

- Alternativ kann Phentolamin parenteral gegeben werden
- Die Patienten sollten möglichst nicht liegen, sondern stehen oder laufen; dadurch kann eine Blutdrucksenkung bewirkt werden

Absetzphänomene

- Treten gelegentlich 1–4 Tage nach abruptem Absetzen der Medikation auf
- Symptomatik: Muskelschwäche, Unruhe, lebhafte Albträume, Kopfschmerzen, Herzrasen, Übelkeit, Schwitzen, Verwirrtheit und myoklonische Zuckungen wurden beobachtet; akute organische Psychosen mit Halluzinationen möglich
- REM-Rebound möglich
- Auf das Einhalten der speziellen Diät (siehe Liste Seite 82/400) für 10 Tage nach Absetzen der Medikation ist zu achten

Kontraindikationen

- Schwere Erkrankungen des Herzkreislaufsystems, unter anderem extreme Formen des Bluthochdrucks, Phäochromozytom und Blutdruckkrisen
- Kardiale oder zerebrale Gefäßschäden (z. B. Zerebralsklerose, Angina pectoris)
- Schwere Leberschäden
- Akute Vergiftung mit Alkohol, Schlafmitteln, Psychopharmaka und Analgetika
- Akute Delirien
- Maligne Hyperthermie (auch in der Vorgeschichte)
- Schwere Nierenschäden
- Diabetes insipidus
- Diabetes mellitus
- Manie
- Porphyrie
- Epilepsie (erhöhte Anfallsbereitschaft)
- Kinder und Jugendliche unter 16 Jahren

Vorsichtsmaßnahmen

- Der Genuss alkoholischer Getränke sowie übermäßiger Mengen Kaffees oder anderer koffeinhaltiger Getränke ist wegen der Gefahr einer schweren Blutdruckkrise zu vermeiden
- Während der Einnahme von Tranylcypromin dürfen bestimmte Nahrungs- und Genussmittel nicht eingenommen werden, da sonst hypertensive Krisen ausgelöst werden können; der Verzehr von Nahrungsmitteln mit hohem Gehalt an pressorisch wirksamen Substanzen ist 1 Tag vor bis 14 Tage nach einer Behandlung mit Tranylcypromin zu vermeiden (siehe Hinweise zu Nahrungsmitteln)
- Bei älteren Patienten und bei Patienten mit zerebrovaskulären und kardialen Vorerkrankungen langsame Dosissteigerung unter regelmäßiger Blutdruckkontrolle
- Vorsicht bei Diabetikern, epileptischen Patienten, Patienten mit Störungen der Blutdruckregulation oder mit Hyperthyreodismus
- Bei depressiven Patienten ist die Möglichkeit eines Suizidversuches wegen des gesteigerten Antriebes noch vor Einsetzen der antidepressiven Wirkung zu beachten (Vorsichtsmaßnahmen treffen)
- Tranylcypromin muss 14 Tage vor Beginn einer Therapie mit trizyklischen Antidepressiva oder Pethidin abgesetzt werden; bei Serotoninagonisten (z. B. Sumatriptan) sollte eine Karenz von mindestens 10 Tagen eingehalten werden
- Tranylcypromin ist 14 Tage vor Allgemeinnarkosen oder einer Elektrokonvulsionstherapie abzusetzen

☠	**Überdosierung**	• Verstärkung der oben aufgeführten Nebenwirkungen • In schweren Fällen massive Schwindelanfälle oder Schock • Bei Überdosierung kann es zu lebensbedrohlichen Zuständen kommen. Nach einem symptomfreien Intervall von bis zu 6 Stunden können folgende Symptome auftreten: Erregung, Hyperpyrexie, epileptische Krampfanfälle, hypertensive Krisen, Koma (Serotoninsyndrom) • Maligne Hyperthermie möglich • Bei bedrohlicher Hypotension Noradrenalin-Dauerinfusion; andere Sympathomimetika sind kontraindiziert • Bei schweren Muskelkrämpfen Muskelrelaxation und kontrollierte Beatmung • Bei Hyperpyrexie Kühlung • Bei Überdosierung sollte der Patient für mindestens 48 Stunden intensivmedizinisch beobachtet werden • Bei hypertensiven Krisen: Nifedipin oder Prazosin
	Behandlung von Kindern und Jugendlichen	• Kinder und Jugendliche unter 16 Jahren dürfen nicht behandelt werden
	Behandlung von älteren Patienten	• Bei älteren Patienten sollen irreversible MAO-Hemmer besonders effektiv sein, da die Monoaminooxidase-Aktivität im Gehirn mit steigendem Alter zunimmt • Um orthostatischen Dysregulationen vorzubeugen, sollte die Gesamtdosierung auf 2 Gaben verteilt werden (z. B. morgens und mittags); Behandlung bei orthostatischen Dysregulationen: Stützstrümpfe, Kochsalzgabe, Fludrocortison
	Schwangerschaft	• Kontraindiziert: erhöhte Inzidenz von Missbildungen, wenn Tranylcypromin im ersten Schwangerschaftsdrittel eingesetzt wurde
	Stillzeit	• Tranylcypromin geht in die Muttermilch über. In Abhängigkeit von Dosis, Art der Anwendung und Dauer der Medikation kann das Befinden des Säuglings vorübergehend beeinträchtigt werden. Bei zwingender Indikation abstillen
	Hinweise für die Pflege	• Häufig kann eine orthostatische Hypotonie auftreten, besonders bei älteren Patienten und zu Beginn der Behandlung; die Patienten sollten angewiesen werden, langsam aufzustehen • Die Patienten sollten unbedingt auf die Einhaltung einer bestimmten Diät achten; tyraminreiche Nahrung ist zu vermeiden (siehe Liste Seite 82/400); Patienten einen Diätplan erstellen • Patienten sollen keine Selbstmedikation durchführen; Einnahme weitere Medikamente nur nach Absprache mit dem behandelnden Arzt • Bei Kopfschmerzen sollte der Patient das medizinische Personal informieren; Messung von Puls und Blutdruck, bei Erhöhung den Arzt informieren • Um Schlafstörungen zu vermeiden, sollte die letzte Dosis nicht nach 15 Uhr gegeben werden
	Hinweise für Patienten	• Ausführliche Patienteninformationen: siehe Seite 399 • Bei Nichteinhalten einer speziellen Diät (siehe Liste Seite 82/400) kann es zu lebensbedrohlichen Zuständen kommen

Antidepressiva

Antidepressiva

- Einnahme anderer Medikamente nur nach Absprache mit dem behandelnden Arzt
- Tranylcypromin kann mit vom Zahnarzt verabreichten Medikamenten Wechselwirkungen entwickeln; daher den Zahnarzt vor der Behandlung unterrichten
- Das Reaktionsvermögen kann beeinträchtigt sein; Vorsicht daher beim Führen eines Kraftfahrzeuges und beim Bedienen gefährlicher Maschinen
- Alkohol, Schlaf- oder Beruhigungsmittel können zu Müdigkeit, Schwindelanfällen und Verwirrtheit führen

Hinweise zu Nahrungsmitteln

- Zahlreiche Nahrungsmittel enthalten den Wirkstoff Tyramin, so dass Patienten, die mit irreversiblen MAO-Hemmern behandelt werden, beim Verzehr dieser Nahrungsmittel hypertensive Krisen bekommen können. Eine entsprechende Aufklärung der Patienten muss daher erfolgen. Auch nach Absetzen von irreversiblen MAO-Hemmern sollte die Einnahme derartiger Nahrungsmittel für mindestens 10 Tage vermieden werden

Folgende Nahrungsmittel vermeiden:

- Alle reifen oder älteren Käsesorten (z. B. Camembert, Blauschimmelkäse)
- Fava- bzw. Saubohnen (enthalten Dopamin)
- Hefe
- Fleischextrakte, Brühwürfel, Tütensuppen
- Getrockneter Salzfisch, geräucherter Fisch
- Räucherfleisch, Pökelfleisch
- Sauerkraut
- Wurst (z. B. Dauerwurst, Salami, Mortadella)
- Sojasaucen oder Sojabohnen, chinesisches Essen
- Bier (auch alkoholfreies Bier)

Folgende Nahrungsmittel können eventuell zu Nebenwirkungen führen:

- Käse wie Parmesan, Münster, Emmentaler, Mozzarella, Feta, Joghurt
- Kaviar, Schnecken, Dosenfisch, Krabbenpaste
- Alkoholhaltige Getränke wie Rotwein, Sherry, Champagner
- Tee, Kaffee, Cola
- Suppen in Dosen
- Verschiedene Wurstsorten
- Schokolade
- Überreife Früchte, Spinat, Nüsse, Avocados, Bananen, Pflaumen, eingelegte Feigen oder Rosinen
- Spinat, überreife Tomaten, Auberginen
- Asiatische Nahrungsmittel

Folgende Nahrungsmittel sind unbedenklich:

- Hüttenkäse, Streichkäse, Schmelzkäse, Frischkäse, Ricotta
- Frisches Fleisch, frische Innereien (z. B. Leber)
- Hochprozentiger Alkohol (in geringen Mengen)
- Sojamilch, Salatdressing, hefefreies Brot
- Saure Sahne

→ **Es sollten nur frische Nahrungsmittel eingenommen werden, die möglichst gleich nach Zubereitung verzehrt werden. Niemals Nahrungsmittel mit abgelaufenem Verfalldatum verzehren. In Restaurants keine Saucen, Bratensaft oder Suppen zu sich nehmen**

→ **Folgende Medikamente sollten nicht eingenommen werden bzw. nur nach vorheriger Befragung des Arztes:**
Erkältungsmittel, abschwellende Nasensprays und -tropfen, die meisten Antihistaminika, Schmerzmittel, die Opiate enthalten (z. B. codeinhaltige Schmerzmittel), Aufputschmittel aller Art, Appetitzügler. Vorsicht bei Antiasthmatika. Vorsicht bei Schlaf- und Beruhigungsmitteln

Wechselwirkungen
- Siehe Tabelle 12. Irreversibler MAO-Hemmer: Wechselwirkungen

Tabelle 12. Irreversibler MAO-Hemmer: Wechselwirkungen

Medikamentenklasse	Beispiele	Wechselwirkungen
Anästhetika		Verstärkung der ZNS-dämpfenden Wirkung. Tranylcypromin 14 Tage vor geplanter Anästhesie absetzen
Anticholinergika	Antiparkinson-Mittel, Neuroleptika	Verstärkung atropinähnlicher Wirkungen
Antidepressiva Trizyklische Antidepressiva, andere Antidepressiva	Amitriptylin, Desipramin	Irreversible MAO-Hemmer und trizyklische Antidepressiva sollten in der Regel nicht kombiniert werden. Wenn überhaupt, dann sollte mit trizyklischen Antidepressiva die Behandlung begonnen werden und erst danach ein irreversibler MAO-Hemmer eingesetzt werden. Patienten, die bereits einen irreversiblen MAO-Hemmer einnehmen, sollte erst etwa 10–14 Tage nach Absetzen des MAO-Hemmers ein anderes Antidepressivum verabreicht werden. Potenzierung von Gewichtszunahme, Hypotonie und anticholinerger Wirkungen möglich. Die Kombination kann additive antidepressive Wirkung haben
	Clomipramin, Trazodon	Eine Kombination mit Clomipramin oder Trazodon ist wegen der Gefahr eines Serotoninsyndroms zu vermeiden
SNRI	Venlafaxin	Abbau von Serotonin und Noradrenalin gehemmt (Kombination vermeiden)
SSRI	Fluoxetin, Paroxetin, Sertralin	Gefahr des Serotoninsyndroms; Todesfälle wurden berichtet (Kombination vermeiden)
NaSSA	Mirtazapin	Serotonerge Reaktionen sind möglich (Kombination vermeiden)
NDRI	Bupropion	Erhöhtes Potenzial für Nebenwirkungen, deshalb ist die Kombination beider Präparate kontraindiziert. Dopaminabbau behindert, Kombination vermeiden.

Fortsetzung nächste Seite

Tabelle 12. Irreversibler MAO-Hemmer: Wechselwirkungen (Fortsetzung)

Medikamentenklasse	Beispiele	Wechselwirkungen
Antihypertensiva	ACE-Hemmer, α-Blocker, β-Blocker	Verstärkung der blutdrucksenkenden Wirkung möglich
Antikonvulsiva	Carbamazepin	Abbauhemmung von Carbamazepin möglich (Anstieg des Plasmaspiegels)
Antiparkinsonmittel		Nicht kombinieren, sofern das Antiparkinsonmittel nicht Decarboxylase-Hemmstoffe enthält
Anxiolytika	Buspiron	Blutdruckerhöhung möglich
Appetitzügler	Norpseudoephrin	Gefahr des Serotoninsyndroms (Kombination vermeiden)
Atropin		Verlängerung der Wirkungen und Nebenwirkungen von Atropin
Bromocriptin		Verstärkte serotonerge Wirkungen und Wirkungen
Bupropion		Verstärkung von Krampfanfällen und Agitiertheit
Dextromethorphan		Psychosen, bizarres Verhalten
Disulfiram		Nicht vorhersehbare Wechselwirkungen (Kombination vermeiden)
Ginseng		Fallbericht über Verwirrtheit und optische Halluzinationen; kann außerdem Kopfschmerzen und hypomanische Zustände induzieren
Guanethidin		Reduktion der antihypertensiven Wirkung von Guanethidin
Insulin		Hypoglykämie, verursacht durch Stimulation der Insulinsekretion und Hemmung der Glukoneogenese
L-Dopa		Blutdruckanstieg; verstärkte Speicherung und Ausschüttung von Dopamin und/oder Noradrenalin. Die Gabe von Carbidopa/L-Dopa in Kombination wird empfohlen, um eine periphere Decarboxylierung zu verhindern
L-Trytophan		Serotoninsyndrom und delirante Syndrome wurden berichtet (Kombination vermeiden)
Lithium		Verstärkte serotonerge Wirkungen, außerdem additive antidepressive Wirkung bei therapieresistenten Patienten möglich
MAO$_B$-Hemmer	Selegilin	Verstärkte Serotoninwirkung (Kombination vermeiden)
Methyldopa		Verstärkung der blutdrucksenkenden Wirkung von Methyldopa
Muskelrelaxanzien	Succinylcholin	Evtl. prolongierte Muskelrelaxation wegen Abbauhemmung
Neuroleptika	Phenothiazine, Clozapin	Blutdruckabfall durch additive Wirkung
Opioiddevirate	Dextrometorphan, Tramadol, Pethidin, Codein	Erregung, vermehrtes Schwitzen und Blutdruckabfall wurden beobachtet; außerdem kann es zu Enzephalopathie, Krampfanfällen, Koma, Ateminsuffizienz und möglicherweise zu einem Serotoninsyndrom kommen. Außerdem ist eine Potenzierung der Katecholaminwirkung möglich

Medikamentenklasse	Beispiele	Wechselwirkungen
Reserpin		Erregungszustände und hypertensive Krise aufgrund zentraler und peripherer Katecholaminausschüttung
Sulfonylharnstoffe		Verstärkte Neigung zu Hypoglykämie
Sympathomimetika	Indirekte Sympathomimetika Direkte Sympathomimetika	Hypertensive Krisen durch Noradrenalinausschüttung (Kombination vermeiden) Keine Wechselwirkung Blutdruckerhöhung möglich
Triptane	Sumatriptan, Rizatriptan, Zolmitriptan	Wegen der Gefahr eines Serotoninsyndroms ist diese Kombination zu vermeiden; erst 14 Tage nach Absetzen des MAOI verabreichen
ZNS-dämpfende Mittel	Barbiturate, Sedativa, Alkohol	Verstärkung der ZNS-dämpfenden Wirkung

Tabelle 13. MAO-Hemmer: Häufigkeit von Nebenwirkungen

Nebenwirkungen	Tranylcypromin	Moclobemid
Anticholinerge Nebenwirkungen		
Mundtrockenheit	>10%	>10%
Verschwommenes Sehen	>2%	>10%
Obstipation	>2%	>2%
Schwitzen	>2%	>2%
Verzögerte Miktion*		<2%
ZNS-Nebenwirkungen		
Sedierung	>10%	>2%
Schlafstörungen	>10%[a]	>10%[a]
Erregung, Hypomanie**	>10%	>10%
Orientierungsstörung, Verwirrtheit	>2%	>2%
Kopfschmerzen	<2%	>10%
Schwäche, Antriebsmangel		<2%
Extrapyramidale Nebenwirkungen (EPS)		
Unspezifische EPS	<2%	<2%
Tremor	>2%	>2%
Kardiovaskuläre Nebenwirkungen		
Orthostatische Hypotonie/Schwindel	>10%	>10%
Tachykardie, Palpitationen	>10%[d]	>2%
EKG-Veränderungen***	<2%[e]	>2%
Herzrhythmusstörungen	<2%	>2%

Fortsetzung nächste Seite

Tabelle 13. MAO-Hemmer: Häufigkeit von Nebenwirkungen (Fortsetzung)		
Nebenwirkungen	Tranylcypromin	Moclobemid
Gastrointestinale Nebenwirkungen	>2%	>10%
Dermatitis, Hautausschlag	>2%	>2%
Gewichtszunahme (über 6 kg)	>2%	<2%
Sexuelle Störungen	>2%[f]	>2%
Epileptische Krampfanfälle[c]	[b]	<2%

* besonders bei älteren Patienten; ** wahrscheinlicher bei Patienten mit bipolarer affektiver Störung; *** EKG-Veränderungen in der Regel ohne klinisches Korrelat; [a] besonders bei Einnahme am Abend; [b] kann antikonvulsive Wirkung haben; [c] Patienten ohne bekanntes Anfallsleiden; [d] verminderte Herzfrequenz wurde beobachtet; [e] verkürztes QT-Intervall; [f] Priapismus wurde beobachtet

Tabelle 14. Umstellung von Antidepressiva		
Umstellung von	Umstellung auf	Karenzzeit[a]
Trizyklisches Antidepressivum	→ Trizyklisches Antidepressivum → SSRI → SNRI → Irreversibler MAOH → RIMA	Keine Karenzzeit; Verwendung einer äquivalenten Dosis (Vorsicht; siehe Seite 46, Tabelle 7. Trizyklische Antidepressiva: Wechselwirkungen) 5 Halbwertszeiten des trizyklischen Antidepressivums[b] Keine Karenzzeit; langsam ausschleichen[b] 5 Halbwertszeiten des trizyklischen Antidepressivums 5 Halbwertszeiten des trizyklischen Antidepressivums
SSRI	→ Trizyklisches Antidepressivum → SNRI → Irreversibler MAOH → RIMA → SSRI	5 Halbwertszeiten des SSRI (Vorsicht bei Fluoxetin wegen der langen Halbwertzeit des aktiven Metaboliten)[b] 5 Halbwertszeiten des SSRI (Vorsicht bei Fluoxetin) 5 Halbwertszeiten des SSRI (Vorsicht bei Fluoxetin); NICHT KOMBINIEREN 5 Halbwertszeiten des SSRI (Vorsicht bei Fluoxetin) Keine Karenzzeit; 1. Substanz über 2–5 Tage langsam ausschleichen, danach Gabe der 2. Substanz (Verwendung einer geringeren Dosis der 2. Substanz, wenn von Fluoxetin umgestellt wird; bei einer höheren Fluoxetindosis kann eine längere Karenzzeit notwendig sein)
SNRI	→ Trizyklisches Antidepressivum → SSRI → Irreversibler MAOH → RIMA	Keine Karenzzeit[b] 3 Tage; VORSICHT 3 Tage; NICHT KOMBINIEREN 3 Tage; VORSICHT

Umstellung von	Umstellung auf	Karenzzeit[a]
Irreversibler MAOH	→ Trizyklisches Antidepressivum → SSRI → SNRI → NaSSA[c] → RIMA → NDRI	10 Tage; VORSICHT 10 Tage; NICHT KOMBINIEREN 10 Tage; NICHT KOMBINIEREN 10 Tage; NICHT KOMBINIEREN 10 Tage; NICHT KOMBINIEREN Beginn der Gabe am nächsten Tag, wenn von niedriger zu mittlerer Dosis gewechselt wird; bei hoher Dosis langsam ausschleichen. Noch 10 Tage lang Diätvorschriften einhalten 14 Tage; NICHT KOMBINIEREN
RIMA	→ Trizyklisches Antidepressivum → SSRI → SNRI → Irreversibler MAOH → NDRI	2 Tage 2 Tage; VORSICHT 2 Tage; VORSICHT Beginn in geringer Dosis am nächsten Tag 24 Stunden, NICHT KOMBINIEREN

[a] Empfehlungen gelten für ambulante Patienten. Schnelleres Umstellen (außer von einem irreversiblen MAO-Hemmer oder RIMA) ist unter Umständen bei stationären Patienten möglich, da eine sorgfältige Überwachung von Plasmaspiegeln und synergistischen Effekten gegeben ist; [b] Langsames Ausschleichen der 1. Substanz über 3–7 Tage bevor das 2. Antidepressivum verabreicht wird; beachten, dass die 2. Substanz in reduzierter Dosis verabreicht wird; [c] Daten für Mirtazapin sind limitiert. 5 Halbwertszeiten sollten als Karenzzeit genügen, wenn von oder zu Mirtazapin umgestellt wird (außer von einem irreversiblen MAO-Hemmer)

Antidepressiva

Antidepressive Augmentationsverfahren

Unter Augmentation versteht man die Kombination eines Antidepressivums mit anderen Psychopharmaka nach Nichtansprechen (Non-Response) der Monotherapie

Vorgehen bei mangelnder Wirksamkeit eines Antidepressivums (Non-Response)

- Bei Nichtansprechen einer antidepressiven Medikation sollten zunächst die Möglichkeiten der Optimierung einer Therapie mit Antidepressiva ausgeschöpft werden. Die folgende Vorgehensweise wird empfohlen:
  - Diagnose überprüfen
  - Suche nach krankheitsfördernden psychosozialen Belastungsfaktoren
  - Compliance überprüfen
  - Überprüfen, ob die Dosis im therapeutischen Bereich liegt; Blutspiegelkontrollen durchführen
  - Überprüfen, ob die Dauer der Antidepressivatherapie ausreichend war (mindestens 4–6 Wochen; bei älteren Patienten ist ein Wirkungseintritt nach bis zu 12 Wochen möglich)
  - Neuroleptische Zusatzmedikation bei wahnhafter Depression erwägen
  - Serotonerge Antidepressiva (Clomipramin, SSRI) bei Depression mit ausgeprägter Zwangssymptomatik verwenden
  - Behandlung psychiatrischer Komorbidität (z. B. von Alkohol- und Substanzmittelmissbrauch)
  - Arzneimittelwechselwirkungen beachten
  - Ausschluss depressionsauslösender oder -unterhaltender internistischer Medikamente oder Erkrankungen (z.B. Hypothyreose)
  - Versuch einer Hochdosierung des Antidepressivums (z.B. trizyklische Antidepressiva bis 300 mg/Tag, Citalopram, Fluoxetin, Paroxetin bis 60 mg/Tag; Sertralin bis 200 mg/Tag, Fluvoxamin bis 300 mg/Tag) unter Beachtung der Nebenwirkungen und Kontraindikationen
  - Bei etwa 50–65 % der therapieresistenten Patienten kommt es zu einem Behandlungserfolg, wenn auf eine andere Antidepressivaklasse umgestellt wird; gute Therapieerfolge sollen beim Wechsel auf einen irreversiblen MAO-Hemmer erreicht worden sein
  - Das Wechseln von einem SSRI zu einem anderen SSRI kann bei bis zu 71 % der Patienten zu einem Behandlungserfolg führen
  - Das Wechseln innerhalb der Gruppe der trizyklischen Antidepressiva führt wahrscheinlich seltener zu einem Behandlungserfolg

Augmentationsverfahren

Antidepressiva-Kombinationen

- Antidepressiva-Kombinationen, die verschiedene Neurotransmittersysteme beeinflussen, können unter Umständen zu einer verbesserten bzw. additiv verstärkten antidepressiven Wirkung führen. Achten Sie auf Wechselwirkungen!

MAOH + trizyklisches Antidepressivum

- Eine Kombinationstherapie sollte gleichzeitig begonnen werden. Ein MAOH kann zum trizyklischen Antidepressivum hinzugegeben werden; Vorsicht bei Kombination von serotonerg wirkenden Substanzen
- Ein Therapieerfolg kann sich evtl. erst nach ca. etwa 6 Wochen zeigen
- Die Kombination von Antidepressiva, die unterschiedliche Neurotransmittersysteme ansprechen, kann in manchen Fällen die antidepressive Wirksamkeit im Vergleich zur Monotherapie bessern; nach Fallstudien soll die Response bei 54–100 % liegen

→ **Beachte: Keine Kombination von MAOH mit einem SSRI, SNRI oder RIMA**

SSRI + trizyklisches Antidepressivum	• Therapieerfolg mit dieser Kombination bei bis zu 50 % der Patienten • Plasmaspiegelkontrollen durchführen, um mögliche toxische Wirkungen zu erfassen; geringe TZA-Dosierungen verwenden • Eine Kombination von einem SSRI mit einem noradrenergen trizyklischen Medikament (z. B. Desipramin) bewirkt möglicherweise eine stärkere Down-Regulation der β-Adrenozeptoren und kann so zu einem rascheren Therapieerfolg führen
SNRI + trizyklisches Antidepressivum	• Nach Fallberichten 82 % Response; 64 % der Patienten waren vollständig remittiert
RIMA + trizyklisches Antidepressivum	• Auf mögliche serotonerge Nebenwirkungen achten
RIMA + SSRI	• Therapieerfolg mit dieser Kombination bei bis zu 67 % der therapieresistenten Patienten • Auf mögliche serotonerge Nebenwirkungen ist zu achten
Mirtazapin + SSRI	• Nach Fallberichten Besserung von Schlafstörungen und der antidepressiven Wirkung; Aktivierung möglich • Therapieerfolg bis zu 64 % bei therapieresistenten Patienten nach zusätzlicher Gabe von Mirtazapin (15–30 mg) zu einem SSRI • Möglicherweise stärkere Gewichtszunahme und Sedierung
Augmentation mit Schilddrüsenhormonen (T_3, T_4)	• Bei bis zu 60 % der Patienten kann es innerhalb der ersten 1–2 Wochen zu einer Besserung der Symptomatik kommen • Dosierung: L-Thyroxin 0,15–0,5 mg/Tag; Liothyronin 25–50 µg/Tag; bei Nichtansprechen die Augmentation mit Schilddrüsenhormonen nach 3 Wochen beenden • Die Augmentation mit T_3 (Liothyronin) soll wirksamer sein als diejenige mit L-Thyroxin; die T_3-Augmentation ist wahrscheinlich auch bei Frauen wirksamer als bei Männern
Augmentation mit Lithium	• Bis zu 60 % der Patienten können von einer Augmentation mit Lithium profitieren (geringeres Ansprechen mit SSRIs); ein Therapieerfolg kann sich bereits nach 48 Stunden einstellen, in der Regel aber innerhalb der ersten 3 Wochen • Es ist unklar, ob eine signifikante Korrelation zwischen Lithiumspiegel und klinischer Besserung besteht • Therapieerfolg ist wahrscheinlicher bei Patienten mit vermuteter bipolarer Störung oder bei Patienten, die 1. Grades mit einer bipolaren Störung in der Familie verwandt sind, oder mit hypomanischen Phasen in der Anamnese (Bipolar-II-Störung) • Übliche Dosierung: z. B. Lithiumcarbonat 600–900 mg/Tag (Spiegelkontrolle erforderlich) bzw. Plasmaspiegel >0,4 mmol/l
Augmentation mit Antikonvulsiva (z. B. Carbamazepin)	• Plasmaspiegelkontrolle bei Kombination mit trizyklischen Antidepressiva (verstärkter Abbau in Kombination mit Carbamazepin) • Bei Kombination mit SSRI kann der Plasmaspiegel von Carbamazepin ansteigen (Spiegelkontrolle; siehe Seite 18, Tabelle 2. SSRI: Wechselwirkungen) • Eine signifikante Korrelation zwischen (antikonvulsivem) Plasmaspiegel von Carbamazepin und klinischer Besserung besteht nicht
Augmentation mit Buspiron	• Möglicherweise Vorteile bei Patienten mit Depressionen und Zwangserkrankungen; mögliche Therapieerfolge innerhalb der ersten 2–4 Wochen • Bis zu 65 % der therapieresistenten Patienten profitieren von der Kombination, die Daten sind jedoch widersprüchlich • Auf mögliche Nebenwirkungen wegen verstärkter serotonerger Wirkungen ist zu achten • Übliche Dosierung von Buspiron: 15–60 mg/Tag • Linderung von SSRI-induzierten sexuellen Störungen möglich

Fortsetzung nächste Seite

Psychostimulation

- Methylphenidat (10–40 mg) oder D-Amphetamin (5–40 mg) wurden als Augmentationsstrategie mit TZA, SSRIs oder MAOH eingesetzt
- Ein rascher Therapieerfolg zeigte sich bei bis zu 78 % der Patienten, ohne Nachweis von Toleranzphänomenen (offene Studien)
- Möglicherweise auch wirksam bei depressiven Patienten mit ADHS
- Auf übermäßige Antriebssteigerung und Blutdruckanstieg ist zu achten
- Vorsicht bei ängstlichen und agitierten Patienten; Verwirrtheit, Angstsymptomatik und paranoide Symptome wurden beobachtet

Atypische Neuroleptika

- Nach vorläufigen Daten sind geringe Dosen von Risperidon (0,5–2 mg/Tag) oder Olanzapin (5–20 mg/Tag) in Kombination mit SSRIs bei Patienten mit Depression und bei Zwangserkrankungen wirksam
- Über eine Verminderung von Angstsymptomen, Verwirrtheit und Besserung von Schlafstörungen wurde berichtet

Elektrokonvulsionstherapie

- Die Akutbehandlung kann in Kombination mit Antidepressiva durchgeführt werden
- Eine Erhaltungstherapie mit einem Antidepressivum oder Lithium kann erforderlich sein
- Nicht gleichzeitig mit einem irreversiblen MAO-Hemmer anwenden

Augmentation mit Tryptophan

- Unter Beachtung der verstärkten serotonergen Wirkungen ist eine Kombination mit trizyklischen Antidepressiva, SSRI oder MAO-Hemmern möglich
- Übliche Dosierung: Tryptophan 500–1.500 mg/Tag

Augmentation mit Pindolol

- Die Augmentation mit dem Betablocker Pindolol, der auch ein 5-HT1_A-Antagonist ist und über eine Blockade serotonerger Autorezeptoren die kortikale Serotoninfreisetzung erhöht, kann zu einer raschen Besserung der depressiven Symptomatik führen. Ein Synergismus ist vor allem bei der Kombination mit SSRI zu erwarten, insbesondere mit Fluoxetin
- 4 von 5 kontrollierten Studien zeigen einen raschen Therapieerfolg bei Kombination von Pindolol mit SSRIs
- Fallbericht über hypomanische und psychotische Symptome bei Patienten mit bipolarer Störung
- Übliche Dosierung von Pindolol: 2,5 mg/Tag
- Blutdruck und Puls überwachen; Vorsicht bei Patienten mit Asthma oder Überleitungsstörungen im EKG

Tabelle 15. Antidepressiva: Dosierung

Substanz	Handelsnamen z. B.	Orale Tagesdosis (mg)		Empfohlene Plasmaspiegel (nmol/l)
		ambulant	stationär	
Agomelatin	Valdoxan®	25–50	25–50	–
Amitriptylin	Saroten®, Tryptizol®	75–150	75–300	250–825
Amitriptylinoxid	Equilibrin®, Ambivalon®	60–150	60–300	–
Bupropion	Elontril®	150–300	150–300	75–350

Substanz	Handelsnamen z. B.	Orale Tagesdosis (mg) ambulant	Orale Tagesdosis (mg) stationär	Empfohlene Plasmaspiegel (nmol/l)
Citalopram	Cipramil®, Sepram®, Seropram®	20–60	20–60	–
Clomipramin	Anafranil®	75–150	75–300	300–1.000
Doxepin	Aponal®, Sinequan®, Sinquan®	75–150	75–300	500–950
Duloxetin	Cymbalta®	60–120	60–120	–
Escitalopram	Cipralex®	5–20	5–20	–
Fluoxetin	Fluctin®, Fluctine®	20–60	20–80	–
Fluvoxamin	Fevarin®, Floxyfral®	100–300	100–300	–
Imipramin	Tofranil®	75–150	75–300	500–800
Maprotilin	Ludiomil®	75–150	75–225	200–950
Melitracen	Dixeran®	30–150	75–150	–
Mianserin	Tolvin®, Tolvon®	30–180	30–180	–
Mirtazapin	Remergil®, Remeron®	15–45	15–45	–
Moclobemid	Aurorix®	300–600	300–600	–
Nortriptylin	Nortrilen®	75–150	75–300	150–500
Paroxetin	Seroxat®, Tagonis®, Deroxat®	20–50	20–50	–
Reboxetin	Edronax®, Solvex®	8	8–12	–
Sertralin	Gladem®, Tresleen®, Zoloft®	50–200	50–200	–
Tranylcypromin	Jatrosom N®	5–20	10–60	–
Trazodon	Thombran®, Trittico®	100–400	100–600	–
Trimipramin	Stangyl®, Surmontil®	75–150	75–300	500–800
Venlafaxin	Trevilor®, Efexor®	75–375	75–375	–

Antidepressiva

Tabelle 16. Antidepressiva: Pharmakokinetik

Substanz	Max. Plasmakonz. nach/Std.	Proteinbindung %	Bioverfügbarkeit %	Terminale Eliminationshalbwertszeit (Std.)	Halbwertszeit Metaboliten (Std.)	unverändert im Urin ausgeschieden %
Agomelatin	1–2	95	<2	1–2	k.A.	<1
Amitriptylin	2–6	92–96	43–48	16–23	30–31	<1
Amitriptylinoxid	1–2	80	80	15	32	35
Bupropion	1,6	80–85	>90	20	20–27	0,5%
Citalopram	k.A.	80	80	36	k.A.	10–23
Clomipramin			48	21–25	k.A.	<1
Doxepin	k.A.	89	25	13–22	40	0,1–1
Duloxetin	6	96	32–80	8–17	k.A.	k.A.
Escitalopram	4	>80	k.A.	27–32	k.A.	k.A.
Fluoxetin	6	94	72–85	53	168–360	5
Fluvoxamin	k.A.	77	60	15–22	k.A.	6
Imipramin	1–4	>80	29–77	7–29	15–18	5
Maprotilin	9–16	88	66–100	40–51	k.A.	0,1
Mianserin	3	90	30	21–33	k.A.	4–7
Mirtazapin	2	85	50	20–40	k.A.	4
Moclobemid	1	50	50–80	1–3	k.A.	<1
Nortriptylin	4–9	89	64	31–47	k.A.	k.A.
Paroxetin	k.A.	95	k.A.	10–21	k.A.	2
Reboxetin	2	92–97	60	13	13	10
Sertralin	4,5–8,4	98	70	26	62–104	<0,2
Tranylcypromin	k.A.	k.A.	k.A.	2,5	k.A.	4
Trimipramin	1,9	95	40	23	k.A.	10
Venlafaxin	2,4	27	k.A.	4–5	9–13	4,7

k.A. = keine Angaben

Tabelle 17. Antidepressiva: Wirkung auf Neurotransmitter und Rezeptoren*

	Amitriptylin	Clomipramin	Doxepin	Imipramin	Nortriptylin	Trimipramin	Maprotilin	Trazodon
NA-Wiederaufnahme	+++	+++	+++	+++	++++	++	++++	+
5-HT-Wiederaufnahme	+++	++++	++	+++	++	+	+	++
DA-Wiederaufnahme	+	+	+	+	+	+	+	+−
5-HT$_1$-Blockade	++	+	++	+	++	+	+−	+++
5-HT$_2$-Blockade	+++	+++	+++	+++	+++	+++	++	++++
ACh-Blockade	+++	+++	+++	+++	++	+++	++	−
H$_1$-Blockade	++++	+++	+++++	+++	++	+++	++	++
α$_1$-Blockade	+++	+++	+++	+++	+++	+++	+++	+++
α$_2$-Blockade	++	+	+	+	+	+	+	++
D$_2$-Blockade	+	++	+	+	+	++	++	+
Selektivität	NA>5-HT	NA<5-HT	NA>5-HT	NA>5-HT	NA>5-HT	NA>5-HT	NA>5-HT	NA<5-HT

	Citalopram	Escitalopram	Fluoxetin	Fluvoxamin	Sertralin	Paroxetin	Venlafaxin	Mirtazapin	Reboxetin
NA-Wiederaufnahme	+	+	++	++	++	+++	++	+	++
5-HT-Wiederaufnahme	++++	++++	++++	++++	++++	+++++	+++	+	+−
DA-Wiederaufnahme	−	−	+	+−	++	+	+	−	−
5-HT$_1$-Blockade	+−	+−	+−	+−	+−	+−	+−	−	−
5-HT$_2$-Blockade	+	+	++	+	+	+−	+−	++++	−
ACh-Blockade	−	+	+	+−	++	++	−	++	
H$_1$-Blockade	++	+	+	−	+−	+−	−	+++++	−
α$_1$-Blockade	+	+	+	+	++	+		++	
α$_2$-Blockade	+−	?	+−	+	+	+	+−	+++	−
D$_2$-Blockade	+−	+−	+	++	+−	+−		+	
Selektivität	NA<5-HT	NA<5-HT	NA<5-HT	NA<5-HT	NA<5-HT	NA>5-HT	−	NA>5-HT	

* Das Verhältnis der K$_i$-Werte (intrinsische Dissoziationskonstante) zwischen den verschiedenen Neurotransmittern und Rezeptoren bestimmt das pharmakologische Profil der Arzneimittel
Schlüssel: K$_i$(nM) >100.000 =−; 10.000−100.000 =+−; 1.000−10.000 =+; 100−1.000 =++; 10−100 =+++; 1−10 =++++; 0,1−1 =+++++
1/K$_i$(M) <0.001 =−; 0.001−0,01 =+−; 0,01−0,1= +; 0,1−1=++; 1−10=+++; 10−100=++++; 100−1.000=+++++

Adaptiert aus Seeman, P., Receptor Tables Vol. 2: Drug Dissociation Constants for Neuroreceptors and Transporters, Toronto: SZ Research,1993; Richelson, E., Synaptic effects of antidepressants. J Clin Psychopharmacol, 1996, 16 (3 Suppl. 2): 1−9

Antidepressiva

Tabelle 18. Antidepressiva: Übersicht über die wichtigsten Nebenwirkungen

Trizyklische Antidepressiva	Sedierung, Hypotonie, Schwindel, anticholinerge Nebenwirkungen (z. B. Mundtrockenheit, Obstipation, Miktionsstörungen, Tachykardie), Appetitsteigerung, Gewichtszunahme, Tremor, Schwitzen, Manieauslösung
Selektive Serotoninwiederaufnahmehemmer (SSRI)	Übelkeit, Appetitlosigkeit, Gewichtsabnahme, Diarrhoe, Unruhe, Schlafstörung, Kopfschmerzen, Schwitzen, Mundtrockenheit, sexuelle Dysfunktion, Allergie, Hautausschlag, Manieauslösung
Serotonin-/Noradrenalinwiederaufnahmehemmer (SNRI) Venlafaxin, Duloxetin	Übelkeit, Appetitlosigkeit, Schwäche, Kopfschmerzen, gastrointestinale Beschwerden, Schüttelfrost, Blutdruckanstieg, Vasodilatation, Herzklopfen, Erbrechen, Appetitzunahme, Obstipation, Diarrhoe, Gewichtszu- oder -abnahme, Agitiertheit, Angst, Schwindel, Schlafstörung, sexuelle Dysfunktion, Parästhesien, Tremor, Sedierung, Mundtrockenheit, Akkomodationsstörung, Schwitzen, Exantheme, Polyurie, Manieauslösung, abnormale Träume, Tinnitus, Gähnen
Selektiver Noradrenalin-Wiederaufnahmehememmer (NARI) Reboxetin	Mundtrockenheit, Obstipation, Schlafstörungen, Schwitzen, Tachykardie, Miktionsbeschwerden, Impotenz, Schwindel
Selektiver Dopamin- und Noradrenalinwiederaufnahmehemmer (NDRI) Bupropion	Kopfschmerzen, Schwindel, Schlaflosisgkeit, Zittern, Schwitzen, Schüttelfrost, Angstzustände, Unruhe, Mundtrockenheit, Verstopfung, Geschmacksstörung, Appetitlosigkeit, Blutdruckänderungen, Klingeln in den Ohren, Gesichtsrötung, lebhafte Träume, Albträume
Melatoninagonist Agomelatin	Kopfschmerzen, Schwindel, Schläfrigkeit, Müdigkeit, Schwitzen, Schlaflosigkeit, Angst, Leberenzymerhöhung, Bauchschmerzen, Übelkeit, Erbrechen, Verstopfung
Irreversibler MAOH Tranylcypromin	Schwindel, Kopfschmerz, Unruhe, Angstzustände, Zittern, Schwitzen, Schlafstörungen, orthostatische Dysregulation, hypertensive Krisen (Erregung, Blutdruckanstieg, intrazerebrale Blutung), Manieauslösung
RIMA Moclobemid	Unruhe, Schlafstörungen, Mundtrockenheit, Kopfschmerzen, Schwindel, gastrointestinale Beschwerden, Übelkeit, Manieauslösung
Andere Antidepressiva Maprotilin	Sedierung, Hypotonie, Schwindel, anticholinerge Nebenwirkungen (z. B. Mundtrockenheit, Obstipation, Miktionsstörungen, Tachykardie), Appetitsteigerung, Gewichtszunahme, Tremor, Schwitzen, Krampfanfälle, Manieauslösung
Mianserin	Benommenheit, Tremor, Dyskinesien, Hypotonie, Sedierung, Blutbildveränderungen (Leukopenie, Agranulozytose, Thrombopenie), epileptische Anfälle, Exanthem, Ödeme, Gelenkschwellungen, Gynäkomastie, Leberstörungen, Manieauslösung
Mirtazapin	Müdigkeit, Benommenheit, Mundtrockenheit, Appetitzunahme, Gewichtszunahme, Hypotonie, Umschlag in Manie, epileptische Anfälle, Tremor, Muskelzuckungen, Ödeme, akute Knochenmarkdepression (Granulozytopenie, Agranulozytose, aplastische Anämie, Thrombopenie), Eosinophilie, Leberstörung, Exantheme, Parästhesien, Manieauslösung
Trazodon	Sedierung, Kopfschmerzen, Schwindel, orthostatische Dysregulation, Hypotonie, Priapismus, Manieauslösung

Tabelle 19. Antidepressiva: Behandlung von Nebenwirkungen

Nebenwirkung	Maßnahme
Hypotonie, orthostatische Dysregulation	Dihydroergotamin 2,5–5 mg/Tag, Fludrocortison (Astonin®) 0,1–0,5 mg/Tag, Kochsalz, Koffein, Stützstrümpfe
Hypertensive Krise	Phentolamin, oder Nifedipin-Kapsel (10–20 mg) zerbeißen und sofort schlucken
AV-Block	Antidepressivum absetzen, Monitorüberwachung, evtl. Schrittmacher
Tachykardie	Betablocker (z. B. Propranolol bis 120 mg/Tag)
Akathisie	Betablocker (z. B. Propranolol bis 120 mg/Tag)
Tremor	Betablocker (z. B. Propranolol bis 120 mg/Tag)
Sedierung	Verlegung der Hauptdosis auf den Abend, evtl. Umsetzen auf nicht sedierende Antidepressiva
Apathie, Antriebsmangel	Evtl. Bromocriptin 2,5–60 mg/Tag oral
Unruhe, Antriebssteigerung	Letzte Dosis vor 17 Uhr. Benzodiazepine, z. B. Diazepam 5 mg
Albträume	Clonazepam
Manie	Antidepressivum sofort absetzen, neuroleptische Medikation beginnen
Delir	Absetzen in schweren Fällen, Physostigmin i. v. 2 mg unter EKG-Monitorkontrolle
Übelkeit	Metoclopramid 30 mg/Tag
Schwitzen	Tägliches Duschen, Talkum-Puder. In schweren Fällen: Versuch mit Terazosin (Flotrin®) 1–10 mg/Tag, Oxybutynin bis zu 2-mal 5 mg, oder Clonidin (Catapresan®) 2-mal 0,1 mg, Bethanechol (Myocholine-Glenwood®; bis zu 4-mal 25–50 mg)
Mundtrockenheit	Mineralwasser trinken, saure Bonbons, zuckerfreies Kaugummi, Glandosane®, regelmäßiges Zähneputzen, Pilocarpin-Tabletten 10–15 mg/Tag, Bethanechol
Obstipation	Flüssigkeitszufuhr, Pflaumenkompott, Feigen, Joghurt, Sauerkraut, Laxanzien
Ileus	3 mg Neostigmin + 3.000 mg Dexpanthenol in 1.000 ml pro 24 Std.
Glaukomanfall	Pilocarpin-Augentropfen
Verschwommensehen	Lesebrille, helles Licht. In schweren Fällen Pilocarpin-Augentropfen 0,5 %
Trockene Augen	Künstliche Tränen, Kontaktlinsenflüssigkeit
Harnverhalt	1 Amp. Distigmin (Ubretid®) oder Carbachol (Doryl®), Katheterisierung
Sexuelle Dysfunktionen	Amantadin (100–400 mg b. Bd.), Bethanechol (3-mal 10 mg oder 10–50 mg b. Bd.), Cyproheptadin (4–16 mg b. Bd.; Verlust der antidepressiven Wirkung wurde mit Cyproheptadin beobachtet), Buspiron (15–16 mg oder b. Bd.), Yohimbin (3-mal 5,4 mg oder 5,4–16,2 mg b. Bd.), Pemolin (1-mal 20 mg), Ginkgo biloba (180–900 mg), Granisetron (1–2 mg b. Bd.), Sildenafil (25–100 mg)

Antidepressiva

Antidepressiva

Weiterführende Literatur

ACOG Committee on Practice Bulletins – Obstetrics. ACOG Practice Bulletin: Clinical management guidelines for obstetrician-gynecologists number 92, April 2008 (replaces practice bulletin number 87, November 2007). Use of psychiatric medications during pregnancy and lactation. Obstet Gynecol 2008;111(4):1001–1020.

Cole JA, Modell JG, Haight BR, et al. Bupropion in pregnancy and the prevalence of congenital malformations. Pharmacoepidemiol Drug Saf. 2007;16(5):474–484.

Deneys ML, Ahearn EP. Exacerbation of PTSD symptoms with use of duloxetine. J Clin Psychiatry. 2006;67(3):496–497.

Deshauer D. Venlafaxine (Effexor): Concerns about increased risk of fatal outcomes in overdose. CMAJ. 2007;176(1):39–40.

Djulus J, Koren G, Einarson TR, et al. Exposure to mirtazapine during pregnancy: a prospective, comparative study of birth outcomes. J Clin Psychiatry. 2006;67(8): 1280–1284.

Fiore MC, Jaén CR, Baker TB, et al. Treating tobacco use and dependence: 2008 update. US Department of Health and Human Services, 2008. Available from http://www.ncbi.nlm.nih.gov/books/bv.fcgi?rid=hstat2.chapter.28163 (Accessed March 16, 2009).

Gerber PE, Lynd LD. Selective serotonin-reuptake inhibitor-induced movement disorders. Ann Pharmacother. 1998;32(6):692–698.

Gualtieri CT, Johnson LG. Bupropion normalizes cognitive performance in patients with depression. Med Gen Med. 2007;9(1):22.

Jorenby DE, Leischow SJ, Nides MA, et al. A controlled trial of sustained-release bupropion, a nicotine patch, or both for smoking cessation. N Engl J Med. 1999;340:685–691.

Kristensen JH, Ilett KF, Rampono J, et al. Transfer of the antidepressant mirtazapine into breast milk. Br J Clin Pharmacol. 2007;63(3):322–327.

Levin TT, Cortes-Ladino A, Weiss M, et al. Life-threatening serotonin toxicity due to a citalopram-fluconazole drug interaction: Case reports and discussion. Gen Hosp Psychiatry. 2008;30(4):372–377.

Mago R, Anolik R, Johnson RA. Recurrent priapism associated with use of aripiprazole. J Clin Psychiatry. 2006;67(9):1471–1472.

National Institute for Health and Clinical Excellence (NICE). Smoking cessation – bupropion and nicotine replacement therapy: The clinical effectiveness and cost effectiveness of bupropion (Zyban) and nicotine replacement therapy for smoking cessation. Technology Appraisal Guidance No. 39 (March 2002). London: National Institute for Health and Clinical Excellence. Available from www.nice.org.uk/Guidance/TA39 (Accessed February 5, 2009).

SSRIs and osteoporosis. Med Lett Drugs Ther. 2007;49(1274):95–96

Talwar A, Jain M, Vijayan VK. Pharmacotherapy of tobacco dependence. Med Clin North Am. 2004;88(6):1517–1534.

Trivedi MH, Rush AJ, Wisniewski SR, et al. Evaluation of outcomes with citalopram for depression using measurement-based care in STAR*D: Implications for clinical practice. Am J Psychiatry 2006;163(1):28–40.

Turner EH, Matthews AM, Linardatos E, et al. Selective publication of antidepressant effectiveness and its influence on apparent efficacy. N Engl J Med. 2008;358(3): 252–260.

Zemrak WR, Kenna GA. Association of antipsychotic and antidepressant drugs with Q-T interval prolongation. Am J Health Syst Pharm. 2008;65(11):1029–1038.

Zusätzlich empfohlene Literatur

Alvarez Jr W, Pickworth KK. Safety of antidepressant drugs in the patient with cardiac disease: A review of the literature. Pharmacotherapy. 2003;23(6):754–771.

American Hospital Formulary Service. AHFS Drug Information: Duloxetine. Bethesda, MD: American Society of Health-System Pharmacists; 2006.

American Psychiatric Association. Practice guideline for the treatment of patients with obsessive-compulsive disorder. Arlington, VA: American Psychiatric Association, 2007. Available from http://www.psychiatryonline.com/pracGuide/loadGuidelinePdf.aspx?file=OCDPracticeGuidelineFinal05–04–07 (Accessed March 16, 2009).

American Psychiatric Association. Practice guideline for the treatment of patients with panic disorder (2nd ed). Arlington, VA: American Psychiatric Association, 2008. Available from http://www.psychiatryonline. com/pracGuide/loadGuidelinePdf.aspx?file=PanicDisorder_2e_PracticeGuideline (Accessed March 16, 2009).

Baldwin DS, Anderson IM, Nutt DJ, et al. Evidence-based guidelines for the pharmacological treatment of anxiety disorders: Recommendations from the British Association for Psychopharmacology. J Psychopharmacol. 2005;19(6):567–596. Available from http://www.bap.org.uk/consensus/Anxiety_Disorder_Guidelines.pdf (Accessed March 16, 2009).

Bonnot O, Warot D, Cohen D. Priapism associated with sertraline. J Am Acad Child Adolesc Psychiatr. 2007;46(7):790–791.

Burry L, Kennie N. Withdrawal reactions. Pharmacy Practice. 2000;16(4):46–54.

Caccia S. Metabolism of the newer antidepressants; an overview of the pharmacological and pharmacokinetic implications. Clin Pharmacokinet. 1998;34(4):281–302.

Carbone JR. The neuroleptic malignant and serotonin syndromes. Emerg Med Clin North Am. 2000;18(2):317–325.

Carpenter JS, Storniolo AM, Johns S, et al. Randomized, double-blind, placebo-controlled crossover trials of venlafaxine for hot flashes after breast cancer. Oncologist. 2007;12(1):124–35.

Endicott J, Russell JM, Raskin J, et al. Duloxetine treatment for role functioning improvement in generalized anxiety disorder: three independent studies. J Clin Psychiatr. 2007;68(4):518–524.

Glueck CJ, Khalil Q, Winiarska M, et al. Interaction of duloxetine and warfarin causing severe elevation of international normalized ratio. JAMA. 2006;295(13):1517–1518.

Greenblatt DJ, von Moltke LL, Harmatz JS, et al. Drug interactions with newer antidepressants: Role of human cytochromes P450. J Clin Psychiatry. 1998;58 Suppl 15:S19–S27.

Haberfellner EM. Priapism with sertraline-risperidone combination. Pharmacopsychiatry. 2007;40(1):44–45.

Hanje AJ, Pell LJ, Votolato NA, et al. Case report: Fulminant hepatic failure involving duloxetine hydrochloride. Clin Gastroenterol Hepatol. 2006;4(7):912–917.

Hartford J, Kornstein S, Liebowitz M, et al. Duloxetine as an SNRI treatment for generalized anxiety disorder: Results from a placebo and active-controlled trial. Int Clin Psychopharmacol. 2007;22(3):167–174.

Hirschfeld RMA, Montgomery S, Aguglia E, et al. Partial response or nonresponse to antidepressant therapy: Current approaches and treatment options. J Clin Psychiatry. 2002;63(9):826–837.

Hughes JR, Stead LF, Lancaster T. Antidepressants for smoking cessation. Cochrane Database Syst. Rev. 2003:CD000031.

Institute for Clinical Systems Improvement. Health care guideline: Major depression in adults in primary care (11th ed.). Bloomington, MN: ICSI; May 2008. Available from http://www.icsi.org/depression_5/depression__major__in_adults_in_primary_care_3.html (Accessed March 16, 2009). Summary available from http://www.guideline.gov/summary/pdf.aspx?doc_id=12617&stat=1&string=(Accessed March 16, 2009).

Joffe H, Soares CN, Petrillo LF, et al. Treatment of depression and menopause-related symptoms with the serotonin-norepinephrine reuptake inhibitor duloxetine. J Clin Psychiatr. 2007;68(6):943–950.

Kapczinski F, Lima MS, Souza JS, et al. Antidepressants for generalized anxiety disorder. Cochrane Database Syst. Rev. 2003;2:CD003592.

Kerwin JP, Gordon PR, Senf JH. The variable response of women with menopausal hot flashes when treated with sertraline. Menopause. 2007;14:841–845.

Klinkman MS. The role of algorithms in the detection and treatment of depression in primary care. J Clin Psychiatry. 2003;64 Suppl 2:S19–S23.

Kornstein SG, McEnany G. Enhancing pharmacologic effects in the treatment of depression in women. J Clin Psychiatry. 2000;61 Suppl 11:S18–S27.

Labbale LA, Croft HA, Oleshansky MA. Antidepressant-related erectile dysfunction: Management via avoidance, switching antidepressants, antidotes, and adaptation. J Clin Psychiatry. 2003;64 Suppl 10:S11–S19.

Loibl S, Schwedler K, von Minckwitz G, et al. Venlafaxine is superior to clonidine as treatment of hot flashes in breast cancer patients: A double-blind, randomized study. Ann Oncol. 2008;18(4):689–693.

Loprinzi CL, Levitt R, Barton D, et al. Phase III comparison of depomedroxyprogesterone acetate to venlafaxine for managing hot flashes: North Central Cancer Treatment Group Trial N99C7. J Clin Oncol. 2006;24(9):1409–1414.

Machado M, Iskedjian M, Ruiz I, et al. Remission dropouts and adverse drug reaction rates in major depressive disorder: A meta-analysis of head-to-head trials. Curr Med Res Opin. 2006;22(9):1825–1837.

Mazza M, Harnic D, Catalano V, et al. Duloxetine for premenstrual dysphoric disorder: A pilot study. Expet Opin Pharmacother. 2008;9(4):517–521.

Monastero R, Camarda R, Camarda C. Potential drug-drug interaction between duloxetine and acenocoumarol in a patient with Alzheimer's disease. Clin Ther. 2007;29(12):2706–2709.

National Institute for Health and Clinical Excellence. Depression: Management of depression in primary and secondary care (amended) [Clinical Guideline 23]. London: NICE; 2007. Available from http://www.nice.org.uk/nicemedia/pdf/CG23NICEguidelineamended.pdf (Accessed March 16, 2009).

National Institute for Health and Clinical Excellence. Post-traumatic stress disorder (PTSD): The management of PTSD in adults and children in primary and secondary care [Clinical Guideline 26]. London: NICE; 2005. Available from http://www.nice.org.uk/nicemedia/pdf/CG026NICEguideline.pdf (Accessed March 16, 2009).

Qaseem A, Snow V, Denberg TD, et al. Using second generation antidepressants to treat depressive disorders: A clinical practice guideline from the American College of Physicians. Ann Intern Med. 2008;149(10):725–733.

Ramasubbu R. Cerebrovascular effects of selective serotonin reuptake inhibitors: A systematic review. J Clin Psychiatry. 2004;65(12):1642–1653.

Thase ME, Tran PV, Wiltse C, et al. Cardiovascular profile of duloxetine, a dual reuptake inhibitor of serotonin and norepinephrine. J Clin Psychopharmacol. 2005;25(2):132–140.

Tong IL. Treatment of menopausal hot flashes. Med Health. 2008;91(3):73–76.

Westanmo AD, Gayken J, Haight R. Duloxetine: A balanced and selective norepinephreine and serotonine-reuptake inhibitor. Am J Health Syst Pharm. 2005;62(23):2481–2490.

Wu P, Wilson K, Dimoulas P, et al. Effectiveness of smoking cessation therapies: A systematic review and meta-analysis. BMC Public Health. 2006;6:300.

ELEKTROKONVULSIONSTHERAPIE (EKT)

Definition

- Erzeugung von generalisierten Krampfanfällen durch externe Anwendung von elektrischem Strom zur Behandlung psychischer Erkrankungen

Allgemeine Hinweise

- Diese Methode sollte nicht mit den folgenden Methoden verwechselt werden: Elektro-Schlaftherapie (Applikation subkonvulsiver elektrischer Reize), bestimmte, heute nicht mehr verwendete Formen der Verhaltenstherapie, bei denen elektrische Impulse zur Konditionierung eingesetzt werden (Aversivtherapie), repetitive transkranielle Magnetstimulation
- Die Elektrokonvulsionstherapie wird vielfach sehr kritisch beurteilt; hierfür sind neben medizinischen auch historische und psychologische Gründe verantwortlich. In den deutschsprachigen Ländern wird die EKT seltener durchgeführt als z. B. in den USA
- Die EKT-Behandlung bleibt für seltene, schwierige Behandlungsverläufe vorbehalten, bei denen mehrere alternative Behandlungsverfahren gescheitert sind. Die Indikation zur Behandlung sollte sorgfältig gestellt werden, wobei in der Regel ein Gremium aus mehreren in der Psychiatrie erfahrenen Ärzten die Entscheidung fällt
- Bei sehr schweren Erkrankungsformen sollte die Indikation zur Durchführung einer EKT nicht zu lange hinausgezögert werden; die EKT ist keine Behandlung im Sinne einer „ultima ratio"

Indikationen

- Depression, insbesondere bei hohem Suizidrisiko, Anorexie, Dehydratation, anderen lebensbedrohlichen Komplikationen, depressivem Stupor, Katatonie und paranoiden Ideen. In der Regel wird die EKT erst dann angewendet, wenn mindestens eine, meist mehrere Behandlungen mit Antidepressiva bei adäquater Dosis und Behandlungsdauer fehlgeschlagen sind oder wenn therapeutische Dosierungen nicht vertragen wurden
- Prophylaxe oder Abschwächung rezidivierender Depressionen (sog. „Erhaltungs-EKT") nach vorhergehenden erfolgreichen EKT-Behandlungen und wenn eine prophylaktische Gabe von Antidepressiva nicht ausreichend wirksam war; die Erhaltungs-EKT kann bis zu 6 (12) Monaten zur Anwendung kommen. Eine kleine randomisierte Studie konnte zeigen, dass Patienten mit Depressionen und psychotischen Symptomen von einer zweijährigen Nachbehandlung mit EKT und Nortriptylin mehr profitierten als von Nortriptylin allein
- Sekundäre Depressionen bei anderen psychischen oder somatischen Erkrankungen
- Agitierte Depression
- Atypische Depression (in einer randomisierten Studie zeigten Patienten mit atypischer Depression eine 2,6-fach bessere Remissionsrate als Patienten mit anderen Subtypen der Depression)
- Depressive Phasen einer bipolaren affektiven Störung oder gemischte bipolare Zustände
- Manische Phase einer bipolaren affektiven Störung. Auch als Kombinationsbehandlung mit Phasenprophylaktika („Mood Stabilizern") (z. B. Lithium) oder Neuroleptika bei schwerer verworrener Manie oder bei „rapid cycling"; „dysphorische Manie" (manisch-depressiver Mischzustand im Rahmen einer bipolaren Störung)
- Wochenbett-Psychose; Therapie zweiter Wahl nach Versagen einer Behandlung mit Antidepressiva und/oder Neuroleptika Schizophrenie; besonders bei katatonen und/oder affektiven Symptomen; in Kombination mit einer Neuroleptika-Behandlung in adäquater Dosis bei therapieresistenten positiven Symptomen; nach Versagen einer Behandlung mit atypischen Neuroleptika (z. B. Clozapin)

- Schizoaffektive oder wahnhafte Störungen (bei Non-Response nach ein oder mehreren medikamentösen Behandlungsversuchen in adäquater Dosis)
- Für die folgenden Indikationen existieren Berichte über erfolgreiche Behandlungsversuche: Morbus Parkinson („On-Off-Phänomen"), malignes neuroleptisches Syndrom, Status epilepticus, Spätdyskinesien und affektive/psychotische Erkrankungen mit geistiger Retardierung
- Eine Wirkung bei therapieresistenter Zwangsstörung ist möglich (die Indikation besteht möglicherweise nur, wenn eine gleichzeitig bestehende Depression eine EKT-Behandlung rechtfertigt)
- Über erfolgreiche Behandlungen von Phencyclidin-induzierten Psychosen wurde berichtet

Therapeutische Wirkungen

- Die vegetativen Symptome der Depression, wie Schlafstörungen oder Antriebsarmut sowie katatone Symptome können sich bereits zu Beginn der Elektrokonvulsionstherapie bessern. Später dann kommt es zu einer Besserung der affektiven Symptome (z. B. depressive Verstimmung und Anhedonie); danach auch zu einer Besserung der kognitiven Symptome (z. B. vermindertes Selbstwertgefühl, Hilf- und Hoffnungslosigkeit, Suizidideen und Wahnvorstellungen)
- Besserung manischer Symptome (z. B. Agitiertheit, Euphorie, psychomotorische Unruhe und Denkstörungen)
- Symptome der Schizophrenie wie positive Symptome (z. B. akustische Halluzinationen, Wahn, katatone Symptome, Aggressivität, Misstrauen, zönästhetische Symptome) und andere psychotische Symptome können sich eventuell bessern
- Im Allgemeinen hat die Elektrokonvulsionstherapie insbesondere bei den schweren Depressionen (früher als endogene oder melancholische Depression bezeichnet) – vor allem bei psychotischer Symptomatik – die besten Behandlungserfolge

Wirkmechanismus

- Der exakte Wirkmechanismus ist nicht bekannt. Beeinflusst werden fast alle Neurotransmitter, die in der Pathogenese psychischer Erkrankungen eine Rolle spielen (Noradrenalin, Serotonin, Acetylcholin, Dopamin, GABA)
- Neurophysiologische Wirkungen: erhöhte Durchlässigkeit der Blut-Hirn-Schranke, Verminderung des regionalen Blutflusses und der neurometabolischen Aktivität. Antikonvulsive Effekte (durch Erhöhung inhibitorischer Neurotransmitter) wurden ebenfalls beobachtet
- Weiterhin wurden auch Veränderungen im Bereich neuroendokriner Substanzen beschrieben (CRF, ACTH, TRH, Prolaktin, Vasopressin, Metenkephaline, β-Endorphine), außerdem Veränderungen neurotrophischer Faktoren (BDNF)

Dosierung

- Die „Dosierung" muss als eine Kombination aus elektrischer Stromstärke, Ort der Elektrodenplatzierung, Krampfanfalldauer und der Anzahl der Krampfanfälle verstanden werden. Es ist nicht genau bekannt, welche Konvulsionsdauer für einen Therapieerfolg notwendig ist (wahrscheinlich 15 Sekunden oder länger); manche Experten empfehlen eine Dauer von mindestens 25 Sekunden
- Augmentationsstrategien (wie z. B. Koffein) werden nicht als notwendig erachtet
- Nach Kurznarkose unter Muskelrelaxation (Succinylcholin/Suxamethonium) Anlegen der Elektroden des Konvulsators; meist unilateral über der nicht sprachdominanten Hirnhälfte (geringere mnestische Störungen). Weniger günstig ist ein bitemporales Anlegen der Elektroden. Andererseits soll die bilaterale Anwendung im Vergleich zur unilateralen den Therapieerfolg verbessern
- Bei unilateraler Anwendung sollte die Stromstärke bzw. -spannung deutlich größer gewählt werden als die „Schwellenstimulierung" (Stromstärke oder -spannung, die gerade eben notwendig ist, um einen Krampf auszulösen)
- Bei Nichtansprechen nach 4–6 unilateralen Behandlungen wird der Übergang zur bilateralen Stimulierung empfohlen Bei der bilateralen Stimulation soll die 1,5-fache Stromstärke oder -spanne der Schwellendosis verwendet werden. Bei Nichtansprechen dieser Stimulationsform kann die 2,5-fache Dosis bilateral angewendet werden („high-energy").

EKT

- Vorläufige Ergebnisse einer Studie zeigten jedoch, dass eine unilaterale Stimulation mit der 5- bis 6-fachen Dosis vergleichbare Effekte wie die bilaterale Stimulation aufweist, aber weniger neurokognitive Nebenwirkungen hat
- Auch die „ultrabrief stimulus pulse width" zeigt bei guten Ergebnissen weniger neurokognitive Nebenwirkungen. Nach neueren Erkenntnissen ist heute die Methode „LA-RT" vorzuziehen, bei der eine Elektrode links anterior, die andere rechts temporal angebracht wird
- Geschlecht, Lebensalter und Elektrodenplazierung beeinflussen die Krampfschwelle: Männer haben eine höhere Krampfschwelle als Frauen; die Krampfschwelle steigt mit höherem Lebensalter und ist bei bilateraler größer als bei unilateraler Anwendung
- Empfohlene Einstellung (bitte Gebrauchsanleitung des Gerätes beachten): Stromstärke: 200–900 mA; Spannung: 60–130 Volt; Dauer des Impulses: 0,2–6 Sekunden; Krampfdauer 25 Sekunden, Krampftätigkeit im EEG 30 Sekunden. In der Regel wird eine Serie von insgesamt 6–12 Behandlungen mit etwa 2–4 Behandlungen pro Woche durchgeführt Die Anzahl der EKT-Anwendungen, die für einen Therapieerfolg benötigt werden, schwanken meist zwischen 6–20 Anwendungen; wird nach einer Krampfserie von 12–15 Anwendungen kein therapeutischer Effekt gesehen, ist davon auszugehen, dass weitere Behandlungen nicht erfolgreich sein werden

Beginn und Dauer der Wirkung

- Ein therapeutischer Effekt wird häufig bereits nach 3 Behandlungen sichtbar (in der Regel nach 5–6 Behandlungen); dennoch können in vielen Fällen bis zu 12 Behandlungen notwendig sein
- Bei etwa 30–70 % der Patienten wird eine erneute Verschlechterung der Symptomatik innerhalb des ersten Jahres beobachtet, wobei dies z. T. vom Grad der vorherigen Non-Response auf Antidepressiva abhängig ist. Eine prophylaktische Behandlung mit Antidepressiva ist in fast allen Fällen indiziert. Bei ineffektiver Antidepressivaprophylaxe ist eine „Erhaltungs-EKT-Behandlung" über bis zu 6 Monate indiziert; Lithium und Antidepressiva nach EKT vermindern wahrscheinlich das Risiko erneuter depressiver Phasen

Maßnahmen vor Behandlungsbeginn

- Geschäftsfähigkeit des Patienten überprüfen
- Aufklärung des Patienten über Risiken und Nutzen der Behandlung; schriftliche Einverständniserklärung des Patienten einholen, evtl. von Angehörigen, sofern der Patient nicht einwilligen kann
- Eventuell muss eine Betreuung zur Durchführung medizinischer Maßnahmen eingerichtet werden. Besteht eine gesetzliche Betreuung, muss eine Genehmigung des Vormundschaftsgerichts eingeholt werden; die Einwilligung des Betreuers reicht nicht aus
- Vollständige körperliche Untersuchung
- Routinelabor einschließlich kleines Blutbild, Leukozyten, Differenzialblutbild und Gerinnung bei allen Patienten über 60 Jahren oder bei klinischer Indikation
- Bei Patienten mit insulinpflichtigem Diabetes mellitus Blutzucker kontrollieren. Elektrolyte und Kreatinin bei Behandlung mit Diuretika, Lithium, Insulin oder bei allen anderen indizierten Fällen
- EKG bei allen Patienten über 45 Jahre, Patienten mit Bluthochdruck, Herzerkrankungen in der Anamnese und bei klinischer Indikation
- Röntgenaufnahmen des Thorax (cave: bei Myasthenia gravis); Wirbelsäulenaufnahmen bei Patienten mit anamnestischer Wirbelsäulenverletzung, bei deutlichen Wirbelsäulenschmerzen und in allen anderen klinisch indizierten Fällen Röntgenaufnahme der Halswirbelsäule bei rheumatoider Arthritis Untersuchung auf Sichelzellanämie bei afrikanischen Patienten Untersuchung auf infektiöse Hepatitis
- Blutzucker bei Patienten mit Diabetes mellitus an allen Behandlungstagen
- Prothrombinzeit und PTT bei allen Patienten mit Antikoagulationsbehandlung

| **Durchführung** | - Anfangs sollten die Behandlungen dreimal wöchentlich (jeden zweiten Tag) durchgeführt werden; später kann – wenn es das klinische Bild zulässt – die Behandlungsfrequenz auf zweimal wöchentlich reduziert werden (dies führt zu einem verminderten Auftreten kognitiver Nebenwirkungen)
- Die EKT-Behandlung wird unter allgemeiner Anästhesie mit partieller muskulärer Blockade durchgeführt
- Es wird eine leichte „Schlafanästhesie" mit Methohexital (Brevimytal® Natrium) oder Thiopental-Natrium (Trapanal®) durchgeführt; neuere Substanzen wie Propofol (Disoprivan®) haben wahrscheinlich keine Vorteile (verkürzte Krampfdauer) (siehe Tabelle 20. Anästhetika für die Elektrokonvulsionstherapie: Vorteile, Nachteile, Dosierung) Die neuromuskuläre Blockade wird mit Succinylcholin (Suxamethonium) durchgeführt
- Muskelschmerzen nach der EKT-Behandlung können auf eine unzureichende Relaxation oder Faszikulationen zurückgeführt werden; die letzteren können durch die Beigabe eines nicht depolarisierenden Relaxans abgeschwächt werden, was wiederum eine höhere Succinylcholindosis erfordert
- Im Falle eines ausgeprägten Speichelflusses und/oder ausgeprägter Bradykardie kann eine Vormedikation mit Atropin oder Glycopyrrolat hilfreich sein. Eine Nachbehandlung einer Bradykardie kann mit Atropin erfolgen
- Gleichzeitige Ableitung von EKG, EEG und evtl. EMG
- Körperliche Erkrankungen, die die Anästhesie erschweren könnten, sollten adäquat vorbehandelt werden (z. B. durch Antihypertensiva, H_2-Blocker, Antidiabetika)
- Unter besonderen Umständen ist möglicherweise ein internistisches Konsil erforderlich
- Wenn möglich, sollten alle Psychopharmaka mit antikonvulsiven Eigenschaften mindestens eine Nacht vor der Behandlung abgesetzt werden (z. B. Benzodiazepine, Carbamazepin, Valproat, u. a.). Andere Psychopharmaka, mit Ausnahme der irreversiblen MAO-Hemmer, können weiter verabreicht werden, wenn es das klinische Bild erfordert
- Eine ambulante Behandlung kann durchgeführt werden, wenn keine medizinischen Kontraindikationen hierfür vorliegen und eine ausreichende Compliance für die Vor- und Nachbehandlung durch den Patienten besteht |
|---|---|

Tabelle 20. Anästhetika für die Elektrokonvulsionstherapie: Vorteile, Nachteile, Dosierung

Anästhetikum	Vorteile	Nachteile	Dosis
Methohexital	Schnelle Wirkung; kurze Wirkdauer; geringe Kardiotoxizität; minimale antikonvulsive Wirkung. Nach „APA Task Force on ECT" Mittel der ersten Wahl	Schmerzen an der Injektionsstelle; Hypotonie; Schüttelfrost; Schluckauf; Weichteilnekrose an der Injektionsstelle	0,5–1 mg/kg
Thiopental	Stärkere antikonvulsive Wirkung und länger anhaltende Wirkung als Methohexital	Bei Patienten mit kardiovaskulären Erkrankungen sind postiktale EKG-Veränderungen möglich. Hypotonie; Weichteilnekrose an der Injektionsstelle Häufig psychische Reaktionen in Form euphorischer Stimmungslagen und Traumerlebnisse (z. T. unangenehmer Art)	2–5 mg/kg
Ketamin	Empfohlen bei Patienten, bei denen die Krampfinduktion wegen erhöhter Krampfschwelle schwierig ist	Späterer Wirkeintritt als bei Methohexital. Längere Erholungsphase; Übelkeit, Hypersalivation, „bad trips"; Ataxie	0,5–2 mg/kg

Fortsetzung nächste Seite

Tabelle 20. Anästhetika für die Elektrokonvulsionstherapie: Vorteile, Nachteile, Dosierung (Fortsetzung)

Anästhetikum	Vorteile	Nachteile	Dosis
Propofol	Schnelle Wirkung; kurze Wirkdauer	Für die die Anwendung im Rahmen einer EKT indiziert. Schmerzen an der Injektionsstelle; starke antikonvulsive Wirkung; Hypotonie; Apnoe; Bradykardie	1,5–2,5 mg/kg
Etomidat	Empfohlen bei Patienten mit verringerter Herzauswurfleistung und bei Patienten, bei denen die Krampfinduktion wegen erhöhter Krampfschwelle schwierig ist	Schmerzen an der Injektionsstelle; Myokloni während der Induktion	0,15–0,3 mg/kg

Nebenwirkungen

- Gedächtnisverluste verschiedener Ausprägung können nach der Behandlung auftreten; es kann eine Amnesie für die Zeit der EKT-Durchführung auftreten
- Retrograde Amnesie bis zu mehreren Monaten nach der Behandlung möglich
- Eine partielle anterograde Amnesie kann 3–6 Monate nach der EKT-Behandlung auftreten; es gibt keine Hinweise für permanente anterograde Amnesie
- In seltenen Fällen wurde über dauerhafte Gedächtnisverluste berichtet, dabei ist es unklar, ob es sich um eine EKT-Folge oder eine Folge der zu behandelnden Krankheit handelte (Levothyroxin könnte in Bezug auf Gedächtnisstörungen protektiv wirken)
- Möglicherweise leichtes, reversibles, organisches Psychosyndrom
- Selten mittelschweres bis schweres organisches Psychosyndrom im Sinne eines mnestischen Syndroms mit Merkfähigkeits-, Gedächtnis- und Konzentrationsstörungen
- Anterograde Amnesie für 3–6 Monate nach der EKT. Für eine bleibende anterograde Amnesie gibt es keine Hinweise
- Selten kurzdauernde Verwirrtheitszustände; vorwiegend bei älteren Patienten (wenn mehr als ein Stimulus durchgeführt wurde), nach langdauernden Krampfanfällen, bei gleichzeitiger Lithium- oder Clozapinbehandlung und zu kurzem Intervall zwischen dem Absetzen eines Antidepressivums und der EKT
- Bei Serien mit nicht mehr als 12 Behandlungen besteht bei den bisher vorliegenden Daten keine Gefahr von längerdauernder Schädigungen. Auch bei EKT-Behandlung kein Nachweis pathologisch-anatomisch erfassbarer Hirnschäden
- Nach der Behandlung können häufig geringgradig ausgeprägte Kopf- oder Muskelschmerzen auftreten (Vorbehandlung mit ca. 3 mg Rocuroniumbromid bei starken Muskelschmerzen indiziert)
- Für einige Minuten kann es zu deutlichem Blutdruckanstieg kommen; bei entsprechend gefährdeten Patienten sollte ggf. eine prophylaktische Gabe eines Antihypertensivums (z. B. Clonidin oder Urapidil) erfolgen
- Bradykardie (bis zur Asystolie) oder Hypotonie bei subkonvulsiven Stimuli, abgeschwächt bei nachfolgender kompletter Konvulsion, nach Atropingabe oder anticholinerger Medikation; das Risiko ist bei Patienten, die β-Blocker einnehmen, erhöht
- Manchmal ausgeprägte Tachykardie und Hypertonie, die mehrere Minuten nach der Behandlung anhalten können
- Sehr selten: prolongierte Krampfanfälle oder Status epilepticus. Krampfanfälle, die länger als 3 Minuten andauern, sollten beendet werden (mit der zur Anästesieeinleitung verwendeten Substanz oder mit Diazepam)
- Nach Durchführung einer EKT-Behandlung treten spontane Krampfanfälle nicht häufiger auf als es dem Durchschnitt der Allgemeinbevölkerung entspricht

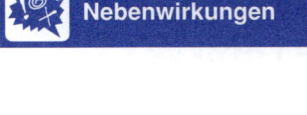

- Kiefergelenksschmerzen (Reduktion durch bifrontale statt bitemporale Stimulation. Die Verwendung eines speziellen Beißkeils wird empfohlen)
- Mortalität: bei etwa 2–4 von insgesamt 100.000 Behandlungen kann es zu tödlichen Zwischenfällen kommen. Höheres Risiko bei vorbestehenden kardiovaskulären Erkrankungen

⚠️ Vorsichtsmaßnahmen

- Vor Durchführung einer EKT sollten durch ein internistisches oder anästhesiologisches Konsil alle in Frage kommenden Erkrankungen, die zu einem erhöhten Narkoserisiko führen könnten, ausgeschlossen werden. Insbesondere internistische Erkrankungen, wie vorbestehende kardiovaskuläre Störungen, ein eventueller gastroösophagaler Reflux, verlegte Atemwege und andere Umstände, die die Prozedur erschweren könnten (z. B. Narkose-Nebenwirkungen in der Eigen- oder Familienanamnese) müssen ausgeschlossen bzw. zuvor adäquat behandelt werden
- Überwachung durch EKG, Pulsoximetrie und Blutdruckmessung
- Patienten mit einem insulinpflichtigen Diabetes mellitus können nach der EKT evtl. einen reduzierten Insulinbedarf haben, da die EKT den Glukosespiegel für mehrere Stunden erniedrigen kann (dies kann eventuell mit verminderter Nahrungsaufnahme vor der Behandlung zusammenhängen)
- Vorsicht bei Patienten mit bipolaren affektiven Störungen: 10–30 % der Patienten können nach Durchführung einer EKT eine hypomanische oder manische Episode entwickeln

🛑 Absolute Kontraindikationen

- Erhöhter intrakranieller Druck
- Zerebrale oder Aortenaneurysmen
- Intrazerebrale Angiome
- Z. n. zerebraler Blutung

🛑 Relative Kontraindikationen

Bei allen relativen Kontraindikationen müssen Risiko und Nutzen einer EKT sorgfältig gegeneinander abgewogen werden:
- Z. n. Myokardinfarkt in den letzten Wochen
- Schwere koronare Herzerkrankung (KHK)
- Schwere arterielle Hypertonie
- Z. n. zerebraler Ischämie in den letzten Wochen
- Schlechter Zahnstatus mit losen Zähnen (Gefahr der Aspiration)
- Vorerkrankungen mit erhöhtem Anästhesierisiko (ab Grad 3 bis 4 der ASA (American Society of Anaethesiologists)-Klassifikation)
- Drohende Netzhautablösung
- Rheumatische Arthritis (bei Mitbeteiligung des Processus odontoideus)
- Vorsicht: bei Patienten, die mit einem irreversiblen MAO-Hemmer behandelt werden, sollte aufgrund des Risikos einer Wechselwirkungen mit Narkotika sowie möglichen kardialen und vaskulären Nebenwirkungen keine EKT-Behandlung durchgeführt werden (obwohl die meisten unerwünschten Effekte auf die Interaktion mit Pethidin zurückgeführt werden konnten). Irreversible MAO-Hemmer sollten 14 Tage vor Durchführung einer Narkose bzw. EKT-Behandlung abgesetzt werden. Sollte dies aufgrund der Akuität der Symptomatik nicht möglich sein oder wäre einer Unterbindung der Therapie mit einem MAO-Hemmer ungünstig, sollte ein Anästhesist konsultiert werden
- Selektive, reversible MAO-Hemmer (Moclobemid) müssen dagegen nicht abgesetzt werden, da die Gefahr kardiovaskulärer Nebenwirkungen (z. B. hypertensive Krisen) als wesentlich geringer einzuschätzen ist

- Vorsicht bei gleichzeitiger Behandlung mit Medikamenten (siehe Seite 105, Tabelle 21. EKT: Wechselwirkungen)
- Gleichzeitige Clozapinbehandlung (siehe Seite 105, Tabelle 21. EKT: Wechselwirkungen)

Behandlung von Kindern und Jugendlichen

- Die Indikation zur Durchführung einer EKT bei Kindern und Jugendlichen sollte von einem Facharzt für Kinder- und Jugendpsychiatrie gestellt werden
- Eine EKT kann bei Kindern und Jugendlichen mit schweren affektiven Störungen mit hohem Suizidrisiko notwendig sein, wenn Antidepressiva keine Wirkung zeigten

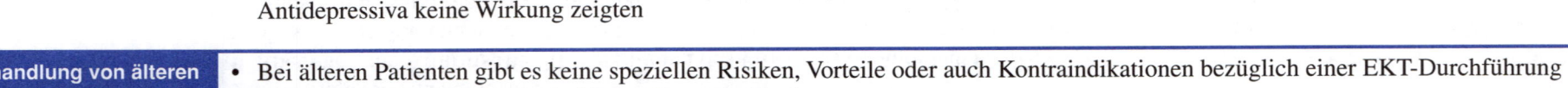

Behandlung von älteren Patienten

- Bei älteren Patienten gibt es keine speziellen Risiken, Vorteile oder auch Kontraindikationen bezüglich einer EKT-Durchführung
- Demenzielle Erkrankungen sind keine Kontraindikation
- Ein EKT-Therapieerfolg soll bei älteren Patienten eher eintreten als bei jüngeren Patienten

Schwangerschaft

- Die EKT in allen Schwangerschaftsdritteln gilt als sicher; Konsil durch Facharzt/-ärztin für Geburtshilfe
- Eine Überwachung des Feten ist indiziert
- Vorsicht: Das Risiko eines gastro-ösophagealen Refluxes ist erhöht (Aspirationsgefahr)

Hinweise für die Pflege

- Der Patient muss mindestens 8 Stunden vor der Behandlung nüchtern bleiben (gilt besonders für feste Nahrung); eine ständige Überwachung kann erforderlich sein
- Zahnprothesen müssen vor der Behandlung herausgenommen werden; die Verwendung eines speziellen Beißkeils wird empfohlen
- Ständiges Überwachen der Vitalfunktionen, bis der Patient wach ist
- Die Bedarfsbehandlung mit Benzodiazepinen am Abend und Morgen vor der Behandlung vermeiden

Hinweise für Patienten

- Ab Mitternacht nüchtern bleiben (wichtige Medikamente, wie z. B. Antihypertonika, können mit etwas Flüssigkeit eingenommen werden)
- Nach der Behandlung müssen das Führen eines Kraftfahrzeuges und das Bedienen gefährlicher Maschinen unterbleiben
- Ambulante Patienten sollten nach Hause begleitet werden
- Keine Einnahme von Schlafmitteln oder anderen Medikamente am Abend und Morgen vor der Behandlung ohne Rücksprache mit dem Arzt
- Ausführliche Patienteninformation: siehe Seite 406

Maßnahmen und Dokumentation vor EKT

- Vor einer EKT muss die Einwilligung des Patienten überprüft werden; bei nicht vorliegender Einwilligungsfähigkeit und bei gegebener Indikation ist – sofern vorhanden – der gesetzliche Betreuer und das Vormundschaftsgericht zu informieren und eine Genehmigung für die EKT einzuholen
- Wie bei allen invasiven Maßnahmen ist der Patient über potenzielle Risiken der EKT aufzuklären, auch über den Ablauf der EKT und ggf. die Folgen, die sich aus einer verweigerten Behandlung ergeben könnten
- Exakte Anamnese und körperliche Untersuchung
- Blutbild inklusive Hb, Elektrolyte und Gerinnung; bei Patienten über 60 Jahre sollte ein Differenzialblutbild erstellt werden
- Elektrolyte und Nierenretentionswerte bei Patienten mit Lithium- oder Diuretikatherapie sowie bei Diabetes-Patienten

- EKG für Patienten >45 Jahre, auch für Patienten, die antihypertensiv behandelt werden oder eine Herzerkrankung haben
- Röntgen-Thorax für Patienten mit Myasthenia gravis; Patienten mit anamnestischen Wirbelsäulenverletzungen, mit Schmerzen im Bereich der Wirbelsäule sollten ebenfalls geröntgt werden (Wirbelsäule); HWS-Röntgen bei allen Patienten mit rheumatoider Arthritis
- Bei Patienten mit schwarzer Hautfarbe sollte eine Sichelzellanämie ausgeschlossen werden; Screening auf infektiöse Hepatitis, soweit klinisch indiziert
- Blutzucker an jedem EKT-Tag bei allen Patienten mit Diabetes oder Patienten, die blutzuckersenkende Präparate einnehmen
- Gerinnungsstatus (Quick oder INR, Prothrombinzeit etc.) für alle Patienten mit Einnahme von Antikoagulanzien; Anmerkung: nach Fallberichten kommt es bei marcumarisierten Patienten nicht zur Häufung von intrazerebralen Blutungen durch EKT
- Gedächtnisleistung im Test Prä- und Post-EKT erfassen, falls Hinweise auf eine übermäßige Beeinträchtigung der Gedächtnisfunktionen bestehen

Wechselwirkungen

- Siehe Tabelle 21. EKT: Wechselwirkungen

Tabelle 21. EKT: Wechselwirkungen

Medikamentenklasse	Beispiele	Wechselwirkungen
Antidepressiva Irreversibler MAO-Hemmer	Tranylcypromin	Kombination vermeiden; Interaktion mit Anästhetika möglich; im Falle einer Wiederbelebungsmaßnahme könnte die Wirkung kardiovaskulärer Notfallmedikamente herabgesetzt werden
Andere Antidepressiva, NDRI, SSRI	Trazodon, Bupropion, Fluoxetin	Verlängerte Krampfanfälle wurden beobachtet, die klinische Bedeutung ist nicht genau bekannt; die Kombination ist nicht kontraindiziert
	Trazodon	Kardiovaskuläre Komplikationen bei Patienten mit oder ohne bekannten Herzerkrankungen wurden beobachtet (selten), insbesondere bei höheren Trazodon-Dosen (>300 mg/Tag)
Antihypertensiva	Betablocker, z. B. Propranolol	Evtl. Verstärkung von Nebenwirkungen wie Bradykardie und Blutdruckabfall. Verwirrtheitszustände möglich
Antikonvulsiva	Carbamazepin, Valproinsäure	Erhöhung der Krampfschwelle möglich; bei subkonvulsiver Stimulierung sind Nebenwirkungen möglich; der antikonvulsive Effekt kann eventuell durch erhöhte Stromstärke ausgeglichen werden.
Benzodiazepine	Lorazepam, Diazepam	Erhöhung der Krampfschwelle, dadurch evtl. verkürzte Krampfdauer oder Nebenwirkungen nach subkonvulsiver Stimulation
Clozapin		Erhöhte Krampfdauer bei 16,6 % der Patienten. Berichte über spontane (tardive) Krampfanfälle nach EKT liegen vor. Delir auch nach Absetzen von Clozapin möglich. Es gibt jedoch zahlreiche Berichte über unkomplizierte Verläufe einer gleichzeitigen Behandlung
Koffein		Verlängerte Krampfdauer. Berichte über Blutdruckerhöhung, Tachykardie und Herzrhythmusstörungen liegen vor

Fortsetzung nächste Seite

Tabelle 21. EKT: Wechselwirkungen (Fortsetzung)

Medikamentenklasse	Beispiele	Wechselwirkungen
Lithium		Achtung: Die Toxizität von Lithium kann erhöht werden, möglicherweise wegen der erhöhten Permeabilität der Blut-Hirn-Schranke. Verminderung der Lithiumdosis oder Absetzen, Überwachung. Die Kombination von Lithium und EKT ist nicht kontraindiziert, sofern der Lithium-Spiegel im therapeutischen Bereich liegt
L-Tryptophan		Die Anfallsdauer kann sich erhöhen
Propofol		Verringerung der Krampfanfalldauer, evtl. sehr ausgeprägt, so dass kein therapeutischer Nutzen mehr erzielt werden kann
Theophyllin		Verlängerte Anfallsdauer; Status epilepticus. Keine Kontraindikation, sofern der Theophyllin-Spiegel im therapeutischen Bereich liegt

Weiterführende Literatur

American Psychiatric Association. The practice of electroconvulsive therapy: Recommendations for treatment, training, and privileging. 2nd ed. Washington, DC: APA;2001.

Dombrovski AY, Mulsant BH. The evidence for electroconvulsive therapy (ECT) in the treatment of severe late-life depression. ECT: The preferred treatment for severe depression in late life. Int Psychogeriatr. 2007;19(1):10–14, 24–35.

Husain MM, McClintock SM, Rush AJ, et al. The efficacy of acute electroconvulsive therapy in atypical depression. J Clin Psychiatry. 2008;69(3):406–411.

Kellner CH, Knapp RG, Petrides G, et al. Continuation electroconvulsive therapy vs pharmacotherapy for relapse prevention in major depression: A multisite study from the Consortium for Research in Electroconvulsive Therapy (CORE). Arch Gen Psychiatry. 2006 Dec;63(12):1337–1344.

Navarro V, Gasto C, Torres X, et al. Continuation/Maintenance treatment with nortriptyline vs. combined nortriptyline and ECT in late-life psychotic depression: A two year randomized study. Am J Geriatr Psychiatry. 2008;16(6):498–505.

Petrides G, Fink M, Husain MM, et al. ECT remission rates in psychotic versus nonpsychotic depressed patients: A report from CORE. J ECT 2001;17:244–253.

Sackeim HA, Prudic J, Devanand DP, et al. A prospective randomized, double-blind comparison of bilateral and right unilateral electroconvulsive therapy at different stimulus intensities. Arch Gen Psychiatry. 2000;57:425–434.

Sackeim HA, Prudic J, Devanand DP, et al. Effect of stimulus intensity and electrode placement on the efficacy and cognitive effects of electroconvulsive therapy. N Engl J Med. 1993;328:839–846.

Sackeim HA, Prudic J, Nobles MS, et al. Effects of pulse width and electrode placement on the efficacy and cognitive effects of electroconvulsive therapy. Brain Stimulat. 2008;1:78–83.

Taylor S. Electroconvulsive therapy: A review of history, patient selection, technique, and medication management. South Med J. 2007;100(5):494–498.

Wilkins KM, Ostroff R, Tampi RR. Efficacy of electroconvulsive therapy in the treatment of nondepressed psychiatric illness in elderly patients: A review of the literature. J Geriatr Psychiatry Neurol. 2008;21(1):3–11

REPETITIVE TRANSKRANIELLE MAGNETSTIMULATION (rTMS)

Definition

- Die repetitive transkranielle Magnetstimulation (rTMS) ist eine Prozedur, bei der magnetische Energie angewendet wird, um eine Veränderung der kortikalen neuronalen Aktivität hervorzurufen. Wegen der Unsicherheit hinsichtlich der Behandlungsparameter (Anwendungsregion, Pulsfrequenz, Anzahl der Behandlungen, usw.) muss diese Technik noch als experimentell angesehen werden

Indikationen

- Depressionen, die auf eine medikamentöse Behandlung nicht angesprochen haben (die Responseraten in randomisierten kontrollierten Studien schwanken zwischen 18 und 50 %; die Remissionsraten sind mit 10–15 % deutlich geringer). In der Regel kommt eine linksseitige hochfrequente oder rechtsseitige niedrigfrequente oder bilaterale (links hoch- und rechts niedrigfrequente) rTMS zur Anwendung
- Mehrere Doppelblindstudien zeigten eine Wirkung bei behandlungsresistenten Depressionen
- Nach kleinen Doppelblindstudien kann die rTMS das Ansprechen auf Antidepressiva wie Amitriptylin bei Patienten mit schwerer Depression beschleunigen
- Nach kleinen Doppelblindstudien konnte eine linksseitige niedrigfrequente temporo-parietale rTMS akustische Halluzinationen bei Schizophrenie bessern; Wirkungen auf andere Positivsymptome konnten nicht gezeigt werden
- Nach offenen Studien war eine Erhaltungs-rTMS über dem linken präfrontalen Kortex bei manchen Patienten mit unipolarer Depression wirksam und sicher in der Anwendung
- In offenen Studien wurde bei einigen Patienten mit behandlungsresistenter Zwangsstörung eine Besserung nach niedrigfrequenter rTMS über der supplementär-motorischen Rinde beobachtet
- Doppelblindstudien zeigten eine Wirkung einer hochfrequenten rTMS bei Patienten mit posttraumatischer Belastungsstörung (PTBS)
- Nach einer offenen Studie konnte eine antimanische Wirkung einer hochfrequenten rTMS über dem rechten präfrontalen Kortex gezeigt werden (dieser Befund wurde in einer kontrollierten Studie nicht bestätigt)
- Fallberichte beschreiben die Anwendung einer sehr hochfrequenten rTMS zur Auslösung von Anfällen bei Patienten mit Depressionen als Alternative zur elektrokonvulsiven Behandlung. Fünf von acht Studien zeigten die Gleichwirksamkeit einer rTMS mit der EKT, wobei die sich Rückfallraten nach 6 Monaten nicht unterschieden
- Vorläufige Befunde lassen darauf schließen, dass die rTMS eine wirksame und sichere Behandlungsalternative bei Patienten mit therapieresistenter Depression nach Schlaganfällen darstellen kann

Allgemeine Hinweise

- Das Ansprechen auf die rTMS kann von der individuellen Pathophysiologie des Patienten, von der Stimulusfrequenz und -intensität, der Spulenlage und der behandelten Gehirnregion abhängen
- Nichtinvasive ambulante Behandlungstechnik, die keine Anästhesie oder Sedierung erfordert
- Arbeitsintensive Prozedur, da die Behandlung an 5 Tagen/Woche angewendet wird und ein Behandlungszyklus 10–30 Sitzungen umfasst
- Die neuronale Depolarisation und andere Veränderungen der Gehirnaktivität können durch Positronenemissionstomographie (PET) dargestellt werden

rTMS

- Die meisten Metaanalysen der rTMS bei affektiven Störungen zeigen moderate, statistisch signifikante antidepressive Wirkungen nach 2 Wochen täglicher Behandlung mit hochfrequenter Stimulation des linken dorsolateralen präfrontalen Kortex
- Die Abnahme der depressiven Symptome kann sich nach Beendigung der rTMS-Behandlung fortsetzen
- Bei 300 Patienten, die nicht auf medikamentöse Therapien angesprochen hatten und die einer aktiven rTMS bzw. einer Scheinbehandlung 5-mal/Woche über 4–6 Wochen randomisiert zugeteilt wurden, wurde eine Responserate (50 % Reduktion des MADRS-Scores) nach 6 Wochen von 24 % der rTMS-Patienten und von 12 % der mit Placebo behandelten Patienten beobachtet ($p < 0.05$). Eine Remission trat bei der aktiven rTMS-Behandlung in 14 % und bei der Scheinbehandlung in 6 % ein (beide Ergebnisse statistisch signifikant)

Therapeutische Wirkungen

- Einige offene randomisierte Studien zeigten keine signifikanten Unterschiede zwischen rTMS und EKT bei nicht psychotischen Patienten mit Depressionen. In anderen Studien war die EKT allerdings bei psychotischen und nicht psychotischen Patienten überlegen
- Die klinische Wirkung hielt nach den vorliegenden Studien mindestens ebenso lang an wie nach einer EKT
- Nach einer kombinierten EKT- und rTMS-Behandlung wurden robuste antidepressive Wirkungen gesehen, wobei die kognitiven Nebenwirkungen geringer waren als bei alleiniger EKT
- Ein Vergleich von rTMS und Fluoxetin (20 mg/Tag) zeigte eine ähnliche Response bei Patienten mit Morbus Parkinson und komorbider Depression. Dabei wurden außerdem Besserungen der Motorik und Kognition mit rTMS beobachtet. Vorläufige Daten zeigten, dass die rTMS die Entwicklung einer Parkinsonschen Erkrankung verzögern kann

Wirkmechanismus

- Der therapeutische Wirkmechanismus der rTMS ist unbekannt. Es gibt Hinweise, dass die rTMS Depressionen bessert, indem die Links-rechts-Balance der Gehirnaktivität verbessert wird
- Nach vorliegenden Studien kann rTMS α-adrenerge Rezeptoren downregulieren, die Dopamin- und Serotoninspiegel im Striatum, frontalen Kortex und Hippocampus erhöhen oder die Spiegel von Gehirnproteinen wie BDNF (brain-derived neurotrophic factor), die das Nervenwachstum beeinflussen, verändern. Bei Patienten, die auf eine hochfrequente rTMS ansprachen, kam es zu verstärktem Stoffwechsel und Blutfluss im frontalen Kortex
- Niedrig- und hochfrequente rTMS rufen möglicherweise gegensätzliche neurophysiologische Effekte hervor. Hochfrequente Pulse (> 1 Puls/Sekunde) können die kortikale Erregbarkeit erhöhen, während niedrigfrequente Pulse (< 1 Puls/Sekunde) die kortikale Erregbarkeit reduzieren können. Diese Wirkungen wurden mit Prozessen wie „Kindling" und „Quenching" in Verbindung gebracht, die bei Versuchstieren beschrieben wurden
- Die Wirkung der rTMS scheint von der behandelten Gehirnhälfte abzuhängen, d. h. dass eine Depression entweder auf eine hochfrequente rTMS über dem linken oder auf eine niedrigfrequente über dem rechten dorso-lateralen präfrontalen Kortex (DLPFC) ansprechen kann. Eine höherfrequente rTMS über dem rechten DLPFC kann eine Manie abschwächen, während dieselbe Frequenz über dem linken DLPFC sie verschlimmern kann. Eine niedrigfrequente rTMS kann die kortikale Inhibition verstärken

Dosierung

- Die Dosis wird durch die Einstellung der Stimulusintensität bestimmt (in der Regel ist eine Einstellung erforderlich, die 90–120 % der Intensität entspricht, die notwendig ist, um ein Muskelzucken bei der Aktivierung des Motorkortex auszulösen). Außerdem wird die Dosis von der Gesamtzahl der in einer einzelnen Behandlungssitzung angewendeten Pulse bestimmt (120–1.800 Pulse). Zur

Behandlung von Depressionen wird die rTMS in der Regel täglich über mindestens 10 Tage angewendet (die Zeitspanne für eine Einzelbehandlung ist von der Pulsfrequenz [1–20 Hz] abhängig). Nach einigen Studien sind bei manchen Patienten mit Depressionen Behandlungsdauern von bis zu 30 Tagen erforderlich.

Prozedur

- Eine kunststoffisolierte Drahtspule wird über den Kopf gehalten und von einem elektrischen Strom durchflossen, um ein transientes magnetisches Feld von bis zu 2 Tesla aufzubauen. Nach dem Faradayschen Prinzip wird dadurch ein sekundärer elektrischer Strom in denjenigen kortikalen Neuronen generiert, die unterhalb der Spule liegen. Neuronen in diesem Gebiet und in anderen Arealen des Gehirns können stärker oder weniger aktiviert werden, abhängig von der Frequenz des magnetischen Pulses. Die Prozedur ist in der Regel schmerzlos; eine Anästhesie ist nicht erforderlich. Der Patient ist dabei wach; eine Erholungsphase nach der Behandlung ist nicht erforderlich
- Die psychischen Wirkungen (z. B. auf die Stimmungslage) sind von der Pulsfrequenz und der behandelten Gehirnregion abhängig. Eine affektive Stimmungslage scheint am deutlichsten beeinflusst zu werden, wenn die rTMS über dem dorso-lateralen präfrontalen Kortex (DLPFC) angewendet wird. Die Ergebnisse von Pilotstudien lassen darauf schließen, dass der antidepressive Effekt stärker ist, wenn die Spule seitlicher über dem DLPFC platziert wird
- Eine höhere Stimulusintensität und eine längere Behandlungsdauer der rTMS können zu einer stärkeren Verbesserung führen

Nebenwirkungen

- Die Behandlung wird in der Regel gut vertragen. Nur wenige Patienten berichten über Schmerzen an der Stimulationsstelle
- Über 50 % der Patienten berichten über Spannungskopfschmerz, der auch über die eigentliche Behandlungsdauer hinweg fortbestehen kann (Analgetika sind hier wirksam)
- In einigen Fällen wurde Übelkeit und Tremor berichtet
- Es kam zu einem vorübergehenden Anstieg der Hörschwelle (Ohrstöpsel können dies verhindern)
- Es wurde keine Beeinträchtigung des Gedächtnisses und der kognitiven Leistungen berichtet
- In Einzelfällen kam es bei hochfrequenter rTMS zu epileptischen Krampfanfällen
- In Einzelfällen wurde ein Umschlag in eine Manie bei Patienten mit einer Bipolar-I- oder Bipolar-II-Störung berichtet, die mit hochfrequenter rTMS über dem linken DLPFC behandelt wurden. In einem Fall wurde dies bei hochfrequenter Behandlung über dem rechten DLPFC beobachtet. In einem Einzelfall wurden bei einem Patienten nach 3 Sitzungen psychotische Symptome festgestellt
- In sehr seltenen Fällen kam es zu vorübergehender Dysphasie während der Stimulation (abhängig von der Spulenlage)
- Minimale Beeinträchtigungen des Kurzzeitgedächtnisses wurden beobachtet; in manchen Studien kam es dagegen zu einer Besserung der kognitiven Leistungen

Kontraindikationen

- Metallimplantate im Kopf, Herzschrittmacher, Krampfanfälle in der Anamnese oder bei Verwandten 1. Grades

Behandlung von Kindern und Jugendlichen

- rTMS wurde bei Kindern und Jugendlichen mit verschiedenen Diagnosen (ADHS mit oder ohne Tourette-Syndrom; Depression) angewendet
- Eine Studie berichtete über eine Response bei 5 von 7 Jugendlichen mit Depressionen, die mit einer rTMS über dem linken DLPFC behandelt wurden
- Es wurde über keine wesentlichen Nebenwirkungen oder Krampfanfälle berichtet

Behandlung von älteren Patienten	• Eine über dem rechten DLPFC angewendete rTMS führte zu einer Besserung motorischer Fähigkeiten bei Parkinson-Patienten • Vorläufige Daten zeigten eine Response bei vaskulärer Depression mit spätem Beginn
Schwangerschaft	• Einem Fallbericht zufolge konnte die rTMS bei einer Frau mit Depressionen im 2. Trimester erfolgreich angewendet werden
Hinweise für Patienten	• Detaillierte Patienteninformationen über die rTMS finden sich auf Seite 409
Wechselwirkungen	• Siehe Tabelle 22. rTMS: Wechselwirkungen

Tabelle 22. rTMS: Wechselwirkungen

Substanz	Beispiel	Wirkungen
Antidepressiva	Bupropion	Medikamente, die die Krampfschwelle senken können, können das Risiko eines Krampf-anfalls während hochfrequenter rTMS erhöhen
Antikonvulsiva	Valproat, Clonazepam Gabapentin	Können theoretisch die rTMS-Wirkung abschwächen; Untersuchungen liegen nicht vor Nach einem Fallbericht kann die antidepressive Wirkung der rTMS verlängert werden.
Neuroleptika (Antipsychotika)	Haloperidol, Clozapin	Medikamente, die die Krampfschwelle senken können, können das Risiko eines Krampf-anfalls während einer hochfrequenten rTMS erhöhen Nach einem Fallbericht kam es zu einem Krampfanfall während hochfrequenter rTMS nach der Einnahme von Amitriptylin und Haloperidol. In anderen Studien wurde eine niedrigfrequente rTMS mit verschiedenen Antipsychotika kombiniert, ohne dass Neben-wirkungen auftraten. Die rTMS wurde erfolgreich in Kombination mit verschiedenen Anti-depressiva (SSRI, MAOH und Amitriptylin) angewendet

Weiterführende Literatur

Bretlau LG, Lunde M, Lindberg L, et al. Repetitive transcranial magnetic stimulation (rTMS) in combination with escitalopram in patients with treatment-resistant major depression: A double-blind, randomised, sham-controlled trial. Pharmacopsychiatry. 2008;41(2):41–47.

CME Institute of Physicians Postgraduate Press, Inc. Transcranial magnetic stimulation: Potential new treatment for resistant depression. J Clin Psychiatry. 2007;68(2):315–330.

Dowd SM, Janicak PG. Transcranial magnetic stimulation for major depression Part 1 and 2. Int Drug Ther Newsl. 2006;41(11):83–88, and 2007;42(1):1–8.

Eranti S, Mogg A, Pluck G, et al. A randomized, controlled trial with 6-month follow-up of repetitive transcranial magnetic stimulation and electroconvulsive therapy for severe depression. Am J Psychiatry. 2007;164(1):73–81.

Fitzgerald P, Brown TL, Marston NA, et al. Transcranial magnetic stimulation in the treatment of depression: A doubleblind, placebo-controlled trial. Arch Gen Psychiatry. 2003;60(10):1002–1008.

Garcia-Toro M, Salva J, Daumal J, et al. High (20-Hz) and low (1-Hz) frequency transcranial magnetic stimulation as adjuvant treatment in medication-resistant depression. Psychiatry Res. 2006;146(1):53–57.

Hasey G. Transcranial magnetic stimulation in the treatment of mood disorders: A review and comparison with electroconvulsive therapy. Can J Psychiatry. 2003;46:720–727.

Hausmann A, Pascual-Leone A, Kemmler G, et al. No deterioration of cognitive performance in an aggressive unilateral and bilateral antidepressant rTMS add-on trial. J Clin Psychiatry. 2004;65(6):772–782.

Janicak PG, O'Reardon JP, Sampson SM, et al. Transcranial magnetic stimulation in the treatment of major depressive disorder: A comprehensive summary of safety experience from acute exposure, extended exposure, and during reintroduction treatment. J Clin Psychiatry 2008; 69(2):222–232.

Kaptsan A, Yaroslavsky Y, Applebaum J, et al. Right prefrontal TMS versus sham treatment of mania: A controlled study. Bipolar Disord. 2003;5(1):36–39.

Mantovani A, Lisanby SH, Pieraccini F, et al. Repetitive transcranial magnetic stimulation (rTMS) in the treatment of obsessive-compulsive disorder (OCD) and Tourette's syndrome (TS). Int J Neuropsychopharmacol. 2006;9(1):95–100.

O'Reardon JP, Solvason H, Janicak PG, et al. Efficacy and safety of transcranial magnetic stimulation in the acute treatment of major depression: A multisite randomized controlled trial. Biol Psychiatry. 2007;62(11):1208–1216.

Paus T, Barrett J. Transcranial magnetic stimulation (TMS) of the human frontal cortex: Implications for repetitive TMS treatment of depression. J Psychiatry Neurosci. 2004;29(4):268–279.

Quintana H. Transcranial magnetic stimulation in persons younger than the age of 18. J ECT. 2005;21(2):88–95.

Simons W, Dierick M. Transcranial magnetic stimulation as a therapeutic tool in psychiatry. World J Biol Psychiatry. 2005;6(1):6–25.

LICHTTHERAPIE

Klasseneinteilung, Definition

- Regelmäßige Bestrahlung mit sichtbarem Licht, aus dem der ultraviolette Anteil herausgefiltert wurde. Mit Standardlichttherapiegeräten werden mindestens 5.000 Lux/Std. (Einheiten der Bestrahlung pro Zeit) pro Tag angewendet.

Indikationen

- Saisonale affektive Störung (SAS)
- Im Rahmen einer Kombinationstherapie bei Bulimia nervosa
- Nach vorläufigen Daten möglicherweise bei postmenstrueller dyphorischer Störung, postpartaler Depression und bei manchen Schlafstörungen wirksam
- Nach vorläufigen Daten kann die Lichttherapie auch bei nicht saisonaler Depression wirken, besonders wenn zusätzlich zur medikamentösen Behandlung angewendet wird
- Die Wirksamkeit konnte bei alleiniger Therapie oder in Kombination mit Antidepressiva bei bipolarer oder chronischer Depression gezeigt werden
- In einer offenen Studie konnte gezeigt werden, dass die Kombination aus Lichttherapie und Schlafentzug in Kombination mit einem bestehenden Antidepressivum und Lithiumtherapie bei anderweitig therapieresistenten Patienten wirksam war
- In einer offenen Studie wurde gefunden, dass eine an zwei Abenden angewendete Lichttherapie (2.500 Lux Weißlicht) eine Phasenverschiebung der zirkadianen Rhythmen bei schlafgestörten Patienten mit Früherwachen bewirkte
- Nach einer offenen Studie kann die Lichttherapie im Herbst oder Winter eine sinnvolle Ergänzung der Therapie bei erwachsenen Patienten mit ADHS darstellen. Eine Verbesserung wurde in der Kernsymptomatik, bei affektiven Symptomen und bei zirkadianen Verschiebungen gezeigt

Allgemeine Hinweise

- Das angewendete Gerät muss in der Lage sein, eventuelle gefährliche ultraviolette Strahlen herauszufiltern
- Die Wellenlänge des sichtbaren Licht scheint nicht von Bedeutung zu sein
- Bei „Lichtvisoren" (Kappen mit eingebauter Lichtquelle) ist der Abstand zwischen der Lichtquelle und den Augen geringer als bei Standard-Lichtboxen, die 2.500–10.000 Lux haben. Die Helligkeit scheint bei den Lichtvisoren weniger relevant zu sein als bei Standard-Lichttherapiegeräten
- Atypische depressive Symptome wie Hypersomnie und Carbohydrate-Craving sind die besten Prädiktoren für eine Response der Lichttherapie
- Symptome, die weniger gut ansprechen sind: Melancholie, psychomotorische Verlangsamung, Suizidalität, Depersonalisation, Tagesschwankungen, Angst, Schlaflosigkeit, Appetitverlust und Schuldgefühle
- Patienten mit chronischer Depression und saisonalen Verschlechterungen der Symptomatik sprechen weniger gut an als solche, bei denen es anamnestisch zu einer Vollremission in den Frühlings- oder Sommermonaten kam
- Standardantidepressiva können die Wirkung der Lichttherapie verbessern

Therapeutische Wirkungen

- Der therapeutische Effekt des Lichts wird durch die Augen und die Retina, nicht aber durch die Haut vermittelt. Dennoch ist es nicht notwendig, dass die Patienten direkt in die Lichtquelle sehen müssen, um eine therapeutische Wirkung zu erzielen

- Die spezifischen Wirkmechanismen der Lichttherapie sind noch nicht bekannt. Obwohl Licht ein potenter Melatoninsuppressor ist, scheint dies nicht der wesentliche Wirkmechanismus bei der Mehrzahl der Patienten zu sein
- Die Fähigkeit des Lichts, die Phase der zirkadianen Rhythmen vorzuverlegen, ist möglicherweise bei manchen Patienten relevant, scheint aber nicht für die gesamte Wirksamkeit der Lichttherapie bei SAS verantwortlich zu sein
- Die Wirkung der Lichttherapie tritt in der Regel innerhalb von mehreren Tagen ein

Dosierung

- Die Standard-„Dosis" beträgt 5.000 Lux/Std./Tag. Bei der am häufigsten angewendeten Methode werden Patienten für 30 Minuten pro Tag mit einer 10.000-Lux-Lichteinheit bestrahlt. Die morgendliche Anwendung kurz nach dem Erwachen scheint die beste Wirkung zu zeigen

Nebenwirkungen

- Augenschädigungen konnten nach 6-jähriger Lichttherapie nicht festgestellt werden. Nichtsdestotrotz muss die übertriebene Anwendung der Lichttherapie kritisch gesehen werden
- Übelkeit, Kopfschmerzen und Nervosität können auftreten
- Augenirritation (Jucken, Stechen) treten meistens nur zu Beginn der Behandlung auf. Der Patient sollte sich weiter von der Lichtquelle wegsetzen oder die Bestrahlung nur langsam steigern
- Hautirritationen (selten)
- Eine Hypomanie kann auftreten, besonders wenn die Lichttherapie bei Patienten mit bipolarer Störung übertrieben häufig angewendet wird
- Bei Patienten mit Alzheimer-Demenz wurden paranoide Verkennungen berichtet. Nach einem Fallbericht wurde bei einer 38-jährigen Frau eine psychotische Episode ausgelöst
- Menstruationsstörungen (selten)

Vorsichtsmaßnahmen

- Erhöhtes Risiko bei Patienten mit Retinaerkrankungen

Kontraindikationen

- Patienten mit Glaukom, Katarakt, Netzhautablösungen oder Retinopathie
- Die Lichttherapie ist bei Patienten kontraindiziert, die Medikamente einnehmen, die zu einer Fotosensibilität führen können

Schwangerschaft

- Die Lichttherapie wurde während der Schwangerschaft nur in einer kleinen Studie angewendet. Obwohl keine Nebenwirkungen auftraten, wird zur Vorsicht geraten, bis weitere Daten verfügbar sind

Hinweise für Patienten

- Detaillierte Patienteninformationen zur Lichttherapie: siehe Seite 408
- Bevor Sie die Lichttherapie beginnen, sprechen Sie mit Ihrem Arzt, ob Sie andere Medikamente einnehmen, die mit der Lichttherapie Wechselwirkungen haben könnten (dies gilt auch für rezeptfreie Medikamente und pflanzliche Präparate wie Johanniskraut)
- Es ist nicht notwendig, direkt in die Lichtquelle zu schauen

Wechselwirkungen

- Relevante Wechselwirkungen werden in der Tabelle 23. Lichttherapie: Wechselwirkungen aufgeführt

Tabelle 23. Lichttherapie: Wechselwirkungen

Medikament	Beispiele	Wechselwirkungen
Aknemittel		Lichtsensibilitätsreaktion
Antibiotika	Tetracyclin	Lichtsensibilitätsreaktion
Antidepressiva SSRI/SNRI	Citalopram, Escitalopram, Fluoxetin, Paroxetin, Sertralin, Venlafaxin	Können die Wirkung der Lichttherapie verstärken
MAO-Hemmer	Tranylcypromin	Wird selten bei saisonaler Depression verwendet; kann die Wirkung Lichttherapie verstärken. Bitte die Vorsichtsmaßnahmen bei der Verwendung von MAO-Hemmern beachten
Antidiabetikum	Chlorpropamid	Lichtsensibilitätsreaktion
Antipsychotika	Phenothiazine	Lichtsensibilitätsreaktion
Diuretika	Hydrochlorothiazid	Lichtsensibilitätsreaktion
Johanniskraut		Lichtsensibilitätsreaktion möglich
L-Tryptophan		Kann die Wirkung der Lichttherapie verstärken

Weiterführende Literatur

Singer EA. Seasonal affective disorder: Autumn onset, winter gloom. Clinician Reviews. 2001;11(11):49–54.
Tuunainen A, Kripke DF, Ento T. Light therapy for non-seasonal depression. Cochrane Database Syst. Rev. 2004;2:CD004050.

NEUROLEPTIKA (ANTIPSYCHOTIKA)

Klassen

Klassen	Substanz	Seite
Antipsychotika der 1. Generation 　Benzamid 　Butyrophenone 　Diphenylbutylpiperidine 　Phenothiazine 　Thioxanthene	 Sulpirid Benperidol, Bromperidol, Droperidol, Haloperidol, Melperon, Pipamperon, Triperidol Fluspirilen, Penfluridol, Pimozid Chlorpromazin, Fluphenazin, Levomepromazin, Perazin, Periciazin, Perphenazin, Pipothiazin, Promazin, Promethazin, Prothipendyl, Trifluoperazin Chlorprothixen, Flupentixol, Zuclopenthixol	siehe S. 135
Antipsychotika der 2. Generation 　Benzamid 　Benzisothiazolylpiperazin 　Benzisoxazol-Derivat 　Dibenzodiazepin 　Dibenzothiazepin 　Phenylindol 　Thienobenzodiazepin 　Pyrollidin	 Amisulprid Ziprasidon Risperidon, Paliperidon Clozapin Quetiapin Sertindol Asenapin Olanzapin	siehe S. 126
Antipsychotika der 3. Generation 　Dihydrocarbostyril	 Aripiprazol	siehe S. 133

Allgemeine Hinweise

- Pharmakologische Eigenschaften der Neuroleptika
  - Antipsychotische Wirkung
  - Auch bei hohen Dosen tritt kein Bewusstseinsverlust oder Anästhesie ein (außer bei massiven Überdosierungen)
  - Keine Auslösung physischer oder psychischer Abhängigkeit
- Neuroleptika bessern schizophrene Symptome wie Denkstörungen, Halluzinationen, Wahnideen, Affektstörungen, Autismus, Beeinflussungs- und Beziehungswahn
- Bei manischen Patienten bessern Neuroleptika euphorische oder gereizte Stimmung, Erregung, Antriebssteigerung, gesteigerte Sexualität, sexuelle Aktivität, Ideenflucht, Rededrang, Kaufdrang, Selbstüberschätzung und Größenideen
- Es wird vermutet, dass Neuroleptika der 1. Generation bei bipolar-affektiven Störungen die Auslösung depressiver Episoden fördern bzw. die krankheitsfreien Intervalle verkürzen
- Negativsymptome (z. B. Anhedonie, Motivationsmangel, Sprachverarmung, kognitive Störungen, Affektverflachung), sprechen möglicherweise besser auf Neuroleptika der 2. oder 3. Generation an

- Die Non-Compliance bei oraler neuroleptischer Behandlung wird auf 15–35 % bei stationären und auf bis zu 65 % bei ambulanten Patienten geschätzt. Bei Depot-Neuroleptika geht man von einer Non-Compliance zwischen 10 und 15 % bei 2 Jahren und ca. 40 % bei 7 Jahren Behandlung aus. Non-Compliance erhöht das Rückfallrisiko

Pharmakologie

- Neuroleptika blockieren in unterschiedlichem Ausmaß verschiedene Neurotransmittersysteme des Gehirns (siehe Seite 149, Tabelle 30. Neuroleptika: Wirkungen auf Neurotransmitter und Rezeptoren). Wesentlich für die antipsychotische Wirkung scheint die Blockade der Dopamin-D_2-Rezeptoren zu sein
- Der Dopaminantagonismus in den sogenannten *mesolimbischen/mesokortikalen* Bahnen (A_{10}), die vom Mesencephalon (Area tegmentalis ventralis) zum Nucleus accumbens, zum Corpus amygdaloideum, zum präfrontalen Kortex und anderen Strukturen des limbischen Systems führen, wird mit der antipsychotischen Wirkung der Neuroleptika in Verbindung gebracht. Die Blockade der *nigrostriatalen* Dopaminbahnen (A_9; von der Substantia nigra zum dorsalen Striatum) wird dagegen für die typischen Nebenwirkungen der Neuroleptika, die extrapyramidalen Störungen (EPS), verantwortlich gemacht. Weitere, durch Prolaktinerhöhung bedingte Nebenwirkungen entstehen durch Blockade des *tuberoinfundibulären* Systems
- Neuroleptika blockieren außerdem noch Serotonin-, α-Adreno-, Histamin- und muskarinerge Acetylcholin-Rezeptoren sowie in geringerem Ausmaß noch andere Rezeptorsysteme. Die Affinität der Neuroleptika zu den α-Adreno-, Histamin- und Acetylcholin-Rezeptoren ist für unerwünschte Wirkungen verantwortlich und nicht für die antipsychotische Wirkung notwendig. So gibt es einerseits Neuroleptika mit einem relativ „reinen" Profil, bei denen die Dopaminrezeptoraffinität im Vordergrund steht, wie z. B. Haloperidol. Diese Neuroleptika haben eine starke antipsychotische Wirkung, rufen jedoch ausgeprägte EPS hervor. Zum anderen gibt es Neuroleptika, die neben dem Dopaminsystem noch die anderen Systeme relativ stark beeinflussen. Bei diesen Mitteln ist die antipsychotische Wirkung schwächer, während anticholinerge oder sedierende Nebenwirkungen relativ stark sind (z. B. Chlorpromazin)
- Die „Potenz" eines Neuroleptikums wird durch seine Affinität zum Dopamin-D_2-Rezeptor bestimmt (siehe Seite 143, Tabelle 27. Neuroleptika: Dosierung, antipsychotische Potenz). Mit hoher antipsychotischer Potenz ist gemeint, dass eine relativ geringe Menge (in Milligramm) eines Neuroleptikums genügt, um eine starke antipsychotische Wirkung zu erzielen (also eine starke Wirkung gegen paranoide Vorstellungen, akustische Halluzinationen usw.). Die Potenz eines Neuroleptikums wird in „Chlorpromazinäquivalenten" angegeben. Zumindestens für die meisten typischen Neuroleptika kann gesagt werden, dass Substanzen, die vorwiegend den D_2-Rezeptor blockieren, hochpotent sind. *Hochpotente Neuroleptika* haben verglichen mit ihrer antipsychotischen Wirkung relativ wenig sedierende Wirkungen. Sie verursachen häufig extrapyramidale Nebenwirkungen (EPS). Bei *niedrigpotenten Neuroleptika* steht dagegen die sedierende Komponente im Vordergrund; die antipsychotische Wirkung ist gering; EPS werden nur in geringem Maße hervorgerufen. Dafür sind allerdings vegetative Begleitwirkungen (z. B. Hypotonie) häufiger. Diese Arzneimittel werden meist dann eingesetzt, wenn lediglich eine sedierende oder schlafanstoßende Wirkung erwünscht ist. Die vegetativen und sedierenden Begleitwirkungen der niedrigpotenten Neuroleptika werden durch ihre vergleichsweise stärkere Affinität zu den $α_1$-, H_1- und M_1-Rezeptoren hervorgerufen
- In den deutschsprachigen Ländern sind zahlreiche typische Neuroleptika verfügbar, die sich in ihrer Wirkung innerhalb der drei „Potenzgruppen" zum Teil kaum unterscheiden. Es existieren keine Studien, die zeigen, dass zwischen den verschiedenen Neuroleptika Wirksamkeitsunterschiede bestehen, wenn geeignete Äquivalenzdosen benutzt werden. Auch kann nicht gesagt werden, dass das Verhältnis von Wirkung zu Nebenwirkung bei dem einen oder anderen Neuroleptikum der 1. Generation deutlich besser ist als bei einem anderen
- Neuroleptika der 2. und 3. Generation zeichnen sich dadurch aus, dass sie bei vergleichbarer antipsychotischer Wirkung weniger EPS verursachen. Auch andere Vorteile, wie die Wirkung bei schizophrener Negativsymptomatik oder bei therapieresistenten Psychosen,

werden den Neuroleptika der 2. und 3. Generation zugeschrieben. Es ist bisher nicht klar, welche Rezeptoraffinitäten für diese Eigenschaften der Neuroleptika der 2. und 3. Generation verantwortlich sind. Die atypischen Substanzen haben im Vergleich zu den meisten typischen Neuroleptika eine höhere Affinität zu den 5-HT$_2$-Rezeptoren, aber auch zu den Dopamin-D$_3$- oder -D$_4$-Rezeptoren
- Neuroleptika der 2. und 3. Generation blockieren außerdem mesolimbische A$_{10}$-Dopamin-Neuronen stärker als die für die EPS verantwortlichen nigrostriatalen A$_9$-Bahnen, während Neuroleptika der 1. Generation A$_{10}$ und A$_9$ gleichermaßen blockieren. Möglicherweise werden daher durch die Neuroleptika der 2. und 3. Generation weniger EPS ausgelöst

Dosierung

- Dosierung der einzelnen Neuroleptika: siehe Seite 143, Tabelle 27
- Die Dosis eines Neuroleptikums ist von Fall zu Fall unterschiedlich und hängt von der individuellen Ansprechbarkeit und der Schwere des Krankheitsbildes ab
- Bei den nicht psychotischen Erkrankungen oder als Erhaltungstherapie bzw. zur Rezidivprophylaxe werden meist deutlich niedrige Dosen verordnet
- Bei psychotischen Erkrankungen werden oft höhere Dosen verabreicht; die interindividuelle Variabilität ist hier besonders hoch Häufig werden bei Psychosen Dosen von z. B. 4–6 mg Risperidon oder 15–20 mg Olanzapin, oder 400–600 mg Amisulprid, oder 2–20 mg Haloperidol pro Tag (oder eine äquivalente Dosis eines anderen Neuroleptikums) verordnet
- Generell sollte die Dosis so niedrig wie möglich angesetzt werden und nur entsprechend den klinischen Anforderungen erhöht werden
- Hochpotente Neuroleptika haben eine große therapeutische Breite; bei Haloperidol können bei akuten Psychosen z. B. Dosierungen von 2–100 mg/Tag eingesetzt werden, aber auch Dosierungen über 100 mg können in Einzelfällen noch zu weiteren Besserungen der psychotischen Symptome führen, diese Dosierungen sollten aber die Ausnahme bleiben
- In der Regel gilt, dass Patienten mit bereits lange bestehender Erkrankung höhere Dosen benötigen
- Jüngere und erstmals erkrankte Patienten werden in der Regel mit relativ niedrigen Dosen eingestellt
- Da manchmal nach einer 2- bis 3-wöchigen Behandlung eine weitere Besserung eintreten kann, sollte nach einer gewissen Behandlungsdauer eine vorsichtige Dosisreduktion versucht werden, um die niedrigstmögliche Erhaltungsdosis zu finden
- Bei älteren Patienten oder Patienten mit Leber- oder Nierenschädigung werden niedrigere Dosen verwendet

Plasmaspiegelbestimmung

- Der Nutzen von Plasmaspiegelmessungen ist bisher umstritten; während es bei einigen Neuroleptika kurvenlineare Dosis-Wirkungs-Beziehungen zu geben scheint, sind andere möglicherweise nur innerhalb eines engen, von Patient zu Patient verschiedenen, Plasmaspiegelbereiches wirksam („therapeutisches Fenster", z. B. bei Haloperidol). Plasmaspiegelkontrollen werden bei befürchteten Medikamenteninteraktionen oder zur Compliance-Kontrolle sinnvoll eingesetzt
- Der Schwellenwert für den Wirkungseintritt von Clozapin wird von einigen Autoren auf 350 ng/ml bzw. 1.050 nmol/l; von anderen auf 250 ng/ml bzw. 750 nmol/l geschätzt)

Pharmakokinetik

Orale Gabe

- Die höchsten Plasmaspiegel einer oralen Dosis werden zwischen 1–4 Stunden nach der Gabe erreicht
- Starke Bindung an Plasmaproteine
- Die meisten Phenothiazine und Thioxanthene haben aktive Metaboliten

Neuroleptika

- Extensive Metabolisierung in der Leber; einige Stoffe inhibieren das Cytochrom-P-450-System (siehe Seite 123, Tabelle 25. Neuroleptika: Wechselwirkungen und Seite 22, Tabelle 3. Wechselwirkungen im Cytochrom-P450-System)
- Wegen der langen Halbwertszeit ist meist eine einmal tägliche Gabe ausreichend. Clozapin-Dosen über 300 mg sollten aufgrund des Anfallsrisikos auf mehrere Tagesdosen verteilt werden. Quetiapin (Ausnahme Quetiapin retard) und Ziprasidon sollten wegen der kurzen Halbwertszeit 2-mal täglich gegeben werden (die D_2-Rezeptorblockade kann bis zu 12 Stunden anhalten)
- Unterschiede in der Plasmakonzentration zwischen Männern und Frauen fanden sich bei Clozapin (40–50 % erhöht bei Frauen) und bei Olanzapin (30 % erhöht bei Frauen)
- Nach dem Absetzen wird Clozapin rasch aus dem Plasma und aus dem Gehirn eliminiert – dies kann zu einem raschen Wiederauftreten der Symptome führen
- Die Eliminationshalbwertszeit von Penfluridol liegt bei 5,5 Tagen, so dass eine einmal-wöchentliche orale Gabe möglich ist. Die Langzeitwirkung ist auf substanzeigene Eigenschaften zurückzuführen

i.m.-Gabe
- Im Allgemeinen werden maximale Plasmaspiegel schneller als bei oraler Gabe erreicht
- Die Bioverfügbarkeit ist im Allgemeinen größer als bei der oralen Gabe (meist doppelt so hoch), hierauf sollte bei der Dosierung geachtet werden

i.m.-Depot-Injektionen
- Siehe Seite 147, Tabelle 29. Depotneuroleptika: Übersicht
- Die Bioverfügbarkeit ist größer als bei oraler Gabe (meist doppelt so hoch), hierauf sollte bei der Dosierung geachtet werden

Fluspirilen i.m.-Depot-Injektionen
- Fluspirilen hat eine Halbwertszeit von ca. 7 Tagen. Die lange Halbwertszeit wird nicht wie bei anderen Depotpräparaten durch Dekanoat- oder Önanthatveresterung, sondern durch die besondere Galenik erreicht

Zuclopenthixol Acuphase
- Schneller Wirkungseintritt der Depot-Injektion (Siehe Seite 147, Tabelle 29. Depotneuroleptika: Übersicht)
- Höchster Plasmaspiegel: 24–36 Stunden; Halbwertszeit: 36 Stunden (Mittelwert). Die Bioverfügbarkeit ist höher als bei oraler Gabe

Nebenwirkungen
- Siehe unter Antipsychotika der 2. (Seite 127), Antipsychotika der 3. Generation (Seite 133) oder unter Neuroleptika der 1. Generation (Seite 135)

Kontrolluntersuchungen

Laboruntersuchungen
- Routinekontrollen: siehe Seite 119, Tabelle 24. Neuroleptika: Routineuntersuchungen
- Bei Fieber, Rigor und verstärktem Schwitzen: Blutbildkontrolle und CK (zum Ausschluss eines malignen neuroleptischen Syndroms)
- Bei Juckreiz und Ikterus: Leberfunktionstests
- Bei epileptischen Anfällen, Polidypsie: Elektrolytkontrollen
- Bei Galaktorrhoe oder Amenorrhoe: Bestimmung des Prolaktin-Spiegels

→ **Kontrollen bei Clozapin (bezüglich der genauen Durchführung der Kontrolluntersuchungen gilt die jeweils aktuelle Fachinformation):**
  – Vor Behandlungsbeginn sind Differenzialblutbild und Thrombozytenzahl zu kontrollieren. Die Kontrolle darf nicht länger als 10 Tage zurückliegen. Nur bei Leukozytenzahlen >3.500/mm³ darf die Behandlung begonnen werden

- Zunächst sind wöchentliche Leukozytenkontrollen durchzuführen. Es empfiehlt sich, nicht nur die Leukozytenzahlen, sondern das gesamte Differenzialblutbild zu bestimmen. Ab der 18. Woche sind die Kontrollen monatlich vorgeschrieben. Danach sind nach Statistiken seltener Agranulozytosen aufgetreten. Das heißt nicht, dass die Gefahr von Agranulozytosen dann gebannt ist: auch bis zur 30. Behandlungswoche oder später können noch Agranulozytosen auftreten
- Bevor sich eine Agranulozytose entwickelt, kann es zu einem raschen Anstieg der Leukozytenzahlen kommen. Ein Anstieg der Leukozytenzahlen von 15 % oder mehr gegenüber früheren Messungen erhöht das Risiko, innerhalb der nächsten 75 Tage eine Agranulozytose zu bekommen, um das Dreifache und sollte daher als mögliches Warnzeichen behandelt werden
- Auch nach dem Absetzen von Clozapin müssen 4 Wochen lang weitere Leukozytenzählungen durchgeführt werden. Wenn eine Behandlung aus nicht hämatologischen Gründen über 4 Wochen lang unterbrochen wurde, müssen erneut die nächsten 18 Wochen lang wöchentliche Kontrollen erfolgen. Wird die Behandlung mehr als 3 Tage, aber weniger als 4 Wochen unterbrochen, brauchen die einmal wöchentlichen Kontrollen nur 6 Wochen lang durchgeführt werden
- Bei einer Leukozytenzahl <3.000/mm^3 bzw. einer Granulozytenzahl <1.500/mm^3 muss Clozapin sofort abgesetzt werden. Bei einer Leukozytenzahl <3.500/mm^3 bzw. einer Granulozytenzahl <2.000/mm^3 müssen zweimal wöchentlich Differenzialblutbildkontrollen durchgeführt werden
- Vor Beginn der Behandlung sollten außerdem folgende Untersuchungen erfolgen: GOT, GPT, γ-GT, Kreatinin

Weitere Kontrolluntersuchungen

- Blutdruck und Puls während der Einstellungsphase auf Clozapin, Risperidon und Chlorpromazin
- EKG: Kontrollen sind vor und während der Therapie mit Sertindol sowie bei Dosisveränderungen vorgeschrieben (während der Erhaltungstherapie alle drei Monate). Andere Neuroleptika: Bei Störungen der Herzfunktion und vor und während der Behandlung mit Clozapin, bei Patienten mit stabilen Herzerkrankungen, die auf Ziprasidon eingestellt werden sollen
- Clozapin: Bei Temperaturanstiegen sollte ein EKG durchgeführt werden, da es unter Clozapin zu einer toxisch-allergischen Myokarditis kommen kann
- EEG: Bei Auftreten von epileptischen Anfällen oder Myoklonien und vor der Behandlung mit Clozapin. Clozapin: bei Auftreten von epilepsietypischen Mustern eventuell prophylaktische Gabe von Valproat

Tabelle 24. Neuroleptika: Routineuntersuchungen

	vorher	Monate 1	2	3	4	5	6	monatlich	vierteljährlich	halbjährlich
Blutbild; trizyklische Neuroleptika (Phenothiazine, Thioxanthene, Zotepin)	•	••	••	••	•	•	•		•	
Clozapin	•	••••	••••	••••	••••	••	•	•		
andere Neuroleptika	•	•					•		•	•
RR/Puls	•	•	•	•	•	•	•		•	

Fortsetzung nächste Seite

Tabelle 24. Neuroleptika: Routineuntersuchungen (Fortsetzung)

	vorher	Monate						monatlich	viertel-jährlich	halb-jährlich
		1	2	3	4	5	6			
Harnstoff, Kreatinin	•			•			•			•
GOT, GPT, γ-GT; trizyklische Neuroleptika	•	•	•	•			•		•	
andere Neuroleptika	•	•					•			•
EKG; trizyklische Neuroleptika	•	•								A
Clozapin, Ziprasidon	•	•		•			A			
andere Neuroleptika	•	•					•		•	
EEG	•	•								

Anzahl ●=Anzahl der Kontrollen im Zeitraum. A=zusätzliche Kontrolle bei allen Patienten über 60 Jahre (modifiziert nach O. Benkert, H. Hippius: Psychiatrische Pharmakotherapie, Berlin: Springer, 1996)

Behandlung von Kindern und Jugendlichen

- Neuroleptika sollten nur bei Kindern mit schwersten psychischen Störungen verabreicht werden oder wenn alle anderen Maßnahmen nicht gewirkt haben. Indikationen: Autismus, Tourette-Syndrom, Schizophrenie, Impulskontrollstörungen, psychomotorische Erregung, Aggressivität, Stereotypien
- Risperidon ist für Verhaltensstörungen in Form von Impulssteuerungsstörungen mit selbst- und/oder fremdaggressivem oder behandlungsbedürftigem störenden Verhalten bei Intelligenzminderung oder Intelligenz im unteren Normbereich für Kinder >5 Jahre zugelassen
- Beginn immer mit niedrigen Dosen, danach langsame Dosissteigerung
- Die Dosierung sollte maßvoll erfolgen; die Therapiedauer muss begrenzt sein
- Auf Spätdyskinesien achten, da eine hohe Inzidenz dieser Nebenwirkung bei Kindern beobachtet wurde (bis zu 51 %). Bei hohen Dosen kann es zu einer Verschlechterung der initialen Symptomatik, Lernstörungen, Apathie, Reizbarkeit, Tics oder Halluzinationen kommen
- Kinder und Jugendliche können häufiger als Erwachsene EPS entwickeln
- Bei Jugendlichen besteht unter Clozapin ein 60 %iges Risiko für EEG-Veränderungen (dosisabhängig)
- Clozapin ist bei kindlicher Schizophrenie wirksam; allerdings besteht ein erhöhtes Risiko für Nebenwirkungen wie Schwindel, Durchfall, Blutbildveränderungen und Krampfanfälle

Behandlung von älteren Patienten

- Beginn mit niedriger Dosis, langsame Dosissteigerung. Die Eliminationshalbwertszeit ist bei älteren Patienten oft verlängert Auf ZNS-Dämpfung und anticholinerge Wirkungen achten; solche Symptome treten unter Haloperidol, Risperidon, Melperon und Pipamperon seltener auf

- Bei älteren Patienten können extrapyramidale Störungen häufiger auftreten. Antiparkinsonmittel können zu anticholinergen Effekten führen
- Vorsicht bei der Kombination mit anderen ZNS-dämpfenden oder anticholinergen Medikamenten; additive Wirkungen können zu Obstipation, Verwirrtheit, Desorientierung oder zu Delir führen
- Kardiovaskuläre Nebenwirkungen können bei Chlorpromazin, Clozapin und Risperidon ausgeprägt sein
- Bei älteren Patienten treten sehr häufig Spätdyskinesien auf
- Fallberichte über transitorische ischämische Attacken und Myokardinfarkte bei älteren Menschen mit Demenz (Risperidon)
- Größeres Agranulozytoserisiko bei Clozapin
- Verstärkte Gewichtszunahme unter Clozapin oder Olanzapin; dadurch erhöhtes Risiko für KHK und zerebrovaskuläre Schädigungen

Schwangerschaft

- Teratogene Wirkungen der Neuroleptika sind bisher nicht zweifelsfrei nachgewiesen worden, wobei Risperidon, Haloperidol und Quetiapin die Plazenta passieren, Olanzapin in kleinerem Maße
- Im ersten Drittel der Schwangerschaft Neuroleptika möglichst vermeiden. Bei hochpotenten Neuroleptika (z. B. Haloperidol) scheint ein geringeres Risiko zu bestehen, ebenso für Olanzapin
- Amisulprid wird in der Schwangerschaft nicht empfohlen; Erfahrungen liegen nicht vor
- Die Anwendung mittlerer bis hoher Dosierungen im letzten Drittel der Schwangerschaft kann extrapyramidale Störungen oder Temperaturregulationsstörungen nach der Geburt des Neugeborenen verursachen
- Vorsicht bei Clozapin: Die Konzentration von Clozapin im fetalen Plasma kann die des mütterlichen Blutes übersteigen

Stillzeit

- Neuroleptika gehen teilweise in die Muttermilch über (Konzentration 0,2–11 %). Die klinische Bedeutung ist unklar
- Während des Stillens sollte eine Dosisreduktion, eine alternative Therapie oder ein Abstillen erwogen werden
- Clozapin: während der Stillzeit nicht empfohlen
- Amisulprid: während der Stillzeit nicht empfohlen

Rechtliche Hinweise

- Besprechen Sie mit Ihren Patienten offen Nutzen und Risiken der Neuroleptikatherapie und dokumentieren Sie die Aufklärung. Eine nicht behandelte Psychose kann zu einer schweren Gefährdung des Patienten oder anderer Menschen führen
- Informationsbroschüren, Angehörigengruppen und Psychoedukation können die Therapie unterstützen
- Klären Sie die Patienten immer wieder über ihre Erkrankung und die medikamentöse Behandlung auf, da wichtige Tatsachen im Rahmen der Krankheitsverleugnung vergessen werden
- Kein Neuroleptikum kann perfekte Sicherheit bieten. Clozapin, Quetiapin, Risperidon, Ziprasidon und Olanzapin scheinen ein geringeres Risiko für die Spätdyskinesieauslösung zu haben oder sogar einen antidyskinetischen Effekt zu besitzen. Dokumentieren Sie zu Beginn der Behandlung bereits bestehende Bewegungsstörungen und führen Sie in regelmäßigen Abständen (z. B. alle 6–12 Monate) eine Überprüfung durch (z. B. mit Skalen wie der AIMS (Abnormal Involuntary Movement Scale))

Hinweise für die Pflege

- Eine sorgfältige Beobachtung des Patienten ist angezeigt. Die Erhebung von Patientendaten und Dokumentation des Patientenverhaltens vor und während der Medikamentengabe sind wichtige pflegerische Maßnahmen
- Durch geeignete pflegerische Betreuung der Patienten kann die Häufigkeit von Nebenwirkungen reduziert werden. Die Patienten sollten gut über mögliche Nebenwirkungen informiert sein; gleichzeitig sollte ihnen ein positives Gefühl vermittelt werden, dass das

Neuroleptikum die Symptome zu lindern vermag. Ängste vor der Medikation des Patienten sollten offen angesprochen und diskutiert werden

- In manchen Fällen ist beim Auftreten von extrapyramidalen Störungen (EPS) die Gabe eines Antiparkinsonmittels (z. B. Biperiden/ Akineton®) notwendig. Antiparkinsonmittel sollten allerdings nicht unbedenklich verschrieben werden, da sie zu anticholinergen Delirien oder zur Suchtentwicklung führen können. Bei manchen Patienten (jüngere Männer, Patienten mit höherer Empfindlichkeit für EPS oder bei Behandlung mit typischen Neuroleptika) kann allerdings die prophylaktische Gabe eines Antiparkinsonmittels indiziert sein
- Verschwommensehen ist in den meisten Fällen ein vorübergehendes Symptom; dabei ist die Nahsicht (Lesen) gestört
- Bei einigen Patienten kann es zu Gewichtszunahme kommen (insbesondere bei manchen Neuroleptika der 2. Generation wie Clozapin, Olanzapin, Quetiapin, z. T. auch Risperidon); diätetische Maßnahmen, körperliche Bewegung und Vermeidung stark kalorienhaltiger Getränke werden empfohlen
- Überwachen Sie Ein- und Ausfuhr
- Harnverhalt kann in einigen Fällen auftreten, besonders bei älteren Patienten
- Anticholinergika reduzieren die Peristaltik, vermindern die intestinale Sekretion und führen so evtl. zu Obstipation. Ausreichende Trinkmengen sowie Salate und Früchte in der Ernährung können hier positiv wirken. Gelegentlich können Laxanzien eingesetzt werden; Lactulose ist bei chronischer Verstopfung wirksam
- Akathisie (Bewegungsunruhe) kann mit Angst oder psychotischer Erregung verwechselt werden
- Wenn ein Patient plötzlich eine akute Dystonie (z. B. Zungenschlundkrampf), schwere, anhaltende extrapyramidale Störungen, Gelbsucht oder Symptome einer Blutbildveränderung (Fieber, Grippesymptome, Infektionssymptome oder Schwäche) zeigt, muss das Medikament abgesetzt werden; der Arzt muss informiert werden
- Achten Sie auf Symptome, die auf eine QT-Verlängerung zurückzuführen sind (z. B. Schwindel, Ohnmachtsanfälle, Herzrasen, Übelkeit, Erbrechen)
- Achten Sie bei Patienten, die Depot-Injektionen erhalten, auf mögliche Verhärtungen der Injektionsstelle
- Bei Depotmengen mit mehr als 3 ml Lösung sollte das Depot auf zwei Injektionen (links und rechts) verteilt werden

Hinweise für Patienten

- Ausführliche Patienteninformationen: siehe Seite 410 (Antipsychotika) und Seite 413 (Clozapin)
- Neuroleptika können zu Sonnenallergie führen. Benutzen Sie Sonnencreme und tragen Sie schützende Kleidung. Tragen Sie bei starkem Sonnenlicht eine Sonnenbrille
- Vermeiden Sie extreme Hitze bzw. hohe Luftfeuchtigkeit, da die Fähigkeit des Körpers, die Körpertemperatur zu regeln, durch Neuroleptika beeinträchtigt werden kann
- Vorsicht beim Autofahren oder Bedienen gefährlicher Maschinen, bis die Wirkung des Neuroleptikums sicher eingeschätzt werden kann. Schwindel und Übelkeit zu Beginn der Behandlung gehen in der Regel nach einigen Wochen zurück. Vorsicht ist bei der zusätzlichen Einnahme von Antidepressiva oder Alkohol geboten
- Mundtrockenheit kann durch das regelmäßige Trinken kleiner Wassermengen, das Lutschen von Bonbons oder das Kauen von Kaugummi gebessert werden. Patienten sollten regelmäßig den Mund ausspülen und die Zähne putzen. Vermeiden Sie stark kalorien- oder koffeinhaltige Getränke (z. B. Cola-haltige Getränke); übermäßiger Kaffee-, Tee- oder Colakonsum kann Angst und Unruhe hervorrufen und die Wirkungen der Neuroleptika aufheben oder vermindern
- Nehmen Sie Ihre Medikamente zusammen mit dem Essen oder mit Wasser, Milch oder Orangensaft ein. Vermeiden Sie Apfel- oder Grapefruitsaft, da es zu Wechselwirkungen mit dem Medikament kommen kann

- Teilen Sie Ihrem behandelnden Arzt sofort mit, wenn es zu Muskelsteifheit, Krämpfen, Antriebsmangel, Schwäche, Fieber, Halsentzündung, grippeähnlichen Symptomen oder zu Zeichen einer Infektion kommt
- Stehen Sie aus der liegenden oder sitzenden Position langsam auf, um Schwindelanfälle zu vermeiden

Wechselwirkungen
- Siehe Tabelle 25. Neuroleptika: Wechselwirkungen

Tabelle 25. Neuroleptika: Wechselwirkungen

Medikamentenklasse	Beispiele	Wechselwirkung
Adsorbenzien	Antazida, Aktivkohle, Cholestyramin, Kaolin-Pektin	Orale Resorption bei gleichzeitiger Einnahme signifikant vermindert, Gabe mindestens 1 Stunde vor oder 2 Stunden nach Neuroleptika-Gabe empfohlen
Anästhetika	Enfluran	Additiv verstärkter Blutdruckabfall mit Chlorpromazin
Antiarrhythmika	Chinidin, Procainamid, Amiadoron, Disopyramid	Additiv verringerte Herzleistung und verlängerte kardiale Überleitung mit Chlorpromazin und Pimozid
	Chinidin	Erhöhte Plasmaspiegel von Clozapin, Risperidon und Haloperidol durch CYP2D6-Hemmung
Antibiotika	Ciprofloxacin	Erhöhte Clozapin- und Olanzapin-Spiegel durch Verminderung des Abbaus durch CYP1A2
	Clarithromycin	Verminderte Clearance von Pimozid um 80%, Überwachung möglicher gestörter kardialer Überleitung
	Erythromycin	Plasmaspiegel von Clozapin und Quetiapin in Kombination durch Abbauhemmung im CYP3A4-System erhöht
Anticholinergika	Antiparkinsonmittel, Antidepressiva	Atropinähnliche Wirkungen verstärkt, Mundtrockenheit, Verschwommensehen, Obstipation, können zu Hemmung der Schweißsekretion und zum paralytischen Ileus führen. Hohe Dosierungen können ein toxisches Delir auslösen
	Antihistaminika	Unterschiedliche Wirkungen auf den Metabolismus, Plasmaspiegel und Wirksamkeit der Neuroleptika möglich
Antidepressiva Trizyklische/andere	Amitriptylin, Trimipramin, Trazodon	Additive Sedierung, Blutdruckabfall und anticholinerge Wirkungen Gegenseitige Erhöhung der Serumspiegel
SSRI	Citalopram, Fluoxetin, Paroxetin, Fluvoxamin, Sertralin	Erhöhter Plasmaspiegel von Quetiapin durch Abbauhemmung im CYP3A4-System Erhöhte Plasmaspiegel der Neuroleptika (bis zu 100% Anstieg bei Haloperidol, 2- bis 7-fachen Anstieg mit Fluoxetin und Clozapin); erhöhte EPS- und Akathisie-Rate
Irreversibler MAOH	Tranylcypromin	Additiv verstärkte blutdrucksenkende Wirkung
Antihistaminika	Terfenadin, Astemizol	Potenzierung einer QT-Verlängerung, kann zu Torsade de pointes führen. Vorsicht mit Pimozid, Sertindol und Ziprasidon
Antihypertensiva	Methyldopa, Enalapril, Clonidin, Guanethidin	Additive blutdrucksenkende Wirkung; Aufhebung der blutdrucksenkenden Wirkung mit Chlorpromazin und Haloperidol durch Blockade der Guanethidin-Aufnahme in postsynaptische Neuronen

Fortsetzung nächste Seite

Tabelle 25. Neuroleptika: Wechselwirkungen (Fortsetzung)

Medikamentenklasse	Beispiele	Wechselwirkung
Antikoagulanzien	Warfarin	Verkürzte PTT bei Kombination mit Haloperidol
Antikonvulsiva	Carbamazepin	Erhöhte Plasmaspiegel in Kombination mit Haloperidol. Erhöhte Clearance und verminderte Neuroleptika-Plasmaspiegel (bis zu 100% mit Haloperidol, 63% mit Clozapin, 44% mit Olanzapin; ebenso bei Risperidon, Zuclopenthixol und Flupentixol möglich); wegen der Gefahr einer Blutbildveränderung Kombination mit Clozapin VERMEIDEN
	Phenytoin	Vermeiden Sie die Kombination mit Clozapin wegen des erhöhten Agranulozytose-Risikos. Verminderte Neuroleptika-Plasmaspiegel durch Enzyminduktion, besonders bei Haloperidol, Phenothiazinen, Clozapin und Quetiapin (bis zu 5-fach)
	Valproat	Verstärkte Neurotoxizität, Sedierung sowie weitere Nebenwirkungen durch die verminderte Clearance von Valproat (um 14% vermindert) Sowohl erhöhte als erniedrigte Clozapin-Spiegel wurde beobachtet. Veränderungen des Clozapin/Norclozapin-Verhältnisses möglich. In Einzelfällen hepatische Enzephalopathien Die Kombination mit Olanzapin führte z.T. zu verstärkter Gewichtszunahme
Antimykotika	Ketoconazol	Erhöhte Clozapin- und Quetiapin-Spiegel (5- bis 8-fach) durch Inhibition des Abbaus durch CYP3A4. Überwachen Sie die kardiale Überleitung bei Kombination mit Clozapin. Kombination mit Quetiapin kontraindiziert. Erhöhte Spiegel von Ziprasidon (<40%)
Anxiolytika Benzodiazepine	Alprazolam Diazepam Clonazepam, Lorazepam	Um bis zu 19% erhöhte Haloperidol-Plasmaspiegel möglich Verstärkte Sedierung und orthostatische Hypotonie mit Clozapin Schwindel (bis zum Kollaps) und Sedierung bei Kombination mit Clozapin. Delir und Ateminsuffizienz in Einzelfällen – dies ist eher in der frühen Behandlungsphase bei zusätzlicher Gabe von Clozapin zu einer bestehenden Benzodiazepin-Medikation möglich. KOMBINATION VERMEIDEN
Buspiron		Synergistische Wirkung mit den Neuroleptika, Sedierung agitierter Patienten Kann zur Verstärkung extrapyramidaler Nebenwirkungen führen
Betablocker	Propranolol	Erhöhte Haloperidol- und Metaboliten-Plasmaspiegel (um 26% bzw. 83%) Erhöhte Plasmaspiegel von Chlorpromazin und Propranolol
	Pindolol	Erhöhte Plasmaspiegel von Pindolol werden beschrieben
Cimetidin		Reduzierter Abbau von Clozapin und Olanzapin, dies führt zu erhöhten Plasmaspiegeln und Nebenwirkungen
Disulfiram		Verminderter Perphenazin-Plasmaspiegel Reduzierter Abbau von Clozapin, erhöhter Plasmaspiegel
Donezepil		Exazerbation von EPS
Grapefruitsaft		Blutspiegel von Quetiapin, Clozapin und Pimozid können durch CYP3A4-Inhibition ansteigen

Medikamentenklasse	Beispiele	Wechselwirkung
Kalziumantagonisten	Diltiazem, Verapamil	Erhöhte Plasmaspiegel von Quetiapin durch 3A4-Inhibition Additiv verstärkter Kalziumantagonismus bei Kombination mit Pimozid; kardiale Überleitungsstörungen möglich
Koffein	Kaffee, Tee, Cola	Erhöhte Clozapin-Plasmaspiegel durch Hemmung des Abbaus durch CYP3A4
Lithium		Erhöhte Neurotoxizität bei therapeutischen Dosierungen; kann EPS verstärken, erhöhte Plasmaspiegel von Haloperidol; mögliches erhöhtes Risiko von Agranulozytosen und Anfällen mit Clozapin
Metoclopramid		EPS-Risiko erhöht
Neuroleptika-Kombinationen	Clozapin, Risperidon Quetiapin	Erhöhter Clozapin-Spiegel bei Kombination mit Risperidon durch Abbauhemmung im CYP2D6-System Erhöhte Quetiapin-Clearance (um 65%)
Omeprazol		Fallberichte über Blutspiegelerhöhung von Clozapin
Protease-Inhibitoren	Ritonavir Indinavir	Reduzierter Abbau und erhöhte Plasmaspiegel von Clozapin, Risperidon und Pimozid; Überwachung der kardialen Überleitung empfohlen
Rauchen		Verminderte Neuroleptika-Plasmaspiegel durch Induktion des Abbaus (Clozapin, Chlorpromazin, Haloperidol, Fluphenazin, Olanzapin, Thiothixen)
Stimulanzien	Amphetamine Methylphenidat	Neuroleptika können Zeichen der Neurotoxizität „verschleiern" Einzelfallberichte über Verschlechterung von tardiven Bewegungstörungen und Verlängerung oder Exazerbation einer durch Absetzen induzierten Dykinesie
Sympathomimetika	Adrenalin	Paradoxer Blutdruckabfall durch neuroleptikainduzierte Blockade der -Adrenozeptoren Bei Hypotonie Noradrenalin oder Angiotensinamid geben
Tuberkulostatika	Isoniazid Rifampin, Rifampicin	Erhöhte Haloperidol-Spiegel durch Abbauhemmung Um bis zu 600% verminderte Clozapin-Spiegel und verminderte Haloperidol-Spiegel durch Enzyminduktion
ZNS-dämpfende Psychopharmaka	Antidepressiva, Hypnotika, Antihistaminika, Alkohol	Additiv verstärkte ZNS-Dämpfung Alkohol kann EPS verstärken Verstärkte Olanzapin-Resorption Additiv verstärkte ZNS-Dämpfung und orthostatische Hypotonie

Atypische Neuroleptika (Antipsychotika der 2. Generation)

Verfügbare Substanzen

Substanz	Gruppe	Handelsnamen Deutschland	Handelsnamen Österreich	Handelsnamen Schweiz
Amisulprid	Benzamid	Solian®	Solian®	Solian®
Asenapin	Pyrollidin	Sycrest®	Sycrest®	Sycrest®
Clozapin	Dibenzodiazepin	Elcrit®, Leponex® Clozapin-hexal®	Leponex®, Lanolept® Froidir®	Leponex®
Olanzapin	Thienobenzodiazepin	Zyprexa®, Zyprexa VeloTab®, Zyprexa Pulver 10 mg (i. m.-Formulierung); Depotpräparat: Zypadhera®	Zyprexa®, Zyprexa VeloTab®, Zyprexa Pulver 10 mg (i. m.-Formulierung); Depotpräparat: Zypadhera®	Zyprexa®, Zyprexa VeloTab®; Depotpräparat: Zypadhera®
Quetiapin	Dibenzothiazepin	Seroquel®	Seroquel®, Quetiapin, AstraZeneca'®	Seroquel®
Paliperidon	Benzisoxazolderivat	Invega®, Depotpräparat: Xeplion®	Invega®, Depotpräparat: Xeplion®	Invega®, Depotpräparat: Xeplion®
Risperidon	Benzisoxazolderivat	Risperdal®, Depotpräparat Risperdal® Consta®	Belivon®, Risperdal® Depotpräparat Risperdal Consta®	Risperdal®, Depotpräparat Risperdal Consta®
Sertindol	Phenylindol	Serdolect®	Serdolect®	Serdolect®
Ziprasidon	Benzisothiazolylpiperazin	Zeldox®	Zeldox®	–

Indikationen

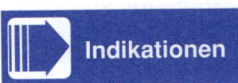

Zugelassene Indikationen:
- Schizophrenie
- Rezidivprophylaxe bei Schizophrenie
- Primäre Negativsymptomatik bei Schizophrenie (Amisulprid)
- Verhaltensstörungen bei Kindern (Risperidon)
- Verhaltensstörungen bei Demenzen (Risperidon)
- Akute Manie (Olanzapin, Quetiapin, Risperidon, Asenapin) – Asenapin ist nur für die Behandlung von Manien im Rahmen von Bipolar-I-Störungen zugelassen
- Depressive Episoden bipolarer Störungen (Quetiapin)

Weitere Indikationen:
- Agitiertheit oder Aggressivität bei Demenz
- Rezidivprophylaxe bei bipolaren affektiven Störungen
- Selbstverletzendes Verhalten

- Clozapin, Olanzapin und Risperidon haben antimanische, antidepressive und stimmungsstabilisierende Wirkungen. Nach vorläufigen Studien kann Clozapin auch bei therapieresistenten bipolaren affektiven Störungen wirksam sein
- (Wahnhafte) Depression
- Psychosen bei Morbus Parkinson (Zulassung für Clozapin, möglicherweise auch Olanzapin, Quetiapin wirksam)
- Kombinationstherapie bei therapierefraktären Zwangsstörungen und verwandten Erkrankungen (Risperidon)
- Nach vorläufigen Studien ist Risperidon bei tiefgreifenden Entwicklungsstörungen wirksam
- Ticstörungen und Trichotillomanie (Risperidon)
- Durch Psychostimulanzien ausgelöste Psychosen
- Nach vorläufigen Studien können Flashbacks und Zwangsgedanken bei therapieresistenter posttraumatischer Belastungsstörung gebessert werden (Risperdal, Quetiapin, Clozapin)
- Nach vorläufigen Studien Besserungen einiger Kernsymptome bei Borderline-Persönlichkeitsstörung (Olanzapin, Risperidon)

Art der Anwendung

- Medikamentengabe zu den Mahlzeiten oder vor Einnahme eines Getränkes wie Milch, Wasser oder Orangensaft. Vermeidung von Apfel- oder Grapefruitsaft wegen möglicher Wechselwirkungen
- Geben Sie keine orale Medikation innerhalb von 2 Stunden nach Anwendung von Antazida oder Antidiarrhoika, da die Absorption der Neuroleptika vermindert sein kann

Nebenwirkungen

- Siehe Seite 155, Tabelle 32. Neuroleptika: Neurologische Nebenwirkungen und Seite 155, Tabelle 33. Neuroleptika: Extrapyramidale Nebenwirkungen
- Manche Nebenwirkungen treten nur zu Beginn der Behandlung auf. Einige Nebenwirkungen sind medikamentös behandelbar; zunächst sollte aber eine Änderung der Medikation oder der Dosierung angestrebt werden

ZNS-Nebenwirkungen

a) Kognitive Störungen
- Ursache: Antagonismus am Histamin-H_1-Rezeptor und andere Wirkungen
- Kopfschmerzen (bei Risperidon und Olanzapin 10–15 %; Quetiapin ca. 19 %)
- Häufig kommt es zu Sedierung, vor allem in den ersten 2 Wochen der Therapie (insbesondere bei Clozapin). Abhilfe: Gabe der höchsten Neuroleptikadosis am Abend
- Schlafstörungen (Risperidon und Olanzapin), lebhafte Träume, Albträume (Risperidon und Clozapin)
- Verwirrtheit, Konzentrationsstörung, Orientierungsstörungen (besonders häufig bei hohen Dosen oder bei älteren Patienten). Unter Clozapin kann ein toxisches Delir auftreten
- Kognitive Störungen wie Störungen der Aufmerksamkeit, Reaktionszeit und Sprechmotorik (Clozapin), Aufmerksamkeit, exekutive Funktionen, Arbeitsgedächtnis (Risperidon, Quetiapin); Wortgedächtnis, -flüssigkeit und exekutive Funktionen (Olanzapin) können gebessert werden (Clozapin)
- Neuroleptika scheinen das Gedächtnis oder psychomotorische Fähigkeiten nicht negativ zu beeinflussen, außer bei starken anticholinergen Nebenwirkungen
- Clozapin, Olanzapin und Risperidon können in höheren Dosen Zwangssymptome verstärken
- Risperidon kann stärker als andere atypische Neuroleptika zu Schlafstörung, Angst und Unruhe führen. In einigen Fällen kann es unter Risperidon bei Patienten mit bipolaren schizoaffektiven Störungen zu manischen Phasen kommen, die sich durch Phasenprophylaktika, z. B. Lithium, evtl. nicht bessern. In Einzelfällen traten unter Olanzapin Manien auf

- Unter Olanzapin kann es zu Unruhe und Aggressivität kommen
- Unter Asenapin kann es sehr häufig zu Angst kommen

b) Neurologische Wirkungen
- Ursache: Antagonismus am Dopamin-D_2-Rezeptor. Extrapyramidale Störungen korrelieren hoch mit einer D_2-Rezeptor-Bindung über 75 %
- Senkung der Krampfschwelle; Vorsicht bei Patienten mit anamnestisch bekannter Epilepsie. Epileptische Anfälle können besonders bei schneller Dosissteigerung auftreten oder sekundär durch Hyponatriämie beim Syndrom der inadäquaten ADH-Sekretion (SIADH). Häufigkeit von Krampfanfällen unter Clozapin: 1 % bei Dosen < 300 mg, 2,7 % bei 300–600 mg und 4,4 % bei Dosen > 600 mg
- Den Krampfanfällen können Myoklonien vorausgehen
- Bei Adoleszenten können bei bis zu 4 % der Patienten Krampfanfälle und bei bis zu 60 % EEG-Veränderungen auftreten. Das Risiko ist bei Quetiapin mit 0,8 % und bei Risperidon mit 0,3 % geringer. Bei Adoleszenten, die Clozapin-Dosen über 550 mg täglich erhalten, sollte evtl. eine prophylaktische Gabe von Valproat in therapeutischen Dosen erwägt werden
- Unter Clozapin können in Einzelfällen Myoklonien, Tics oder Kataplexien auftreten, diese können generalisierten Anfällen vorausgehen (Dosisreduktion oder prophylaktische Gabe von Antikonvulsiva empfohlen)
- Extrapyramidale Reaktionen (Tremor, Rigor, Hypokinese, vermehrter Speichelfluss, Akathisie) treten bei atypischen Neuroleptika seltener auf als bei typischen, mit Ausnahme der Akathisie. Ein niedriges Serumeisen kann zu Akathisie prädisponieren. Clozapin hat das niedrigste EPS-Risiko und kann sogar vorbestehende EPS bessern (dann meist nur geringe Dosen)
- Verlust des Schluckreflexes (besonders bei männlichen Patienten)
- Dysphagie (Schluckstörungen); besonders bei männlichen Patienten; Hypersalivation (besonders bei Clozapin) – siehe auch gastrointestinale Nebenwirkungen
- Harninkontinenz (Überlaufblase); Enuresis unter Clozapin (bis zu 42 %; Behandlung: Desmopressin 0,2–0,4 mg, Oxybutynin 5–15 mg oder Ephedrin 25–150 mg/Tag)
- Schmerzen bei Olanzapin (8 %)
- Parästhesien oder brennende Missempfindungen können unter Risperidon in Einzelfällen auftreten
- Spätdyskinesien (siehe Seite 155, Tabelle 32. Neuroleptika: Neurologische Nebenwirkungen). Das Risiko scheint bei atypischen Neuroleptika geringer zu sein. Durch atypische Neuroleptika können sich Spätdyskinesien auch bessern. Nach der derzeitigen Datenlage besteht bei Clozapin das niedrigste Risiko für die Entwicklung von Spätdyskinesien. Clozapin kann auch therapeutisch bei Spätdyskinesien eingesetzt werden; die Besserung tritt oft innerhalb von 1–4 Wochen, manchmal noch nach 12 Wochen ein
- Fallberichte über transiente ischämische Attacken und Myokardinfarkte bei älteren Patienten mit Demenz (Risperidon)

Anticholinerge Nebenwirkungen
- Ursache: Blockade muskarinischer Acetylcholin-Rezeptoren
- Häufig: additive Verstärkung durch andere anticholinerge Medikamente
- Mundtrockenheit (Behandlung: zuckerfreies Kaugummi oder Bonbons); Candida-Infektionen können gefördert werden
- Verschwommenes Sehen, trockene Augen (Behandlung: künstliche Tränen, Pilocarpin 0,5 %-Augentropfen)
- Obstipation (Behandlung: viel Flüssigkeit, Laxanzien)
- Harnverhalt (Behandlung: Bethanechol [Myocholine-Glenwood®] bis zu 4-mal 25–50 mg/Tag)
- Höhere Dosen oder Kombination mit anderen anticholinergen Medikamenten können zu einem anticholinergen Syndrom mit zentralen und peripheren Symptomen wie Desorientierung, Verwirrtheit, Gedächtnisverlust, Fieber, Tachykardie, u. a. führen

Kardiovaskuläre Nebenwirkungen

- Ursache: Antagonismus an den α_1-adrenergen und muskarinischen Rezeptoren
- Hypotonie: ADRENALIN KONTRAINDIZIERT, da es zu einer weiteren Blutsenkung führen kann, stattdessen Noradrenalin oder Angiotensinamid. Bei Risperidon und Clozapin sollten Dosiserhöhungen sehr langsam vorgenommen werden, um Hypotonie und reflektorische Tachykardie zu vermeiden (ausreichende Flüssigkeits- und Salzzufuhr, Stützstrümpfe, Midodrin [Gutron®], Fludrocortison [Astonin® H], Dihydroergotamin [Dihydergot®])
- Transienter Blutdruckanstieg, Tachykardie, T-Negativierung oder ST-Senkung sind unter Clozapin möglich (meist zu Beginn der Behandlung)
- Bradykardie (Amisulprid)
- Verlängerungen der QT_c-Zeit (Sertindol, Ziprasidon, Amisulprid)
- Plötzliche, durch Autopsie nicht aufklärbare Todesfälle bei neuroleptikabehandelten Patienten sind sehr selten. Als mögliche Ursachen wurden ein gestörter Schluckreflex, laryngeal-pharyngeale Spasmen, ein Herzstillstand durch Arrhythmie (z. B. Torsade de Pointes), eine maligne Hypotonie oder epileptische Krampfanfälle diskutiert. Es ist jedoch nicht nachgewiesen, dass unter Neuroleptikabehandlung das Risiko für plötzliche Todesfälle höher ist als in der Allgemeinbevölkerung
- Kollapszustände (mit respiratorischem oder kardialem Stillstand) zu Beginn der Behandlung mit Clozapin sind beobachtet worden (in einigen dieser Fälle wurden gleichzeitig Benzodiazepine gegeben)
- Kardiomyopathien oder Myokarditiden traten in Einzelfällen unter Clozapin auf
- Unter Olanzapin wurden Ödeme beobachtet

Gastrointestinale Nebenwirkungen

- Gewichtszunahme. Tritt nicht unter Ziprasidon auf. Seltener unter Quetiapin, am häufigsten unter Clozapin und Olanzapin; Behandlung: Diät, Bewegung, gegebenenfalls Amantadin. Zwischen der Gewichtszunahme unter Clozapin und dem Ansprechen auf die Behandlung konnte eine Korrelation festgestellt werden
- Gewichtsabnahme, Magendarmbeschwerden, Dysphagie, Obstipation, gelegentlich Durchfälle; Übelkeit, Geschmacksstörungen, Glossitis
- Verlust des Schluckreflexes (scheint bei Männern häufiger zu sein)
- Hypersalivation, Schluckstörungen, Schluckauf (bei Clozapin bis zu 80 %; Einzelfallberichte für Olanzapin). Möglicherweise durch Stimulation der muskarinischen M_4-Rezeptoren oder α_2-Adrenozeptoren der Speicheldrüsen verursacht. Behandlung: Amitriptylin 25–100 mg, Benzatropin 2–4 mg, Pirenzepin 25–50 mg oder Clonidin 0,1–0,4 mg/Tag
- Refluxösophagitis
- Unter Clozapin kann selten eine Parotitis auftreten
- Obstipation: siehe anticholinerge Nebenwirkungen
- Eine ausgeprägte Obstipation unter Clozapin führte in Einzelfällen zu schwerwiegenden Komplikationen (Ileus, Mukosanekrose); seltene Todesfälle

Nebenwirkungen auf die Sexualfunktion

- Ursache: Blockade von Dopamin-D_2-, Acetylcholin-M_1-, α_1- und 5-HT_2-Rezeptoren
- Libidoverlust (Behandlung: Neostigmin oder Cyproheptadin 30 Minuten vor dem Geschlechtsverkehr)
- Erektile Dysfunktion, Impotenz (Behandlung: Bethanechol, Yohimbin)
- Ejakulationsschwäche, retrograde Ejakulation (insbesondere bei Risperidon), Anorgasmie (Behandlung: Bethanechol, 3-mal 10 mg oder 10–15 mg b. Bd.), Neostigmin (7,5–15 mg b. Bd.), Cyproheptadin (1-mal 8 mg/Tag oder 4–12 mg b. Bd.), Amantadin (100–200 mg/Tag)

Endokrine Nebenwirkungen

- Prolaktinspiegelanstieg; nicht selten bei Amisulprid und Risperidon, selten bei Olanzapin, Quetiapin und Clozapin. Ein erhöhter Prolaktinspiegel kann zu Galaktorrhoe, Amenorrhoe, Zyklusstörungen, Gynäkomastie, Brustschmerz, Brustvergrößerung, Prolaktinomen,

Orgasmusstörungen und Impotenz führen (Behandlung: Bromocriptin in niedriger Dosis bzw. Amantadin bei erhöhtem Prolaktinspiegel; besser: Wechsel auf anderes Präparat)

- Appetit- und Gewichtszunahme (häufiger bei Clozapin, Olanzapin und Quetiapin)
- Hyperglykämie, Glykosurie und erhöhte bzw. verlängerte Werte im Glukose-Toleranztest (10–33 % bei Clozapin); in einigen Fällen wurde eine Exazerbation eines Diabetes, Diabetes-Neuerkrankungen, diabetische Ketoazidose bei Nicht-Diabetikern unter Clozapin beobachtet. In seltenen Fällen Hyperglykämie unter Olanzapin; auch Exazerbation eines Diabetes möglich. Seltener bei Quetiapin und Risperidon
- „Tardives hypothalamisches Syndrom" – Polydipsie und Polyurie (SIADH); Risiko verstärkt bei Rauchern und Alkoholikern; das Risiko kann bei Clozapin geringer sein. Überwachung der Elektrolyte erforderlich, insbesondere bei Clozapin, um das Risiko von Anfällen bei langzeitbehandelten Patienten zu vermindern (Behandlung: reduzierte Flüssigkeitszufuhr, Captopril [Lopirin®] 12,5 mg/Tag, Elektrolytsubstitution)
- Unter Quetiapin wurde eine dosisabhängige Verminderung der gesamten und freien T_4-Konzentration beobachtet

Überempfindlichkeitsreaktionen

- Überempfindlichkeitsreaktionen treten in der Regel innerhalb der ersten Monate auf, können aber auch nach dem Absetzen vorkommen
- Photosensitive und photoallergische Reaktionen (auch sonnenbrandähnliche, erythematöse Veränderungen), evtl. mit Blasenbildung
- Hautreaktionen, Ausschlag, in seltenen Fällen Pigmentstörungen (Risperidon)
- Cholestatischer Ikterus (bei Absetzen der Medikation reversibel)
  - Tritt bei <0,1 % der Patienten innerhalb der ersten 4 Wochen der Behandlung auf
  - Symptome: Ikterus, dunkler Urin, Juckreiz
- Transiente asymptomatische Transaminasenerhöhung (mit 2- bis 3-fach über die Norm erhöhter GPT) wurden bei Olanzapin (bis zu 6 %), Clozapin (bis zu 37 %) und Quetiapin (bis zu 9 %) beobachtet
- In Einzelfällen Pankreatitis unter Risperidon und Clozapin
- Agranulozytose
  - Tritt bei weniger als 0,1 % der Patienten innerhalb der ersten 12 Wochen der Behandlung auf
  - Tritt bei 1–2 % der Patienten unter Clozapin auf (0,38 % bei Überwachung); daher ist eine Überwachung der weißen Blutkörperchen und des Differenzialblutbildes notwendig, siehe Seite 118, Einzelfall unter Quetiapin berichtet
  - Möglicherweise ist ein Metabolit des Clozapins, der im CYP3A4-System entsteht, für die Agranulozytose verantwortlich
  - Bekannte Risikofaktoren für Agranulozytose sind ein höheres Alter, weibliches Geschlecht und ethnische Zugehörigkeit (z. B. Aschkenasim-Juden)
  - Wenn die Medikation nicht abgesetzt und keine symptomatische Therapie eingeleitet wird, ist die Mortalität hoch
  - Symptome der Agranulozytose: Halsschmerzen, Fieber, Schwäche, Mundschleimhautinfektion
- Transiente Neutropenie (Olanzapin, Quetiapin)
- Eosinophilie kann bei Clozapin-Therapie häufig zwischen der 3. und 5. Behandlungswoche auftreten (häufiger bei Frauen). Eine Neutropenie kann gleichzeitig auftreten. Eine transiente Eosinophilie werde auch bei 5,7 % der Patienten unter Olanzapin beobachtet
- Transiente Leukozytose (41 % bei Clozapin)
- Selten: Asthma, Larynxödem, angioneurotisches peripheres Ödem, anaphylaktische Reaktionen
- Malignes neuroleptisches Syndrom (MNS) – eine seltene Nebenwirkung (0,02–3,23 %), die durch Fieber bis 42° C, Rigor, Tachykardie, Bewusstseinsstörungen, autonome Dysfunktion, Blutbildveränderungen und CK-Erhöhung gekennzeichnet ist (obligatorisch sind nur Fieber und Rigor)
  - Kann bei jedem Neuroleptikum auftreten, bei jeder Dosierung und zu jeder Zeit (häufiger im Sommer). Risikofaktoren sind organische Psychosyndrome, affektive Störungen, Dehydration, Erschöpfungszustände und Agitation

- Bei Clozapinbehandlung können extrapyramidale Symptome, CK-Anstieg und autonome Wirkungen geringer ausgeprägt sein
- Das Krankheitsbild ist lebensbedrohlich (besonders, wenn die Störung nicht rechtzeitig erkannt wird und das Neuroleptikum nicht abgesetzt wird (Mortalität 11–38%). Der Tod kann durch Kreislaufversagen, respiratorische Insuffizienz und Nierenversagen eintreten

Behandlung:
- Verlegung auf die Intensivstation
- Behandlung mit Dantrolen-Infusionen (3–10 mg/kg/Tag) in Kombination mit Bromocriptin (7,5–60 mg/Tag oral) oder Amantadin (200–400 mg/Tag); es ist nicht gesichert, dass diese Medikamente den Verlauf eines MNS beeinflussen können
- Behandlung der Hyperthermie durch Kühlen
- Unspezifische Behandlung der Komplikationen, an intensivmedizinischen Richtlinien orientiert

Temperaturregulationsstörungen
- Die Fähigkeit des Körpers, auf Temperatur- oder Feuchtigkeitsänderungen zu reagieren, kann eingeschränkt sein (Hyper- oder Hypothermie bei Temperaturextremen durch Inhibition des hypothalamischen Kontrollzentrums)
- Eine vorübergehende Temperaturerhöhung kann bei Clozapin bei bis zu 50% der Patienten auftreten (meist innerhalb der ersten 3 Behandlungswochen). Sie kann einige Tage anhalten. Nicht dosisabhängig. Höheres Risiko bei älteren Patienten. Gleichzeitig kann es auch zu einer begleitenden Erhöhung der weißen Blutkörperchen kommen

Andere Nebenwirkungen
- Leichte Erhöhung der Harnsäure (Olanzapin)
- Rhinitis (Risperidon 15%, Olanzapin 12%, auch bei Clozapin beobachtet)
- Erhöhte Serumtriglycerid- und -cholesterinspiegel sind unter Clozapin und Quetiapin beobachtet worden
- Einzelfälle einer Exazerbation einer Bulimia nervosa unter Risperidon und Clozapin wurden beobachtet
- Hyperventilation unter Quetiapin und Olanzapin (Einzelfälle)
- Orale Hyp- und Parästhesien (Asenapin)

Absetzphänomene
- Treten meistens 24–48 Stunden nach Absetzen der Medikation oder aber nach größerer Dosisreduktion auf
- Ein abruptes Absetzen einer höheren Dosis kann in seltenen Fällen Übelkeit, Erbrechen, Schwindel, Tremor, Hitzewallungen, Kälteschauer, Schwitzen, Tachykardie, Kopfschmerzen und Schlafstörungen verursachen. Diese Symptome beginnen in der Regel 2–3 Tage nach dem plötzlichen Absetzen des Medikamentes und können bis zu 14 Tage anhalten. Nach dem abrupten Absetzen von Clozapin können Agitation, Aggression, Delir, Verschlechterung der Psychose, Schwitzen und Bewegungsstörungen auftreten (empfohlene Dosisreduktion: 25–100 mg/Woche). Dosisreduktion bei Quetiapin 50–200 mg/Woche
- In den ersten Tagen nach dem Absetzen können Reboundphänomene auftreten: Akathisie, Dystonie und Parkinsonismus innerhalb der ersten Tage; Absetzdyskinesie innerhalb der ersten 4 Wochen
- Tardive Syndrome (Spätdyskinesien, tardive Dystonie, tardive Akathisie) können auftreten bzw. demaskiert werden
- Bei einigen Patienten trat nach abruptem Absetzen eine „Hypersensitivitätspsychose" (akuter Rückfall) auf

Kontraindikationen
- Bekannte Überempfindlichkeit gegen das Neuroleptikum
- QT-Verlängerung (Sertindol, Ziprasidon)
- Schwere kardiovaskuläre Erkrankungen (Clozapin)

Neuroleptika

STOP Anwendungs-einschränkungen	*Bei den folgenden Erkrankungen sollten die atypischen Neuroleptika mit Vorsicht angewendet werden:* • Anamnestisch bekanntes malignes neuroleptisches Syndrom • Intoxikationsbedingte Psychosen und Bewusstseinstrübungen • Akute Alkohol-, Opioid-, Hypnotika- oder Psychopharmaka-Intoxikation • Leukopenie und andere Erkrankungen des hämatopoetischen Systems (besondere Vorschriften für Clozapin beachten) • Prolaktinabhängige Tumoren, z. B. Mammatumoren • Schwere Lebererkrankungen. Klinische Beobachtung und Kontrolle der Transaminasen in regelmäßigen Abständen empfohlen • Schwere Nierenerkrankungen • Schwere Hypotonie bzw. orthostatische Dysregulation • Phäochromozytom • Hirnorganische Veränderungen • Stammhirnerkrankungen (wie M. Parkinson) • Epileptische Krampfanfälle in der Anamnese • Chronische Atemwegserkrankungen, Asthma • Hypoglykämie (Olanzapin) • (Nur für Neuroleptika mit mittlerer bis ausgeprägter anticholinerger Wirkung:) Glaukom, Harnverhaltung, Prostatahypertrophie, Pylorusstenose, paralytischer Ileus, hirnorganische Vorschädigung • (Nur für Neuroleptika mit kardiovaskulären Begleitwirkungen): kardiovaskuläre Vorschädigung. EKG-Überwachung bei QT-Intervall >0,42 Sekunden; Dosisreduktion oder Absetzen bei QT-Intervall >0,50 Sekunden. Erhöhtes Risiko bei Hypokaliämie oder Hypomagnesiämie
⚠ Vorsichtsmaßnahmen	• Überwachung bei QT_c-Intervall über 420 msec; Reduktion bei klinischen Symptomen oder QT_c-Intervall über 500 msec. Sertindol und Ziprasidon nicht bei anamnestisch bekannter QT_c-Verlängerung verwenden. Höheres Risiko bei Hypokaliämie oder Hypomagnesiämie • Clozapin nicht bei schweren Herzerkrankungen anwenden • Zigarettenrauchen induziert den Abbau und vermindert die Plasmaspiegel der meisten Neuroleptika. Nach Raucherentwöhnung müssen die Neuroleptikadosen entsprechend reduziert werden, um Überdosierungen zu vermeiden • Schnelle Elimination von Clozapin aus dem Plasma und Gehirn nach abruptem Absetzen kann zu frühen und schweren psychotischen Rückfällen führen • Eine allergische Kreuzreaktion zwischen Chorpromazin und Clozapin wurde in Einzelfällen beobachtet
☠ Überdosierung	• Symptome einer Überdosierung sind eine Verstärkung der bekannten Nebenwirkungen: anticholinerge und extrapyramidale Symptome, zunächst Erregung, später ZNS-Dämpfung • Orthostatische Dysregulation mit folgenden Komplikationen: Schock, Koma, Herzinsuffizienz, Herzinfarkt und Arrhythmien • Epileptische Anfälle • Bei Überdosierung ist eine symptomatische allgemeinmedizinische Behandlung erforderlich
Laborkontrollen	• Siehe Seite 119, Laboruntersuchungen ➜ **Besondere Richtlinien gelten für Clozapin (siehe Seite 118)**

Antipsychotika der „3. Generation"

Verfügbare Substanz

Wirkstoff	Handelsnamen Deutschland	Handelsnamen Österreich	Handelsnamen Schweiz
Aripiprazol	Abilify®	Abilify®	Abilify®

Indikationen
- Schizophrenie
- Manie
- Prävention manischer Episoden

Pharmakologie
- Antipsychotika der dritten Generation sind dadurch charakterisiert, dass sie eine D_2-Blockade sowie einen partiellen-Dopamin-Agonismus ausüben. Sie werden auch Dopamin-System-Stabilisierer (DSS) genannt
- Aripiprazol stabilisiert die Dopamin-Ausschüttung durch Aktivierung bei niedrigem dopaminergen Tonus und durch Inhibition bei hohem dopaminergen Tonus, d. h. dass es die D_2-Rezeptoren ausreichend stark blockiert, wenn die Dopamin-Aktivität reduziert werden muss (mesolimbische Bahnen), aber gleichzeitig die Dopamin-Aktivität in den nigrostriatalen Bahnen reduziert. Es kann die Dopamin-Aktivität in den mesokortikalen Bahnen steigern
- Partieller Agonist des $5-HT_{1A}$-Rezeptoren und Antagonist an den $5-HT_{2A}$-Rezeptoren

Dosierung
- Verfügbare Tabletten: 10 mg, 15 mg, 20 mg, 30 mg
- Beginn mit 10–15 mg einmal täglich. Langsame Steigerung nach 2 Wochen bis auf 30 mg am Tag
- Die Resorption wird nicht durch Nahrung beeinflusst. Effektiver Dosisbereich 10–30 mg/Tag
- Eine Leber- oder Nierenfunktionsstörung erfordert keine Dosisanpassung

Pharmakokinetik
- Siehe Seite 145
- Der Metabolit Dehydroaripiprazol ist aktiv, entspricht 40 % der Ursprungssubstanz im Plasma und hat eine ähnliche Affinität zu den D_2-Rezeptoren
- Wegen der langen Halbwertszeit entsteht ein Steady State erst innerhalb von 14 Tagen
- Wird hauptsächlich durch CYP3A4 und 2D6 abgebaut
- Eine Leber- oder Niereninsuffizienz erfordert keine Dosisanpassung

Nebenwirkungen
- Siehe Seite 152
- Die Nebenwirkungen sind dosisabhängig

ZNS-Nebenwirkungen
- Am häufigsten sind Unruhe, Kopfschmerz, Schlaflosigkeit und Nervosität
- Akathisie
- Geringes Risiko für extrapyramidale Nebenwirkungen; Tremor (selten)

Kardiovaskuläre Nebenwirkungen
- Orthostatische Hypotonie (gelegentlich)
- Minimale Veränderung des QT_c-Intervalls; bei manchen Patienten war das QT_c-Intervall verkürzt

Neuroleptika

Gastrointestinale Nebenwirkungen	• Übelkeit (<10%) und Erbrechen; häufiger bei hohen Dosen
	• Geringe Häufigkeit von Gewichtszunahme

Endokrine Nebenwirkungen	• Minimale Wirkung auf Prolaktin
	• Scheint nicht den Glukosemetabolismus zu beeinflussen, daher kein Risiko für ein Neuauftreten von Diabetes. Scheint nicht die Lipidprofile zu verändern oder das Gesamtcholesterin oder die Low-Density-Lipidcholesterin zu erhöhen; kein Einfluss auf Triglyzeridspiegel

Absetzphänomene
• Absetzphänomene wurden ähnlich wie bei anderen Antipsychotika berichtet

Vorsichtsmaßnahmen
• Vorsicht bei Patienten mit bekannten kardiovaskulären Erkrankungen, zerebrovaskulären Erkrankungen oder Neigung zu Hypotonie

Überdosierung
• Bei Überdosierung wurden gastrointestinale und ZNS-Symptome beobachtet. Kardiovaskuläre Wirkungen wurden nicht berichtet
• Behandlung: supportiv

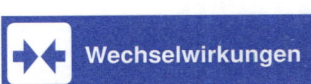

Wechselwirkungen
• Klinisch relevante Wechselwirkungen sind in Tabelle 26. Antipsychotika der „3. Generation": Wechselwirkungen aufgelistet

Tabelle 26. Antipsychotika der „3. Generation": Wechselwirkungen

Medikamentengruppe	Beispiele	Wechselwirkungen
Antikonvulsiva	Carbamazepin Valproat	Verringerter Aripiprazol-Spiegel durch verstärkten Abbau durch CYP3A4; C_{max} und AUC des Medikaments und des Metaboliten um 70% erniedrigt C_{max} und AUC von Aripriprazol um 25% reduziert; geringe klinische Bedeutung
Antidepressiva	SSRI Fluoxetin, Paroxetin	Erhöhte Aripiprazol-Plasma-Spiegel durch verminderten Abbau
Antimykotika	Ketoconazol	Erhöhte Aripiprazol-Plasma-Spiegel durch verminderten Abbaus über CYP3A4; AUC von Aripiprazol und Metaboliten um 63 bzw. 77% erhöht
Chinidin		Um 112% erhöhter Plasmaspiegel von Aripriprazol durch verminderten Abbau über CYP2D6; AUC des Metaboliten um 35% reduziert
Famotidin		Verminderte Rate (C_{max}) und Ausmaß (AUC) der Absorption von Aripriprazol und seinem aktiven Metaboliten; geringe klinische Bedeutung
ZNS-dämpfende Substanzen	z.B. Hypnotika	Additive Verstärkung der ZNS-Dämpfung

Typische Neuroleptika (Antipsychotika der 1. Generation)

Verfügbare Substanzen

Substanzen	Handelsnamen Deutschland	Handelsnamen Österreich	Handelsnamen Schweiz
Butyrophenone			
Benperidol	Benperidol-neuraxpharm®, Glianimon®	–	–
Bromperidol	Impromen®, Tesoprel®	–	–
Droperidol		Dehydrobenzperidol®	–
Haloperidol	Buteridol®, Haldol-Janssen®, haloper von ct®, Haloperidol Desitin®, Haloperidol Stada®, Haloperidol-GRY®, Haloperidol-neuraxpharm®, Haloperidol-ratiopharm®, Haloneural®, Sigaperidol®, Haloperidol-RPh®	Haldol®	Haldol®, Sigaperidol®
Melperon	Eunerpan®, Harmosin®, Melneurin®, Mel-peromerck®, Melperon von ct®, Melperon beta®, Melperon-neuraxpham®, Mel-Puren®, Melperon-ratiopharm®, Melperon Stada®, Melperon-Teva®, Melperon AL®, Melperon AZU®, Melperon-RPh®	Buronil®, Neuril®	–
Pipamperon (Floropipamid)	Dipiperon®		Dipiperon®
Diphenylbutylpiperidine			
Fluspirilen	Imap®, Fluspi®, Fluspirilen beta®, Kivat®	–	
Penfluridol	–	Semap®	Semap®
Pimozid	Orap®	Orap®, Orap forte®	
Phenothiazine			
Chlorpromazin	Propaphenin®		Chlorazin®
Fluphenazin	Dapotum®, Fluphenazin-neuraxpharm®, Lyogen®, Lyorodin®, Omca®	Dapotum®, Fluphenazin „Strallhofer"®	Dapotum®
Levomepromazin	Levomepromazin-neuraxpharm®, Neurocil®, Tisercin®, Levium®	Nozinan®	Nozinan®
Perazin	Perazin-neuraxpharm®, Taxilan®	–	–
Perphenazin	Perphenazin-neuraxpharm®, Decentan®	Decentan®	Trilafon®

Fortsetzung nächste Seite

Substanzen	Handelsnamen Deutschland	Handelsnamen Österreich	Handelsnamen Schweiz
Phenothiazine			
Promazin	Protactyl®, Sinophenin®	–	Prazine®
Promethazin	Closin®, Atosil®, Eusedon mono®, Promethazin-neuraxpharm®, Prothazin®, Promethawern®, Promethazin-liquidum® Proneurin®		Nardyl®
Prothipendyl	Dominal®	Dominal forte®	–
Thioxanthene			
Chlorprothixen	Chlorprothixen Holsten®, Chlorprothixen-neuraxpharm®, Truxal®	Truxal®, Truxaletten®	Truxal®, Truxaletten®
Flupentixol	Fluanxol®	Fluanxol®	Fluanxol®
Zuclopenthixol	Ciatyl-Z®	Cisordinol®	Clopixol®
Dibenzothiazepine			
Clothiapin	–	–	Entumin®
Dibenzothiepine			
Zotepin	Nipolept®	Nipolept®, Zoleptil®	–
Benzamide			
Sulpirid	Arminol®, Dogmatil®, Meresa®, Neogama®, Sulp®, Sulpirid AL®, Sulpirid-RPh®, Sulpirid STADA®, Sulpirid TEVA®, sulpirid von ct®, Sulpirid-beta®, Sulpivert®, Vertigo-neogama®, Vertigo-Meresa®, Sulpirid-ratiopharm®, Sulpirid-neuraxpharm®	Dogmatil®, Meresa®	Dogmatil®

Charakteristika der verschiedenen Neuroleptikaklassen

Butyrophenone

- Zu der Gruppe der Butyrophenone gehören die am stärksten antipsychotisch wirkenden Neuroleptika (Benperidol, Bromperidol, Haloperidol, Moperon, Triperidol), die allerdings auch häufig EPS verursachen. Eine wichtige Stellung nimmt nach wie vor Haloperidol ein, das das wohl weltweit am häufigsten verwendete Neuroleptikum ist und am besten untersucht wurde. Haloperidol hat ein relativ reines D_2-Rezeptor-Bindungsprofil. Besonders bei hochpsychotischen Patienten, die hohe Dosen benötigen, werden die hochpotenten Butyrophenone vielfach eingesetzt. Die hochpotenten Neuroleptika sedieren relativ weniger als andere Neuroleptikaklassen.

- Die niedrigpotenten Neuroleptika dieser Gruppe (Melperon und Pipamperon) haben stärkere sedierende Eigenschaften. Da sie weniger anticholinerge Wirkungen haben als andere niedrigpotente Neuroleptika, werden sie auch in der Geriatrie/Gerontopsychiatrie eingesetzt

Diphenylbutylpiperidine
- Die hochpotenten Neuroleptika Fluspirilen, Penfluridol und Pimozid haben ähnliche Eigenschaften wie die Butyrophenone. Fluspirilen wird einmal wöchentlich als Injektion verabreicht und wird neben der Schizophreniebehandlung auch in niedriger Dosierung in der Behandlung von Angst- und Unruhezuständen eingesetzt. Penfluridol wird einmal wöchentlich oral gegeben

Phenothiazine
- Die Gruppe der Phenothiazine wird unterteilt in Substanzen mit aliphatischer Seitenkette, Piperidylseitenkette und Piperazinylseitenkette. In dieser Gruppe gibt es hoch-, mittel- und niedrigpotente Substanzen (siehe Seite 143, Tabelle 27. Neuroleptika: Dosierung, antipsychotische Potenz). Die hoch- und mittelpotenten Phenothiazine werden in der Behandlung akuter Psychosen eingesetzt, die niedrigpotenten vorwiegend zur Sedierung. Phenothiazine sind trizyklische Substanzen und können deshalb gelegentlich Leberenzymanstiege und selten Blutbildveränderungen hervorrufen

Thioxanthene
- Die Gruppe der Thioxanthene enthält die mittelpotenten Neuroleptika Flupentixol und Zuclopentixol sowie das niedrigpotente Chlorprothixen. Die Thioxanthene haben ähnliche Eigenschaften wie die Phenothiazine. Wegen ihrer sedierenden Eigenschaften können sie in der Geriatrie und bei der Behandlung aggressiver Patienten eingesetzt werden

Dibenzothiazepine und Dibenzothiepine
- Die mittelpotenten Neuroleptika Clothiapin und Zotepin haben ähnliche Eigenschaften wie die Phenothiazine

Benzamide
- Sulpirid ist ein niedrigpotentes Neuroleptikum, das wegen geringerer Durchgängigkeit durch die Bluthirnschranke erst in hohen Dosen antipsychotisch wirksam ist. Das tuberoinfundibuläre System hat eine stärker durchlässige Bluthirnschranke, daher kann es unter Sulpirid häufiger zu Prolaktinerhöhung kommen. Sulpirid wird häufig zur Sedierung und bei Angst- und Unruhezuständen eingesetzt

Indikationen

Zugelassene Indikationen:
- Behandlung akuter und chronischer Psychosen (Schizophrenie, schizoaffektive Störungen, manische Phasen bei affektiven Störungen, wahnhafte Störung, u. a.)
- Wahnhafte Depression und schizoaffektive Störungen
- Rückfallprophylaxe bei Schizophrenie
- Rückfallprophylaxe bei affektiven Störungen
- Angst- und Unruhezustände (wenn andere Behandlungsmöglichkeiten versagt haben)
- Agitiertes, aggressives Verhalten bei Demenz, selbstschädigendes Verhalten
- Gilles-de-la-Tourette-Syndrom (Haloperidol, Pimozid)
- Stottern
- Antiemetische Wirkung
- Agitation bei Depression
- Psychosen bei Porphyrie
- Kombinationsbehandlung bei Anästhesie (Droperidol)
- Therapierefraktärer Schluckauf
- Juckreiz, besonders bei Neurodermitis und Ekzemen

Weitere Indikationen:

- Impulsivität
- Kombinationsbehandlung bei therapierefraktären Zwangserkrankungen und verwandten Krankheitsbildern (Pimozid). Nach Fallberichten ist Haloperidol bei Trichotillomanie wirksam
- Niedrig dosiertes Flupentixol wurde bei der Behandlung von Depressionen (0,5–4,5 mg/Tag), Borderline-Störung und Kokain-Entzug eingesetzt
- Kurzfristige Behandlung von Schlafstörungen (Melperon, Pipamperon, Chlorprothixen, u.a.)

Art der Anwendung

Schnellwirksame Injektionen

- Achten Sie auf orthostatischen Blutdruckabfall, besonders bei parenteraler Gabe mittel- und niedrigpotenter Neuroleptika. Der Patient sollte 30 Min. nach der Injektion liegen oder sitzen; Blutdruckkontrolle vor und nach der Injektion empfohlen
- Geben Sie i.m.-Spritzen in den oberen äußeren Gesäßmuskel oder in den M. deltoideus (bei letzterem sorgt die bessere Blutzirkulation für eine schnellere Absorption). Wechseln Sie den Applikationsort regelmäßig. Massieren Sie die Applikationsstelle nach der Gabe, um die Bildung eines sterilen Abzesses zu vermeiden
- Die Kleidung des Patienten und des Behandlers nicht mit dem Medikament kontaminieren, um eine Kontaktdermatitis zu vermeiden
- Lassen Sie das Medikament nicht länger als 15 Minuten stehen, da das Spritzenmaterial sonst das Medikament absorbieren kann
- Haloperidol darf nicht i.v. injiziert werden

Depotneuroleptika

- Verwenden Sie eine Nadel mit mindestens 21 G. Applizieren Sie das Depot tief; wechseln Sie die Applikationsstelle regelmäßig; notieren Sie die Injektionsstelle in den Akten
- Fluphenazin ist für eine subkutane Gabe geeignet
- Lassen Sie das Medikament nicht länger als 15 Minuten in der Spritze stehen
- Die Injektionsstelle *nicht* massieren
- Bei großen Depotmengen (>3 ml) Medikament auf 2 Injektionen verteilen (links und rechts)

Orale Gabe

- Idealerweise werden Neuroleptika zu den Mahlzeiten oder vor Einnahme eines Getränkes wie Milch, Wasser oder Orangensaft eingenommen (kein Apfel- oder Grapefruitsaft, da die Medikamentenwirkung beeinflusst werden kann)
- Vermeiden Sie Lichteinwirkung auf das Medikament
- Verwerfen Sie deutlich in der Färbung veränderte Medikamente (eine leichte Gelbfärbung beeinträchtigt jedoch nicht die Wirkung)
- Mischen Sie flüssige Medikamente kurz vor Gebrauch mit Milch, Orangensaft oder halbflüssigen Nahrungsmitteln, da einige Neuroleptika einen bitteren Geschmack haben
- Chlorpromazin hat eine lokal anästhesierende Wirkung und sollte zur Vermeidung von Verschlucken mit anderen Flüssigkeiten gemischt werden
- Geben Sie keine oralen Neuroleptika innerhalb von 2 Stunden nach Einnahme von Antazida und Antidiarrhoika, da hierdurch die Absorption der Neuroleptika vermindert werden kann
- Sollte ein Patient keine Tabletten schlucken können, verwenden Sie flüssige Zubereitungen

Nebenwirkungen
- Siehe Seite 152, Tabelle 31. Neuroleptika: Häufigkeit der Nebenwirkungen
- Viele Nebenwirkungen sind vorübergehend und oft medikamentös behandelbar. Zuerst sollte allerdings eine Änderung der Medikation oder Dosisreduktion versucht werden

ZNS-Nebenwirkungen
- Ursache: Antagonismus am Histamin-H_1-Rezeptor

a) Kognitive Störungen
- Häufig kommt es zu Sedierung, insbesondere innerhalb der ersten 2 Wochen der Therapie (insbesondere bei Phenothiazinen mit aliphatischer Seitenkette). Behandlung: Hauptdosis zur Nacht verordnen
- Verwirrtheit, Konzentrationsstörung, Desorientierung (besonders häufig bei hohen Dosen oder bei älteren Patienten)
- Aufmerksamkeit und Informationsverarbeitung können durch Neuroleptika verbessert werden; Neuroleptika scheinen das Gedächtnis oder psychomotorische Fähigkeiten nicht negativ zu beeinflussen, außer bei starken anticholinergen Wirkungen (z. B. Chlorpromazin)
- Depressionsauslösung und rascher Zykluswechsel bei bipolaren affektiven Psychosen möglich (mit oder ohne Lithiumprophylaxe)

b) Neurologische Wirkungen
- Ursache: Antagonismus am Dopamin-D_2-Rezeptor (extrapyramidale Reaktionen treten bei einer D_2-Bindung über 75% häufiger auf)
- Erniedrigte Krampfschwelle; besondere Vorsicht bei Patienten mit Epilepsie in der Anamnese. Höheres Risiko bei rascher Dosissteigerung oder sekundär durch Hyponatriämie beim Syndrom der inadäquaten ADH-Sekretion (SIADH)
- Extrapyramidale Störungen (EPS; siehe Seite 155, Tabelle 33. Neuroleptika: Extrapyramidale Nebenwirkungen) besonders bei hochpotenten Neuroleptika: Dystonien, Dyskinesien, „Pisa-Syndrom", Akathisie, Pseudoparkinsonismus, perioraler Tremor, „Rabbit-Syndrom", Akinese. Ein niedriger Kalziumspiegel kann zu extrapyramidalen Nebenwirkungen prädisponieren, niedrige Eisenspiegel zu Akathisie
- Verlust des Schluckreflexes (besonders bei männlichen Patienten)
- Dysphagie (Schluckstörung); besonders bei männlichen Patienten; Speichelfluss – siehe auch gastrointestinale Nebenwirkungen
- Urininkontinenz; Behandlung: Desmopressin (Minirin®) 10 lig, Oxybutynin (Oridase®) 5–15 mg
- Spätdyskinesien (siehe Seite 155, Tabelle 32. Neuroleptika: Neurologische Nebenwirkungen). Risiko: 38% nach 5 Jahren, 56% nach 10 Jahren. Spontanremission: 14–24% nach 5 Jahren. Spätdyskinesien treten meist nach sehr langer Behandlung auf, selten schon nach 3–6 Monaten. Sie persistieren oft nach Therapieende und treten häufiger in der Altersgruppe über 40 Jahre auf. Frauen sind doppelt so häufig wie Männer betroffen. Oft treten die Symptome erst nach dem Absetzen des Neuroleptikums oder nach einer Dosisreduktion auf. Die Symptome bessern sich durch eine Antiparkinsonmedikation meist nicht, sondern können sogar noch verschlechtert werden. Die Symptome verschwinden beim Schlaf und können bei intensiver Anstrengung willentlich unterdrückt werden. Bei Stress können sie sich verstärken. Patienten mit bipolar affektiven Störungen und nicht insulinpflichtigem Diabetes haben ein höheres Risiko. Risiko bei dementen Patienten: 25–30% pro Jahr
- Bucco-lingual-faziale Hyperkinesie: Schmatzen und Lecken der Lippen, Saug- oder Kaubewegungen, Rollen und Vorstrecken der Zunge, Blinzeln, groteske Grimassen, spastische Gesichtsverzerrungen
- Choreoathetose der Extremitäten: klonisches Hin-und Herbewegen der Finger, Knöchel, Zehen, Extremitäten, des Rumpfes, Halses und Beckens
- Tardive Dystonie; Retroflektion des Halses, der Hände; Dysarthrie; Haltungsanomalien

- Tardiver Ballismus
- Tardives Gilles-de-la-Tourette-Syndrom
- Tardive Akathisie (nach einigen Autoren nicht von Früh-Akathisie zu unterscheiden)
- Tardives Erbrechen (besonders bei Rauchern)

Anticholinerge Nebenwirkungen

- Ursache: Blockade an muskarinischen Acetylcholin-Rezeptoren
- Häufig; additive Verstärkung durch andere anticholinerge Medikamente
- Mundtrockenheit (Behandlung: Zuckerfreies Kaugummi oder Bonbons); Candida-Infektionen können gefördert werden
- Verschwommenes Sehen, trockene Augen (Behandlung: künstliche Tränen, Pilocarpin 0,5%-Augentropfen)
- Obstipation (Behandlung: viel Flüssigkeit, Laxanzien)
- Harnverhalt; Behandlung: Bethanechol (Myocholine-Glenwood®) bis zu 4-mal 25–50 mg/Tag
- Höhere Dosen oder Kombination mit anderen anticholinergen Medikamenten können zu einem anticholinergen Syndrom mit zentralen und peripheren Symptomen wie Desorientierung, Verwirrtheit, Gedächtnisverlust, Fieber, Tachykardie, u. a. führen

Kardiovaskuläre Nebenwirkungen

- Ursache: Antagonismus am α_1-adrenergen und muskarinischen Rezeptor
- Hypotonie am häufigsten bei parenteraler Anwendung. KEIN ADRENALIN GEBEN, da es zu einer weiteren Blutdrucksenkung führen kann, stattdessen Noradrenalin oder Angiotensinamid
- Tachykardie, Schwindel, Kollaps oder unspezifische EKG-Veränderungen (insbesondere bei Pimozid). In seltenen Fällen QT-Verlängerung oder Torsade de pointes
- Plötzliche Todesfälle bei neuroleptikabehandelten Patienten, die durch Autopsie nicht geklärt werden können, sind sehr selten. Als mögliche Ursachen wurden ein gestörter Schluckreflex, pharyngeale Spasmen, ein Herzstillstand durch Arrhythmie (z. B. Torsade de Pointes), eine maligne Hypotonie oder epileptische Krampfanfälle diskutiert. Es ist jedoch nicht nachgewiesen, dass unter Neuroleptikabehandlung das Risiko für plötzliche Todesfälle höher ist als in der Allgemeinbevölkerung

Gastrointestinale Nebenwirkungen

- Gewichtszunahme; besonders zu Beginn der Behandlung, häufiger bei niedrigpotenten Substanzen (z. B. 3–5 kg im Durchschnitt bei Chlorpromazin); Behandlung: Diät, Bewegung, gegebenenfalls Umsetzen der Medikation
- Gewichtsabnahme, gastrointestinale Beschwerden, Dysphagie, Verstopfung, gelegentlich Durchfälle
- Geschmacksstörung, Glossitis
- Verlust des Schluckreflexes (bei Männern häufiger)
- Hypersalivation, Schluckstörungen, Würgen

Sexuelle Dysfunktionen

- Ursache: Dopamin (D_2)-, ACh- und α_1-Blockade
- Libidoverlust (Behandlung: Neostigmin oder Cyproheptadin 30 Minuten vor dem Geschlechtsverkehr)
- Erektile Dysfunktion, Impotenz (Behandlung: Bethanechol, Yohimbin)
- Ejakulationsstörung, retrograde Ejakulation, Anorgasmie (Behandlung: Bethanechol, Neostigmin, Cyproheptadin, Amantadin)
- Priapismus (insbesondere bei Chlorpromazin)

Endokrine Nebenwirkungen

- Anstieg des Prolaktinspiegels; ein höherer Prolaktinspiegel wird mit sexuellen Dysfunktionen bei Männern in Verbindung gebracht
- Bei Frauen: Gynäkomastie und Galaktorrhoe (größeres Risiko bei Frauen mit früherer Schwangerschaft), Amenorrhoe, Menstruationsstörungen, Veränderungen der Libido (Behandlung: bei erhöhtem Prolaktinspiegel Bromocriptin in niedriger Dosierung oder Amantadin)

- Falschpositiver Schwangerschaftstest möglich
- Bei Männern: Gynäkomastie, selten Galaktorrhoe (Behandlung: Bromocriptin bei erhöhtem Prolaktinspiegel); Appetit- und Gewichtszunahme
- Hypo- oder Hyperglykämie, Glykosurie und erhöhter bzw. verlängerter Glukose-Toleranztest (3 % der Patienten bei Depotmedikation)
- Hyperlipidämie (Cholesterolspiegel bei >25 % der mit Haloperidol und Fluphenazin behandelten Patienten); Triglyzeriderhöhung bei 8 % unter Fluphenazin)
- Tardives hypothalamisches Syndrom mit Polydipsie und Polyurie (SIADH). Risiko erhöht bei Rauchern und Alkoholikern. Das Risiko kann bei Haloperidol-Decanoat erhöht sein. In diesen Fällen Überwachung des Natriumspiegels, um das Risiko epileptischer Anfälle bei langzeitbehandelten Patienten zu vermindern (Behandlung: Flüssigkeitsrestriktion, Captopril 12,5 mg/Tag, Elektrolytsubstitution)

Augenveränderungen

- Linsenpigmentation
  - Nach Langzeitbehandlung (insbesondere bei Chlorpromazin)
  - Granuläre Ablagerungen im Auge
  - Der Visus ist in der Regel nicht beeinträchtigt; die Nebenwirkung ist nach Absetzen reversibel
  - Häufiger bei Patienten mit Neuroleptika-induzierter Hautpigmentation oder Photosensibilität
- Retinitis pigmentosa
  - Vor allem bei längerer Anwendung von Phenothiazinen (z. B. Chlorpromazin)
  - Sehschärfeminderung, gelegentlich nach Absetzen reversibel
  - Visusverlust möglich

Überempfindlichkeitsreaktionen

- Treten meist innerhalb der ersten Monate der Behandlung auf (ein Auftreten nach Absetzen der Medikamente ist jedoch ebenfalls möglich)
- Photosensibilität und Reaktionen mit sonnenbrandähnlichen erythematösen Veränderungen, evtl. mit Blasenbildung
- Hautreaktionen, Ausschlag, Hautpigmentstörungen
- Cholestatischer Ikterus (nach Absetzen reversibel)
  - Häufigkeit: <0,1 % der Patienten innerhalb der ersten 4 Wochen der Behandlung; kann bei den meisten Neuroleptika auftreten
  - Häufigkeit bei Chlorpromazin <1 %
  - Symptome: gelbliche Haut, dunkler Urin, Juckreiz
- Transiente asymptomatische Transaminasenerhöhungen (mit 2–3 über die Norm erhöhte GPT) bei Haloperidol (bis zu 16 %) Agranulozytose
  - Kann bei den meisten Neuroleptika bei <0,1 % der Patienten innerhalb der ersten zwölf Wochen der Behandlung auftreten
  - Die Mortalität bei Agranulozytose ist hoch, wenn nicht das Neuroleptikum abgesetzt und sofort eine symptomatische Therapie begonnen wird
  - Symptome: Kratzen im Hals, Fieber, Schwäche und Mundsoor
- Selten: Asthma, Larynx-, angioneurotische oder periphere Ödeme, anaphylaktische Reaktionen
- Malignes neuroleptisches Syndrom (MNS)
  - Symptome: Fieber bis 42 Grad, Rigor, Tremor, Akinese, Dyskinesien, Muskelkrämpfe, autonome Dysfunktion mit Tachykardiespitzen, labilem Blutdruck, Blässe und Speichelfluss, CK-Erhöhung sowie Stupor oder Koma (obligatorisch sind nur Fieber und Rigor)

- Kann bei jedem Neuroleptikum auftreten, bei jeder Dosierung und zu jeder Zeit (etwas häufiger bei rascher Aufdosierung und im Sommer). Risikofaktoren sind organische Psychosyndrome, affektive Störungen, Dehydration, Erschöpfungszustände und Agitation, rasche oder parenterale Neuroleptikagabe
- Das Krankheitsbild ist lebensbedrohlich (Mortalität 11–38 %), besonders, wenn das Neuroleptikum nicht sofort abgesetzt und eine symptomatische Therapie begonnen wird. Der Tod kann durch Kreislaufversagen, respiratorische Insuffizienz und Nierenversagen eintreten
- Verlegung auf Intensivstation, Behandlung mit Dantrolen-Infusionen (3–10 mg/kg/Tag) in Kombination mit Bromocriptin (7,5–60 mg/Tag oral) oder Amantadin (200–400 mg/Tag) (es ist nicht gesichert, dass diese Medikamente den Verlauf des MNS beeinflussen können), symptomatische intensivmedizinische Behandlung, Behandlung der Hyperthermie durch Kühlen
- Hypersensitivitätsreaktionen an der Injektionsstelle (besonders bei Haloperidol-Decanoat 100 mg/ml)

Temperaturregulation

- Durch eine Störung des hypothalamischen Temperaturregulationszentrums kann es zu Hyper- oder Hypothermie kommen (besonders bei extremen Temperaturen)
- Tardives hypothalamisches Syndrom (Kältegefühl, Polydipsie)

Absetzphänomene

- Treten meistens 24–48 Stunden nach Absetzen oder aber nach stärkerer Dosisreduktion auf
- Ein abruptes Absetzen einer höheren Dosis kann in seltenen Fällen Gastritis, Übelkeit, Erbrechen, Schwindel, Tremor, Hitzewallungen, Kälteschauer, Schwitzen, Tachykardie, Kopfschmerzen und Schlafstörung verursachen. Diese Symptome beginnen üblicherweise 2 bis 3 Tage nach dem plötzlichen Absetzen der Behandlung und können bis zu 14 Tage anhalten
- Neurologische Reboundphänomene: Akathisie, Dystonie und Parkinsonismus innerhalb der ersten Tage, Absetzdyskinesie innerhalb der ersten vier Wochen
- Spätdyskinesien können auftreten bzw. demaskiert werden
- In Einzelfällen traten nach abruptem Absetzen „Hypersensitivitätspsychosen" (akuter Rückfall) auf

Kontraindikationen

- Bekannte Überempfindlichkeit gegen das Neuroleptikum
- QT-Verlängerung (Pimozid)

Anwendungs-einschränkungen

Bei den folgenden Erkrankungen sollten die atypischen Neuroleptika mit Vorsicht angewendet werden:
- Anamnestisch bekanntes malignes neuroleptisches Syndrom
- Intoxikationsbedingte Psychosen und Bewusstseinstrübungen
- Akute Alkohol-, Opioid-, Hypnotika- oder Psychopharmaka-Intoxikation
- Leukopenie und andere Erkrankungen des hämatopoetischen Systems (besonders trizyklische Neuroleptika)
- Prolaktinabhängige Tumoren, z. B. Mammatumoren
- Schwere Lebererkrankungen. Klinische Beobachtung und Kontrolle der Transaminasen in regelmäßigen Abständen empfohlen
- Schwere Nierenerkrankungen
- Schwere Hypotonie bzw. orthostatische Dysregulation
- Phäochromocytom
- Hirnorganische Veränderungen
- Stammhirnerkrankungen (wie M. Parkinson)

- Epileptische Krampfanfälle in der Anamnese
- Chronische Atemwegserkrankungen, Asthma
- Depressive Syndrome
- (Nur für Neuroleptika mit mittlerer bis ausgeprägter anticholinerger Wirkung): Glaukom, Harnverhaltung, Prostatahypertrophie, Pylorusstenose, paralytischer Ileus, hirnorganische Vorschädigung
- (Nur für Neuroleptika mit kardiovaskulären Begleitwirkungen): kardiovaskuläre Vorschädigung. EKG-Überwachung bei QT-Intervall >420 msec; Dosisreduktion oder Absetzen bei QT-Intervall >0,50 Sekunden. Erhöhtes Risiko bei Hypokaliämie oder Hypomagnesiämie
- Schwangerschaft und Stillzeit

Vorsichtsmaßnahmen
- Blutdruckabfälle sind häufiger bei parenteraler Gabe, besonders bei hohen Dosierungen; der Patient sollte sich daher bei i.m.-Injektion rasch-wirksamer Substanzen in sitzender Position befinden und diese Position mindestens eine halbe Stunde beibehalten
- Blutdruckkontrollen vor und nach jeder i.m.-Injektion
- Langsame i.m.-Injektion; schnellere Absorption im M. deltoideus wegen besserer Blutperfusion
- Zigarettenrauchen induziert den Abbau und vermindert die Plasmaspiegel der meisten Neuroleptika
- Kreuzallergie zwischen Chlorpromazin und Clozapin möglich

Überdosierung
- Symptome bestehen in einer Verstärkung der bekannten Nebenwirkungen: anticholinerge Nebenwirkungen, extrapyramidale Störungen; zunächst ZNS-Stimulation, später ZNS-Depression
- Orthostatische Dysregulation mit Komplikationen (Schock, Koma, Herzinsuffizienz, Herzinfarkt und Arrhythmien)
- Anfälle treten häufig erst relativ spät auf
- Symptomatische Therapie so früh wie möglich beginnen

Tabelle 27. Neuroleptika: Dosierung, antipsychotische Potenz

CPZ-Äquivalent: 1 mg der Substanz entspricht x mg Chlorpromazin. Die Umrechnungsfaktoren können aufgrund von klinischen Studien nur approximativ eingeschätzt werden. Die angegebene orale Tagesdosis bezieht sich auf den Bereich, in dem bei der Akut- und Erhaltungstherapie von Psychosen im Regelfall dosiert wird. Die empfohlenen Dosierungen können nur Richtwerte darstellen, die erforderliche Dosierung kann bei jedem Patienten davon abweichen. Die angegebene Höchstdosis kann im Einzelfall überschritten werden. **Bei nicht psychotischen Patienten werden deutlich niedrigere Dosen gegeben als bei akuten Psychosen.**

Substanz	approx. CPZ-Äquivalent x	orale Tagesdosis (mg)	orale Tageshöchstdosis (mg)
Hochpotente Neuroleptika			
Asenapin	15	10–20	20
Aripiprazol	15	10–30	30
Benperidol	75	1,5–20	40
Haloperidol	50	1,5–20	100
Bromperidol	50	5–20	50

Fortsetzung nächste Seite

Tabelle 27. Neuroleptika: Dosierung, antipsychotische Potenz (Fortsetzung)

Substanz	approx. CPZ-Äquivalent x	orale Tagesdosis (mg)	orale Tageshöchstdosis (mg)
Hochpotente Neuroleptika			
Flupentixol	50	3–20	60
Olanzapin	50	5–20	20
Paliperidon		3–12	12
Pimozid	50	1–4	16
Risperidon	50	0,5–8	16
Sertindol		12–20	24
Droperidol	40	2,5–20	40
Fluphenazin	40	2,5–20	40
Trifluoperazin	25	1–6	20
Pipothiazin	20	10–20	20
Perphenazin	15	4–24	48
Moperon	10	10–40	60
Mittelpotente Neuroleptika			
Zuclopenthixol	5	20–40	80
Periciazin	2	10–200	200
Clothiapin	2	20–200	350
Zotepin	2	75–300	450
Chlorpromazin	1	25–400	800
Clozapin	1	12,5–450	900
Melperon	1	25–300	600
Perazin	1	75–600	800
Quetiapin	1	150–750	750
Niedrigpotente Neuroleptika			
Pipamperon (Floropipamid)	0,8	40–360	360
Chlorprothixen	0,8	100–420	800
Prothipendyl	0,7	40–320	320
Levomepromazin	0,5	25–300	600
Promethazin	0,5	25–150	1.000
Promazin	0,5	50–300	1.200
Amisulprid	0,2	50–1.200	1.200
Sulpirid	0,2	200–1.600	3.200

Tabelle 28. Neuroleptika: Pharmakologie

Substanz	Eliminations-halbwertszeit/Std.	Abbauende CYP-450 Isoenzyme[b]	CYP-450 Enzyminhibition[c]	% D_2-Rezeptor-Bindung[a] (Dosis und Plasmaspiegel)	% 5-HT_{2A}-Bindung (Dosis)
Asenapin	24	1A2		k.A.	k.A.
Benzamide Amisulprid Sulpirid	15–17 8	k.A.	k.A.	k.A.	k.A.
Benzisoxalole Risperidon Paliperidon	20–24 23	2D6[e] 3A4[f]	2D6	60–75% (2–4 mg) 63–85% (2–6 mg: 36–252 nmol/l)	60–90% (1–4 mg)
Benzisothiazolylpiperazin Ziprasidon	6,6	3A4	2D6	45–75% (40–80 mg)	80–90% (40–80 mg)
Butyrophenone Haloperidol Haloperidol-Decanoat	12–36 siehe Seite 147	1A2, 2D6, 3A4 1A2, 2D6, 3A4	2D6[d] 2D6[d]	75–89% (4–6 mg; 6–13 nmol/l) 74–85% (50–70 mg/4 Wochen, 9 nmol/l)	
Dibenzodiazepine Clozapin	5–16	1A2 2D6, 3A4, 2C9, 2C19	2D6[e]	38–68%[h] (300–900 mg; 600–2.500 nmol/l)	85–94% (>125 mg)
Dibenzothiazepine Quetiapin	6–7	3A4	k.A.	20–44% (300–700 mg)	21–80% (150–600 mg)
Dibenzothiepin Zotepin	20	k.A.	k.A.	k.A.	k.A.
Dihydrocarbostyril Aripiprazol	75 (Metabolit: 94)	2D6, 3A4	–	40–95% (0,5–30 mg)	?
Phenylindol Sertindol	55–90	2D6, 3A4	–	k.A.	k.A.
Diphenylbutylpiperidine Pimozid	29–55[b]	2D6, 3A4[e]	2D6	77–79% (4–8 mg)	k.A.
Phenothiazine a) aliphatische Chlorpromazin	16–30	1A2, 2D6	2D6	78–80% (100–200 mg; 10 nmol/l)	k.A.

Fortsetzung nächste Seite

Tabelle 28. Neuroleptika: Pharmakologie (Fortsetzung)

Substanz	Eliminations-halbwertszeit/Std.	Abbauende CYP-450 Isoenzyme[b]	CYP-450 Enzyminhibition[c]	% D_2-Rezeptor-Bindung[a] (Dosis und Plasmaspiegel)	% 5-HT_{2A}-Bindung (Dosis)
Phenothiazine					
b) *Piperazine*					
Fluphenazin	13–58	1A2, 2D6	2D6[d]	79% (4–8 mg)	k.A.
Fluphenazin-Decanoat	siehe Seite 147		2D6[d]		
Perphenazin	8–12	2D6	2D6[d]	75–80% (5–10 mg)	k.A.
Perphenazin-Önanthat	siehe Seite 147	2D6	2D6[d]		
Trifluoperazin	13	1A2			k.A.
c) *Piperidine*					
Periciazin	–			k.A.	k.A.
Pipothiazin-Palmitat	siehe Seite 147	k.A.	k.A.	620–900 nmol/l)	k.A.
Thienobenzodiazepine	21–54	1A2, 2D6, 2C9, 2C19		59–80%	90–98%
Olanzapin				(10–20 mg; 59–187 nmol/l)	(5–20 mg)
Thioxanthene				70–74% (6 mg; 2–5 nmol/l)	k.A.
Chlorprothixen	8–12				
Flupentixol	26–36	k.A.	2D6[e]	81% (40 mg für 7 Tage; 19 nmol/l)	
Flupentixol-Decanoat	siehe Seite 147		2D6[e]		
Zuclopenthixol		2D6	2D6		
(Ciatyl Z®)					
Zuclopenthixolacetat	12–28	2D6	2D6	81% (200 mg für Tage; 50 nmol/l)	
(Ciatyl Z-Acuphase®)	36				
Zuclopenthixoldecanoat	siehe Seite 147	2D6	2D6		
(Ciatyl Z-Depot®)					

[a] Die D_2-Rezeptor-Bindung scheint mit der klinischen Wirksamkeit auf Positivsymptome der Schizophrenie zu korrelieren, [b] Cytochrom-P-450-Isoenzyme, die beim Abbau der Substanz beteiligt sind, [c] CYP-450-Isoenzyme, die durch das Medikament inhibiert werden, [d] starke Hemmung der Isoenzyme, [e] schwache Hemmung der Isoenzyme, k.A. = keine Angaben.

Depotneuroleptika

Allgemeine Hinweise

- Einige Neuroleptika werden auch in Depotform angeboten (siehe Tabelle 29. Depotneuroleptika: Übersicht). Es besteht die Auswahl zwischen Präparaten mit unterschiedlicher Wirkdauer von 1–3 Tagen (Ciatyl-Z-Acuphase®) bis zu 4 Wochen (z. B. Haldol-Decanoat®)
- Patienten, die oft die Einnahme vergessen oder aus anderen Gründen keine regelmäßige Medikamenteneinnahme durchführen, profitieren von einer Depotbehandlung. Zusätzlich wird ein regelmäßiger Kontakt zwischen Arzt und Patienten aufrechterhalten
- Durch die parenterale Gabe kann der First-pass-Effekt minimiert werden; die durchschnittliche Dosis kann also niedriger angesetzt werden als bei der oralen Gabe (Umrechnungsfaktoren siehe Tabelle 29)
- Ein Nachteil der Depot-Präparate ist, dass bei einer zu hohen Dosis die Nebenwirkungen auch über mehrere Wochen bestehen bleiben können

Tabelle 29. Depotneuroleptika: Übersicht

Bei Umstellung auf Depotmedikation errechnet sich die Dosis pro Injektion wie folgt: vorherige orale Dosis x Multiplikationsfaktor (nicht bei Risperidal-Consta® und Zypadhera®)

Substanz	Handelsnamen	Multiplikationsfaktor	Mittleres Injektionsintervall	Eine Ampulle enthält (mg):	Dosierung pro Injektion (mg)	Form	Max. Plasmaspiegel	Halbwertszeit
Flupentixoldecanoat	Fluanxol-Depot® 2%/10%	3–5	2–3 Wochen	2%: 10/20; 10%: 100	20–100	Verestert mit Decanoat-Säure und gelöst in Pflanzenöl: zur Freisetzung von Flupentixol ist eine Hydrolysierung notwendig; inaktive Metaboliten	4.–7. Tag	8 Tage (nach einmaliger Injektion), 17 Tage nach mehrfacher Injektion
Fluphenazindecanoat	Dapotum D®, Lyogen Depot®	2,5–6	2–3 Wochen	2,5–100	12,5–100	Verestert mit Decanoat-Säure und in Sesamöl gelöst; vor Wirksamwerden des Wirkstoffes Hydrolyse erforderlich	1. Spitzenspiegel innerhalb 24 Stunden; dann Abfall und 2. Spitzenspiegel nach 8–12 Tagen	Über 14 Tage bei Einzelinjektion, bis zu 102 Tage bei mehrfacher Injektion
Fluspirilen[a]	Fluspi®, Imap®, Kivat®	–	1 Woche	1,5/2	1,5–12	Die lange Halbwertszeit wird nicht durch Dekanoat- oder Önanthatveresterung, sondern durch die besondere Galenik erreicht	1–48 Stunden	Nach Einzelgaben 32–300 Stunden, nach Mehrfachgaben 6–50 Tage

Fortsetzung nächste Seite

Tabelle 29. Depotneuroleptika: Übersicht (Fortsetzung)

Substanz	Handelsnamen	Multipli-kations-faktor	Mittleres Injektions-intervall	Eine Am-pulle ent-hält (mg):	Dosierung pro Injektion (mg)	Form	Max. Plasma-spiegel	Halbwertszeit
Haloperidol-decanoat	Haldol-Janssen-Decanoat® Haldol-Decanoas®	15–20	4 Wochen	50/150	50–300	Verestert mit Decanoat-Säure und gelöst in Sesamöl; vor Wirksam-werden des Wirkstoffes Hydrolyse erforderlich	3.–9. Tag	18–21 Tage
Olanzapin-pamoat	Zypadhera®		2–4 Wochen	210/300/405	210–405	Pamoat	k.A.	30 Tage
Paliperidon	Xeplion®		1 Monat	25/50/75/100/150	Tag 1: 150 Tag 8: 100 Dann monatl. 25–150	Palmitat	k.A.	25–49
Perphenazin-önanthat	Decentan-Depot®	3–4	2–3 Wochen	100	50–200	Verestert mit Önanthat-Säure	5.–8. Tag	10–14 Tage
Pipothiazin-palmitat	Piportil-L4®	5–10	4 Wochen	25/100	25–200	Verestert mit Palmitinsäure in Sesamöl, Hydrolyse zum Freiset-zen des Pipothiazins erforderlich	36 Stunden	ca. 15 Tage
Risperidon-Microsphären	Risperdal-Consta®		2 Wochen	25/37,5/50	25–50	Eingekapselt in ein Biopolymer, Freisetzung des Wirkstoffs von der 3. bis zur 5. Woche nach In-jektion	33.–35. Tag	Nach Freisetzung aus den Microsphä-ren beträgt die HWZ der aktiven Fraktion 24 h
Zuclopenthixol-azetat	Ciatyl-Z-Acuphase® Clopixol-Acutard®	1–2	1–3 Tage	50/100	50–150	Durch die Veresterung mit Essig-säure wird Zuclopenthixol in die lipophilere Substanz Zuclopen-thixolacetat umgewandelt	3. Tag	3 Tage
Zuclopenthixol-decanoat	Ciatyl-Z-Depot® Clopixol Depot®	5–10	2–4 Wochen	200	200–400	Verestert mit Decanoat-Säure in Kokusnussöl; Hydrolyse vor Frei-setzung des Wirkstoffs erforder-lich	3.–7. Tag	19 Tage

Tabelle 30. Neuroleptika: Wirkungen auf Neurotransmitter und Rezeptoren

	Amisulprid	Aripiprazol	Asenapin	Benperidol	Bromperidol	Chlorpromazin	Chlorprothixen	Clopenthixol	Clothiapin	Clozapin
D_1-Blockade	0	?	+++	0	+	+++	+++	+++++	+	+++
D_2-Blockade	+++	+++++	+++	++++	+++++	+++	++++	+++++	++	++
D_3-Blockade	+++	+++++	+++	+++	++	++++	++++	?	++	++
D_4-Blockade	?	+++	+++	?	?	++++	+++	++++	?	++++
H_1-Blockade	0	+++	+++	0	0	+++	+++++	+++	+++	++++
ACh-Blockade	0	–	+	0	0	+++	+++	++	0	+++
$α_1$-Blockade	0	+++	+++	+	+	++++	++++	++++	++	+++
$α_2$-Blockade	0	?	+++	?	?	++	++	++	++	+++
5-HT_1-Blockade	?	++++	+++	?	?	+	++	+	?	++
5-HT_2-Blockade	0	++++	+++	++	++	++++	+++++	++++	++++	++++
DA-Wiederaufnahme	?	?	?	?	?	+	+	++	?	+–
	Droperidol	Flupentixol	Fluphenazin	Fluspirilen	Haloperidol	Levomepromazin	Melperon	Moperon	Olanzapin	Paliperidon
D_1-Blockade	0	++++	+++	+	+++	0	0	0	+++	+++
D_2-Blockade	++++	++++	+++++	++++	+++++	+	++	++++	+++	+++++
D_3-Blockade	++	++++	+++++	+++	++++	+	++	++	++++	++
D_4-Blockade	?	+++	++++	?	+++++	?	+++	?	++++	+++++
H_1-Blockade	0	++	+++	0	+	++	+	+	++++	+++
ACh-Blockade	0	+	+	0	+	+++	0	0	++++	+0–
$α_1$-Blockade	++	+++	+++	0	+	+++	+	+++	+++	+++++
$α_2$-Blockade	?	++	+	?	+	?	?	?	++	++++
5-HT_{1A}-Blockade	?	+	+	?	+	?	?	?	++++	++
5-HT_{2A}-Blockade	++	++++	++++	++	+++	+++	++++	++	++++	+++++
DA-Wiederaufnahme	?	++	+	?	+	?	?	?	?	+

Fortsetzung nächste Seite

Tabelle 30. Neuroleptika: Wirkungen auf Neurotransmitter und Rezeptoren (Fortsetzung)

	Perazin	Periciazin	Perphenazin	Pimozid	Pipamperon	Pipothiazin	Promazin	Promethazin	Quetiapin	Risperidon
D_1-Blockade	0	?	+++	++	0	?	0	0	+	+++
D_2-Blockade	+++	++++	++++	+++++	+	+++++	+	0	++	+++++
D_3-Blockade	++	?	?	++++	+	+++++	+	0	++	++
D_4-Blockade	?	?	?	+++	?	?	?	?	−	+++++
H_1-Blockade	++++	?	++++	+	++	?	++++	+++	++++	+++
ACh-Blockade	+	?	+	+	0	?	+++	0	−	+0−
$α_1$-Blockade	++	?	+++	+++	++	?	++++	++	++++	+++++
$α_2$-Blockade	?	+	++	++	?	?	?	?	+++	++++
5-HT_{1A}-Blockade	?	?	+	+−	?	++	?	?	++	++
5-HT_{2A}-Blockade	+++	?	++++	+++	++++	+++	++	0	++	+++++
DA-Wiederaufnahme	?	?	+	++	?	?	?	?	?	+

	Sertindol	Sulpirid	Ziprasidon	Zotepin	Zuclo-penthixol
D_1-Blockade	+	0	+++	0	+++++
D_2-Blockade	++++	++	++++	+++	+++++
D_3-Blockade	+	+++	++++	++	?
D_4-Blockade	+	?	+++	++	++++
H_1-Blockade	+	0	+++	+++	+++
ACh-Blockade	+	0	0	+	++
$α_1$-Blockade	++++	0	+++	++	++++
$α_2$-Blockade	+	?	+	?	++
5-HT_{1A}-Blockade	+	?	++++	?	+
5-HT_{2A}-Blockade	++++	0	+++++	++++	++++
DA-Wiederaufnahme	0	?	?	?	++

Das Verhältnis der Werte zwischen den verschiedenen Neurotransmittern/Rezeptoren bestimmt das pharmakologische Profil der einzelnen Medikamente

Schlüssel: K_1 (nM) > 100.000 = −; 10.000–100.000 = +−; 1.000–10.000 = +; 100–1.000 = ++; 10–100 = +++; 1–10 = ++++; 0,1–1 = +++++
1/Ki < 0.001 = −; 001–.01 = +−; 0,1–.1 = +; 1–1 = ++; 1–10 = +++; 10–100 = ++++; 100–1.000 = +++++; ? = keine Angaben

Siehe auch Seite 151, Pharmakologische Wirkung der Neuroleptika auf Neurotransmitter und Rezeptoren

Adaptiert aus: Seeman P. Receptor Tables Vol. 2: Drug Dissociation Constants for Neuroreceptors and Transporters. Toronto: SZ Research, 1993; Leysen JE, Janssen PM, Schotte A, et al. Interaction of antipsychotic drugs with neurotransmitter receptor sites in vitro and in vivo in relation to pharmacological and clinical effects: Role of 5-HT2 receptors. Psychopharmacology (Berl). 1993;112(1 Suppl):S40–S54; Seeman P, Corbett A, Nam D, et al. Dopamine and serotonin receptors: amino acid sequences, and clinical role in neuroleptic parkinsonism. Jpn J Pharmacol. 1996;71(3):187–204.; Richelson E, J Clin Psychiatry. 1996;57(11 Suppl):4–11; Seeman P. Atypical antipsychotics: Mechanism of action. Can J Psychiatry. 2002;47(1):27–38; Brunton LL, Lazo JS, Parker KL. Goodman & Gilman's The pharmacological basis of therapeutics (11th ed.). New York: McGraw Hill, 2006; Buckley PF. Receptor-binding profiles of antipsychotics: Clinical strategies when switching between agents. J Clin Psychiatry. 2007;68(Suppl 6):5–9; Gardner DM, Baldessarini RJ, Waraich P. Modern antipsychotic drugs; a critical overview. CMAJ 2005;172(13):1703–1711; Horacek J, Bubenikova-Valesova V, Kopecek M. Mechanism of action of atypical antipsychotic drugs and the neurobiology of schizophrenia. CNS Drugs 2006;20(5):389–409.

Pharmakologische Wirkung der Neuroleptika auf Neurotransmitter und Rezeptoren

Dopamin	• Zwischen den verschiedenen Dopaminrezeptorsubtypen treten additive oder synergistische Interaktionen auf
D_1-Blockade	• Kann evtl. den antipsychotischen Effekt abschwächen
D_2-Blockade	• Blockade der mesolimbischen Bahnen – verantwortlich für den antipsychotischen Effekt; die Blockade dieser Bahnen korreliert mit der Wirkung auf die Positivsymptome der Schizophrenie (d. h. starke Blockade = hohe Potenz = niedrige Dosis in mg) • Blockade der nigrostriatalen Bahnen – verantwortlich für extrapyramidale Nebenwirkungen (z. B. Tremor, Rigor, usw.) • Blockade der tuberoinfundibulären Bahnen – verantwortlich für prolaktinabhängige Nebenwirkungen (z. B. Galaktorrhoe)
D_3-Blockade	• Vermittelt Wirkungen auf die Positiv- und Negativ-Symptomatik der Schizophrenie
D_4-Blockade	• Vermittelt Wirkungen auf die Positiv-Symptomatik der Schizophrenie
Dopaminwiederaufnahmehemmung	• Eventuell für antidepressive und Antiparkinsonwirkung verantwortlich • Nebenwirkungen: psychomotorische Erregung, Verstärkung der Psychose
H-Blockade	• Nebenwirkungen: Sedierung, Schwindel, Blutdruckabfall, Gewichtszunahme • Antiemetische Wirkung • Verstärkung der ZNS-Dämpfung durch andere Psychopharmaka
ACh-Blockade	• Abschwächung der extrapyramidalen Nebenwirkungen • Nebenwirkungen: Mundtrockenheit, verschwommenes Sehen, Obstipation, Harnverhalt, Sinustachykardie, QRS-Veränderungen, Gedächtnisstörungen • Verstärkung der Wirkung anderer Substanzen mit anticholinerger Wirkung
α_1-Blockade	• Nebenwirkungen: Blutdruckabfall, Schwindel, Reflextachykardie, Sedierung, Hypersalivation, Harninkontinenz • Verstärkung der Wirkung der α_1-blockierenden Antihypertonika (z. B. Prazosin)
α_2-Blockade	• Kann zu verstärkter Acetylcholinausschüttung und cholinerger Aktivität führen • Nebenwirkungen: sexuelle Dysfunktionen • Wirkt antagonisierend auf α_2-stimulierende Antihypertonika (z. B. Clonidin, Methyldopa)
$5\text{-}HT_1$-Blockade	• Antidepressive, anxiolytische und antiaggressive Wirkung

5HT₂-Blockade	• Kann möglicherweise negative Symptome der Schizophrenie günstig beeinflussen (bisher noch spekulativ), möglicherweise auch Abschwächung der extrapyramidalen Störungen • Anxiolytische (5-HT$_{2C}$), antidepressive (5-HT$_{2A}$) und evtl. antipsychotische Wirkung • Nebenwirkungen: Blutdruckabfall, Sedierung, Ejakulationsstörungen, Gewichtszunahme (5-HT$_{2C}$)

Tabelle 31. Neuroleptika: Häufigkeit der Nebenwirkungen

Wirkung	Antipsychotika der 1. Generation					
	Aliphatische Phenothiazine		Phenothiazine – Piperidine	Phenothiazine – Piperazine		
	Chlorpromazin	Triflupromazin	Periciazin	Fluphenazin	Perphenazin	Trifluoperazin
ZNS-Nebenwirkungen						
Sedierung	>30	>30	>30	>2	>10	>2
Schlafstörung, Agitiertheit	<2	<2	<2	<2	<2	<2
Extrapyramidale Wirkungen						
Parkinsonismus	>10	>10	>2	>30	>30	>30
Akathisie	>2	>2	>2	>30	>30	>30
Dystonie	>2	>2	<2	>10	>10	>10
Kardiovaskuläre Wirkungen						
Orthostatische Hypotonie	>30[c]	>30	>10	>2	>2	>10
Tachykardie	>10	>10	>2	>10	>10	>2
EKG-Veränderungen*	>10[d]	>10	>2	>2	>2	>2
Kardiale Arrhythmien	>2[d]	>2	>2	>2	>2	>2
Anticholinerge Wirkungen	>30	>30	>30	>2	>2	>2
Endokrine Wirkungen						
Sexuelle Dysfunktionen[f]	>2[g]	>2	>10	>2[g]	>2[g]	>2[g]
Galaktorrhoe	>30	>30	>10	>10	>10	>10
Gewichtszunahme	>30	>30	>10	>10	>10	>10
Hautreaktionen						
Fotosensibilität	>10	>10	>2	<2	<2	>2
Juckreiz	>10	>2	>2	<2	<2	>2
Pigmentation[a]	>30[a]	<2	–	–	–	–
Augenveränderungen[a]						
Linsenpigmentierung	>2	>2	>2	<2	<2	<2
Pigmentäre Retinopathie	>2[a]	>2	–	–	<2	<2
Blutbildveränderungen	<2	<2	<2	<2	<2	<2
Hepatische Störung	<2	<2	<2	<2	<2	<2
Epileptische Anfälle[h]	<2[c]	<2	<2	<2	<2	<2

| Wirkung | Antipsychotika der 1. Generation ||||| Antipsychotika der 2. und 3. Generation |||
| | Butyrophenone || Thioxanthene ||| | | |
	Haloperidol	Pimozid	Chlorprotixen	Flupenthixol	Zuclopenthixol	Amisulprid	Aripiprazol	Asenapin
ZNS-Nebenwirkungen								
Sedierung	>2[c]	>10	>10	>2	>30	>2	>10	>10
Schlafstörung, Agitiertheit	>10	>2	<2	<2	>10	>10	>10	
Extrapyramidale Wirkungen								
Parkinsonismus	>30[i]	>10	>10	>30	>30	>2	>2	15
Akathisie	>30	>10	>10	>30	>10	>2	>2	>1
Dystonie	>30[i]	>2	>2	>10	>10	>2	–	>1
								>1
Kardiovaskuläre Störungen								
Orthostatische Hypotonie	>2	>2	>30	>2	>2	>1	>2	>1
Tachykardie	<2	>2	>10	>2	>2	>2	>2	
EKG-Veränderungen*	<2	>2[k]	>2	>2	<2	>1	<2	>0,1
QT$_c$-Verängerung (>450 msec)	<2	>2[k]	?	<2	<2	>1	–	>0,1
Anticholinerge Wirkungen	>2	>2	>30	>10	>10	>2		
Endokrine Störungen								
Sexuelle Dysfunktionen[f]	>2	<2	<2	<2[g]	>2	>1	<2[g]	>0,1
Galaktorrhoe	<2	<2	<2	–	–	>1	–	>0,01
Gewichtszunahme	>2	>2[e]	>10	>10	>2	>5	>2[e]	5
Hautreaktionen								
Fotosensibilität	<2	–	<2	<2	<2	–	<2	
Juckreiz	<2	>2	>10	>2	<2	–	>2	
Pigmentierung[a]	<2	–	<2	–	<2	–	–	
Augenveränderungen[a]								
Linsenpigmentierung	<2	<2	>2	<2	<2	–	–	
Pigmentäre Retinopathie	–	–	<2	<2	–	–	–	
Blutbildveränderungen	<2	<2	<2	<2	<2	<1	<2	>0,01
Hepatische Störung	<2	<2	<2	<2	<2	>1	<2	>1
Epileptische Anfälle	<2	<2	<2	<2	<2	<1	<2	

Fortsetzung nächste Seite

Tabelle 31. Neuroleptika: Häufigkeit der Nebenwirkungen (Fortsetzung)

Wirkung	Antipsychotika der 2. und 3. Generation						
	Clozapin	Olanzapin	Paliperidon	Quetiapin	Risperidon	Sertindol	Ziprasidon
ZNS-Nebenwirkungen							
Sedierung	>30	>30		>10	>10[b]		>10
Schlafstörung, Agitiertheit	>2	>2		>10	>2		>2
Extrapyramidale Wirkungen							
Parkinsonismus	>2	>2	>10	>2	>10[j]		>2
Akathisie	>10	>10	>10	>2	>10[j]		>2
Dystonie	<2	<2	>10	<2	<2[j]		>2
Kardiovaskuläre Störungen							
Orhostatische Hypotonie	>30	>2	>10	>10	>30[b]	>1	>2
Tachykardie	>30	>2[o]	>10	>2	>10		>2
EKG-Veränderungen*	>10	<2		<2	>2	>1	>2[p]
QT$_c$-Veränderung (>450 msec)	>2	<2	<1	<2	<2	>1	<2[p]
Anticholinerge Wirkungen	>30[l]	>0		>2	>2		>2
Endokrine Störungen							
Sexuelle Dysfunktionen[j]	<2	>2		>2	>10	>1	<2
Galaktorrhoe	<2	<2		–	>2		–
Gewichtszunahme	>30	>30	>10	>10	>10	>1	–
Hautreaktionen							
Fotosensibilität	<2	–		–	>2		>2
Juckreiz	>2	<2	>1	<2	<2		
Pigmentierung[a]	–	–		–	<2		
Augenveränderungen[a]							
Linsenpigmentierung	–	–		<2	–		–
Pigmentäre Retinopathie	–	–		–	–		–
Blutbildveränderungen	<2[m]	<2		–	<2		<2
Hepatische Störung	>2	>2		<2	<2		–
Epileptische Anfälle[h]	>2[n]	<2		<2	<2		–

Die Häufigkeitsangaben der Nebenwirkungen gelten für übliche Dosierungen (die meisten Nebenwirkungen sind dosisabhängig); –=in der verfügbaren Literatur nicht angegeben, *=EKG-Veränderungen bei Pat. ohne kardiale Vorschädigung; [a] bei chronischer Gabe, [b] zu Beginn der Therapie oder bei rascher Dosiserhöhung, [c] häufiger bei rascher Dosiserhöhug, [d] größeres Risiko bei höheren Dosen, [e] Gewichtsverlust beobachtet, [f] Impotenz, Ejakulationsverzögerung, Anorgasmie, [g] Priapismus beobachtet, [h] bei nicht-epileptischen Patienten, [i] geringere Häufigkeit bei Depot-Präparaten, [j] erhöhtes Risiko bei Dosen über 10 mg/Tag, [k] größeres Risiko bei Pimoziddosen über 20 mg/Tag, [l] Hypersalivation möglich, [m] Risiko <2% bei regelmäßigen Laborkontrollen, [n] Risiko geringer bei Dosen <300 mg/Tag; erhöht bei höheren Dosen oder Einzeldosen über 300 mg/Tag, [o] häufig Bradykardie bei i.m.-Olanzapin, oft mit Hypotonie verbunden

Tabelle 32. Neuroleptika: Neurologische Nebenwirkungen

	Akute extrapyramidale Wirkungen	Tardive Syndrome
Beginn	Akut oder schleichend (bis zu 30 Tagen)	Nach Monaten oder Jahren einer Behandlung, besonders bei Reduktion oder Absetzen des Medikaments
Wahrscheinlicher Wirkmechanismus	Dopamin (D_2)-Blockade	Hypersensitivität postsynaptischer Dopaminrezeptoren durch Langzeitblockade, möglicherweise auch Schädigung der Neuronen durch Neuroleptika-induzierten oxidativen Stress
Behandlung	Antiparkinsonmittel	Antiparkinsonmedikamente verschlechtern meist Spätdyskinesien Andere Behandlungen sind wenig zufriedenstellend; einige beeinflussen die Balance dopaminerger und cholinerger Systeme Nach einigen Studien können Vitamin E oder Melatonin Spätdyskinesien bessern; die Befunde sind jedoch inkonsistent Tardive Symptome können durch Fortsetzung der Neuroleptikabehandlung maskiert werden Risperidon, Quetiapin und Olanzapin induzieren Spätdyskinesien seltener als typische Neuroleptika Clozapin wurde bisher nicht mit tardiven Dyskinesien in Verbindung gebracht und kann sogar eine Besserung bewirken

Tabelle 33. Neuroleptika: Extrapyramidale Nebenwirkungen

Typ	Beginn	Risikofaktoren	Klinischer Verlauf	Behandlung
Dystonien (Torsion und Spasmus von Muskelgruppen) z. B. okulogyre Krisen, Trismus, Laryngospasmus, Torticollis, Dysphasie	Akut (meist innerhalb der ersten 5 Tage)	Junge, männliche Patienten hochpotente Neuroleptika, rasche Aufdosierung, Hypokalzämie, Hyperthyreoidismus, Hypoparathyreoidismus, Kokainmissbrauch	Akut, schmerzhaft, spastisch. Okulogyre Krisen können rezidivierend auftreten	Lorazepam sublingual, Biperiden i.v., Benzatropin i.m., Diphenhydramin i.m. Zur Vermeidung weiterer Dystonien: orale Antiparkinsonmittel (z. B. Biperiden), Reduktion der Neuroleptikadosis
Akathisie (motorische Unruhe, Bewegungsdrang, Schaukeln, subjektives Gefühl der Unruhe und Reizbarkeit)	Schleichend bis akut (innerhalb von 10 Tagen)	Ältere, weibliche Patienten, hoher Koffeinkonsum, hochpotente Neuroleptika, Angstsyndrome	Kann während der gesamten Behandlung anhalten	Antiparkinsonmittel möglicherweise nicht wirksam. Diazepam, Clonazepam, Lorazepam, Betablocker, Cyproheptadin (nach Fallberichten). Dosisreduktion oder Wechsel des Neuroleptikums
Parkinsonoid (kleinschrittiger Gang, Maskengesicht, Tremor, Akinesie, Rigor)	Schleichend bis akut (innerhalb von 30 Tagen)	Ältere, weibliche Patienten, hochpotente Neuroleptika	Kann während der gesamten Behandlung anhalten	Antiparkinsonmittel, Dosisreduktion oder Wechsel des Neuroleptikums

Fortsetzung nächste Seite

Tabelle 33. Neuroleptika: Extrapyramidale Nebenwirkungen (Fortsetzung)

Typ	Beginn	Risikofaktoren	Klinischer Verlauf	Behandlung
Pisa-Syndrom (Körperneigung zu einer Seite)	Kann akut oder langsam auftreten (Auftreten nach mehreren Monaten möglich)	Geriatrische Patienten, hirnorganische Veränderungen, ältere, weibliche Patienten, Vorbehandlung mit mind. einem typischen Neuroleptikum, Kombinationsbehandlungen	Wird oft von Patienten nicht wahrgenommen	Antiparkinsonmittel (in höheren Dosen)
„Rabbit-Syndrome" (feiner Tremor der Unterlippe)	Monate nach Beginn der Therapie	Ältere Patienten		Antiparkinsonmittel

Nebenwirkungen der Neuroleptika: Zeitverlauf

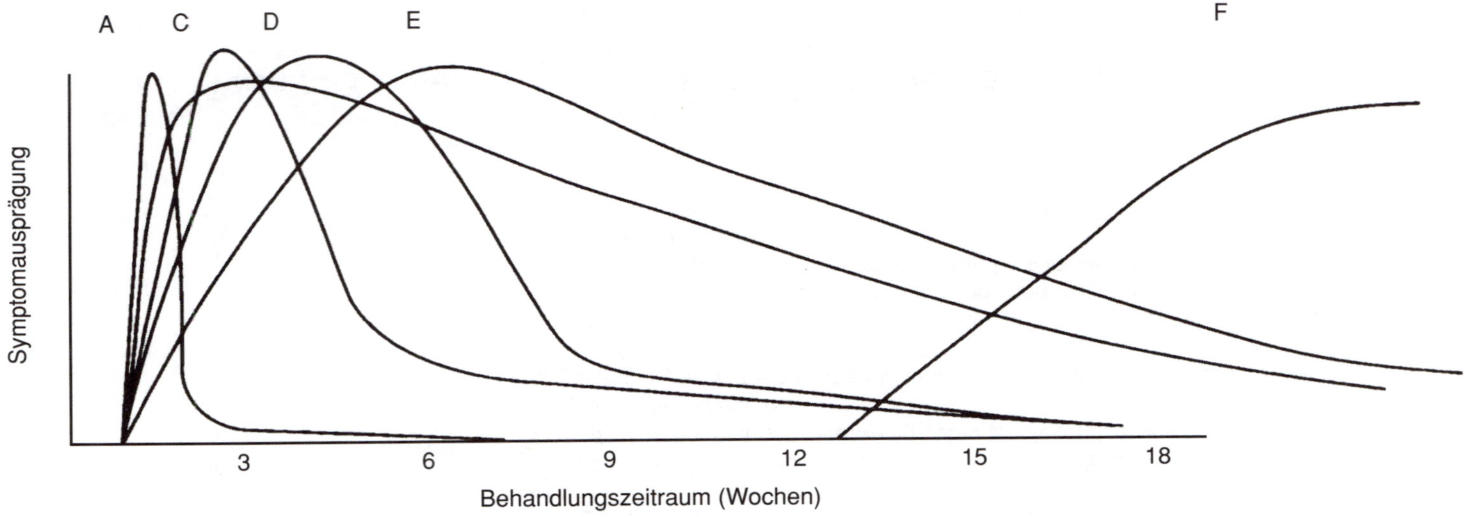

A: Dystone Reaktionen: unkoordinierte, spastische Bewegungen bestimmter Muskelgruppen (z. B. Stamm, Zunge und Gesicht)
B: Akathisie: Bewegungsdrang (kann zu Schlafstörung führen)
C: Akinesie: verminderte Muskelbewegungen
D: Rigor
E: Tremor: („Pillendrehertremor")
   „Rabbit- Syndrom"
   Das Pisa-Syndrom kann entweder akut beginnen oder sich Wochen und Monate nach Beginn der Behandlung entwickeln
F: Tardive Syndrome (Spätdyskinesie, Spätdystonie, Spätakathisie)

Umstellen der Neuroleptikatherapie

Non-Response
- Diagnose überprüfen
- Compliance überprüfen
- Überprüfen Sie, ob die Behandlungsdauer ausreichend war
- Vergewissern Sie sich, dass die Dosis innerhalb des therapeutischen Bereiches lag
- Der therapeutische Bereich für die meisten erwachsenen Patienten liegt zwischen 2 und 20 mg Haloperidoläquivalenten (weniger bei der ersten Episode einer Schizophrenie)

Faktoren, die das Ansprechen auf die Therapie erschweren
- Gleichzeitiger Alkohol- oder Drogenabusus
- Gleichzeitige Gabe von Enzyminduktoren (insbesondere Carbamazepin; – siehe auch Seite 123, Tabelle 25. Neuroleptika: Wechselwirkungen)
- Psychosoziale Faktoren

Umstellen des Antipsychotikums
- Wenn Nebenwirkungen eine Höherdosierung begrenzen oder zur Non-Compliance führen, wird ein Wechsel zu einer anderen Klasse empfohlen
- Es gibt keine Hinweise für eine differenzielle Indikation der verschiedenen typischen Neuroleptika im Hinblick auf die Response
- Der Wechsel von einem typischen zu einem atypischen Neuroleptikum kann bei 50 % der Patienten das Behandlungsergebnis verbessern
- Der Wechsel von einem anderen atypischen Neuroleptikum zu Clozapin kann bei bis zu 50 % der Patienten das Behandlungsergebnis verbessern

Gründe für das Wechseln eines Neuroleptikums
- Keine Besserung der Positiv-Symptomatik: Wechsel zu einem typischen oder atypischen Neuroleptikum
- Keine Besserung der Negativ-Symptome: Wechsel zu einem atypischen Neuroleptikum
- Rückfall trotz Compliance
- Fehlende Compliance: Anwendung eines Depotpräparats erwägen
- Persistierende extrapyramidale Störungen (EPS) trotz einer Dosisreduktion oder Antiparkinsonbehandlung
- Spätdyskinesien (geringstes Risiko bei Clozapin)
- Persistierende bzw. chronische Nebenwirkungen, z.B. Galaktorrhoe, Impotenz oder Gewichtszunahme

Vorgehen
- Schrittweise Reduktion des ersten Medikamentes und Beginn mit dem zweiten Medikament nach einer Auswaschphase; bei florider Symptomatik nicht zu empfehlen
- Dosisreduktion des ersten Medikaments und gleichzeitiger Beginn mit dem zweiten Medikament mit niedriger Dosis (bevorzugte Methode)
- Bei älteren und sehr jungen Patienten nicht zu rasch umsetzen
- Beachten Sie (1) mögliche Rebound- oder Entzugseffekte, besonders bei abruptem Absetzen, (2) das Risiko eines Rückfalls und (3) die eventuelle Notwendigkeit einer zusätzlichen Medikation (z.B. Antiparkinson-Medikation) während der Umstellung

Umsetzen eines typischen auf ein anderes typisches Neuroleptikum
- Äquivalenzdosis beachten (siehe Seite 143, Tabelle 27. Neuroleptika: Dosierung, antipsychotische Potenz)
- Beachten Sie die jeweiligen Neben- und Wechselwirkungen der benutzten Medikamente und die eventuelle Notwendigkeit einer zusätzlichen Antiparkinson-Medikation

Umsetzen von einem niedrigpotenten auf ein hochpotentes Neuroleptikum
- Reboundphänomene (cholinerge und sedierende Wirkungen) können auftreten
- Ausschleichen des ersten Medikaments, während das zweite Medikament langsam gesteigert wird

Umsetzen eines hochpotenten Neuroleptikums auf ein niedrigpotentes
- Weiterführung der Antiparkinsonmedikation, bis der Wechsel vollständig durchgeführt ist, um das Auftreten extrapyramidaler Nebenwirkungen zu verhindern, danach langsames Absetzen der Antiparkinson-Mittel

Umsetzen eines typischen auf ein atypisches Neuroleptikum
- Der Wirkungseintritt kann bei den atypischen Neuroleptika verzögert sein; langsames Ausschleichen des typischen Neuroleptikums während der Einschleichungsphase des atypischen Neuroleptikums empfohlen
- Da die atypischen Neuroleptika eine geringere therapeutische Breite haben als hochpotente typische Neuroleptika, können keine Äquivalenzdosen angegeben werden

Umsetzen eines atypischen auf ein typisches Neuroleptikum
- Langsames Ausschleichen des ersten Medikaments, während das neue Medikament langsam gesteigert wird
- Nach dem Wechsel von Clozapin auf andere atypische oder typische Neuroleptika wurde manchmal eine nicht ausreichende antipsychotische Wirkung beobachtet
- Das rasche Absetzen von Clozapin kann häufig zu einer „Rebound"-Psychose führen

Augmentationsstrategien in der Neuroleptikabehandlung

Definition
- Ergänzung der Antipsychotikabehandlung mit einem weiteren Medikament, mit dem Ziel, das Ansprechen auf die Therapie zu verbessern

Allgemeine Hinweise
- Im günstigsten Fall können durch Kombination verschiedener Wirkmechanismen synergistische Effekte erzielt werden, um die Wirkung zu verstärken und Neben- und Wechselwirkungen zu minimieren
- Augmentationsstrategien wurden in einigen wenigen Doppelblindstudien untersucht; die Evidenz beruht aber hauptsächlich auf offenen Studien und Fallberichten
- Die Literatur zu Augmentationsstrategien beschäftigt sich vorwiegend mit Augmentation einer Clozapintherapie, in der Annahme, dass eine Monotherapie mit Clozapin zuerst versucht werden würde, bevor weniger gut untersuchte Methoden wie Augmentationsstrategien mit anderen Antipsychotika angewendet würden. Unter bestimmten Umständen wären allerdings Augmentationsstrategien mit anderen Antipsychotika einer Clozapin-Monotherapie vorzuziehen, zum Beispiel wenn es sich beim Zielsymptom nicht um residuale psychotische Symptome handelt – z. B. Benzodiazepine gegen Erregtheit oder Feindseligkeit, Antidepressiva gegen depressive Symptome oder Phasenprophylaktika gegen affektive Labilität
- Bei einer Augmentationsstrategie sollte ein genauer Plan erstellt werden (Dosierung, Zielsymptome, die gebessert werden sollen, geschätzte Zeit zum Eintreten eines Effekts, Überlegungen zum Absetzen des Augmentationsmedikamentes beim Nichteintreten der Wirkung)
- Bitte beachten Sie auch die Wechselwirkungen der kombinierten Medikamente in den jeweiligen Kapiteln

Antikonvulsiva

Carbamazepin
- Für den Routineeinsatz von Carbamazepin zur Augmentation einer neuroleptischen Therapie der Schizophrenie gibt es keine ausreichende Evidenz. Insbesondere wird die Kombination von Carbamazepin mit Clozapin aufgrund des erhöhten Agranulozytoserisikos nicht empfohlen.

Lamotrigin
- Eine randomisierte Doppelblindstudie zeigte positive Wirkungen einer Kombination von Lamotrigin und Clozapin. Nach einer Übersicht der Cochrane Collaboration hat die zusätzliche Gabe von Lamotrigin allerdings nur einen begrenzten Effekt auf einige psychotische Symptome, so dass die gegenwärtige Studienlage die Kombination bei behandlungsresistenten Schizophrenien nicht unterstützt
- Vorsicht: Nach einem Fallbericht kann es bei Kombination von Lamotrigin mit Clozapin zu einer Verdreifachung des Clozapinspiegels kommen. Der Mechanismus dieser möglichen Wechselwirkung ist unbekannt
- Vorsicht: Lamotrigin und Clozapin können die Blutzellbildung im Knochenmark beeinträchtigen

Topiramat
- Nach Fallberichten hat sich die Augmentation von Clozapin mit Topiramat als nicht günstig erwiesen

Valproat
- Hinsichtlich der Augmentation mit Valproat besteht eine unklare Studienlage. Nach Fallberichten zeigte die zusätzliche Gabe von Valproat bei Clozapin-behandelten therapierefraktären Patienten positive Wirkungen. Allerdings konnte eine Metaanalyse fünf randomisierter kontrollierter Studien die Wirkung der Kombination nicht bestätigen

- Vorsicht: Nach widersprüchlichen Berichten kann Valproat die Clozapinspiegel erhöhen und zu einer deutlichen Gewichtsänderung führen

Antidepressiva	- Trizyklika, SSRIs, Mirtazapin und MAO-Hemmer können die Negativsymptomatik und die soziale und berufliche Integration bei manchen Patienten verbessern, möglicherweise durch die Besserung sekundärer Negativsymptome - In der Literatur wird meist die Kombination von SSRIs und Clozapin beschrieben, wobei hinsichtlich der Wirksamkeit kein Konsens besteht. Es wurde vermutet, dass eine positive Wirkung der Kombination allein durch die Anhebung des Clozapinspiegels durch die SSRIs entsteht
Benzodiazepine	- Benzodiazepine werden in der Regel zur initialen Sedierung agitierter Patienten eingesetzt. Nach einer systematischen Übersicht der Cochrane Collaboration ist eine Besserung der Positivsymptomatik bei Schizophrenie durch zusätzliche Gabe von Benzodiazepinen allerdings nicht belegt - Vorsicht: Nach Fallberichten kam es bei der Kombination von Clozapin und Benzodiazepinen zu Herzkreislaufversagen, Delir, Bewusstseinsverlust oder Todesfällen. In vielen Fällen traten diese Komplikationen bei einer zusätzlichen Gabe von Clozapin zu einer bestehenden Benzodiazepin-Medikation auf. Außerdem führte die Kombination von Benzodiazepin und Olanzapin i. m. nach Fallberichten zu Herzkreislaufversagen
Kombination verschiedener Antipsychotika	- Nur wenige Studien untersuchten die Kombination zweier Antipsychotika, und es gibt keine überzeugende Evidenz für die Wirksamkeit dieser Strategie. Das Risiko unerwünschter Neben- und Wechselwirkungen erhöht sich, und es entstehen zusätzliche Kosten - Von der Kombination typischer und atypischer Antipsychotika wird wegen des Risikos von Nebenwirkungen wie EPS, Spätdyskinesien oder Prolaktinämie durch die typischen Antipsychotika sowie des metabolischen Syndroms durch die neueren Substanzen eher abgeraten - Einige Daten unterstützen die Zugabe typischer Antipsychotika zu Clozapin oder Olanzapin bei behandlungsrefraktären Patienten - In einer kleinen offenen Studie kam es unter der Kombination von Clozapin und Aripiprazol zu Gewichtsabnahme, geringerer Sedierung und Verbesserung des Lipidstatus. Eine verminderte Gewichtszunahme und ein verbesserter Lipidstatus zeigten sich ebenfalls bei einer Clozapin-Ziprasidon-Kombination. Bei Verringerung der Clozapindosis und gleichzeitiger Gabe von Quetiapin kam es zu geringerer Gewichtszunahme und verbesserter Glukoseregulation
Elektrokonvulsionstherapie	- Eine zusätzliche Elektrokonvulsiontherapie (EKT) zeigt deutliche positive Effekte bei akuter Schizophrenie, besonders bei katatonen Verlaufsformen und bei einem Überwiegen affektiver Symptome - Nach einigen Studien ist die bilaterale Stimulation wirksamer als die unilaterale, wobei allerdings das Risiko für kognitive Nebenwirkungen steigt. Nach neueren Erkenntnissen ist heute die Methode „LA-RT" vorzuziehen, bei der eine Elektrode links anterior, die andere rechts temporal angebracht wird - In der Regel sind 12–20 Behandlungszyklen bei Schizophrenie erforderlich - Eine Metaanalyse von 36 Studien zur Gabe von Clozapin in Kombination mit EKT zeigten sich bei fast 70 % der Patienten deutliche Verbesserungen. Dabei besserten sich Wahn, Halluzination, Agitation, Aggressivität und Depression deutlich. Allerdings kam es dabei bei fast 20 % der Patienten, u. a. zu längerdauernden Anfallsserien - Bei behandlungsresistenten Patienten kam es nur zu geringer Besserung; die Effekte waren in der Regel nur kurzdauernd

- Zur Durchführung von Erhaltungs-EKTs (prophylaktische Durchführung von ein bis mehreren EKTs bei Patienten mit Rezidivneigung) fehlen evidenzbasierte Leitlinien

Lithium
- Vorsicht: Die Kombination von Lithium und Haloperidol wird wegen Berichten über verstärkte Neurotoxizität kontrovers diskutiert
- Nach einigen Fallberichten kann die Kombination von Lithium mit Clozapin bei Patienten mit Schizophrenie oder schizoaffektiver Störung günstig sein. Nach einer Doppelblindstudie war diese Kombination allerdings nur bei schizoaffektiven Psychosen, nicht aber bei Schizophrenie wirksam

Selegilin
- Nach einem Fallbericht und kleinen offenen Studien kann die zusätzliche Gabe von Selegilin zu einer vorbestehenden Antipsychotikatherapie negative Symptome der Schizophrenie bessern. Zwei kontrollierte Studien zeigten allerdings keinen bzw. keinen klinisch signifikanten Effekt der Kombination. Gegenwärtig kann daher niedrigdosiertes Selegilin nicht als geeignete Augmentationsstrategie zur Behandlung einer Negativsymptomatik angesehen werden

Stimulanzien

Methylphenidat
- Nach Fallberichten führte die zusätzliche Gabe von Methylphenidat zu einer Besserung negativer Symptome und kognitiver Funktionen; es ist allerdings eine Exazerbation positiver Symptome möglich

Tabelle 34. Übersicht über Neuroleptika der 2. und 3. Generation nach Zulassung, Applikationsarten und Cytochrom-Interaktionen

	Aripiprazol	Amisulprid	Asenapin	Clozapin	Olanzapin	Quetiapin	Paliperidon	Risperidon	Ziprasidon
Zulassung für:									
Schizophrenie, akut	ja	ja	nein	ja	ja		ja		ja
Schizophrenie			nein			ja	ja	ja	
Rezidivprophylaxe/ Erhaltungstherapie	nein	nein	nein	nein	nein	ja	nein	ja	nein
Manie, akut	ja	nein	ja	nein	ja	ja	ja	ja	nein
Manie, Rezidivprophylaxe	ja	nein		nein	ja	ja		nein	nein
Zulassung für:									
Kinder	nein	nein	nein	ab 16 Jahren	nicht speziell	nicht speziell		ab 5 J. (D), 15 J. (CH)	nein
Erwachsene <65 Jahre	ja	ja	ja	ja	ja	ja	ja	ja	ja
Erwachsene >65 Jahre	nicht speziell	nein	ja	nicht speziell	nicht speziell	nicht speziell		ja	nein

Fortsetzung nächste Seite

Tabelle 34. Übersicht über Neuroleptika der 2. und 3. Generation nach Zulassung, Applikationsarten und Cytochrom-Interaktionen (Fortsetzung)

	Aripiprazol	Amisulprid	Asenapin	Clozapin	Olanzapin	Quetiapin	Paliperidon	Risperidon	Ziprasidon
Verfügbare Applikation:									
Tabletten	ja	ja	nein	ja	ja	ja	nein	ja	ja
Dragees	nein	nein	nein	ja	nein	nein	nein	nein	nein
Retardtabletten	nein	nein	nein	nein	nein	ja	nein	nein	nein
Schmelztablette	nein	nein	ja	nein	ja	nein	nein	ja	nein
i. m. Akutformulierung	nein	nein	nein	nein	ja	nein	nein	nein	ja
Lösung/Saft	nein	ja	nein	nein	nein	nein	nein	ja	nein
Depotformulierung	nein	nein	nein	nein	ja	nein	ja	ja	nein
Interaktionen im Cytochromsystem									
1A2		k.A.		ja	ja				
2D6	ja	k.A.		ja	ja			ja	
3A4	ja	k.A.		ja		ja		ja	ja

Tabelle 35. Neuroleptika: Differenzialindikation

Diese Empfehlungen basieren zum Teil auf klinischen Studien, zum Teil auf klinischen Erfahrungen bzw. theoretischen Überlegungen

Problem	Empfohlen		Nicht empfohlen	
	2. und 3. Generation	1. Generation	2. und 3. Generation	1. Generation
Negativsymptomatik	Amisulprid Aripiprazol Clozapin Olanzapin Quetiapin Paliperidon Risperidon Ziprasidon	Flupenthixol		Haloperidol Fluphenazin, u. a.
Depressive Syndrome	Olanzapin Quetiapin Ziprasidon	Flupentixol		Haloperidol Fluphenazin, u. a.
Aggressivität, starke Antriebssteigerung	Risperidon, Quetiapin	Zuclopentixol	Aripiprazol, Ziprasidon	Pimozid

Problem	Empfohlen		Nicht empfohlen	
	2. und 3. Generation	1. Generation	2. und 3. Generation	1. Generation
Kognitive Störungen	Amisulprid Aripiprazol Olanzapin Quetiapin			Alle mittel- und niedrigpotenten
Patienten mit hoher Empfindlichkeit für EPMS	Amisulprid Aripiprazol Clozapin Olanzapin Quetiapin Ziprasidon	Perazin		Haloperidol Fluphenazin, u. a.
Patienten mit Spätdyskinesien	Clozapin		Sertindol	Haloperidol Fluphenazin, u. a.
Patienten mit unerwünschter Sedierung	Aripiprazol Risperidon Ziprasidon	Alle hochpotenten	Clozapin Quetiapin	Alle mittel- und niedrigpotenten
Patienten mit Hypotonie	Amisulprid Aripiprazol Risperidon	Haloperidol (niedrig dosiert)	Clozapin Quetiapin	Alle niedrigpotenten
Patienten mit kardialer Vorschädigung	Aripiprazol	Haloperidol	Clozapin Ziprasidon Sertindol	Pimozid Alle niedrigpotenten
Patienten mit Gewichtszunahme	Aripiprazol Ziprasidon	Fluphenazin	Clozapin Olanzapin Risperidon	
Patienten mit Blutbildschäden		Haloperidol	Clozapin Olanzapin	Perazin
Ältere Patienten, besonders mit hirnorganischer Vorschädigung	Risperidon Quetiapin	Haloperidol Melperon		Alle niedrigpotenten
Patienten mit M. Parkinson	Clozapin Olanzapin			Alle hochpotenten
Patienten mit Epilepsie		Fluphenazin Melperon	Clozapin	Zotepin

Neuroleptika

Weiterführende Literatur

Amato L, Minozzi S, Pani PP, Davoli M. Antipsychotic medications for cocaine dependence. Cochrane Database of Systematic Reviews 2007, Issue 3. Art. No.: CD006306. DOI: 10.1002/14651858.CD006306.pub2.

American Academy of Pediatrics Committee on Drugs. The transfer of drugs and other chemicals into human milk. Pediatrics. 2001;108(3):776–789.

American Psychiatric Association. Practice guideline for the treatment of patients with schizophrenia. Am J Psychiatry. 2004;161(2Suppl.):1–56.

Ascher-Svanum H, Faires DE, Zhu B, et al. Medication adherence and long-term functional outcomes in the treatment of schizophrenia in usual care. J Clin Psychiatry. 2006;67(3):453–460.

Bleich S, Degner D, Kropp S, Hajak G, Rüther E. Risperidone in disorganized schizophrenia. Austr N Z J Psychiatry 2000;34:534–535.

Brodaty H, Ames D, Snowdon J, et al. A randomized placebo controlled trial of risperidone for the treatment of aggression, agitation, and psychosis of dementia. J Clin Psychiatry 2003;64:134–143.

Burton, SCF. Strategies for improving adherence to second-generation antipsychotics in patients with schizophrenia by increasing ease of use. J Psychiatr Pract. 2005;11(6):369–378.

Canadian Psychiatric Association Working Group. Clinical practice guidelines: Treatment of schizophrenia. Can J Psychiatry. 2005;50(13Suppl.1):S1–S56.

Claudino AM, Hay PJ, Lima MS, Schmidt U, Bacaltchuk J, Treasure JL. Antipsychotic drugs for anorexia nervosa. (Protocol) Cochrane Database of Systematic Reviews 2007, Issue 4. Art. No.: CD006816. DOI: 10.1002/14651858.CD006816.

Crouch MA, Limon L, Cassano AT. Clinical relevance and management of drug-related QT interval prolongation. Pharmacotherapy. 2003;23(7):881–908.

Degner D, Bleich S, Kropp S, Landen H, Rüther E. Zuclopenthixol bei gerontopsychiatrischer Patienten. Eine prospektive Beobachtungsstudie. Psychopharmakotherapie 2001;8:152–157.

Degner D, Kropp S, Porzig J, Grohmann R, Rüther E. Pseudohallucinations associated with moclobemide – a case report -. Pharmacopsychiatry. 2005;38:179–181.

Degner D, Porzig J, Kropp S, Grohmann R, Rüther E. Prolaktinerhöhung und Mastitis unter Risperidon in Kombination mit Ziprasidon. Psychopharmakotherapie 2005;12:67–68.

Federal Drug Administration. Information for Healthcare Professionals: Haloperidol. 2007, September 17. Available from www.fda.gov/cder/drug/InfoSheets/HCP/haloperidol.htm (Accessed November 24, 2008).

Gardner DM, Baldessarini RJ, Waraich P. Modern antipsychotic drugs: A critical overview. CMAJ. 2005;172(13):1703–1711.

Gianfrancesco FD, Grogg AL, Mahmoud RA, et al. Differential effects of risperidone, olanzapine, clozapine, and conventional antipsychotics on type 2 diabetes: Findings from a large health plan database. J Clin Psychiatry. 2003;63:920–930.

Haddad PM. Antipsychotics and diabetes: A review of non-prospective data. Br J Psychiatry. 2004;184(Suppl.47):S80–S86.

Kropp S, Emrich HM, Bleich S, Degner D. Olanzapine-Related Hyperglycemia in a Nondiabetic Women. Can J Psychiatry 2001;46:457.

Kropp S, Grohmann R, Hauser U, Rüther E, Degner D. Hyperglycemia in antipsychotic-treatment in a Multicenter Drug Safety Surveillance Project. Pharmacopsychiatry 2004;37(Suppl 1):S79-S83.

Kropp S, Hauser U, Grohmann R, Emrich HM. Metoclopramide-related Pisa-Syndrome in Clozapine-Treatment. J Neuropsychiatry Clin Neurosci 2001;13:427–428.

Kropp S, Hauser U, Ziegenbein M. Quetiapine related acute neck dystonia. Ann Pharmacother 2004;38:719–720.

Kropp S, Kern V, Lange K, Degner D, Hajak G, Kornhuber J, Rüther E, Emrich HM, Schneider U, Bleich S. Oxidative stress during treatment with first- and second-generation antipsychotics. J Neuropsychiatry Clin Neurosci 2005;17:227–231.

Kropp S, Tountopoulou A, Schneider U, Lichtinghagen R. N-terminal fragment of B-type natriuretic peptide (NT-proBNP), a marker of cardiac safety during antipsychotic treatment. Annals of General Psychiatry 2005;4:10.

Kropp S, Ziegenbein M, Grohmann R, Engel R, Degner D. Galactorrhea under psychotropic drugs. Pharmacopsychiatry 2004;37(Suppl 1):S84-S88.

Kumar S, Oberstar JV, Sikich L, et al. Efficacy and tolerability of second-generation antipsychotics in children and adolescents with schizophrenia. Schizophr Bull. 2008;34(1):60–71.

L'Italien GJ, Casey DE, Kan HJ, Carson WH, Marcus RN. Comparison of metabolic syndrome incidence among schizophrenia patients treated with aripiprazole versus olanzapine or placebo. J Clin Psychiatry. 2007;68(10):1510–1516.

Leucht S, Caroline Corves C, Arbter D, Engel RR, Li C, Davis JM. Second-generation versus first-generation antipsychotic drugs for schizophrenia: a meta-analysis. Lancet 2009;373:31–41.

Leucht S, Komossa K, Rummel-Kluge C, Corves C, Hunger H, Schmid F, Asenjo Lobos C, Schwarz S, Davis JM. A meta-analysis of head-to-head comparisons of second-generation antipsychotics in the treatment of schizophrenia. Am J Psychiatry 2009;166:152–163.

Leucht S, Wahlbeck K, Hamann J, Kissling W. New generation antipsychotics versus low-potency conventional antipsychotics: a systematic review and meta-analysis. Lancet 2003;361:1581–1589.

Leucht, S. Therapie der Schizophrenie. Evidenzbasierte Behandlung. München: Urban und Fischer, 2007.

Lonergan E, Britton AM, Luxenberg J. Antipsychotics for delirium. Cochrane Database of Systematic Reviews 2007, Issue 2. Art. No.: CD005594. DOI: 10.1002/14651858.CD005594.pub2.

Luebbe G, Kropp S, Harms E, Ziegenbein M. Extensive weight loss in a patient with schizophrenia after switching from olanzapine to aripiprazole – a case report. Pharmacopsychiatry. 2006;39:76.

Mago R, Anolik R, Johnson RA, Kunkel EJ. Recurrent priapism associated with use of aripiprazole. J Clin Psychiatry. 2006;67(9):1471–1472.

Marder SR, Essock SM, Miller AL, et al. The Mount Sinai conference on the health monitoring of patients with schizophrenia. Am J Psychiatry. 2004;161(8):1334–1349.

Molitch ME. Medication-induced hyperprolactinemia. Mayo Clin Proc. 2005;80(8):1050–1057.

Newcomer J. Metabolic considerations in antipsychotic medications. J Clin Psychiatry. 2007;68(Suppl.1):S20–S27.

Palmer SE, McLean RM, Ellis PM, et al. Life-threatening clozapine-induced gastrointestinal hypomotility: An analysis of 102 cases. J Clin Psychiatry 2008;69(5):759–768.

Pinninti NR, Mago R, Adityanjee. Tardive dystonia-associated prescription of aripiprazole. J Neuropsychiatry Clin Neurosci. 2006;18(3):426–427.

Premkumar TS, Pick J. Lamotrigine for schizophrenia. Cochrane Database of Systematic Reviews 2006, Issue 4. Art. No.: CD005962. DOI: 10.1002/14651858.CD005962.pub2.

Rollnik JD, Huber TJ, Mogk H, Siggelkow S, Kropp S, Dengler R, Emrich HM, Schneider, u. High Frequency Repetitive Transcranial Magnetic Stimulation (rTMS) of the Dorsolateral Prefrontal Cortex in Schizophrenic Patients. Neuroreport 2000;11:4013–4015.

Schmid C, Grohmann R, Engel R, Rüther E, Kropp S. Cardiovascular adverse effects under psychotropic drugs. Pharmacopsychiatry 2004;37(Suppl 1):S65-S69.

Schneider LS, Dagerman KS, Insel P. Risk of death with atypical antipsychotic drug treatment for dementia. JAMA. 2005;294(15):1934–1943.

Stahl SM. Essential Psychopharmacology: The Prescriber's Guide. Cambridge, UK: Cambridge University Press, 2006.

Swainston Harrison T, Perry CM. Aripiprazole: a review of its use in schizophrenia and schizoaffective disorder. Drugs. 2004;64:1715–1736.

Uchida H, Mamo DC, Kapur S, et al. Monthly administration of long-acting injectable risperidone and striatal dopamine D2 receptor occupancy for the management of schizophrenia. J Clin Psychiatry. 2008;69(8):1281–1286.

Volz A, Khorsand V, Gillies D, et al. Benzodiazepines for schizophrenia. Cochrane Database of Systematic Reviews 2007, Issue 1. Art. No.: CD006391. DOI: 10.1002/14651858.CD006391.

Wang PS, Schneeweiss S, Avorn J, et al. Risk of death in elderly users of conventional vs. atypical antipsychotic medications. N Engl J Med. 2005;353(22):2335–2341.

Ziegenbein M, Kropp S, Hillemacher T, Bleich S. Genetic Predisposition to Neuroleptic Malignant Syndrome in Siblings. Ann Pharmacother 2006;40:574–575.

Ziegenbein M, Kropp S, Kuenzel HE. Combination of Clozapine and Ziprasidone in Treatment-Resistant Schizophrenia: An Open Clinical Study. Clin Neuropharmacol 2005;28:220–224.

Ziegenbein M, Kropp S. Risperidone-induced long-term weight gain in a patient with schizophrenia. Aust NZ J Psychiatry 2004;38:175–176.

Ziegenbein M, Schomerus G, Kropp S. Ziprasidone-induced pisa syndrome after clozapine treatment. J Neuropsychiatry Clin Neurosci 2003;15:458–459.

Ziegenbein M, Sieberer M, Callies IT, Kropp S. Aripiprazole-induced extrapyramidal side effects in a patient with schizoaffective disorder. Aust N Z J Psychiatry. 2006;40:194–195.

Ziegenbein M, Sieberer M, Callies IT, Kropp S. Combination of clozapine and aripiprazole: A promising approach in treatment-resistant schizophrenia. Aust NZ J Psychiatry, 2005;39:840–841.

Ziegenbein M, Sieberer M, Kropp S. Amisulpride and valproate in residual schizophrenia: a promising therapeutic approach. Psychiatry Online (www.priory.com/psych/amisulpride.htm) (Zugriff am 29.04.2005).

Ziegenbein M, Sieberer M, Kuenzel HE, Kropp S. Augmentation of Clozapine With Amisulpride in Patients With Treatment-Resistant Schizophrenia An Open Clinical Study. German Journal of Psychiatry . http://www.gipsy.uni-goettingen.de . ISSN 1433–1055, 2006.

Ziegenbein M, Wittmann G, Kropp S. Aripiprazole augmentation of clozapine in treatment-resistant schizophrenia: An clinical observation. Clin Drug Invest 2006;26:117–124.

Zusätzlich empfohlene Literatur

Aichhorn W, Whitworth AB, Weiss EM, et al. Second-generation antipsychotics: Is there evidence for sex differences in pharmacokinetics and adverse effect profiles? Drug Saf. 2006;29(7):581–598.

Alexopoulos GS, Streim J, Carpenter D, et al. The Expert Consensus Guideline Series: Using antipsychotic agents in older patients. J Clin Psychiatry. 2004;65 Suppl 2:S1–S105.

Altamura AC, Sassella F, Santini A, et al. Intramuscular preparations of antipsychotics. Drugs. 2003;63(5):493–512.

American Diabetes Association, American Psychiatric Association, American Association of Clinical Endocrinologists, North American Association for the Study of Obesity. Consensus development conference on antipsychotic drugs and obesity and diabetes. J Clin Psychiatry. 2004;65(2):267–272.

Ananth J, Parameswaran S, Gunatilake S, et al. Neuroleptic malignant syndrome and atypical antipsychotic drugs. J Clin Psychiatry. 2004;65(4):464–470.

Argo TR, Carnahan RM, Perry PJ. Aripiprazole, a novel atypical antipsychotic drug. Pharmacotherapy. 2004;24(2):212–228.

Basan A, Kissling W, Leucht S. Valproate as an adjunct to antipsychotics for schizophrenia: A systematic review of randomized trials. Schizophr Res. 2004;70(1):33–37.

Bergman RN, Ader M. Atypical antipsychotics and glucose homeostasis. J Clin Psychiatry. 2005;66(4):504–514.

Brunton L, Lazo J, Parker K. Goodman & Gillman's the pharmacological basis of therapeutics (11th ed.) New York, NY: McGraw-Hill, 2006.

Buckley PF, Correll CU. Strategies for dosing and switching antipsychotics for optimal clinical management. J Clin Psychiatry. 2008;69(Suppl 1):4–17.

Buckley PF. Receptor-binding profiles of antipsychotics: Clinical strategies when switching between agents. J Clin Psychiatry. 2007 68(Suppl.6):S5–S9.

Buckley PF.Treating movement disorders and akathisia as side effects of antipsychotic pharmacotherapy. J Clin Psychiatry. 2008;69(5):e14.

Casey DE. Dyslipidemia and atypical antipsychotic drugs. J Clin Psychiatry. 2004;65 (Suppl 18):S27–S35.

Chouinard G, Chouinard VA. Atypical antipsychotics: CATIE study, drug-induced movement disorder and resulting iatrogenic psychiatric-like symptoms, supersensitivity rebound psychosis and withdrawal discontinuation syndromes. Psychother Psychosom. 2008;77:69–77.

Czekalla J, Kollack-Walker S, Beasley CM. Cardiac safety parameters of olanzapine: Comparison with other atypical and typical antipsychotics. J Clin Psychiatry. 2001;62 Suppl 2:S35–S40.

Davis JM, Chen N. Dose response and dose equivalence of antipsychotics. J Clin Psychopharmacol. 2004;24(2):192–208.

Duggal HS, Singh I. Psychotropic drug-induced neutropenia. Drugs Today. 2005;41(8):517–526.

Fink M. NMS: Effective recognition and treatment. Int Drug Ther Newsl. 2003;38(3):17–21.

Fohey KD. The role of selegiline in the treatment of negative symptoms associated with schizophrenia. Ann Pharmacother. 2007;41:851–856.

Gareri P, De Fazio P, Stilo M, et al. Conventional and atypical antipsychotics in the elderly. A review. Clin Drug Investig. 2003;23(5):287–322.

Gentile S. Clinical utilization of atypical antipsychotics in pregnancy and lactation. Ann Pharmacother. 2004;38:1265–1271.

Haddad PM, Sharma SG. Adverse effects of atypical antipsychotics: Differential risk and clinical implications. CNS Drugs. 2007;21(11):911–936.

Hall RL, Smith AG, Edwards JG. Haematological safety of antipsychotic drugs. Expert Opin Drug Saf. 2003;2(4):395–399.

Harvey PD, Green MF, Keefe RSE, et al. Cognitive functioning in schizophrenia: A consensus statement on its role in the definition and evaluation of effective treatment for the illness. J Clin Psychiatry. 2004;65(3):361–372.

Henderson DC, Nguyen DD, Copeland PM, et al. Clozapine, diabetes mellitus, hyperlipidemia, and cardiovascular risks and mortality: Results of a 10-year naturalistic study. J Clin Psychiatry. 2005;66(9):1116–1121.

Horacek J, Bubenikova-Valesova V, Kopecek M. Mechanism of action of atypical antipsychotic drugs and the neurobiology of schizophrenia. CNS Drugs 2006;20(5):389–409.

Iraqi A. A case report of pancytopenia with quetiapine use. Am J Geriatr Psychiatry. 2003;11(6):694.

Kane SM, Leucht S, Carpenter D, et al. Optimizing pharmacologic treatment of psychotic disorders: The Expert Consensus Guideline Series. J Clin Psychiatry. 2003;64(Suppl 12):S1–S100.

Kane SM. Tardive dyskinesia rates with atypical antipsychotics in adults: Prevalence and incidence. J Clin Psychiatry. 2004;65(Suppl 9):S16–S20.

Kirshner SJ, Lander A, Kjernisted M, et al. Do antipsychotics ameliorate or exacerbate obsessive compulsive disorder symptoms? A systematic review. J Affect Disord. 2004;82(2):167–174.

Kontaxakis UP, Ferentinos PP, Havaki-Kontaxakis BJ, et al. Randomized controlled augmentation trials in clozapineresistant schizophrenic patients: A critical review. European Psychiatry. 2005;20:409–415.

Lieberman JA, Stroup TS, McEvoy JP, et al. Effectiveness of antipsychotic drugs in patients with chronic schizophrenia. N Engl J Med. 2005;353(12): 1209–1223.

Marder SR, Essock SM, Miller AL, et al. Physical health monitoring of patients with schizophrenia. Am J Psychiatry. 2004;161(8):1334–1349.

Marder SR. A review of agitation in mental illness: Treatment guidelines and current therapies. J Clin Psychiatry. 2006;67(Suppl 10):13–21.

Miller AL, Hall CS, Buchanan RW, et al. The Texas medication algorithm project, antipsychotic algorithm for schizophrenia: 2003 update. J Clin Psychiatry. 2004;65(4):500–508.

Minzenberg MJ, Poole JH, Benton C, et al. Association of anticholinergic load with impairment of complex attention and memory in schizophrenia. Am J Psychiatry. 2004;161:116–124.

Moller HS. Management of the negative symptoms of schizophrenia: New treatment options. CNS Drugs. 2003;17(11):793–823.

Moncrieff J. Does antipsychotic withdrawal provoke psychosis? Acta Psychiatr Scand. 2006;114:3–13.

Nasrallah HA. Atypical antipsychotic-induced metabolic side effects: Insights from receptor-binding profiles. Mol Psychiatry. 2008;13(1):27–35.

Newcomer JW. Abnormalities of glucose metabolism associated with atypical antipsychotic drugs. J Clin Psychiatry. 2004;65(Suppl 18):S36–S46.

Praharaj SK, Arora M, Gandotra S. Clozapine-induced sialorrhea: Pathophysiology and management strategies. Psychopharmacol (Berl). 2006;185:265–273.

Remington G, Saha A, Chong SA, et al. Augmentation strategies in clozapine-resistent schizophrenia. CNS Drugs. 2005;19(10):1–30,843–872.

Sacks FM. Metabolic syndrome: Epidemiology and consequences. J Clin Psychiatry. 2004;65(Suppl 18):S3–S12.

Saha S, Chant D, McGrath J. A systematic review of mortality in schizophrenia. Arch Gen Psychiatry 2007;64(10):1123–1131.

Simpson GM. The treatment of tardive dyskinesia and tardive dystonia. J Clin Psychiatry. 2000;61(Suppl 4):S39–S44.

Stahl SM, Grady MM. A critical review of atypical antipsychotic utilization: Comparing monotherapy with polypharmacy and augmentation. Curr Med Chem. 2004;11:313–327.

Tandon R. Comparative effectiveness of antipsychotics in the treatment of schizophrenia: What CATIE (phase 1) tells us – Part 1. Intern Drug Ther Newsl. 2006;41(7):51–58.

Wirshing DA. Schizophrenia and obesity: Impact of antipsychotic medications. J Clin Psychiatry. 2004;65(Suppl 18):S13–S26.

Woods SW. Chlorpromazine equivalent doses for the newer atypical antipsychotics. J Clin Psychiatry. 2003;64(6):663–667.

Zemrak WR, Kenna GA. Association of antipsychotic and antidepressant drugs with Q-T interval prolongation. Am J Health Syst Pharm. 2008;65(11):1029–1038.

Ziegenbein M, Steinbrecher A, Garlipp P. Clozapine-induced aplastic anemia in a patient with Parkinson's disease. Can J Psychiatry. 2003;48(5):352.

ANTIPARKINSONMITTEL

In diesem Kapitel wird nur die Behandlung neuroleptikainduzierter extrapyramidaler Störungen (EPS) durch Antiparkinsonmittel, nicht aber die Therapie des Morbus Parkinson abgehandelt. Zur Behandlung der EPS werden in Deutschland, Österreich und der Schweiz vorwiegend Anticholinergica (z.B. Biperiden) eingesetzt

Verfügbare Substanzen

Wirkstoffe	Handelsnamen Deutschland	Handelsnamen Österreich	Handelsnamen Schweiz
Anticholinergika Benzatropin Biperiden Trihexiphenidyl Metixen Procyclidin Bornaprin	Cogentinol® Akineton®, Biperiden-neuraxpharm®, Biperidin-ratiopharm®, Norakin®, u.a. Artane®, Parkopan®, Spasman® Metixen Berlin-Chemie®, Tremarit® Osnervan®, Sormodren®	Cogentin® Akineton®, Biperiden-Abbott® Kemadrin® Sormodren®	Akineton® Kemadrin®
Antihistaminika Diphenhydramin Orphenadrin	Halbmond-Tabletten®, Dolestan®, u.a. Norflex®	Sleepia®, u.a	Benocten®, Dobacen®
Betablocker Propranolol	Beta-Tablinen®, Dociton®, Efektolol®, Elbrol®, Obsidan®, Propabloc®, Prophylux®, propra von ct®, Propranolol AL®, Propranolol-GRY®, Propranolol Stada®, Propranur®, Propra-ratiopharm®, u.a.	Inderal®	Propranolol-Helvepharm®, Inderal®
Benzodiazepine Diazepam Lorazepam Clonazepam	Valium®, u.a. Tavor®, Tolid®, u.a. Antelepsin®, Rivotril®	Valium®, u.a. Temesta®, Merlit®, u.a. Rivotril®	Valium®, u.a. Temesta®, Lorasifar®, u.a. Rivotril®
Dopaminagonisten Amantadin	Adekin®, Amanta®, Amantadin-ratiopharm®, Amixx®, PK-Merz®, Tregor®, u.a.	PK-Merz-Schoeller® Hofcomant®, u.a.	PK-Merz®, Symmetrel®

Indikationen

Zugelassene Indikationen:

- Behandlung Neuroleptika-induzierter extrapyramidaler Störungen (EPS; siehe Seite 155, Tabelle 33. Neuroleptika: Extrapyramidale Nebenwirkungen)
- Akute Dyskinesien und Dystonien
- Pseudoparkinsonismus (Tremor, Rigor)
- Akathisie (Bewegungsunruhe)

- Akinesie (Bewegungsarmut)
- „Rabbit Syndrome", „Pisa-Syndrom"

Weitere Indikationen:
- Neuroleptika-induzierte sexuelle Dysfunktionen (nur Amantadin)

Allgemeine Hinweise

- Die Wirksamkeit und Verträglichkeit kann von Patienten zu Patient unterschiedlich sein
- Es wird kontrovers diskutiert, ob man die Antiparkinsonmittel schon prophylaktisch Patienten geben sollte, bei denen ein erhöhtes Risiko für die Entwicklung von EPS besteht (junge, männliche Patienten; Behandlung mit hochpotenten Neuroleptika) oder aber ob sie erst nach dem Auftreten von EPS angesetzt werden sollten
- Die Akathisie bessert sich durch anticholinerge Substanzen möglicherweise nur dann, wenn gleichzeitig ein Parkinsonoid besteht
- Bei Nichtansprechen einer Akathisie auf Antiparkinsonmittel können Diphenhydramin, Propranolol, Lorazepam, Clonazepam oder Diazepam versucht werden

Pharmakologie

- Zentralaktive anticholinerge Substanzen durchdringen die Blut-Hirn-Schranke, blockieren exzitatorische cholinerge Bahnen der Basalganglien, stellen die durch Neuroleptika gestörte Dopamin-Acetylcholin-Balance wieder her und können so EPS bessern
- Muskarinische Rezeptoren werden unterteilt in die Subtypen M_1 (vorwiegend im Striatum) und M_2 (vorwiegend in den Herzventrikeln). Antiparkinsonmittel wirken unterschiedlich selektiv auf die M_1 im Vergleich zu den M_2-Rezeptoren, in folgender Reihenfolge: Biperiden > Procyclidin > Trihexyphenidyl > Benzatropin. M_1-Selektivität geht mit geringen peripheren Nebenwirkungen einher. In Deutschland, Österreich und der Schweiz wird daher vorwiegend Biperiden verwendet
- Anticholinerge Substanzen blockieren auch die präsynaptische Wiederaufnahme von Dopamin (insbesondere Benzatropin), Noradrenalin (insbesondere Diphenhydramin) und Serotonin (schwach)
- Amantadin entfaltet seine Wirkung durch Erhöhung der Dopaminmenge am Rezeptor; außerdem ist Amantadin ein moderater Antagonist am NMDA-Rezeptor

Dosierung

- Siehe Seite 173, Tabelle 38. Antiparkinsonmittel: Übersicht
- Eine Dosiserhöhung muss gegenüber dem erhöhten Risiko verstärkter anticholinerger Nebenwirkungen abgewogen werden
- Plasmaspiegelbestimmungen sind nach derzeitigen Erfahrungen nicht sinnvoll

Nebenwirkungen

- Die Nebenwirkungen sind von der Stärke der anticholinergen Wirkung abhängig. Relative anticholinerge Potenz: Atropin > Trihexyphenidyl > Benzatropin > Biperiden > Procyclidin > Orphenadrin > Diphenhydramin
- Häufig: Mundtrockenheit, Verschwommensehen, Obstipation, trockene Augen, gerötete Haut
- Gelegentlich: Miktionsverzögerung, Harnretention, sexuelle Dysfunktionen
- ZNS-Wirkungen (insbesondere bei älteren Patienten und in höheren Dosierungen): Antriebssteigerung, Orientierungsstörung, Verwirrtheit, Halluzinationen, Unruhe, Schwäche, Inkohärenz, Kopfschmerzen, kognitive Störungen wie Gedächtnisverlust, Ablenkbarkeit und Aufmerksamkeitsstörungen
- Kardiovaskulär: Herzklopfen, Tachykardien; in hohen Dosen Arrhythmien
- Gastrointestinal: Übelkeit, Erbrechen
- Sehr hohe Dosen können zu vermindertem Schwitzen und Hyperthermie führen

- Sehr hohe Dosen bzw. der Missbrauch der Substanzen kann zu einem anticholinergen (toxischen) Delir mit folgenden Symptomen führen: Orientierungsstörung, Verwirrtheit, Euphorie; außerdem zu körperlichen Symptomen wie Mundtrockenheit, Verschwommensehen, Pupillenerweiterung oder trockener, geröteter Haut
- Die dopaminagonistische Wirkung von Amantadin kann gelegentlich zu einer Verstärkung psychotischer Symptome, Albträumen, Schlafstörungen und Stimmungsschwankungen führen

Vorsichtsmaßnahmen

- Vorsicht bei Patienten, bei denen die anticholinerge Wirkung problematisch sein könnte, insbesondere bei Prostatahypertrophie, Harnverhalt oder Engwinkelglaukom
- Das Schwitzen kann vermindert sein; bei Hitze kann es zu Hyperthermie kommen
- Vorsicht bei Patienten mit respiratorischen Problemen, da die Bronchialsekretion eingeschränkt wird und es zu Atemstörungen kommen kann
- Amantadin: Vorsicht bei Patienten mit peripheren Ödemen oder kongestiver Kardiomyopathie in der Anamnese
- Beim abrupten Absetzen kann es zu Unruhe, Angst, Dyskinesie, Dysphorie, Schwitzen oder Durchfällen kommen. Fälle einer akinetischen Depression sind beobachtet worden
- Die euphorische oder halluzinogene Wirkung kann zum Missbrauch der anticholinergen Substanzen führen
- Antiparkinsonmittel können zu einer Exazerbation von Spätdyskinesien bzw. zum Ausbruch einer bisher maskierten Spätdyskinesie führen

Überdosierung

- Toxische Wirkungen können bei extrem hohen Dosen, bei Kombinationstherapie, bei älteren Personen oder bei Drogenmissbrauch auftreten
- Vegetative Symptome: erweiterte Pupillen, trockene, gerötete Haut, Durst, Tachykardie, Harnretention, Obstipation, paralytischer Ileus, Anorexie und unsicherer Gang
- Psychische Symptome: verminderte Ansprechbarkeit, ängstliches Verhalten, Schlafstörungen, Euphorie, Reizbarkeit, zeitliche und örtliche Orientierungsstörung, Denk- und Konzentrationsschwierigkeiten, Exazerbation psychotischer Symptome, optische und taktile Halluzinationen (Versuch, Objekte von der Hautoberfläche zu entfernen)
- Bei Verdacht auf Überdosierung Absetzen aller Substanzen mit anticholinerger Aktivität. Die Symptome sollten nach mindestens 24–48 Stunden abgeklungen sein
- Physostigmin (1–3 mg i. m.) kann die zentralen und peripheren Effekte antagonisieren. Da Physostigmin zu epileptischen Anfällen, kardialen Nebenwirkungen und exzessiven cholinergen Effekten führen kann, sollte es nur in schweren Fällen unter Monitorkontrolle angewendet werden

Behandlung von Kindern und Jugendlichen

- Trihexyphenidyl wird in einer Dosierung bis zu 80 mg/Tag bei dystonen Bewegungsstörungen bei Kindern eingesetzt. Die Behandlung wird meist gut vertragen

Behandlung von älteren Patienten

- Ältere Patienten reagieren sehr empfindlich auf Anticholinergika. Auf Nebenwirkungen wie Obstipation, Harnretention, Verwirrtheit, Gedächtnisverlust oder Orientierungsstörung achten. Vermeiden Sie Substanzen mit einer starken zentralen und peripheren anticholinergen Wirkung (Biperiden ist hier wahrscheinlich die am besten geeignete Substanz). Vorsicht bei Kombination zweier oder mehrerer anticholinerg wirksamer Substanzen

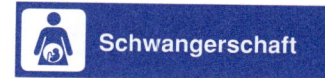

Schwangerschaft
- Es besteht ein möglicher Zusammenhang zwischen der Gabe anticholinerger Antiparkinsonmittel und geringgradigen Missbildungen des Kindes. Eine prophylaktische Gabe dieser Medikamente während der Schwangerschaft wird nicht empfohlen
- Insbesondere Amantadin und Diphenhydramin sollten vermieden werden

Stillzeit
- Erfahrungen liegen nicht vor; Säuglinge und Kleinkinder können empfindlich auf die anticholinerge Wirkung der Substanzen reagieren; die Anwendung in der Stillzeit wird deshalb nicht empfohlen
- Die anticholinerge Wirkung kann die Laktation vermindern

Hinweise für die Pflege
- Antiparkinson-Medikamente sollten in der Psychiatrie ausschließlich zur Behandlung extrapyramidaler Nebenwirkungen von Neuroleptika gegeben werden. Zu hohe Dosen oder missbräuchliche Anwendung können zu einem toxischen Delir führen
- Einige Nebenwirkungen der Antiparkinsonmittel, insbesondere die anticholinergen, können die Nebenwirkungen der Neuroleptika verstärken; achten Sie daher insbesondere auf ein toxisches Delir
- Überwachen Sie die Zufuhr der Patienten (Bilanzierung). Es kann – besonders bei älteren Patienten – zum Harnverhalt kommen. Zur Vermeidung gastrointestinaler Beschwerden sollten die Medikamente nach den Mahlzeiten gegeben werden Bei Mundtrockenheit werden den Patienten kühle Getränke, Kaugummi oder saure Bonbons empfohlen. Empfehlen Sie häufige Mundspülungen. Die Zähne sollten regelmäßig geputzt werden. Patienten sollten stark kalorienhaltige Getränke und Süßigkeiten vermeiden, nicht nur weil sie Karies auslösen können, sondern auch weil sie zu Gewichtszunahme führen
- Der Sitz von Zahnprothesen kann sich verschlechtern; es kann zu Ulzerationen und Reiben am Gaumen kommen; Soor-Infektionen können auftreten
- Durch eine Parese des Ziliarmuskels kann Verschwommensehen auftreten. Abhilfe: Lesebrille; Lesen bei hellem Licht oder in schweren Fällen Pilocarpin-Augentropfen 0,5 %
- Augentrockenheit kann insbesondere bei älteren Patienten und Kontaktlinsenträgern zu Problemen führen. Abhilfe: Künstliche Tränen, Kontaktlinsenflüssigkeit
- Anticholinerge Substanzen reduzieren die Peristaltik und intestinale Sekretion und führen zu Verstopfung. Abhilfe: Flüssigkeits- und Ballaststoffzufuhr; Früchte. In schweren Fällen Laxanzien oder Laktulose
- Warnen Sie den Patienten vor dem Autofahren oder dem Bedienen gefährlicher Maschinen, bis die Wirkung des Antiparkinsonmittels eingeschätzt werden kann

Hinweise für Patienten
- Ausführliche Patienteninformationen: siehe Seite 416
- Antiparkinsonmittel dienen dazu, sogenannte extrapyramidale Nebenwirkungen der Neuroleptika zu behandeln. Andere Nebenwirkungen können nicht beeinflusst werden. Erhöhen Sie nicht die Dosis, ohne mit Ihrem behandelnden Arzt zu sprechen. Eine Überdosierung kann zu Mundtrockenheit, Verschwommensehen, Verstopfung, Verwirrtheit oder Gedächtnisstörungen führen

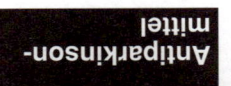

Tabelle 36. Antiparkinsonmittel: Wechselwirkungen

Substanzklasse	Beispiel	Wechselwirkung
Adsorbenzien	Aktivkohle, Antazida, Kaolin-Pektin, Cholestyramin	Orale Resorption bei gleichzeitiger Gabe vermindert
Antibiotika	Cotrimoxazol	Renale Clearance von Amantadin vermindert (Anstieg des Plasmaspiegels)
Anticholinergika	Antidepressiva, Antihistaminika	Verstärkte atropinähnliche Wirkung (Mundtrockenheit, verschwommenes Sehen, Obstipation usw.) Vermindertes Schwitzen und ein paralytischer Ileus möglich. Toxisches Delir bei hohen Dosen
Antidepressiva/SSRI	Paroxetin	Erhöhter Procyclidin-Plasmaspiegel (um 40 %)
Antihypertensiva	Triamteren, Hydrochlorothiazid	Die renale Clearance von Amantadin vermindert (Akkumulation und mögliche toxische Symptome)
Koffein		Wirkungsverlust des Antiparkinsonmittels, Tremor, Akathisie
Digoxin		Erhöhte Bioverfügbarkeit von Digoxin-Tabletten (gilt nicht für Kapseln oder Lösung) Erhöhter Digoxin-Plasmaspiegel durch verminderte gastrointestinale Motilität
Neuroleptika	Haloperidol, Trifluoperazin	Verstärkung von Spätdyskinesien oder Demaskierung von latenten Spätdyskinesien; Verminderung der Neuroleptikaplasmaspiegel Verstärkte anticholinerge Wirkungen

Tabelle 37. Antiparkinsonmittel: Wirkung auf extrapyramidale Symptome

Antiparkinsonmittel	Tremor	Rigor	Dystonie	Akinesie	Akathisie
Amantadin	++	++	+	+++	++
Benzatropin	++	+++	+++	++	++
Biperiden	++	++	++	+++	++
Betablocker (z. B. Propranolol)	+	−	−	−	+++
Clonazepam	−	+	+	−	+++
Diazepam	+	++	++	+	+++
Diphenhydramin	++	+	+++	−	+++
Lorazepam	+	+	+++	−	+++

Antiparkinsonmittel	Tremor	Rigor	Dystonie	Akinesie	Akathisie
Orphenadrin	++	++	–	++	+
Procyclidin	++	++	++	++	++
Trihexyphenidyl	++	++	++	+++	++

Die Angaben beruhen auf Literaturhinweisen und klinischen Beobachtungen
– keine Wirkung, + leichte Wirkung (20 % Ansprechrate), ++ moderate Wirkung (20–50 % Ansprechrate), +++ gute Wirkung (Ansprechrate > 50 %)

Tabelle 38. Antiparkinsonmittel: Übersicht

Chemische Klasse	Dosiseinheiten (mg)	Dosis	Therapeutische Wirkung	Nebenwirkungen	CYP-450 Metabolisierende Enzyme[a]	CYP-450-Hemmung[b]
Dopaminagonist						
Amantadin	100	Oral Gabe: 100–400 mg/Tag	Besserung von Akathisie, Akinesie, Rigor, akuter Dystonie, Parkinsonismus und Spätdyskinesien Kann die Wirkung anderer Antiparkinsonmittel unterstützen Toleranz nach 1–8 Wochen möglich Möglicherweise wirksam in der Behandlung Neuroleptika- und SSRI-induzierter sexueller Dysfunktionen Kann Neuroleptika-induzierte Gewichtszunahme bessern Nach vorläufigen Daten möglicherweise bei ADHS-Verhaltensstörungen wirksam; evtl. auch Reduktion von Kokain-Craving und -Missbrauch möglich	Häufig: gastrointestinale Beschwerden, Unruhe, Konzentrationsstörungen, Schwindel, gelegentlich: periphere Ödeme, Hautveränderungen, Livido reticularis (fleckförmige Hautverfärbung), Tremor, verwaschene Sprache, Ataxie, Depression, Schlafstörungen und Antriebsmangel (dosisabhängig), geringere anticholinerge Wirkungen als bei anderen Substanzen; in niedriger Dosierung auch bei Glaukompatienten einsetzbar		
Antihistaminika						
Diphenhydramin	25	Bei akuter Dystonie i. m./i. v. 25–50 mg Orale Gabe: 4-mal 25–50 mg/Tag	Wirksam bei Tremor; Unruhe und Erregung werden durch den sedativen Effekt günstig beeinflusst; kann die Wirkung anderer Antiparkinsonmittel verstärken	Somnolenz und Verwirrtheit, besonders bei älteren Patienten leichte Mundtrockenheit, Sedierung, geringgradige Unruhe; Delir möglich	2D6	2D6

Fortsetzung nächste Seite

Tabelle 38. Antiparkinsonmittel: Übersicht (Fortsetzung)

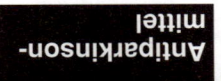

	Dosis-einheiten (mg)	Dosis	Therapeutische Wirkung	Nebenwirkungen	CYP-450 Metabolisie-rende Enzyme[a]	CYP-450-Hemmung[b]
Antihistaminika						
Orphenadrin	50	Oral: 3-mal 50 mg; bis zu 400 mg/Tag	Mäßige Wirkung bei Rigor und Sialor-rhoe; stimulierend; Nachlassen der Wirkung nach 2–6 Monaten	Somnolenz und Verwirrtheit, beson-ders bei älteren Patienten leichte Mundtrockenheit, Sedierung, gering-gradige Unruhe	2C19, 2D6, 3A4	2D6, 2B6
Betablocker						
Propranolol	10	Oral: 3-mal 10 mg; bis zu 120 mg/Tag	Sehr gut wirksam bei Akathisie und Tremor	Überwachung von Puls und Blutdruck. Hohe Dosen nicht plötzlich absetzen wegen möglicher Reboundtachykardie	1A2, (2D6), 2C19	1A2, (2D6), (3A4)
Benzodiazepine						
Diazepam	5	bei akuter Dystonie 10 mg langsam i. v.; (5 mg/min)	Gute Wirkung bei Akathisie und akuter Dystonie, Muskelrelaxans	Benommenheit und Antriebsmangel	3A4, 2C9, 2B6, 2C19	
Lorazepam	2	Oral: 3-mal 0,5–2 mg sublingual: bis zu 3-mal 1–2 mg, i. m.: 1–2 mg bei Dystonie	Gute Wirkung bei Akathisie, sehr gute Wirkung bei akuter Dyskinesie (schnellste Wirkung bei sublingualer Gabe)	Benommenheit und Antriebsmangel		
Clonazepam	0,5	Oral: 1–4 mg/Tag	Wirksam bei Akathisie	Benommenheit und Antriebsmangel	2B4, 2E1, 3A4	2B4
Anticholinergika						
Benzatropin	2	Oral: 2-mal 1–2 mg, bis zu 2-mal 6 mg; i. m./i. v.: 1–2 mg; evtl. nach 30 Min. wiederholen	Wirksam bei Rigor; Besserung der Hy-persalivation; starkes Muskelrelaxans, sedierende Wirkung. Langwirksam, einmal tägliche Gabe reicht bei i. m.-oder i. v.-Gabe; dramatische Besse-rung einer Dystonie	Mundtrockenheit, Verschwommense-hen, Harnverhalt, Obstipation, Erhöhter Augeninnendruck Toxisches Delir bei Überdosierung	2D6	
Biperiden	4	Orale Gabe: 2–8 mg/Tag; bis zu 16 mg/Tag	Wirksam bei Rigor und Akinesie	Geringe periphere anticholinerge Wir-kung. Kann Euphorie und verstärkten Tremor verursachen		

	Dosis-einheiten (mg)	Dosis	Therapeutische Wirkung	Nebenwirkungen	CYP-450 Metabolisierende Enzyme[a]	CYP-450-Hemmung[b]
Trihexyphenidyl	5	Orale Gabe: 4–15 mg/Tag, bis zu 30 mg werden von jüngeren Patienten toleriert	Geringer bis mäßiger Effekt gegen Rigor und Spasmen (in einigen Fällen dramatische Besserung möglich). Weniger gute Wirkung auf Tremor. Durch Nachlassen des Muskelspasmus kann in einigen Fällen Tremor verstärkt werden. Die stimulierende Wirkung kann bei antriebsarmen, akinetischen Patienten ausgenutzt werden	Mundtrockenheit, Verschwommensehen, gastrointestinale Störungen, wenig sedierend. Ausgeprägte, anhaltende Verwirrtheit und kognitive Störungen (tox. Delir) können auftreten, insbesondere bei älteren Patienten; hier muss dann an eine Überdosierung gedacht werden. Toxische Dosen führen zu Unruhe, Delir, Halluzinationen; kann als euphorisierendes Suchtmittel missbraucht werden	?	?
Procyclidin	5	Beginn mit 2-mal 2,5 mg oral; gelegentlich bis zu 30 mg/Tag notwendig	Ähnliche Wirkung wie Trihexyphenidyl, geringere und z. T. fragliche Wirkung auf Tremor. Sinnvolle Kombination mit anderen Medikamenten, wenn der Muskelrigor sehr stark ist	Weniger ausgeprägte Nebenwirkungen als Trihexyphenidyl, geringgradiges Verschwommensehen; Erregungszustände, Schwindel (selten). Substanz wird missbräuchlich verwendet		2D6

[a] Cytochrom P-450-Isoenzyme, die bei dem Abbau der Substanz in der Leber beteiligt sind, [b] CYP-450 Isoenzyme, die durch die Substanz inhibiert werden [c] kaum metabolisiert, 90% der Dosis werden unverändert im Urin ausgeschieden; beeinflusst nicht den Abbau anderer Medikamente Klammern = schwach

Antiparkinsonmittel

ANXIOLYTIKA

Angststörungen werden in der Regel mit Antidepressiva, Pregabalin oder Buspiron behandelt. In diesem Kapitel finden sich nur Erläuterungen zu den Medikamenten Pregabalin, Buspiron und Opipramol. Andere Mittel zur Angstbehandlung finden sich in den jeweiligen Kapiteln:

Klassen

Klassen	Beispiele	Seite
Antidepressiva		
SSRI	z. B. Paroxetin, Sertralin, Escitalopram	siehe S. 7
SNRI	z. B. Venlafaxin	siehe S. 25
Trizyklische Antidepressiva (TZA)	z. B. Clomipramin, Imipramin, Amitriptylin	siehe S. 36
MAO-Hemmer	z. B. Tranylcypromin	siehe S. 78
Antihistaminika	z. B. Hydroxyzin, Diphenhydramin	siehe S. 209
Benzodiazepine	z. B. Diazepam, Alprazolam	siehe S. 192
Neuroleptika	z. B. Chlorprothixen, Flupentixol, Fluspirilen, Levomepromazin, Melperon, Pimozid, Pipamperon, Promethazin, Sulpirid	siehe S. 135

Allgemeine Hinweise

- Angststörungen können erfolgreich mit psychotherapeutischen Maßnahmen behandelt werden
- Benzodiazepine sollten bei Angststörungen in der Regel nur kurzfristig eingesetzt werden (z. B. zur Überbrückung der Wirklatenz der Antidepressiva) oder bei anderweitig therapieresistenten Fällen
- Bei der längerfristigen Behandlung mit Antihistaminika können Tachyphylaxieeffekte auftreten (Nachlassen der Wirkung nach einigen Wochen)
- Typische niedrigpotente bzw. niedrigdosierte hochpotente Neuroleptika wurden früher in Europa in großem Umfang zur Behandlung von Angststörungen eingesetzt. Die älteren Untersuchungen zur Wirksamkeit der Neuroleptika genügen nicht mehr den heutigen methodologischen Anforderungen. Wegen der möglichen Gefahr von Spätdyskinesien ist die Behandlung auf einen Zeitraum von drei Monaten limitiert – dies genügt in der Angstbehandlung oft nicht. Neuroleptika sollten bei Angst- und Unruhezuständen daher nur im Akutfall angewendet werden oder wenn andere Behandlungsmöglichkeiten versagt haben oder nicht vertragen wurden
- Wegen der folgenden Nebenwirkungen werden Barbiturate nicht mehr als Anxiolytika eingesetzt:
  - Starker Gewöhnungseffekt, physische und psychische Abhängigkeit, schwere Entzugssymptome möglich, rasche Toleranzentwicklung
  - Geringe therapeutische Breite
  - Wechselwirkungen mit zahlreichen anderen Substanzen, Enzyminduktion
  - Können zu Hyperaktivität oder Verhaltensstörungen bei Kindern oder Depressionen bei Erwachsenen führen. Nach neueren Daten sind atypische Antipsychotika wie Quetiapin bei Angststörungen wirksam. Zulassungen liegen aber nicht vor

Pregabalin

Verfügbare Substanz

Wirkstoff	Handelsname Deutschland	Handelsname Österreich	Handelsname Schweiz
Pregabalin	Lyrica®	Lyrica®	Lyrica®

Indikationen

Zugelassene Indikationen:
- Generalisierte Angststörung
- Periphere und zentrale neuropathische Schmerzen im Erwachsenenalter
- Bei Epilepsie zur Zusatztherapie von partiellen Anfällen mit oder ohne sekundäre Generalisierung im Erwachsenenalter

Weitere Indikationen:
- Fibromyalgie
- Nach einer Doppelblindstudie besserte sich unter Einmalgabe von Pregabalin die Angst vor einer Zahnarztbehandlung

Pharmakologie

- Gammaaminobuttersäure-Analogon
- Pregabalin bindet an eine auxiliäre Untereinheit ($\alpha_2\delta$-Protein) von spannungsabhängigen Kalziumkanälen im ZNS

Dosierung

- 150–600 mg/Tag, verabreicht in 2 oder 3 Einzeldosen. Beginn mit 150 mg/Tag (um Sedierung zu vermeiden, kann auch mit einer geringeren Dosis begonnen werden). Nach 1 Woche kann die Dosis auf 300 mg täglich erhöht werden. Nach der 2. Woche kann die Dosis auf 450 täglich gesteigert werden, dann nach einer weiteren Woche auf 600 mg

Pharmakokinetik

- Rasche Resorption
- Maximale Plasmakonzentration nach 1 Std.
- Orale Bioverfügbarkeit > als 90 %; dosisunabhängig
- Steady state innerhalb von 24–48 Std.
- Die Verabreichung mit Mahlzeiten hat keine klinisch signifikante Auswirkung auf die Resorptionsrate
- Pregabalin wird bei Menschen nicht nennenswert metabolisiert
- Hauptsächlich renal ausgeschieden
- Eliminationshalbwertzeit 6,3 Std.
- Bei Patienten mit eingeschränkter Nierenfunktion ist eine Reduktion der Pregabalin-Dosis notwendig
- Eingeschränkte Leberfunktion: keine Daten verfügbar; da jedoch Pregabalin nicht ausgeprägt metabolisiert wird und hauptsächlich als unveränderte Substanz im Urin ausgeschieden wird, erscheint es unwahrscheinlich, dass eine eingeschränkte Leberfunktion Einfluss auf die Plasmakonzentrationen hat
- Abnahme der Pregabalin-Clearance im Alter

Anxiolytika

Anxiolytika

Beginn und Dauer der Wirkung

- In klinischen Studien wurde Wirkeintritt bei generalisierter Angststörung bereits am 4. Tag nach Beginn der Gabe beobachtet. Nach einer Studie mit Angst vor Zahnbehandlungen wurde ein Wirkeintritt bereits nach 3–4 Stunden beobachtet

Nebenwirkungen

1. ZNS-Nebenwirkungen

- Häufig: Euphorie, Verwirrung, Reizbarkeit, verringerte Libido, Desorientierung, Schlaflosigkeit. Gelegentlich: Halluzinationen, Panikattacken, Ruhelosigkeit, Agitiertheit, Depression, Niedergeschlagenheit, Stimmungsschwankungen, Depersonalisation, Wortfindungsstörungen, abnorme Träume, gesteigerte Libido, Anorgasmie, Apathie. Selten: Enthemmung, gehobene Stimmungslage

2. Nervensystem

- Sehr häufig: Benommenheit, Schläfrigkeit. Häufig: Ataxie, Koordinationsstörungen, Tremor, Dysarthrie, Gedächtnisstörungen, Aufmerksamkeitsstörungen, Parästhesie, Sedierung, Gleichgewichtsstörung, Lethargie. Gelegentlich: Synkopen, Stupor, Myoklonus, psychomotorische Hyperaktivität, Geschmacksverlust, Dyskinesie, Schwindel, Intensionstremor, Nystagmus, kognitive Störungen, Sprachstörungen, verringerte Reflexe, Hypästhesie, Amnesie, Hyperästhesie, brennendes Gefühl. Selten: Hypokinesie, Parosmie, Schreibstörungen, Enzephalopathie

3. Kardiale Wirkungen

- Gelegentlich: Tachykardie, AV-Block I. Grades. Selten: Sinustachykardie, Sinusbradykardie, Sinusarrhythmie, Herzinsuffizienz, QT-Verlängerung

4. Gefäßerkrankungen

- Gelegentlich: Gesichtsrötungen, Hautrötungen mit Wärmegefühl, Hypotonie, Hypertonie. Selten: Kalte Extremitäten.

5. Erkrankungen der Atemwege, des Brustraums und des Mediastinums

- Gelegentlich: Dyspnoe, trockene Nase. Selten: Nasenbluten, Engegefühl im Hals, Husten, verstopfte Nase, Rhinitis, Schnarchen, Lungenödem

6. Gastrointestinale Nebenwirkungen

- Häufig: Erbrechen, Mundtrockenheit, Verstopfung, Flatulenz. Gelegentlich: Aufgeblähter Bauch, gastroösophagealer Reflux, vermehrter Speichelfluss, orale Hypästhesie. Selten: Aszites, Pankreatitis, Dysphagie, geschwollene Zunge, Diarrhoe, Übelkeit

7. Haut

- Gelegentlich: papulöser Ausschlag, Schwitzen. Selten: Urtikaria, kalter Schweiß, Stevens-Johnson-Syndrom, Pruritus

8. Muskelerkrankungen

- Gelegentlich: Muskelzuckungen, Gelenkschwellungen, Muskelkrämpfe, Myalgie, Athralgie, Rückenschmerzen, Schmerzen in den Extremitäten, Steifigkeit der Muskulatur. Selten: Rhabdomyolyse, zervikale Spasmen, Nackenschmerzen

9. Nieren/Harnwege

- Gelegentlich: Harninkontinenz, Dysurie. Selten: Nierenversagen, Oligurie, Harnretention

10. Geschlechtsorgane/ Brustdrüse

- Häufig: Erektile Dysfunktion. Gelegentlich: verzögerte Ejakulation, Störungen der Sexualfunktion, Amenorrhoe, Absonderungen aus der Brust, Brustschmerzen, Dysmenorrhoe, Brustvergrößerung

11. Allgemeine Erkrankungen

- Häufig: Gangstörungen, Trunkenheitsgefühl, Abgeschlagenheit, periphere Ödeme Gelegentlich: Stürze, Engegefühl in der Brust, Schwäche, Durst, Schmerzen, Krankheitsgefühl, Frösteln. Selten: Generalisierte Ödeme, Fieber

	12. Laborwerte/ endokrine Symptome	• Häufig: Gewichtszunahme, Gelegentlich: Erhöhung der Kreatinphosphokinase, Alanin-Aminotransferase, Aspartat-Aminotransferase; Thrombozytenzahl erniedrigt. Selten: Neuropenie, Hyperglykämie, Hypokaliämie, Leukozytenzahl erniedrigt, erhöhte Kreatininwerte, Gewichtsverlust
	13. Überempfindlichkeit	• Angioödem (Schwellungen im Gesicht, Mundbereich und obere Atemwege), allergische Reaktion

Absetzphänomene
- Nach Absetzen einer Kurzzeit- oder Langzzeittherapie wurden bei einigen Patienten Entzugssymptome beobachtet: Schlafstörungen, Kopfschmerzen, Übelkeit, Durchfall, Grippesymptome, Nervosität, Depressionen, Schmerzen, Schwitzen und Benommenheit

Vorsichtsmaßnahmen
- Dosisanpassung bei eingeschränkter Nierenfunktion
- Überdosierung: Bei Überdosierung bis zu 15 g wurden keine unerwarteten, unerwünschten Ereignisse berichtet
- Fälle von Missbrauch wurden berichtet. Bei Patienten mit Drogenmissbrauch in der Vorgeschichte ist Vorsicht geboten. Der Patient sollte hinsichtlich der Symptome eines Pregabalinmissbrauchs überwacht werden.

Überdosierung
- Zeichen einer Überdosierung: Somnolenz, Verwirrtheitszustand, Agitiertheit, Unruhe
- Behandlung: Generell unterstützende Maßnahmen, einschließlich bei Bedarf Hämodialyse

Kontraindikationen
- Überempfindlichkeit gegen den Wirkstoff oder einen der sonstigen Bestandteile
- Vorsicht bei kardiovaskulär vorgeschädigten Patienten
- Vorsicht bei Patienten mit Drogenmissbrauch in der Vorgeschichte

Warnhinweise
- Bei einigen Diabetespatienten, bei denen es unter einer Pregabalin-Therapie zu einer Gewichtszunahme kommt, kann es notwendig werden, die Medikation anzupassen
- In Einzelfällen trat ein Angioödem auf. Symptome: Schwellungen im Gesicht, Mundbereich und obere Atemwege; Pregabalin sofort absetzen
- Bei älteren Patienten kann es zu Benommenheit und Schläfrigkeit kommen, was zu häufigeren sturzbedingten Verletzungen führen könnte
- In einigen Fällen traten bei älteren Patienten Bewusstseinsstörungen, Verwirrtheit und Beeinträchtigung der kognitiven Leistungen auf

Behandlung von Kindern und Jugendlichen
- Die Anwendung bei Kindern unter 12 Jahren und Jugendlichen von 12–17 Jahren wird nicht empfohlen, da die Datenlage zur Sicherheit und Wirksamkeit für diese Altersgruppe unzureichend ist

Behandlung von älteren Patienten
- Bei älteren Patienten kann aufgrund einer verringerten Nierenfunktion die Reduzierung der Pregabalin-Dosis notwendig werden
- In einigen Fällen traten bei älteren Patienten Bewusstseinsstörungen, Verwirrtheit und Beeinträchtigung der kognitiven Leistungen ein. Es kann zu verschwommenem Sehen kommen; in der Mehrzahl der Fälle verschwanden diese Nebenwirkungen wieder mit fortgesetzter Behandlung

Anxiolytika

Schwangerschaft

- Es liegen keine hinreichenden Daten für die Anwendung bei Schwangeren vor
- Tierexperimentelle Studien haben eine Reproduktionstoxizität gezeigt. Bei Mäusen wurden unter Dosierungen, die höher als diejenigen sind, die bei Menschen verwendet werden, Hämangiosarkome beobachtet. Es gibt keine Hinweise auf ein derartiges Risiko bei Menschen
- Pregabalin darf während der Schwangerschaft nicht angewendet werden, es sei denn, dies ist eindeutig erforderlich (wenn der Nutzen für die Mutter deutlich größer ist, als ein mögliches Risiko für den Fötus). Frauen im gebärfähigen Alter müssen eine wirksame Verhütungsmethode anwenden

Stillzeit

- Es ist nicht bekannt, ob Pregabalin bei Menschen in die Muttermilch übergeht; in der Milch der Ratten wurde es jedoch nachgewiesen. Deswegen wird empfohlen, während der Behandlung mit Pregabalin nicht zu stillen

Hinweise für die Pflege

- Bei älteren Patienten können Nebenwirkungen wie Benommenheit und Schläfrigkeit zu häufigeren sturzbedingten Verletzungen führen

Hinweise für Patienten

- Ausführliche Patienteninformation: siehe Seite 420

Wechselwirkungen

- Siehe Tabelle 39. Pregabalin: Wechselwirkungen
- Pregabalin wird hauptsächlich unverändert über die Nieren ausgeschieden und bei Menschen praktisch nicht metabolisiert
- Keine klinisch relevanten Wechselwirkungen mit Phenytoin, Carbamazepin, Valproinsäure, Lamotrigin, Gabapentin
- Orale Antidiabetika, Diuretika, Insulin, Phenobarbital, Tiagabin und Topiramat haben keinen klinisch signifikanten Einfluss auf die Clearance von Pregabalin

Tabelle 39. Pregabalin: Wechselwirkungen

Substanz	Beispiel	Wirkungen
ZNS-dämpfende Substanzen	Ethanol, Benzodiazepine	Additive Verstärkung der ZNS-Dämpfung, Schläfrigkeit, Schwindel, respiratorische Insuffizienz, Koma
	Oxycodon	Verstärkung der kognitiven und grobmotorischen Funktionseinschränkungen durch Pregabalin

Buspiron

Verfügbare Substanz

Wirkstoff	Handelsnamen Deutschland	Handelsnamen Österreich	Handelsnamen Schweiz
Buspiron	Bespar®	Buspar®	Buspar®

Indikationen

Zugelassene Indikationen:
- Generalisierte Angststörung

Weitere Indikationen:
- Behandlung von Zwangserkrankungen; Potenzierung der Wirkung von SSRIs oder Clomipramin (Daten widersprüchlich)
- Bei Dosen von 40–90 mg/Tag wurde ein antidepressiver Effekt beobachtet, sinnvoll bei gleichzeitig bestehender ängstlicher Symptomatik. Wirkungsverstärkung der Antidepressiva möglich; 30 % der Patienten remittierten nach kombinierter Behandlung von Citalopram und Buspiron (STAR*D-Studie; N=286)
- Widersprüchliche Daten zur Behandlung der sozialen Phobie; kann zur Augmentation einer SSRI-Behandlung bei Teil-Response eingesetzt werden
- Prämenstruelles dysphorisches Syndrom
- Nach vorläufigen Studien bei posttraumatischer Belastungsstörung und Dysmorphophobie wirksam
- Nach Fallberichten bei Raucher- und Alkoholentwöhnung anwendbar (besonders bei ängstlichen Patienten); widersprüchliche Ergebnisse hinsichtlich des Alkoholmissbrauchs
- Behandlung von Erregung, Aggression, antisozialem Verhalten und Störugnen der Sexualpräferenz
- Behandlung von Angst und Reizbarkeit bei tiefgreifenden Entwicklungsstörungen und ADHS (vorläufige Ergebnisse)
- Behandlung einer neuroleptikainduzierten Akathisie
- SSRI-induzierte sexuelle Dysfunktionen und Bruxismus können möglicherweise gebessert werden

Allgemeine Hinweise

- Buspiron ist ausschließlich als Anxiolytikum zu verwenden; im Gegensatz zu den Benzodiazepinen hat es keine antikonvulsive oder muskelrelaxierende Wirkungen
- Keine Hinweise für eine Toleranzentwicklung unter Buspiron
- Niedriges Abhängigkeits- oder Missbrauchspotenzial
- Verursacht keine Atemdepression, daher ist die Gabe bei Patienten mit Lungenerkrankung oder Schlafapnoe sinnvoll; eine Besserung der Atemtätigkeit ist sogar möglich
- Minimale Einschränkung von kognitiven Funktionen, Gedächtnis und Fahrtüchtigkeit

Pharmakologie

- Klasse: Azapiron
- Im Gegensatz zu den Benzodiazepinen bindet Buspiron nicht an den GABA-Benzodiazepin-Rezeptor-Komplex; es wirkt auf die Serotoninneurotransmission und beeinflusst die noradrenerge und dopaminerge Aktivität

- Partieller 5-HT$_{1A}$-Agonist; die chronische Anwendung führt zu einer Down-Regulation der 5-HT$_2$-Rezeptoren. Ein Hauptmetabolit (1-[2-Pyrimidinyl]-Piperazin) verstärkt die Noradrenalinausschüttung

Dosierung

- 5–30 mg/Tag in geteilten Dosen; selten werden Dosierungen von bis zu 60 mg/Tag benötigt
- Die anxiolytische Wirkung setzt manchmal erst nach 1–2 Wochen ein

➔ **Die Anwendung bei Bedarf ist wegen der langen Wirklatenz nicht sinnvoll**

- Bei Patienten mit einer Kreatinin-Clearance < 10 ml/min sollte die Dosis um 25–50 % erniedrigt werden

Pharmakokinetik

- Nahezu vollständige Resorption; der First-Pass-Effekt reduziert die Bioverfügbarkeit auf ca. 4 %
- Nahrungsaufnahme reduziert die Resorptionsrate und den First-Pass-Effekt
- Ausgeprägte Plasmaeiweißbindung; max. Plasmaspiegel nach 0,7–1,5 Stunden. Wirkungseintritt erst nach Tagen bis Wochen, maximale Wirkung erst nach 3–4 Wochen
- Eliminationshalbwertszeit 1–11 Stunden. Metabolit: 1-(2 Pyrimidinyl)-Piperazin (aktiv); Buspiron wird durch CYP3A4 und 2C19, der Metabolit durch CYP2D6 abgebaut

Nebenwirkungen

- Geringe Sedierung, keine Beeinflussung der psychomotorischen oder kognitiven Funktionen
- Kopfschmerzen (bis 6 %), Schwindel (bis 12 %), Benommenheit (3 %), Nervosität (5 %), Erregung (2 %), Müdigkeit, Parästhesien, Taubheitsgefühle und gastrointestinale Nebenwirkungen werden bei < 10 % der Patienten gesehen
- Entzugssymptome wurden nicht beobachtet
- Da Buspiron auf den Dopaminstoffwechsel wirkt, besteht theoretisch ein Risiko für neurologische Nebenwirkungen. Da es jedoch nur an den präsynaptischen Dopaminautorezeptor bindet, kommt es nicht zu postsynaptischer Dopaminrezeptor-Hypersensitivität. In Kombination mit Neuroleptika wurden gehäuft extrapyramidale Nebenwirkungen beobachtet
- Kann insbesondere bei älteren Patienten zu Hypomanie oder Manie führen. Höhere Dosen können eine bestehende Psychose verschlechtern
- Dosisabhängige Erhöhungen von Prolaktin- und Wachstumshormonspiegeln sind beobachtet worden

Vorsichtsmaßnahmen

- Keine Kreuztoleranz mit Benzodiazepinen; keine Abschwächung von Benzodiazepinentzugssymptomen. Bei einem Wechsel von Benzodiazepinen zu Buspiron ist eine langsame Dosisreduzierung des Benzodiazepins und eine gleichzeitige Höherdosierung von Buspiron erforderlich
- Vorsicht bei Patienten mit Krampfanfällen, da die Substanz keine antikonvulsive Wirkung hat

Überdosierung

- Todesfälle sind nicht beobachtet worden
- Eine Überdosis führte zu einer Verstärkung der bekannten Nebenwirkungen wie Schwindel, Übelkeit und Erbrechen. Überwachung, Blutdruck- und Pulskontrolle sowie eine symptomatische Therapie können in diesen Fällen erforderlich sein

Behandlung von Kindern und Jugendlichen	• Dosis: 0,5 mg/kg/Tag • Buspiron wurde bei aggressivem Verhalten, Autismus, ADHS, Angsterkrankungen und als Augmentationsstrategie bei SSRI-Behandlung von Zwangserkrankungen (10–30 mg/Tag) angewendet • Schwindel, Euphorie, verstärkte Aggression und Psychose sind berichtet worden
Behandlung von älteren Patienten	• Buspiron verursacht keine kognitiven oder motorischen Störungen oder Sedierung bei älteren Patienten • Buspiron wurde bei Verhaltensstörungen bei Demenzkranken in einer Dosierung von 20–45 mg/Tag eingesetzt • Dosisreduktion bei Patienten mit Leber- oder Nierenerkrankungen
Schwangerschaft	• Die sichere Anwendung während der Schwangerschaft ist noch nicht nachgewiesen. In Tierexperimenten gibt es keine Hinweise auf teratogene Wirkungen
Stillzeit	• Buspiron und seine Metaboliten werden mit der Muttermilch ausgeschieden. Zur Sicherheit der Anwendung liegen keine Erfahrungen vor
Hinweise für die Pflege	• Die Wirkung von Buspiron setzt schrittweise ein, eine Besserung kann meist nach 7–10 Tagen nach Therapiebeginn beobachtet werden • Da die Wirkung nicht sofort eintritt, sollte Buspiron regelmäßig und nicht als Bedarfsmedikation gegeben werden
Hinweise für Patienten	• Die Besserung setzt langsam nach 2–4 Wochen ein • Steigern Sie die Dosis nicht ohne Rücksprache mit Ihrem behandelnden Arzt • Ausführliche Patienteninformation: siehe Seite 418
Wechselwirkungen	• Siehe Tabelle 40. Buspiron: Wechselwirkungen

Tabelle 40. Buspiron: Wechselwirkungen

Medikamentenklasse	Beispiel	Wechselwirkungen
Antidepressiva Andere Antidepressiva Irreversible MAO-Hemmer SSRI	Trazodon Tranylcypromin Fluoxetin, Fluvoxamin	Bei Kombination mit hohen Trazodon-Dosen Serotoninsyndrom möglich In Einzelfällen Hypertonie Bis zu 3-fache Erhöhung der Buspironspiegel bei Kombination mit Fluvoxamin In Einzelfällen Serotoninsyndrom, Euphorie, Krampfanfälle oder Dystonie

Fortsetzung nächste Seite

Tabelle 40. Buspiron: Wechselwirkungen (Fortsetzung)

Medikamentenklasse	Beispiel	Wechselwirkungen
Antimykotikum	Itraconazol	Bis zu 13-fach erhöhter Buspironspiegel durch Enzyminduktion im CYP3A4-System
Antipsychotikum	Haloperidol	Erhöhte Haloperidolspiegel (26%) durch Abbauhemmung
Benzodiazepine	Diazepam	Erhöhte Benzodiazepinplasmaspiegel
Cyclosporin A		Erhöhte Cyclosporin-A-Serumspiegel, mögliche renale Nebenwirkungen
Digoxin		Digoxinwirkung verstärkt
Erythromycin		Bis zu 5-fach erhöhter Buspironspiegel durch Enzyminduktion im CYP3A4-System
Grapefruitsaft		Bis zu 15-fache Erhöhung der Buspironspiegel, 20-fache Erhöhung der AUC und 1,5-fache Erhöhung der Halbwertszeit durch Enzyminhibition im CYP3A4-System
Kalziumantagonisten	Verapamil, Diltiazem	Bis zu 4-fach erhöhter Buspironspiegel durch Enzyminduktion im CYP3A4-System
Neuroleptika	Haloperidol	Erhöhter Haloperidolplasmaspiegel (um 26%) durch Enzyminhibition
Ritampicin		Verminderte Buspiron-Plasmakonzentration und -halbwertszeit durch Enzyminduktion im CYP3A4-System
Johanniskraut		Fallbericht über Serotoninsyndrom

Opipramol

Verfügbare Substanz	Wirkstoff	Handelsname Deutschland	Handelsname Österreich	Handelsname Schweiz
	Opipramol	Insidon®, Opipramol AbZ Filmtabletten®, Opipramol-CT Filmtabletten®, Opipramol dura Filmtabletten®, Opipramol Heumann®, Opipramol-ratiopharm Filmtabletten®, Opipramol real 100 mg®, Opipramol real 50 mg®, Opipramol-Sandoz 100 mg Filmtabletten®, Opipramol-Sandoz 50 mg Filmtabletten®, Opipramol STADA 50 mg/–100 mg Filmtabletten®, Opipramol Valeant 100®, Opipramol Valeant 50®	Insidon®	Insidon®

Indikationen

Zugelassene Indikationen:
- Generalisierte Angststörung
- Somatoforme Störungen

Pharmakologie

- Opipramol hat chemische Ähnlichkeit mit trizyklischen Antidepressiva, obwohl es keine Hemmung der Wiederaufnahme aminerger Neurotransmitter verursacht. Es hat antagonistische Wirkungen an H_1-, D_2-, $5-HT_{2A}$-, α_1-Rezeptoren sowie eine hohe Affinität zu σ_1- und σ_2-Rezeptoren

Dosierung

- In der Regel 200 mg/Tag, verabreicht in 3 Einzeldosen. In Abhängigkeit von der individuellen Reaktion des Patienten kann die Dosis auf 300 mg/Tag erhöht oder auf 50 mg/Tag reduziert werden
- Kinder ab 6 Jahren erhalten etwa 3 mg Opipramol/kg Körpergewicht. Da die Erfahrungen mit Opipramol in der Pädiatrie begrenzt sind, stellt diese Dosierungsempfehlung nur eine Rahmenrichtlinie dar.

Pharmakokinetik

- Rasche Resorption aus dem Magen-Darm-Trakt
- Maximalen Plasma-Konzentrationsspiegel 3 Stunden nach oraler Applikation
- Teilweise Metabolisierung zu Deshydroxyethyl-Opipramol
- Plasma-Eiweiß-Bindung 90 %
- Verteilungsvolumen ca. 10 l/kg
- Eliminationshalbwertszeit 6–9 Stunden
- Metabolisierung und Bioinaktivierung durch Cytochrom-P450-Enzym CYP2D6. Bei Patienten mit CYP2D6-Mangel („poor metabolizer") kann die maximale Plasmakonzentration von Opipramol bis zu 2,5-mal höher sein als bei normalen Metabolisierern
- Der Wirkstoff wird zu über 70 % renal eliminiert, davon bis zu etwa 10 % in unveränderter Form. Der restliche Anteil wird über die Faeces ausgeschieden
- Bei Patienten mit eingeschränkter Nierenfunktion kann eine Dosisreduktion von Opipramol erforderlich sein

Anxiolytika

🕐	**Beginn und Dauer der Wirkung**	• Die Wirkung tritt mit einer Latenz von ca. 2–6 Wochen ein. Eine durchschnittliche Behandlungsdauer von 1–2 Monaten wird empfohlen

Nebenwirkungen

1. ZNS-Nebenwirkungen

• Häufig: Besonders zu Beginn der Behandlung Müdigkeit, Mundtrockenheit, verstopfte Nase. Gelegentlich: Schwindel, Benommenheit, Miktionsstörungen, Akkommodationsstörungen. Selten: Erregungszustände, Kopfschmerzen, Parästhesien, insbesondere bei älteren Patienten Verwirrtheitszustände und Delirien. Sehr selten: Zerebrale Krampfanfälle, motorische Störungen (Akathisie, Dyskinesien, Ataxie), Polyneuropathie, Glaukomanfall, Angstzustände

2. Kardiale Wirkungen

• Häufig: Besonders zu Behandlungsbeginn Hypotonie und orthostatische Dysregulation. Gelegentlich: Tachykardie, Palpitationen. Selten: Kollaps, Erregungsleitungsstörungen, Verstärkung einer bestehenden Herzinsuffizienz

3. Gastrointestinale Nebenwirkungen

• Gelegentlich: Obstipation. Selten: Magenbeschwerden, Geschmacksstörungen, paralytischer Ileus

4. Erkrankungen der Atemwege, des Brustraums und des Mediastinums

• Gelegentlich: Dyspnoe, trockene Nase. Selten: Nasenbluten, Engegefühl im Hals, Husten, verstopfte Nase, Rhinitis, Schnarchen, Lungenödem

5. Erkrankungen des Blutes und des Lymphsystems

• Selten Blutbildveränderungen, insbesondere Leukopenien. Sehr selten: Agranulozytose

6. Lebererkrankungen

• Passagere Anstiege der Leberenzymaktivitäten. Sehr selten: Schwere Leberfunktionsstörungen, nach langfristiger Behandlung Ikterus und chronische Leberschäden

7. Hauterkrankungen

• Gelegentlich: Allergische Hautreaktionen (Exanthem, Urtikaria). Selten: Ödeme

8. Nieren/Harnwege

• Selten: Harnretention

Absetzphänomene

• Bei plötzlichem Absetzen einer längerfristigen, hoch dosierten Therapie Unruhe, Schweißausbrüche, Schlafstörungen, Übelkeit und Erbrechen möglich

⚠ Vorsichtsmaßnahmen

Vorsichtige Anwendung bei
• Leber- und Nierenerkrankungen
• erhöhter Krampfbereitschaft (z.B. bei Hirnschäden verschiedener Ätiologie, Epilepsien, Alkoholismus)
• Prostatahyperplasie ohne Restharnbildung
• Störungen der Blutbildung

- zerebrovaskulärer Insuffizienz
- Hypokaliämie
- Bradykardie
- angeborenem langem QT-Syndrom oder anderen klinisch signifikanten kardialen Störungen (insbesondere Erregungsleitungsstörungen, Arrhythmien). Patienten mit vorbestehendem AV-Block I. Grades oder anderen Erregungsleitungsstörungen sollten nur unter engmaschigen EKG-Kontrollen behandelt werden

Überdosierung
- Zeichen einer Überdosierung: Müdigkeit, Benommenheit, Unruhe, Schlaflosigkeit, Koma, Stupor, Angst, Ataxie, Krämpfe, Oligurie, Anurie, Tady- oder Bradykardie, Arrhythmie, AV-Block, Hypotonie, Schock, Atemdepression, selten Herzstillstand
- Behandlung: Kein spezifisches Antidot verfügbar. Entfernung durch Erbrechen oder Magenspülung. Einweisung in klinische Behandlung. Herz-Kreislaufüberwachung über mindestens 48 Stunden.

Behandlung von Kindern und Jugendlichen
- Opipramol ist nicht für die Behandlung von Kindern unter 6 Jahren bestimmt

Behandlung von älteren Patienten
- Bei älteren Patienten können Verwirrtheitszustände und Delirien auftreten

Kontraindikationen
- Überempfindlichkeit gegen den Wirkstoff, trizyklische Antidepressiva oder einen der sonstigen Bestandteile
- Akute Alkohol-, Schlafmittel-, Analgetika oder Psychopharmaka-Intoxikationen
- Akutes Delir
- Akutes Harnverhalten
- Prostatahyperplasie mit Restharnbildung
- Paralytischer Ileus
- höhergradiger AV-Block oder diffuse supraventrikuläre oder ventrikuläre Reizleitungsstörungen
- Engwinkelglaukom

Schwangerschaft
- Für Opipramol liegen keine Daten über exponierte Schwangere vor
- Tierexperimentelle Studien lassen nicht auf schädliche Auswirkungen von Opipramol auf die embryonale Entwicklung oder die Fertilität schließen. Opipramol soll während der Schwangerschaft insbesondere im ersten Trimenon nur bei zwingender Indikation verordnet werden

Stillzeit
- Opipramol soll in der Stillzeit nicht angewendet werden, da der Wirkstoff in geringen Mengen in die Muttermilch übertritt. Bei zwingender Indikation ist abzustillen

Hinweise für die Pflege
- Bei älteren Patienten können Verwirrtheitszustände und Delirien auftreten

Hinweise für Patienten
- Ausführliche Patienteninformation: siehe Seite 422

Anxiolytika

Wechselwirkungen

- Siehe Tabelle 41. Opipramol: Wechselwirkungen

Tabelle 41. Opipramol: Wechselwirkungen

Substanz	Beispiel	Wirkungen
Antiarrhythmika	Antiarrhythmika der Klasse Ia oder III	Verstärkung einer eventuellen QT-Verlängerung
Antibiotika	Makrolid-Antibiotika	Verstärkung einer eventuellen QT-Verlängerung
Anticholinergika	Anticholinerge Antiparkinsonmittel, anticholinerge Antipsychotika und Antidepressiva	Additive Verstärkung von anticholinergen Wirkungen
Antidepressiva	TZA, SSRI, SNRI, Mirtazapin, u.a.	Additive Wirkungen auf das serotonerge System
Antihistaminika		Verstärkung einer eventuellen QT-Verlängerung
Antikonvulsiva	Phenytoin, Phenobarbital	Abschwächung der therapeutischen Wirkungen von Opipramol durch Enzyminduktion
Antipsychotika		Erhöhung der Plasmakonzentration von Opipramol durch Enzyminhibition Verstärkung einer eventuellen QT-Verlängerung durch Antipsychotika, die ebenfalls das QT-Intervall verlängern (Amisulprid, Haloperidol, Opipramol, Sertindol, Ziprasidon, u.a.)
Cisaprid		Verstärkung einer eventuellen QT-Verlängerung
Diuretika		Verstärkung einer eventuellen Hypokaliämie
Malariamittel		Verstärkung einer eventuellen QT-Verlängerung
MAO-Hemmer (irreversibel)	Tranylcypromin	Serotoninsyndrom, hypertensive Krise. MAO-Hemmer sollen mindestens 14 Tage vor der Behandlung mit Opipramol abgesetzt werden; das gleiche gilt für Opipramol, wenn anschließend MAO-Hemmer verabreicht werden
ZNS-dämpfende Substanzen	Ethanol, Benzodiazepine, sedierende Antipsychotika, Anästhetika	Additive Verstärkung der ZNS-Dämpfung, Schläfrigkeit, Schwindel, respiratorische Insuffizienz, Koma

Weiterführende Literatur

ACOG Committee on Practice Bulletins – Obstetrics. ACOG Practice Bulletin: Clinical management guidelines for obstetrician-gynecologists number 92, April 2008. Use of psychiatric medications during pregnancy and lactation. Obstet Gynecol. 2008;111(4):1001–1020.

Bandelow B, Andersen HF, Dolberg OT: Escitalopram in the treatment of anxiety symptoms associated with depression. Depress Anxiety 2007;24:53–61.

Bandelow B, Chouinard G, Bobes J, Ahokas A, Eggens I, Liu S, Eriksson H. Extended-release quetiapine fumarate (quetiapine XR): A once-daily monotherapy effective in generalized anxiety disorder. Data from a randomized, double-blind, placebo- and active-controlled study. Int J Neuropsychopharmacol. 2010;13(3):305–320.

Bandelow B, Stein DJ, Dolberg OT, Andersen HF, Baldwin DS: Improvement of quality of life in panic disorder with escitalopram, citalopram, or placebo. Pharmacopsychiatry 2007d;40:152–156.

Bandelow B, Wedekind D, Leon T: Pregabalin for the treatment of generalized anxiety disorder: a novel pharmacologic intervention. Expert Rev Neurother 2007e;7:769–781.

Kasper S, Herman B, Nivoli G, van Ameringen M, Petralia A, Mandel F, Baldinetti F, Bandelow B: Efficacy of pregabalin and venlafaxine-XR in generalized anxiety disorder: results of a double-blind, placebo-controlled 8-week trial. International Clinical Psychopharmacology 2009;24:87–96.

Trivedi MH, Rush AJ, Wisniewski SR, et al. Evaluation of outcomes with citalopram for depression using measurement-based care in STAR*D: Implications for clinical practice. Am J Psychiatry 2006;163(1):28–40.

Zhou SF, Zhou ZW, Li CG, et al. Identification of drugs that interact with herbs in drug development. Drug Discov Today. 2007;12(15–16):664–673.

Zusätzlich empfohlene Literatur

American Psychiatric Association. Practice guideline for the treatment of patients with obsessive-compulsive disorder. Arlington, VA: American Psychiatric Association, 2007. Available from http://www.psychiatryonline.com/pracGuide/loadGuidelinePdf.aspx?file=OCDPracticeGuidelineFinal05-04-07 (Accessed March 16, 2009).

American Psychiatric Association. Practice guideline for the treatment of patients with panic disorder (2nd ed). Arlington, VA: American Psychiatric Association, 2008. Available from http://www.psychiatryonline.com/pracGuide/loadGuidelinePdf.aspx?file=PanicDisorder_2e_PracticeGuideline (Accessed March 16, 2009).

Baldwin DS, Anderson IM, Nutt DJ, et al. Evidence-based guidelines for the pharmacological treatment of anxiety disorders: Recommendations from the British Association for Psychopharmacology. J Psychopharmacol. 2005;19(6):567–596. Available from http://www.bap.org.uk/consensus/Anxiety_Disorder_Guidelines.pdf (Accessed March 16, 2009).

Bandelow B: The medical treatment of obsessive-compulsive disorder and anxiety. CNS Spectr 2008;13:37–46.

Bandelow B, Rüther E: Treatment-resistant panic disorder. CNS Spectr 2004;9:725–739.

Bandelow B, Seidler-Brandler U, Becker A, Wedekind D, Rüther E: Meta-analysis of randomized controlled comparisons of psychopharmacological and psychological treatments for anxiety disorders. World J Biol Psychiatry 2007;8:175–187.

Bandelow B, Zohar J, Hollander E, Kasper S, et al.: World Federation of Societies of Biological Psychiatry (WFSBP) guidelines for the pharmacological treatment of anxiety, obsessive-compulsive and post-traumatic stress disorders – first revision. World J Biol Psychiatry 2008;9:248–312.

Culpepper L. Use of algorithms to treat anxiety in primary care. J Clin Psychiatry. 2003;64 Suppl 2:S30–S33.

Fricchione G. Clinical practice. Generalized anxiety disorder. N Engl J Med. 2004;351(7):675–682.

Goodman WK. Selecting pharmacotherapy for generalized anxiety disorder. J Clin Psychiatry. 2004;65 Suppl 13:S8–S13.

Gorman JM. Treating generalized anxiety disorder. J Clin Psychiatry. 2003;64 Suppl 2:S24–S29.

Jenike MA. Clinical practice. Obsessive-compulsive disorder. N Engl J Med. 2004;350(3):259–265.

Katon WJ. Clinical practice. Panic disorder. N Engl J Med. 2006;354(22):2360–2367.

Labellarte MJ, Ginsburg GS, Walkup JT, et al. The treatment of anxiety disorders in children and adolescents. Biol Psychiatry. 1999;46(11):1567–1578.

Mancuso CE, Tanzi mg, Gabay M. Paradoxical reactions to benzodiazepines: Literature review and treatment options. Pharmacotherapy. 2004;24(9):1177–1185.

Monnier J, Labbate LA, Wolitzky K, et al. Pharmacotherapy for generalized anxiety disorder. Int Drug Ther Newsl. 2004;39(12):89–96.

Muller JE, Keon L, Seedat S, et al. Social anxiety disorder, current treatment recommendations. CNS Drugs. 2005;19(5):377–391.

National Institute for Health and Clinical Excellence. Post-traumatic stress disorder (PTSD): The management of PTSD in adults and children in primary and secondary care [Clinical Guideline 26]. London: NICE; 2005. Available from http://www.nice.org.uk/nicemedia/pdf/CG026ZICEguideline.pdf (Accessed March 16, 2009).

Nelson J, Chouinard G. Guidelines for the clinical use of benzodiazepines: Pharmacokinetics, dependency, rebound and withdrawal. Can J Clin Pharmacol. 1999;6(2):69–83.

Nemeroff CB. Anxiolytics: Past, present and future agents. J Clin Psychiatry. 2003;64 Suppl 3:S3–S6.

O'Brien CP. Benzodiazepine use, abuse, and dependence. J Clin Psychiatry. 2005;66 Suppl 2:S28–S33.

Pallanti S, Hollander E, Goodman WK. A qualitative analysis of nonresponse: Management of treatment-refractory obsessive-compulsive disorder. J Clin Psychiatry. 2004;65(Suppl 14):6–10.

Petrovic M, Mariman A, Warie H, et al. Is there a rationale for prescription of benzodiazepines in the elderly? Review of the literature. Acta Clin Belg. 2003;58(1):27–36.

Steward SA. The effects of benzodiazepines on cognition. J Clin Psychiatry. 2005;66 Suppl 2:S9–S13.

HYPNOTIKA/SEDATIVA

Klassen

Folgende Arzneimittel werden als Hypnotika und Sedativa verwendet:

Arzneimittel	Beispiele/Anmerkungen	Seite
Benzodiazepine		siehe S. 192
Benzodiazepinähnliche Hypnotika	Cyclopyrrolonderivate (Zopiclon), Imidazopyridine (z. B. Zolpidem), Pyrazolopyrimidine (Zaleplon)	siehe S. 209
Antidepressiva	Trizyklische Antidepressiva Mirtazapin	siehe S. 36 siehe S. 54
Buspiron		siehe S. 181
Antihistaminika	z. B. Hydroxyzin, Diphenhydramin, Doxylamin	siehe S. 209
Chloralderivate	z. B. Chloralhydrat	siehe S. 209
Clomethiazol		siehe S. 209
L-Tryptophan	In Studien zeigten sich eine verminderte REM-Latenz und REM-Schlaf, verlängerte Non-REM-Schlafphasen und eine verlängerte Gesamtschlafdauer; es fehlen jedoch kontrollierte Studien zum Nachweis der Wirksamkeit von L-Tryptophan bei Schlafstörungen	
Melatonin		siehe S. 220
Pflanzliche Hypnotika	vgl. Kapitel Phytopharmaka	siehe S. 375
Barbiturate	z. B. Phenobarbital in der Indikation Alkoholentzugsdelir; Barbiturate dürfen ansonsten nicht mehr als Hypnotika eingesetzt werden – aufgrund des hohen Abhängigkeitspotenzials, möglichen schweren Entzugssymptomen, schneller Toleranzentwicklung, geringer therapeutischer Breite, häufiger Arzneimittelinteraktionen durch Enzyminduktion sowie der möglichen Auslösung von Verhaltensauffälligkeiten wie Hyperaktivität und Depressionen	
Niedrigpotente Neuroleptika		siehe S. 135

Indikationen

Zugelassene Indikationen:

- Kurzfristige Behandlung von Schlafstörungen
- Angststörungen: Panikstörung, soziale Phobie, generalisierte Angststörung (Benzodiazepine)
- Präoperative Sedierung
- Alkoholentzugsdelir (Clomethiazol, Benzodiazepine)
- Andere Delirformen (Clomethiazol)
- Juckreiz (Antihistaminika)

Allgemeine Hinweise

- Vor der Therapie müssen folgende Gründe einer Schlafstörung ausgeschlossen werden:
  - Psychiatrische Erkrankungen (z. B. Depression oder Manie)
  - Medikamenteninduzierte Schlafstörungen (z. B. Theophyllin, Sympathomimetika)
  - Andere organische Erkrankungen, z. B. Schilddrüsenerkrankungen oder Magen-Darm-Ulzera
  - Exzessiver Koffein- oder Alkoholkonsum
- Zunächst die Primärerkrankung behandeln
- Die Anwendung von Hypnotika sollte immer nur für einen begrenzten Zeitraum erfolgen
- Eine Langzeitbehandlung ist in den meisten Fällen nicht indiziert (Ausnahme: L-Tryptophan)

Benzodiazepine

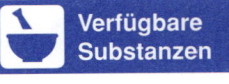

Verfügbare Substanzen

Wirkstoff	Handelsnamen Deutschland	Handelsnamen Österreich	Handelsnamen Schweiz	anxio-lytisch	sedativ/ hypnotisch	anti-konvulsiv
Kurzwirksame Benzodiazepine (< 6 Std.)						
Midazolam	Dormicum® und Generika	Dormicum®	Dormicum®	+	+++	?
Triazolam	Halcion®	Halcion®	Halcion®	+	+++	+++
Mittellang wirkende Benzodiazepine (6–24 Stunden)						
Alprazolam	Tafil®, Xanax®, u.a.	Xanor®, u.a.	Xanax®, Xanax® retard	++	+	+
Bromazepam	Lexotanil®, Normoc®, u.a.	Lexotanil®, u.a.	Lexotanil®	++	+	?
Brotizolam	Lendormin®	Lendorm®		++	++	?
Flunitrazepam	Rohypnol®, Fluninoc® und Generika	Rohypnol®, u.a.	Rohypnol®	++	+++	+
Lorazepam	Tavor®, Tolid® und Generika	Lorazepam „Genericon"®, Temesta® Merlit®, u.a.	Temesta® Sedazin® Lorasifar® Somnium® (Kombipräparat mit Diphenhydramin)	+++	++	++
Lormetazepam	Ergocalm®, Loretam®, Noctamid® und Generika	Noctamid®	Loramet®, Noctamid®	+	++	+
Oxazepam	Adumbran®, Praxiten® und Generika	Adumbran®, Praxiten®, u.a.	Seresta® Anxiolit®	++	+	?
Temazepam	Planum®, Remestan®, temazep-ct®	Levanxol®, Remestan®	Normison®	+	+++	+

Wirkstoff	Handelsnamen Deutschland	Handelsnamen Österreich	Handelsnamen Schweiz	anxio-lytisch	sedativ/hypnotisch	anti-konvulsiv
Langwirkende Benzodiazepine (> 24 Std.)						
Chlordiazepoxid	Librium®, Radepur®	Pantrop®, Limbitrol®	Nur als Kombipräparate mit Clidinii bromidum (Librax®, Librocol®) bzw. Amitriptylin (Limbitrol®)	++	?	?
Clobazam	Frisium®	Frisium®	Urbanyl®	?	?	+++
Clonazepam	Rivotril®	Rivotril®	Rivotril®	++	+	+++
Diazepam	Valium®, u.a.	Valium®, u.a.	Valium®, u.a.	+++	++	++
Dikaliumclorazepat	Tranxilium®		Tranxilium®	++	+	?
Flurazepam	Dalmadorm®, u.a.	Staurodorm®	Dalmadorm®	+	+++	?
Medazepam	Rusedal®, Rudotel®	–		++	+	?
Nitrazepam	Mogadan®, u.a.	Mogadon®	Mogadon®	+	+++	++
Prazepam	(Mono) Demetrin®	Demetrin®	Demetrin®	+++	+?	+?

+ gering, ++ mittelgradig, +++ stark, ? keine Angaben

Indikationen

Zugelassene Indikationen:
- Akute Angst-, Unruhe- und Spannungszustände
- Angststörungen (Panikstörung mit oder ohne Agoraphobie, generalisierte Angststörung, soziale Phobie)
- Schlafstörungen
- Behandlung des akuten Alkoholentzugssyndroms
- Anfallsleiden, Status epilepticus, Petit mal
- Muskelspasmen, Dystonie, „Restless-legs-Syndrom"
- Tetanus (Diazepam)
- Vor medizinischen Eingriffen (Kardioversion, Endoskopie oder Bronchoskopie, in Kombination zur Analgesie oder Anästhesie während der Geburt, präoperative Sedierung)
- i.v.-Gabe: Sedierung bei starker Erregung

Weitere Indikationen:
- Neuroleptikabedingte Akathisie
- Besserung von Spätdyskinesien möglich

- Sedierung bei Erregungszuständen
- Bei manischen Patienten in Kombination mit Neuroleptika oder Lithium zur Behandlung akuter Erregung; Potenzierung der Neuroleptikawirkung möglich
- Begleitbehandlung bei Depression
- Bei schizophrenen Patienten in Kombination mit Neuroleptika zur Behandlung von Erregungszuständen; die Wirkung der Neuroleptika kann potenziert werden. Eine hochdosierte Diazepam-Monotherapie kann eventuell bei wahnhaften Störungen wirksam sein
- Manie und bipolare affektive Störung (Prophylaxe: Clonazepam); kann ggf. Antidepressiva-induzierte manische Symptome und einen raschen Phasenwechsel günstig beeinflussen
- Delir (Clonazepam)
- Soziale Phobie (Alprazolam, Clonazepam, Diazepam, Clonazepam)
- Aggressives, antisoziales Verhalten (Clonazepam), auch in Kombination mit Lithium, Neuroleptika oder β-Blockern
- Tourette-Syndrom (Clonazepam)
- Nach offenen Studien Besserung der Übererregbarkeit bei posttraumatischer Belastungsstörung (Alprazolam, Clonazepam); keine Besserung der Vermeidung, Abstumpfung und sich aufdrängenden Erinnerungen. Hohes Risiko einer Suchtentwicklung bei diesen Patienten bekannt
- Entzugssymptome von Alprazolam (Clonazepam)
- Katatonie (Lorazepam sublingual oder parenteral, Diazepam, Clonazepam)
- Antidepressiva-induzierte Myoklonien (Clonazepam)
- Akute Dystonie (Lorazepam sublingual oder intramuskulär)
- Neuralgische Schmerzen (Clonazepam)
- Prämenstruelles Syndrom (Alprazolam)

Allgemeine Hinweise

- Die Wirksamkeit von Benzodiazepinen entspricht der Affinität der Substanz oder deren Metaboliten am Benzodiazepinrezeptor in vivo
- Benzodiazepine bauen vermutlich somatische und Verhaltensmanifestationen von Angst ab. Auf psychische oder kognitive Symptome (Ärger, Sorgen, Empfindlichkeit, Zwanghaftigkeit) haben sie nur geringe Effekte

Pharmakologie

- ZNS-Dämpfung im Bereich des limbischen Systems, der Formatio reticularis und des Kortex
- Benzodiazepine binden an den Benzodiazepin-GABA-Rezeptorkomplex. GABA ist ein inhibitorischer Neurotransmitter im ZNS; Benzodiazepine verstärken die GABA-Wirkung. Die Intensität der Wirkung wird durch den Grad der Rezeptorbesetzung bestimmt Clonazepam hat 5-HT verstärkende Eigenschaften

Dosierung

- Siehe Seite 202, Tabelle 43. Benzodiazepine: Dosierung
- Obwohl Benzodiazepine, v. a. bei psychiatrischen Indikationen, vor allem für eine kurzzeitige Behandlung (<2 Monate) indiziert sind, werden diese Substanzgruppe häufiger längerfristig verschrieben. Ärzte sollten die Risiken und den Nutzen einer Langzeitbehandlung mit Benzodiazepinen am Anfang der Therapie mit dem Patienten besprechen
- Nach i. v.-Gabe von Diazepam oder Chlordiazepoxid kann es zu lokalen Schmerzen oder zu einer Thrombophlebitis durch Präzipitation der Medikamente oder durch Propylenglykol kommen

- Clordiazepoxid und Diazepam sollten nicht i. m. angewendet werden, da die Resorption langsam, unberechenbar oder unvollständig sein kann; außerdem kann es zu Schmerzen an der Injektionsstelle kommen. Lorazepam wird i. m. gut resorbiert

Pharmakokinetik

- Einzelsubstanzen: siehe Seite 203, Tabelle 44. Benzodiazepine: Übersicht
- Hinsichtlich der pharmakokinetischen Parameter bestehen große interindividuelle Unterschiede (bis zu 10-fach). Alter, Rauchen, Lebererkrankungen, andere körperliche Erkrankungen und die Einnahme anderer Medikamente können diese Parameter durch Beeinflussung des Verteilungsvolumens und der Eliminationshalbwertszeit verändern
- Rasche Resorption im Gastrointestinaltrakt nach oraler Gabe. Gleichzeitige Nahrungsaufnahme kann die Resorption verzögern, aber nicht vermindern. Der Wirkungseintritt wird von der Resorptionsrate und der Lipidlöslichkeit bestimmt Die Lipidlöslichkeit bestimmt die Aufnahme ins Hirngewebe. Benzodiazepine haben ein hohes Verteilungsvolumen (d. h. die Konzentration im Gewebe ist wesentlich höher als die Blutkonzentration)
- Die Wirkdauer wird hauptsächlich von der Verteilung und nicht von der Halbwertszeit bestimmt (Ausnahme: Substanzen mit sehr kurzer Halbwertszeit wie Midazolam und Triazolam)
- Es wurde angenommen, dass pharmakokinetische Unterschiede auch die klinischen Unterschiede der Benzodiazepine bestimmen; dies trifft nicht unbedingt zu. Die derzeitige Rationale bei der Selektion eines Benzodiazepins basiert dennoch auf dem pharmakokinetischen Profil. In der Regel werden kurzwirksame Substanzen als Hypnotika und bei akuten Angstzuständen, langwirkende dagegen bei chronischen Zuständen eingesetzt
- Je länger die Halbwertszeit eines Benzodiazepins ist, umso größer auch die Leistungseinschränkung am Tage (z. B. „hangover"). Bei Benzodiazepinen mit kurzer Halbwertszeit werden jedoch Entzugssymptome, Rebound-Angst und anterograde Amnesie häufiger beobachtet
- Hauptabbauwege sind die mikrosomale Oxidation und Demethylierung in der Leber. Konjugation zu mehr polaren (wasserlöslichen) Glukuronoid-Derivaten machen die Ausscheidung möglich. Die Biotransformation durch Oxidation kann durch verschiedene Erkrankungen (z. B. Leberzirrhose), durch höheres Alter oder durch andere Substanzen, die den Metabolismus behindern, vermindert sein. Substanzen, die lediglich konjugiert werden (z. B. Oxazepam), sind davon weniger betroffen
- Benzodiazepine, die konjugiert werden (z. B. Temazepam oder Oxazepam), haben bei weiblichen Patienten eine längere Eliminationshalbwertszeit als bei männlichen Patienten

Nebenwirkungen

- Nebenwirkungen sind insgesamt selten und können durch Dosisanpassung vermieden werden

ZNS-Nebenwirkungen

- Allgemeiner sedierender Effekt (Müdigkeit, Benommenheit, Verwirrtheit), Schwindel (bis zu 12 % mit Clonazepam)
- Anterograde Amnesie (häufiger bei hochpotenten Substanzen); sexuelle Dysmnesie (Midazolam); Konzentrationsstörungen, Gedächtnisstörungen (es entwickelt sich keine Toleranz gegenüber möglicher Kurzzeitgedächtnisstörungen), kognitive Störungen, insbesondere bei längerer Einnahme und dosisabhängig
- Chronischer Gebrauch: Einschränkung des visuell-räumlicher und visomotorischer Fähigkeiten (verminderte Koordination, psychomotorische Geschwindigkeit und Reaktionszeit, verminderte Konzentration und Informationsverarbeitungszeit und verbales Lernen. Patienten neigen zur Unterschätzung ihrer kognitiven Fähigkeiten. Laut aktueller Studienlage bessern sich diese Symptome allmählich nach Absetzen von Benzodiazepinen)

Hypnotika

- Paradoxe Erregung, Schlafstörungen, Halluzinationen, Albträume, Euphorie Behandlungsbedürftige Depression (bis zu 13 % bei Clonazepam)
- Wutanfälle, gewalttätiges Verhalten; insbesondere bei Patienten mit aggressiven Verhaltensstörungen oder emotional instabiler Persönlichkeit, z. B. Borderline-Persönlichkeitsstörungen (seltener unter Oxazepam)
- Verwirrtheit und Orientierungsstörung, insbesondere bei älteren Personen. „Blackouts" oder Amnesie wurden beobachtet
- Nystagmus, Kopfschmerzen, Schwindel, Dysarthrie, Muskelschwäche und Koordinationsstörungen, Ataxie (bis zu 22 % bei Clonazepam >2 mg/Tag)
- Atemdepression und -stillstand nach hohen (parenteralen) Dosen

Andere Nebenwirkungen

- Geringgradige anticholinerge Wirkungen, z. B. leichtes Verschwommensehen, Mundtrockenheit
- Sexuelle Dysfunktionen (verminderte Libido, erektile Dysfunktion, Anorgasmie, Ejakulationsstörung und Gynäkomastie, Größen- und Formanomalien der Spermien wurden beobachtet)
- Allergien auf Benzodiazepine wurden nur in wenigen Fällen dokumentiert (Haarausfall, Vaskulitis, Erythema nodosom. Exantheme, Lichtsensibilität, Pigmentierung, exfoliative Dermatitis, Vasculitis)
- Die parenterale Gabe hoher Dosen kann zu Apnoe und Ateminsuffizienz führen
- Verstärkter Speichelfluss (Clonazepam)
- Purpura und Thrombozytopenie unter Diazepam (Einzelfälle)

Entzugssymptome

- Als Folge des Absetzens einer Benzodiazepinmedikation können auftreten:
  - Benzodiazepine können bereits unter therapeutischer Dosierung Abhängigkeit verursachen, die individuell verschieden ausgeprägt und abhängig von der Potenz der Substanz sowie der Eliminations-Halbwertszeit ist. 30 % der Patienten berichtet nach achtwöchiger Einnahme von Benzodiazepinen über Entzugssymptome
  - *Entzug:* 1–2 Tage (bei kurzwirksamen Benzodiazepinen) oder 5–10 Tage (bei langwirksamen Benzodiazepinen) nach Absetzen der Medikation. Häufige Symptome sind Schlafstörungen, Erregung, Angst, Wahrnehmungsstörungen, Dysphorie, Kopfschmerzen, Muskelkater, Muskelzuckungen, Tremor, Gewichtsverlust und gastrointestinale Störungen. Katatone und depressive Zustände wurden ebenfalls beobachtet. An schweren Nebenwirkungen können Grand-mal- oder Petit-mal-Anfälle, Koma oder psychotische Zustände auftreten
  - *Rebound-Phänomen:* tritt Stunden oder Tage nach dem Absetzen auf. Dabei ist die Angstsymptomatik ähnlich, jedoch in der Intensität stärker als vor der Behandlung
  - *Rückfall:* die Symptome treten Wochen oder Monate nach dem Substanzentzug auf, gleichen den Angstsymptomen vor der Behandlung und nehmen bis zu einer Behandlung progredient zu
  - *Pseudoentzugssymptome*: Angstsymptomatik und vermeintliche Entzugssymptome, die durch das Fehlen des täglichen Einnahme-Rituals der Benzodiazepine ausgelöst werden

Vorgehen beim Benzodiazepin-Entzug

- Zur Benzodiazepinentzugsbehandlung sollte zunächst eine Substitution mit einer äquivalenten Menge Diazepam erfolgen (siehe Seite 203, Tabelle 44. Benzodiazepine: Übersicht); dann Entzug nach dem folgenden Plan:
  - Reduktion um 10 mg Diazepam pro Tag, bis zu einer Tagesdosis von 20 mg. Danach Reduktion um 5 mg täglich bis zur vollständigen Abstinenz; oder
  - Reduktion der Diazepamdosis um 25 % pro Woche; oder

- bei langjähriger Abhängigkeit: Reduktion der ersten 50 % der Dosis binnen 4–8 Wochen und anschließend allmähliches Ausschleichen je nach Verträglichkeit

➔ **Alprazolam muss wöchentlich um 0,5 mg reduziert werden. Eine schnellere Reduktion kann zu Delir und Krampfanfällen führen**

- Propranolol kann eventuell die Entzugssymptome mildern
- Carbamazepin (in therapeutischen Dosen) kann den Entzugsprozess unterstützen
- Alternativ kann Alprazolam durch eine äquivalente Dosis Clonazepam (in geteilten Tagesdosen) substituiert werden; dann kann eine Reduktion um 1 mg täglich erfolgen

Vorsichtsmaßnahmen

- Patienten mit Schlafapnoe-Syndrom sollten keine Benzodiazepine erhalten
- Vorsicht bei älteren und geschwächten Patienten, bei Patienten mit Lebererkrankungen oder bei Personen, die gefährliche Arbeiten verrichten, die ständige Aufmerksamkeit oder eine gute körperliche Koordination benötigen
- Benzodiazepine können den therapeutischen Effekt einer Elektrokonvulsionstherapie (EKT) durch Anhebung der Krampfschwelle abschwächen
- Anxiolytika können die Toleranzschwelle für Alkohol erniedrigen. Höhere Dosierungen können zu Verwirrtheitszuständen ähnlich wie bei einer Alkoholintoxikation führen
- Benzodiazepine können zu physischer und psychischer Abhängigkeit, Toleranzentwicklung und Entzugssymptomen führen – abhängig von Dosierung und Dauer der Gabe
- Benzodiazepine werden regelmäßig von bestimmten Risikogruppen (z. B. Patienten mit multiplem Substanzgebrauch) missbraucht; hier werden Substanzen, die einen raschen Wirkungseintritt haben, bevorzugt (Lorazepam, Diazepam, Alprazolam). Methadonsubstituierte Patienten nehmen Benzodiazepine einige Stunden nach Methadonkonsum zur Verstärkung positiver Effekte. Opiatkonsumenten kupieren Entzugssymptome häufig mit Benzodiazepinen. Auch werden Benzodiazepine zur Behandlung von Entzugssymptomen von Alkohol oder Kokain gebraucht
- Die Entzugssymptome sind ähnlich wie beim Alkohol- oder Barbituratentzug, z. B. Tremor, Erregung, Kopfschmerzen, Übelkeit, Delir, Halluzinationen, Kälte- oder Hitzegefühl oder metallischer Geschmack. Abruptes Absetzen nach längerfristiger Gabe hoher Dosen kann zu Grand-mal-Anfällen führen (insbesondere bei Alprazolam)

Überdosierung

- Eine Überdosis bei alleiniger Benzodiazepineinnahme ist selten tödlich; bei Kombination mit anderen Substanzen wie z. B. Alkohol oder Barbituraten kann es allerdings zu Todesfällen kommen Symptome einer Überdosierung: Blutdruckabfall, Atemdepression oder Koma
- Behandlung: Allgemeinmaßnahmen, Monitoring (Cave: Atemdepression); in schweren Fällen Flumazenil (Benzodiazepin-Antagonist), wegen nur kurzer Wirkung kann eine mehrmalige Gabe von Flumazenil notwendig sein

Behandlung von Kindern und Jugendlichen

- Detaillierte Informationen über die Anwendung von Benzodiazepinen bei Kindern und Jugendlichen finden sich bei Bandelow et al. (2006): Handbuch Psychopharmaka für das Kindes- und Jugendalter. Göttingen: Hogrefe
- Vor der Anwendung von Benzodiazepinen bei Kindern ist zu prüfen, ob nicht psychotherapeutische oder psychoedukative Maßnahmen ausreichen
- Mögliche Indikationsgebiete für Benzodiazepine sind Anfallsleiden, generalisierte Angststörung, Verhaltensstörungen, Schlafstörungen, Pavor nocturnus und Schlafwandeln

- Hochpotente Benzodiazepine (z. B. Clonazepam) können bei Panikstörung, Agoraphobie, sozialer Phobie und Separationsangst indiziert sein
- Midazolam kann intranasal (0,2 mg/kg) präoperativ gegeben werden
- Bronchiale Hypersekretion bei Kindern mit chronischen Atemwegserkrankungen möglich (Clonazepam)
- Benzodiazepine werden bei Kindern schneller metabolisiert; um einen ausreichenden Blutspiegel aufzubauen, sind eventuell kleinere, geteilte Dosen erforderlich
- Folgende Nebenwirkungen können auftreten: kognitive oder motorische Störungen, Reizbarkeit und Erregung (bei bis zu 30 % der behandelten Kinder, insbesondere bei jüngeren, impulsiven Patienten mit geistiger Behinderung)

Behandlung von älteren Patienten

- Vorsicht bei Substanzen, die oxidativ verstoffwechselt werden (z. B. Diazepam), da sie bei älteren Patienten oder bei Personen mit Lebererkrankungen akkumulieren können
- Vorsicht bei Kombination mit anderen ZNS-dämpfenden Substanzen. Eine zu starke Sedierung kann zu Verwirrtheit und Orientierungsstörungen führen
- Ältere Patienten sind empfindlicher im Bezug auf ZNS-dämpfende Wirkungen, insbesondere Gleichgewichtsstörungen (Fallneigung, Gangstörungen), Gedächtnis- und kognitive Störungen
- Benzodiazepine können das Risiko von Stürzen, die zu Femurfrakturen führen können, um das Dreifache erhöhen. Das Risiko ist bei höherer Dosis und weiblichen Patienten erhöht
- Bei älteren Patienten, die langwirkende Benzodiazepine einnehmen, besteht ein höheres Unfallrisiko

Schwangerschaft

- Benzodiazepine und ihre Metaboliten können die Plazentaschranke überwinden und akkumulieren im fetalen Blutkreislauf
- Einige Studien gehen von einem Zusammenhang zwischen Benzodiazepingabe im ersten Drittel der Schwangerschaft und einer teratogenen Wirkung aus, diese Daten sind widersprüchlich. Benzodiazepine wurde mit einem um 0,01 % erhöhten Risiko (Evidenzklasse B) einer Kiefergaumenspalten in Verbindung gebracht – Ultraschall empfohlen
- Hohe Dosen oder längerdauernde Anwendung im letzten Schwangerschaftsdrittel kann zum „fetalen Benzodiazepinsyndrom" (Evidenzklasse A) führen („floppy infant-Syndrom", Temperaturregulationsstörungen, Entzugssyndrom beim Neugeborenen)

Stillzeit

- Benzodiazepine werden mit der Muttermilch ausgeschieden und können beim Säugling zu Sedierung führen; 13 % Diazepam und 7 % Lorazepam gehen i. d. Muttermilch über
- Der Abbau von Benzodiazepinen bei Säuglingen ist verlangsamt; langwirksame Substanzen können akkumulieren
- Auf übermäßige Sedation ist zu achten, ebenso darauf, ob Angstsymptome abgenommen haben

Hinweise für die Pflege

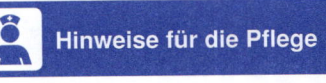

- Prüfen Sie, ob die gewünschte Abnahme der Angstsymptomatik eintritt oder ob dies nur ein Effekt einer Übersedierung ist
- Informieren Sie den Patienten, dass Tätigkeiten, die Aufmerksamkeit und schnelle Reaktion erfordern, nach der Medikamenteneinnahme unterbleiben sollten (Autofahren, Bedienen gefährlicher Maschinen)
- Weisen Sie den Patienten darauf hin, dass nicht noch zusätzlich andere ZNS-dämpfende Substanzen (z. B. Antihistaminika) ohne Rücksprache mit dem behandelnden Arzt eingenommen werden sollen
- Die übermäßige Einnahme koffeinhaltiger Getränke kann die Wirkung der Anxiolytika abschwächen
- Toleranzentwicklung mit Dosissteigerung und körperliche Abhängigkeit sind möglich. Entzugssymptome können beim plötzlichen Absetzen nach längerfristiger Gabe auftreten

Hinweise für Patienten

- Ausführliche Patienteninformationen: siehe Seite 424
- Beenden Sie die Medikamenteneinnahme nach längerer Behandlung nicht abrupt (besonders bei hoher Dosierung). Es kann zu schwerwiegenden Entzugssymptomen kommen
- Nach längerfristiger Einnahme kann sich eine Gewöhnungs- oder Suchtentwicklung einstellen. Informieren Sie Ihren behandelnden Arzt, wenn die Wirkung des Medikamentes nachlässt
- Die Dosierung sollte wie verschrieben eingenommen werden; erhöhen Sie die Dosis nicht, ohne Ihren behandelnden Arzt zu informieren
- Vorsicht beim Führen eines Kraftfahrzeuges oder beim Bedienen gefährlicher Maschinen, solange die Wirkung des Medikamentes nicht eingeschätzt werden kann
- Die Medikamente können die Wirkung von Alkohol und anderen Psychopharmaka verstärken. Nehmen Sie nicht noch gleichzeitig andere Medikamente ohne Rücksprache mit Ihrem Arzt ein; dies gilt auch für rezeptfreie Medikamente
- Berichten Sie Ihrem behandelnden Arzt sofort über Gedächtnisstörungen
- Vermeiden Sie übermäßigen Genuss von koffeinhaltigen Getränken (Kaffee, Tee, Cola), da die Wirkung des Medikaments dadurch abgeschwächt werden kann
- Vermeiden Sie das Trinken von Grapefruitsaft, wenn Sie Alprazolam, Midazolam und Triazolam verschrieben bekommen haben, da hierdurch die Blutspiegel erhöht werden können

Wechselwirkungen

- Siehe Tabelle 42. Benzodiazepine: Wechselwirkungen

Tabelle 42. Benzodiazepine: Wechselwirkungen

Substanz	Beispiel	Wechselwirkungen
Allopurinol		Verminderter Abbau und erhöhte Halbwertszeit der Benzodiazepine, die oxidativ metabolisiert werden; führt zur Wirkungsverstärkung
Amiodaron		Reduzierter Abbau und erhöhter Plasmaspiegel von Midazolam
Anästhetika	Ketamin	Verlängerte Erholungsphase bei Diazepamgabe durch verminderten Abbau
	Inhalationsanästhetika (z. B. Halothan)	Verminderte Proteinbindung von Diazepam, verstärkte Diazepamwirkung
Antibiotika	Erythromycin, Clarythromycin	Reduzierter Abbau und erhöhter Plasmaspiegel durch CYP3A4-Metabolisierung von Midazolam (54 %), Triazolam (52 %), Alprazolam (60 %) und Diazepam; keine Wechselwirkungen mit Azithromycin
	Chloramphenicol	Reduzierter Abbau von Benzodiazepinen, die oxidativ verstoffwechselt werden
	Gyrasehemmer: Ciprofloxazin, Enoxazin	Reduzierter Abbau von Diazepam
	Quinupristin, Dalfopristin	Verminderter Abbau von Midazolam und Diazepam via CYP3A4

Fortsetzung nächste Seite

Tabelle 42. Benzodiazepine: Wechselwirkungen (Fortsetzung)

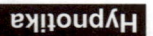

Substanz	Beispiel	Wechselwirkungen
Antidepressiva Trizyklische Antidepressiva	Desipramin, Imipramin	Erhöhte Plasmaspiegel von Desipramin und Imipramin bei Kombination mit Alprazolam (20% bzw. 31%)
Andere Antidepressiva		Erhöhte Plasmaspiegel von Alprazolam (bis 200%) und Triazolam (bis 500%) durch Abbauhemmung via CYP3A4
SSRI	Fluoxetin, Fluvoxamin	Reduzierter Abbau, erhöhte Plasmaspiegel von Alprazolam (bis 100%) und Diazepam bei Kombination mit Fluoxetin oder Fluvoxamin (100% bzw. 46%); dies führt zu einer um bis zu 50% verstärkten Wirkung.
	Sertralin	Diazepamspiegel nehmen bei Gabe von Sertralin um 13% ab Um 13% verminderte Diazepam-Clearance bei Kombination mit Sertralin
Antikoagulanzien	Warfarin	Verminderte Prothrombinzeit oder INR mit Chlordiazepoxid
Antikonvulsiva	Carbamazepin	Verstärkter Abbau und erniedrigter Plasmaspiegel von Alprazolam (> 50%) und Clonazepam (19–37%)
	Phenobarbital	Verstärkter Abbau von Diazepam, additiv verstärkte ZNS-Dämpfung
	Phenytoin	Verminderter Phenytoin-Plasmaspiegel bei Kombination mit Clonazepam Erhöhter Phenytoinspiegel und verstärkte Toxizität bei Diazepam und Chlordiazepoxid Verstärkter Abbau und erniedrigter Plasmaspiegel von Benzodiazepinen, die über CYP3A4 abgebaut werden
	Valproat	Verdrängung von Diazepam aus der Proteinbindung führt zu erhöhten Plasmaspiegeln Hemmung des Abbaus von Clonazepam und Lorazepam, dadurch Wirkungsverstärkung
Antimykotika	Itraconazol, Ketoconazol, Fluconazol	Reduzierter Abbau und verlängerte Halbwertszeit von Chlordiazepoxid und Midazolam, reduzierter Abbau von Triazolam (6- bis 7-fach). Dosis um 50 bis 75% reduzieren. Die AUC von Alprazolam ist um das Vierfache erhöht.
Betablocker	Propranolol	Verlängerte Halbwertszeit und verminderte Clearance von Diazepam (keine Wechselwirkungen mit Alprazolam, Lorazepam oder Oxazepam)
Calciumkanalblocker	Diltiazem Verapamil	Verminderter Abbau und erhöhter Plasmaspiegel von Triazolam (bis 100%) und von Midazolam (105%) durch Abbauhemmung via CYP3A4 Erhöhter Plasmaspiegel von Midazolam (97%) durch Abbauhemmung via CYP3A4
Cimetidin		Reduzierter Abbau der oxidativ verstoffwechselten Benzodiazepine (bei Ranitidin, Famotidin oder Nizatidin tritt dieser Effekt nicht auf). Die maximale Plamakonzentration von Alprazolam steigt um 86%.
Digoxin		Reduzierter Abbau und Elimination von Digoxin durch Alprazolam
Disulfiram		Reduzierter Abbau von Benzodiazepinen, die oxidativ verstoffwechselt werden
Granatapfelsaft		Verminderter Abbau von Benzodiazepinen, die via CYP3A4 verstoffwechselt werden (z. B. Triazolam, Alprazolam).
Grapefruitsaft		Vermehrte Aufnahme von Diazepam und Triazolam im Darm durch CYP3A4-Hemmung Ein reduzierter Abbau von Alprazolam, Diazepam, Midazolam oder Triazolam kann zu erhöhter Konzentration und Bioverfügbarkeit führen

Substanz	Beispiel	Wechselwirkungen
Immunsuppresiva	Cyclosporin	Verminderter Abbau von Cyclosporin durch Midazolam via CYP3A4
Johanniskraut (Hypericum perforatum)		Reduktion der AUC von Alprazolam um 40%, der Halbwertszeit um 24% und eine Anstieg der maximalen Konzentration um 15% durch vermehrten Abbau via CYP3A4 Gesteigerte orale Clearance von Midazolam um 108%, verminderte orale Bioverfügbarkeit um 39% und AUC um 10% durch vermehrten Abbau via CYP3A4
Koffein		Kann den sedierenden Effekt aufheben oder Schlafstörungen verstärken
L-Dopa		Benzodiazepine können die Wirksamkeit von L-Dopa sekundär durch einen GABA-agonistischen Effekt vermindern
Lithium		Erhöhte Inzidenz sexueller Dysfunktionen (bis 49%) bei Kombination mit Clonazepam
Neuroleptika	Clozapin	Verstärkte Sedierung, Hypersalivation, Hypotonie (Kollaps, Delir, Atemstillstand möglich); tritt häufiger bei Therapiebeginn auf, wenn Clozapin zu einer Benzodiazepingabe gegeben wird
	Olanzapin	Synergistische Effekte auf die Somnolenz von Olanzapin i.m. und Lorazepam. Es wird die Gabe von Lorazepam mindestens 1 Stunde nach i.m.-Applikation von Olanzapin empfohlen
Omeprazol		Erhöhtes Risiko von Ataxie und Sedierung durch reduzierten Abbau der Benzodiazepine, die oxidativ verstoffwechselt werden (nicht bei Lansoprazol)
Östrogen	Orale Kontrazeptiva	Reduzierter Abbau von Benzodiazepinen, die oxidativ verstoffwechselt werden (z.B. Diazepam, Chlordiazepoxid, Nitrazepam). Verlängerte Halbwertszeit von Alprazolam um 29%. Möglicherweise reduzierte Clearance kombinierter oraler Kontrazeptiva durch Diazepam-induzierte Abbauhemmung
Probenecid		Verminderte Lorazepam-Clearance (um 50%)
Proteaseinhibitoren	Ritonavir, Indinavir	Erhöhte Plasmaspiegel von Benzodiazepinen, die oxidativ durch CYPP3A4 verstoffwechselt werden (z.B. Triazolam, Alprazolam)
Rauchen		Verstärkte Chlordiazepoxid- und Diazepam-Clearance durch Enzyminduktion. Um 50% reduzierte Alprazolam-Konzentration
Tuberkulostatika	Isoniazid	Gehemmter Abbau von Benzodiazepinen, die oxidativ verstoffwechselt werden (Triazolamausscheidung um bis zu 75% vermindert)
	Rifampicin	Gesteigerter Abbau von Benzodiazepinen, die durch Enzyminduktion von CYP3A4 oxidativ metabolisiert werden (Diazepam um 300%, Midazolam um 83%)
ZNS-dämpfende Pharmaka	Barbiturate, Antihistaminika, Alkohol	Verstärkte ZNS-dämpfende Wirkung; bei hoher Dosierung Koma oder Ateminsuffizienz möglich Alprazolam: verstärkte Aggressivität bei Alkoholikern möglich Die Gehirnkonzentrationen verschiedener Benzodiazepine werden durch Äthanol verändert: Triazolam-Konzentration vermindert; Diazepam-Konzentration erhöht, keine Änderung bei Chlordiaxepoxid

Hypnotika

Tabelle 43. Benzodiazepine: Dosierung

Substanz	Vergleichsdosis (mg)*	Regeldosis/Tag/mg	Höchstdosis/Tag/mg	Ältere Patienten/Tag/mg
Alprazolam	0,5	0,5–2	8	0,5–0,75
Bromazepam	3,0	3–18	36	6
Brotizolam	0,25	0,25	1	0,125
Chlordiazepoxid	25	10–30	100	10
Clobazam	15	20–30	60	10–15
Clonazepam	0,25	1–4	20	1–4
Dikaliumclorazepat	10	5–20	200	5–10
Diazepam	5	5–10	60	2–5
Flurazepam	15	15–30	30	15
Flunitrazepam	0,5	0,5–1	2	0,5
Lorazepam	1	1–3	7,5	1
Lormetazepam	1	1–2	2	0,5–1
Medazepam	10	10–30	60	10–20
Nitrazepam	2,5	5–10	20	2,5–5
Oxazepam	15	2030	200	5–15
Prazepam	10	20	60	10
Temazepam	10	10–20	40	10–20
Triazolam	0,25	0,125–0,25	0,25	0,125

* Diese Vergleichsdosen sind geschätzt und dienen als Anhaltspunkt für den Wechsel zwischen verschiedenen Benzodiazepinen

Hypnotika

Tabelle 44. Benzodiazepine: Übersicht

Substanz	Max. Plasmaspiegel nach oraler Gabe	Halbwertszeit	Fettlöslichkeit*	Metaboliten	Kommentar	Verwendung bei Nieren- oder Lebererkrankungen	Klinische Eigenschaften
Alprazolam	1–2 h	6–27 h	mäßig	Oxidativ metabolisiert: 29 Metaboliten; die wichtigsten: α-Hydroxy-Alprazolam, Desmethylalprazolam, 4-Hydroxyalprazolam Metabolisiert durch CYP3A4[b] und 1A2	Rasche und komplette Resorption 80% Proteinbindung gute Resorption sublingual Plasmaspiegel von Alprazolam kann mit der Wirkung bei Panikstörung korrelieren Plamaspiegel bei Rauchern um 50% erniedrigt. Clearance bei Älteren 50–80% schwächer als bei Jungen	Niere – erhöhte Plasmaspiegel des freien Alprazolams und möglicherweise verminderte Clearance Leber – Halbwertszeit verlängert	Indikationen: Anxiolyse, Sedierung, Alkoholentzug, Panikstörung, ängstliche Depression, Zusatzmedikation bei Depressionen 3-mal tägl. Gabe empfohlen Verlängert Schlaf-Phase II, verkürzt Phase I/ IV und den REM-Schlaf; Vorsicht bei Entzug Mäßiggradige Sedierung, in Einzelfällen Manieauslösung
Bromazepam	0,5–4 h (2–12 h bei Älteren)	8–30 h	niedrig	Oxidativ verstoffwechselt: 3-Hydroxybromazepam metabolisiert durch CYP3A4	Metabolite haben anxiolytische Wirkung. Akkumuliert nicht bei chronischer Anwendung. Maximale Konzentration und Halbwertszeit bei Älteren erhöht	?	Indikation: Anxiolyse
Brotizolam	1 h	3–6 h	?	9-Hydroxy-methyl-Brotizolam bzw. 6-Hydroxy-Brotizolam	Metaboliten haben geringere Wirkung als die Muttersubstanz	?	Indikation: Hypnotikum
Chlordiazepoxid[c]	1–4 h	Ausgangssubstanz 4–29 h, Metabolite 28–100 h	mäßig	Oxidative Verstoffwechslung: Desmethylchlordiaxepoxid und Oxazepam und Desmethyl-Diazepam	Verspäteter Wirkungseintritt Ausgangssubstanz weniger potent als Metabolite Metabolite akkumulieren bei chronischer Gabe Unberechenbare Resorption bei i. m.-Gabe	Niere – Bei Patienten mit einer Kreatininclearance von < 10 ml/min: Reduktion der Dosis um 50% Leber 2- bis 3-fach erhöhte Halbwertszeit bei Patienten mit Leberzirrhose	Indikationen: Anxiolyse, Sedierung, Alkoholentzug In Kombination mit Antazida* verzögerte Resorption im Gastrointestinaltrakt, dennoch komplette Resorption Mittelgradige Sedierung

Fortsetzung nächste Seite

Tabelle 44. Benzodiazepine: Übersicht (Fortsetzung)

Substanz	Max. Plasma-spiegel nach oraler Gabe	Halb-wertszeit	Fettlös-lichkeit*	Metaboliten	Kommentar	Verwendung bei Nieren- oder Lebererkrankungen	Klinische Eigenschaften
Clonazepam	1–4 h	19–60 h	niedrig	Oxidative Verstoff-wechslung; keine akti-ven Metaboliten Metabolisiert primär durch CYP2B4, 2E1 und 3A4	Rasche und komplette Resorption, langsamer Wirkungseintritt Kürzere Halbwertszeit und höhere Ausscheidungs-rate bei Männern, gerin-gere Proteinbindung bei älteren Patienten, dadurch höhere Plasmaspiegel Dosierung abhängig von der Indikation: Angsterkrankung: 0,5–8 mg/Tag; Panikstörung/Agorapho-bie: 2–8 mg/Tag; Akute Manie: 4–24 mg/Tag; Aggressivität: 1–3 mg/Tag; Adjuvans bei Psychosen: 2–10 mg/Tag	Niere – Keine Dosis-änderung Leber – Anstieg des freien Clonazepams bei Patien-ten mit Leberzirrhose	Indikationen: Anxiolyse, antikon-vulsiv, Panikstörung, Prophylaxe von bipolaren affektiven Störungen, manische Episoden bei bipolar-affektive Störungen, Akathisie, Aggres-sivität Mittelgradige Sedierung
Diazepam	1–2 h	14–80 h (Aus-gangs-substanz); 30–200 h (Meta-bolite) Bei Män-nern ist die Halbwerts-zeit ver-kürzt und die Clea-rance höher als bei Frauen	hoch	Oxidative Verstoff-wechslung; N-Desme-thyldiazepam, Oxaze-pam, 3-Hydroxy-diazepam, Temazepam Metabolisiert durch CYP3A4, 2C9, 2C19 und 2B6 Inhibitor von UGT2B7	Geringere Proteinbindung bei älteren Menschen, da-her hier höhere Plasma-spiegel Rascher Wir-kungseintritt, dann Verteilung ins Fettgewebe, Akkumulation bei chroni-scher Gabe Bei i.m.-Gabe unberechenbare Resorp-tion Raucher: höhere Clearance bei rauchenden Patienten, besonders bei Jüngeren	Niere – erhöhte Plama-spiegel von freiem Diaze-pam und verminderte Clearance Leber – Bei Leberzirrhose 2- bis 3-fach erhöhte Halbwertszeit möglich	Indikation: anxiolytisch, sedie-rend-antikonvulsiv (Status epilep-ticus, Alkoholentzug, Akathisie, Muskelrelaxans, präoperative Sedierung, verlängert die Phase II, verkürzt die Phase I u. IV sowie den REM-Schlaf Rascher Wirkungseintritt Starke Sedierung

Substanz	Max. Plasmaspiegel nach oraler Gabe	Halbwertszeit	Fettlöslichkeit*	Metaboliten	Kommentar	Verwendung bei Nieren- oder Lebererkrankungen	Klinische Eigenschaften
Dikaliumclorazepat	0,5–2 h	1,3–120 h (Metaboliten)	hoch	Metabolisierung durch Oxidation: N-Desmethyldiazepam	Im Magen zum aktiven Metaboliten hydrolysiert (Muttersubstanz inaktiv) Die Rate der Hydrolyse ist von der gastralen Azidität abhängig, deshalb ist die Absorption unzuverlässig (Studienlage widersprüchlich) Bei chronischer Gabe kommt es zur Akkumulation des Metaboliten	Niere – Clearance von Metaboliten eingeschränkt Leber – ?	Indikationen: Anxiolyse, Alkoholentzug Antazida und Natriumcarbonat reduzieren die Rate und das Ausmaß des Erscheinens von aktiven Metaboliten im Blut; schneller Wirksamkeitseintritt; mäßige Sedierung
Flurazepam	0,5–1 h	0,3–3 h Ausgangssubstanz) 40–250 h (Metabolite)	hoch	Oxidativ verstoffwechselt: N-Desalkylflurazepam OH-Ethylflurazepam, Flurazepamaldehyd Metabolisiert durch CYP2C und 2D6	Rascher Abbau zu aktiven Metaboliten. Bei chronischer Gabe akkumulieren die Metabolite, bei älteren mehr als bei jüngeren Patienten	Niere – ? Leber – Abbau eingeschränkt	Indikation: Hypnotikum, Sedativum Verkürzt Phase I und verlängert die Schlafphase II, kein Effekt auf den REM-Schlaf Tagessedierung nimmt mit der Zeit zu; Hangover möglich Rascher Wirkungseintritt
Flunitrazepam		20–30		Hauptmetaboliten: 7-Amino-Flunitrazepam und N-Desmethylflunitrazepam	N-Desmethylflunitrazepam pharmakologisch aktiv, aber schwächer als Flunitrazepam	Niere – Dosisreduktion empfohlen Leber – Dosisreduktion empfohlen	Indikation: schwere Schlafstörungen
Lorazepam	Oral: 1–6 h; i.m. 45–75 Min., i.v. 5–10 Min., sublingual 60 Min.	8–24 h	niedrig	Zu Lorazepam-Glukuronid konjugiert	Metabolite sind nicht pharmakologisch aktiv, Langsamer Wirkungseintritt, mindestens 2-mal tägliche Gabe für stabile Plasmaspiegel erforderlich, gute sublinguale Resorption, Ausscheidung bei älteren Patienten um 22% vermindert (eine Studie), keine Wechselwirkungen im Cytochrom-System	Niere – Halbwertszeit der Metaboliten verlängert Leber – Halbwertszeit verdoppelt bei Zirrhose-Patienten	Indikation: anxiolytisch-sedierend, präoperative Sedierung, Muskelrelaxans, Katatonie, manische Phasen bei bipolaren affektiven Störungen, Akathisie, akute Dystonie, signifikante anterograde Amnesie möglich (keine Korrelation zur sedativen Potenz); Blutspiegel fallen rasch nach Absetzen ab; Entzugssyndrome scheinen rascher als bei langwirksamen Substanzen aufzutreten; verkürztes Schlafstadium I, verkürzte REM-Phase

Fortsetzung nächste Seite

Hypnotika

Tabelle 44. Benzodiazepine: Übersicht (Fortsetzung)

Substanz	Max. Plasma-spiegel nach oraler Gabe	Halb-wertszeit	Fettlös-lichkeit*	Metaboliten	Kommentar	Verwendung bei Nieren- oder Lebererkrankungen	Klinische Eigenschaften
Lormetazepam	1,5	10		94% direkt zum Glukuronid konjugiert; 6% werden zu Lorazepam-N demethyliert und konjugiert	Glukuronidverbindungen haben keine klinische Wirkung Patienten mit der seltenen hereditären Galactose-Intoleranz, Lactase-Mangel oder Glucose-Galactose-Malabsorption sollten Lormetazepam nicht einnehmen	Niere – keine Einschränkungen Leber – keine Einschränkungen	Indikation: Schlafstörungen Zur Vor- und Nachbehandlung bei operativen oder diagnostischen Eingriffen
Midazolam	0,5–1 Min.	1–4 h (Ausgangssubstanz) 1–20 h Metabolite	hoch	Oxidativ verstoffwechselt; 1-OH-Metylmidazolam, 4-OH-Midazolam Hauptsächlich abgebaut durch CYP3A4 Hemmung von P-Glykoprotein	Aktive Metaboliten	Niere – Bei Patienten mit einer Kreatininclearance von <10 ml/min: Reduktion der Dosis um 50% Leber – Metabolismus bei Leberzirrhose-Patienten deutlich eingeschränkt	Indikation: Anxiolyse, Sedierung, i. v. Narkoseeinleitung (Wirkungseintritt 30–60 Sekunden), Sedierung bei bildgebenden Verfahren, post-EKT-Erregung Langsam i. v. (1–2,5 mg in 2 Minuten) Rascher Wirkungseintritt Nebenwirkungen: Atemdepresion, Hypotonie, anterograde Amnesie, kann zur fälschlichen Annahme sexuellen Missbrauchs während der Narkose führen
Nitrazepam	0,5–7	15–48 h	niedrig	Metabolisiert durch Nitroreduktion durch CYP2E1 Keine aktiven Metaboliten	Als Amino- und Azetamidanaloga ausgeschieden Metabolismus bei älteren Patienten eingeschränkt Akkumuliert bei chronischer Gabe	Niere – ? Leber – Abbau eingeschränkt	Indikation: Hypnotikum, Sedierung Vermindert REM-Schlaf

Substanz	Max. Plasmaspiegel nach oraler Gabe	Halbwertszeit	Fettlöslichkeit*	Metaboliten	Kommentar	Verwendung bei Nieren- oder Lebererkrankungen	Klinische Eigenschaften
Oxazepam	1–4 h	3–25 h	niedrig	Wird zu Oxazepam-Glukuronid konjugiert (über UGT2B7)	keine pharmakologisch aktiven Metaboliten, Halbwertszeit und Plasma-Clearance wird kaum durch Alter, Geschlecht oder Lebererkrankungen beeinflusst, langsamer Wirkungseintritt, mindestens zweimal tägliche Gabe für gleichmäßige Blutspiegel erforderlich, keine Wechselwirkungen der Metaboliten	Niere – verlängerte Halbwertszeit Leber – keine Einschränkungen	Indikationen: Anxiolyse, Sedierung, Alkoholentzug, Muskelrelaxans Kann zur erniedrigten Aggressionsschwelle bei Patienten mit bekannter Aggressivität führen, kann eine Entzugs-Schlafstörung induzieren, hat geringes sedierendes Potenzial
Prazepam	2,5–6 h	30–100 h (Metabolite)	niedrig	Oxidativ verstoffwechselt: Desmethyldiazepam, Desalkylaprazepam, 3-Hydroxyprazepam, Oxazepam	Prazepam ist inaktiv, wird in aktive Metaboliten umgewandelt	Niere – keine Einschränkungen Leber – Anwendung nicht empfohlen	Indikation: Anxiolytikum
Temazepam	2,5 h	3–25 h	mäßig	Konjugiert durch UGT2B7	Variable Resorptionsrate abhängig von der galenischen Zubereitung: 5 % werden in den Urin als Oxazepam ausgeschieden, Plasmakonzentration zu niedrig zum Nachweis, keine Akkumulation bei chronischer Gabe, keine Wechselwirkungen von Metaboliten	Niere – ? Leber – keine Einschränkungen	Indikation: Anxiolytisch-sedierend Dosen von 30 mg pro Tag oder mehr können zu Hangover führen, außerdem morgendlicher Übelkeit, Kopfschmerzen, Schwindel und lebhaften Träumen sowie verkürzte Schlafstadien III und IV. Rebound-Effekte, Anterograde Amnesien oder verminderte Leistungsfähigkeit wurden nicht beschrieben

Fortsetzung nächste Seite

Tabelle 44. Benzodiazepine: Übersicht (Fortsetzung)

Substanz	Max. Plasma-spiegel nach oraler Gabe	Halb-wertszeit	Fettlös-lichkeit*	Metaboliten	Kommentar	Verwendung bei Nieren- oder Lebererkrankungen	Klinische Eigenschaften
Triazolam	1–2 h	1,5–5 h	mäßig	Oxidative Verstoff-wechslung: 7-α-Hydroxyderivate und metabolisiert durch CYP3A4[a]	Inaktive Metaboliten, ge-ringfügige Akkumulation durch vorhepatische Clea-rance (abhängig vom he-patischen Blutfluss und der mikrosomalen oxidati-ven Kapazität) trotz kurzer Halbwertszeit sind klini-sche Wirkungen noch bis zu 16 h nach einer Einzel-gabe beobachtet worden Gute sublinguale Resorp-tion Die Clearance ist bei Älte-ren um 50–80 % vermin-dert.	Niere – keine Einschrän-kungen Leber – verminderte Clea-rance	Indikation: Hypnotikum Verkürzt Schlafphase I und verlängert Phase II, verlängert REM-Latenz signifikant Nebenwirkungen: Re-bound-Schlafstörungen, Angst, anterograde Amnesie (Dosen über 0,5 mg/Tag), Berichte über aggressive Ausbrüche, Automa-tismen, Hypothermie bei Kombi-nation mit Desipramin, anorekti-scher Effekt von Desipramin wird verstärkt

* Hohe Fettlöslichkeit; geht mit schneller Aufnahme ins Hirngewebe einher
[a] Hauptmetabolisierung am Isoenzym
? = keine Informationen verfügbar

Andere Hypnotika/Sedativa

Verfügbare Substanzen

Wirkstoff (Substanzgruppe)	Handelsnamen Deutschland	Handelsnamen Österreich	Handelsnamen Schweiz
Benzodiazepinähnliche Hypnotika			
Zaleplon (Pyrazolopyrimidin)	Sonata®	Sonata®, Zerene®	Sonata®
Zolpidem (Imidazopyridin)	Bikalm®, Stilnox® und Generika	Ivadal®, Mondeal®, Stilnox® und Generika	Dorlotil®, Stilnox®, Zoldorm® und Generika
Zopiclon (Cyclopyrrolon)	Optidorme®, Somnosan®, Ximovan® und Generika	Somnal® und Generika	Imovane®
Antihistaminika			
Diphenhydramin	Betadorm®, Dolestan®, Hevert-Dorm®, Moradorm®, nervo OPT®N, Sediat®, Sedopretten®, Vivinox® und Generika	Calmaben®, Dibondrin®, Noctor®	Benocten®, Nardyl®Schlaf
Hydroxyzin	AH3®N, Atarax®	Atarax®	Atarax®
Doxylamin	Gittalun®, Hewedormir®, Hoggar N®, Schlaf-Tabs-ratiopharm®, Valocordin®	–	Sanalepsi N®
Chloralhydrat	Chloraldurat®	–	Chloraldurat®, Nervifene®
Clomethiazol	Distraneurin®	–	Distraneurin®

Indikationen

- Nächtliche Sedierung, Kurzzeitbehandlung von Schlafstörungen
- Präoperative Sedierung

Allgemeine Hinweise

- Vor der Therapie müssen folgende Gründe einer Schlafstörung ausgeschlossen werden:
  - Primäre Schlafstörungen (Schlaf-Apnoe-Syndrom, Restless-Legs-Syndrom, Narkolepsie)
  - Anderweitige behandelbare psychiatrische Krankheiten (z. B. Depression oder Manie)

- Medikamenteninduzierte Schlafstörungen (z.B. Theophyllin, Sympathomimetika)
- Andere organische Erkrankungen (z.B. Schilddrüsenerkrankung, Magen-Darm-Ulzera, Schmerzen)
- Exzessiver Koffein- oder Alkoholgenuss
- Zunächst die Primärerkrankung behandeln
- Der Einsatz von Hypnotika sollte immer nur für einen begrenzten Zeitraum erfolgen
- Eine Langzeitbehandlung ist in den meisten Fällen nicht indiziert
- Psychotherapeutische Maßnahmen können bei Schlafstörungen erfolgreich sein. Eine kleine randomisierte Studie (n=46) zeigte, dass bei kognitiver Verhaltenstherapie nach 6 Wochen gleiche bis bessere Effekte als mit Zopiclon erreicht werden konnten. Im 6-Monats-Follow-up waren die Ergebnisse deutlicher zugunsten der Verhaltenstherapie.

Pharmakologie

- Hypnotika unterdrücken die Aktivität in der Formatio reticularis im Mittelhirn, was je nach Dosis zu Sedierung, Schlaf oder Anästhesie führt
- Die benzodiazepinähnlichen Hypnotika sind strukturchemisch von den Benzodiazepinen verschieden und werden deshalb manchmal als Non-Benzodiazepin-Hypnotika bezeichnet. Sie binden jedoch wie die Benzodiazepine an die Benzodiazepinbindungsstelle am $GABA_A$-Rezeptorkomplex und verstärken die GABAerge Neurotransmission, indem sie die Leitfähigkeit des Chloridionenkanals verstärken. Sie binden selektiv an der ω1-(BZ1-)Benzodiazepinbindungsstelle des $GABA_A$-Rezeptors

Dosierung

- Einzelsubstanzen: siehe Seite 215, Tabelle 46. Hypnotika: Übersicht
- Die Dosis sollte bei älteren Patienten oder bei Patienten mit Leberinsuffizienz angepasst werden
- Clomethiazol: Nur noch die orale Anwendung ist zugelassen
- Folgende Dosen sind wirkungsäquivalent: 1 Kapsel (192 mg), 5 ml Mixtur (1 ml = 50 mg)
- Clomethiazol-Kapseln sind mit reichlich Flüssigkeit einzunehmen und sollen nicht zerkaut werden
- Akute Entzugserscheinungen bei chronischer Alkoholabhängigkeit (Prädelir oder Delir): Beginn mit 2–4 Kapseln. Wenn die Sedierung nicht in 30–60 Minuten erreicht wird, können zusätzlich 2 Kapseln gegeben werden (nicht mehr als 6–8 Kapseln in 2 Stunden). Weiterführung der Behandlung mit 2 Kapseln alle 2 Stunden (nicht mehr als 36 Kapseln in 24 Stunden); bei Besserung der Symptomatik schrittweise Reduktion der Dosis. Die Behandlung sollte unter ausschleichender Dosierung in spätestens 10–14 Tagen abgeschlossen sein (Abhängigkeitspotenzial von Clomethiazol)
- Schlafstörungen und Störungen des Schlaf-Wach-Rhythmus im höheren Lebensalter: als Anfangsdosis 2 Kapseln vor dem Schlafengehen. Wenn nötig, können nach 30–60 Minuten weitere 2 Kapseln verabreicht werden
- Verwirrtheits-, Erregungs- und Unruhezustände sowie Verhaltensstörungen im Rahmen des hirnorganischen Psychosyndroms bei Patienten im höheren Lebensalter: 3-mal 1–2 Kapseln über den Tag verteilt

Pharmakokinetik

- Siehe auch Seite 215, Tabelle 46. Hypnotika: Übersicht
- Clomethiazol: Verstärkt die elektrophysiologische Reaktion auf die inhibitorischen Neurotransmitter GABA und Glycin, beeinflusst aber nicht die inhibitorischen Reaktionen auf Acetylcholin und Adenosin. Im Gegensatz zu Barbituraten beeinflusst Clomethiazol nicht die elektrophysiologischen Reaktionen und erregende Aminosäuren. Eine Erhöhung der GABA kann eintreten als Folge einer Wechselwirkung an einem Ort, der mit dem Chloridionenkanal des $GABA_A$-Rezeptors verbunden

Nebenwirkungen

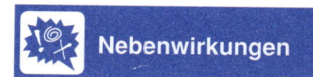

- Siehe Seite 217, Tabelle 46. Hypnotika: Übersicht
- Unerwünschte Tagesmüdigkeit, abhängig von Dosis, Halbwertszeit und Toleranzentwicklung
- Anterograde Amnesie, abhängig von der Potenz der Substanz und der Dosis
- Rebound-Insomnie abhängig von Dosis, Halbwertszeit und Dauer der Einnahme
- Atemdepression und Hypotonie bei hohen Dosen

Entzugssymptome

- Nach dem Absetzen der Hypnotika können folgende Symptome auftreten:
  - Entzugssymptome können 1–2 Tage nach Absetzen auftreten (eventuell seltener unter anderen Hypnotika)
  - Symptome: Schlaflosigkeit, Agitiertheit, Wahrnehmungsstörungen (z. B. Lichtscheu), Schwäche. Bei abruptem Absetzen kann es zu Krämpfen oder Psychosen kommen
  - Rebound-Phänomene treten Stunden oder Tage nach Absetzen auf, dabei kann die Schlafstörung stärker als vor der Behandlung sein
  - Rückfälle: Schlafstörung wieder so stark wie zu Beginn der Behandlung

Kontraindikationen

- Antihistaminika: Überempfindlichkeit gegen Antihistaminika, akute Vergiftung durch Alkohol, Schlaf- oder Schmerzmittel sowie Psychopharmaka, akuter Asthma-Anfall, Phäochromozytom, Einnahme von MAO-Hemmern
- Clomethiazol: Verdacht auf Schlafapnoesyndrom, zentral verursachte Atemstörungen, akute Intoxikation mit ZNS-dämpfenden Pharmaka

Anwendungseinschränkungen

- Antihistaminika: Eingeschränkte Leberfunktion, Phäochromozytom; Kardiale Vorschädigung, Hypertonie; Prostata-Hypertrophie mit Restharnbildung, Pylorusstenose; Chronisch-obstruktive Lungenerkrankungen; Gastro-ösophagealer Reflux; Hirnschädigung, Epilepsie, fokale kortikale Hirnschäden
- Clomethiazol: eingeschränkte Leber- oder Nierenfunktion; portokavaler Shunt; gleichzeitige Gabe von Diazoxid (während Schwangerschaft); restriktive und obstruktive Ventilationsstörungen, akute Bronchial- oder Lungenerkrankungen. Wegen des Glukosegehalts der Infusionslösung: akuter Schlaganfall; anamnestisch bekannte Clomethiazol-Abhängigkeit

Vorsichtsmaßnahmen

- Siehe auch Seite 219, Tabelle 46. Hypnotika: Übersicht
- Vermeiden Sie suchtauslösende Hypnotika bei Personen, die zu Abhängigkeitsentwicklungen neigen
- Benzodiazepinähnliche Hypnotika: Der Einsatz bei Patienten mit Schlafapnoe ist kontraindiziert
- Antihistaminika: Reaktionszeit verlängert; Vorsicht beim Autofahren und Bedienen gefährlicher Maschinen
- Chloralhydrat: Reaktionszeit verlängert
- Clomethiazol: Die Behandlung findet in der Regel stationär statt; nur in Ausnahmefällen wird die Medikation dem Patienten mitgegeben. Atemfunktion, Blutdruck und Puls regelmäßig überwachen. Vorsicht bei Hypotonie und Bradykardie. Bei japanischen Patienten kann es sowohl zu einer höheren Bioverfügbarkeit als auch zu einer niedrigeren Clearance mit höheren Plasmakonzentrationen von Clomethiazol führen als bei kaukasischen Patienten. Daher können für Japaner niedrigere Dosen von Clomethiazol erforderlich sein

Überdosierung

- Benzodiazepinähnliche Hypnotika: Symptome einer Überdosierung: Erregung, Unruhe, Delir, Nystagmus, Ataxie und Stupor
- Nach einer Überdosierung kommt es unter Zolpidem rasch zu ZNS-Symptomen
- Antihistaminika: Hohe Toxizität bei Kindern. Rezeptfreie Antihistaminika werden nicht selten für Suizidversuche benutzt

- Symptome: Mydriasis mit Sehstörungen, Mundtrockenheit, Delir, Halluzinationen, Erregungszustände, Muskelzuckungen, Rigidität (vor allem bei Kindern), Athetosen, klonisch-tonische Krämpfe, meist mit Erbrechen, Hyperthermie. Anfängliche Reizung, dann terminale Lähmung des Atemzentrums, Kreislaufkollaps, tiefes Koma
- Behandlung: Beatmung, Krampfverhütung, Giftentfernung, soweit nicht zuerst Krämpfe mit Diazepam oder Phenytoin beendet werden müssen. Mannitol-Infusionen. Keine Stimulanzien, mit Ausnahme peripherer Kreislaufmittel. Behandlung der Hyperthermie durch Kühlen. Bei Hirndrucksteigerung Osmotherapie. Diuresetherapie, Physostigminsalicylat nach Physostigmintest
- Chloralhydrat: Symptome einer Überdosierung: Symptome: Kopfschmerz, verwaschene Sprache, Verwirrtheit, verminderte Aufmerksamkeit. Höhere Dosen können zu Ateminsuffizienz und Hypotonie führen, das 10-fache einer therapeutischen Dosis (5–10 g) von Chlorahydrat. kann tödlich wirken. Cave: adrenalinartige Kreislaufmittel
- Clomethiazol: Symptome einer Überdosierung: Atemdepression, massive Hypotonie, komatöse Zustände, Herzstillstand, Einschränkung der Leberfunktion (Fälle mit tödlichem Ausgang wurden berichtet), postnatale Atemdepression des Neugeborenen
- Behandlung: Freihaltung der Atemwege, Sauerstoffzufuhr, Kreislaufunterstützung, Patieten sollten intubiert werden, verstärkte Speichelsekretion (Absauggerät bereithalten); evtl. Atropin-Gabe bei bedrohlicher Bradykardie, evtl. forcierte Diurese oder Hämodialyse (Hämoperfusion ist wirkungslos)

Behandlung von Kindern und Jugendlichen

- Zolpidem: nicht bei Kindern unter 15 Jahren verordnen
- Zaleplon, Zopiclon: Erfahrungen liegen nicht vor, nicht bei Kindern unter 18 Jahren verordnen
- Antihistaminika: Hohe Toxizität bei Überdosierung. Hydroxyzin wurde bei Kindern als Anxiolytikum eingesetzt; die Wirksamkeit ist jedoch nicht gut nachgewiesen. Bei der Behandlung von Kindern können problematische Nebenwirkungen auftreten (z. B. Schwindel, affektive und kognitive Symptome). Paradoxe Reaktionen (Exzitation) wurden beobachtet
- Chlorahydrat: Dosis 50 mg/kg Körpergewicht (maximale Einzeldosis 1.000 mg). Bei hohen Dosen Auftreten von Atemdepression und Hypotonie

Behandlung von älteren Patienten

- Bei älteren Patienten insgesamt niedrigere Dosierungen einsetzen
- Benzodiazepinähnliche Hypnotika: Vorsicht bei Kombination mit anderen ZNS-dämpfenden Psychopharmaka; additive Wirkungen können zu Verwirrtheit oder Orientierungsstörung führen. Bei höheren Dosen können anterograde Amnesien auftreten
- Antihistaminika: siehe Tabelle 46 (Vorsichtsmaßnahmen). Verhaltensstörungen bei Demenzpatienten können sich unter Diphenhydramin bessern
- Chlorahydrat: Als Hypnotikum in der Gerontopsychiatrie geeignet
- Clomethiazol: Auf Atemdepression, Hypotonie und andere Nebenwirkungen achten

Schwangerschaft

- Siehe Seite 218, Tabelle 46: Hypnotika: Übersicht

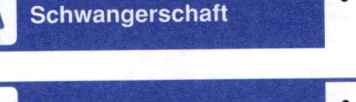

Hinweise für die Pflege

- Informieren Sie Patienten, die längerfristig Schlafmittel einnehmen, über eine mögliche Abhängigkeits- oder Gewöhnungsentwicklung
- Informieren Sie die Patienten, dass ein abruptes Absetzen nach längerfristiger Gabe zu schwerwiegenden Nebenwirkungen und „Rebound"-Phänomenen (stärkere Symptome als vor der Behandlung) führen kann. Die Medikamente sollten jeweils langsam ausgeschlichen werden
- Empfehlen Sie alternative Methoden zur Besserung von Schlafstörungen (z. B. Vermeidung von Koffein, Entspannungsübungen, Vermeidung eines Mittagsschlafs)

Hinweise für Patienten

- Clomethiazol: Die Dosis nach Absprache mit dem Arzt anpassen. Bei starker Sedierung reduzieren, bei Delirzeichen erhöhen Atemfunktion, Blutdruck und Puls regelmäßig überwachen
- Längerfristige Gabe kann zu Wirkungsverlust oder -abschwächung, Gewöhnung und Abhängigkeit führen; plötzliches Absetzen kann Schlafstörungen verschlechtern und sogar zu Angstsymptomen führen
- Erhöhen Sie die festgelegte Dosis nicht, ohne vorher mit Ihrem behandelnden Arzt zu sprechen
- Clomethiazol: Die gleichzeitige Einnahme von Alkohol kann lebensgefährlich sein (kann Leberzirrhose oder bei kurzzeitiger Anwendung Atemdepression mit Todesfolge bewirken)
- Ein nicht behandeltes Alkoholentzugsdelir kann lebensbedrohliche Folgen haben

Wechselwirkungen

- Siehe Tabelle 45. Hypnotika: Wechselwirkungen

Tabelle 45. Hypnotika: Wechselwirkungen

Substanzklasse/Wirkstoff	Beispiel	Wechselwirkung
Adrenalin		Antihistaminika: weiterer Blutdruckabfall (Adrenalinumkehr)
Antibiotika	Erythromycin, Ciprofloxazin, Doxycyclin	Zaleplon, Zolpidem, Zopiclon: Plasmaspiegel der Hypnotika wegen verminderter Clearance erhöht Diphenhydramin: Fallbericht über akutes Delir
Antikoagulanzien	Warfarin	Chloralhydrat: verdrängt Antikonvulsiva aus der Proteinbindung; erhöht oder verringert die PT und INR.
Antidepressiva SSRI/SNRI	Fluoxetin, Sertralin, Venlafaxin	Chloralhydrat: vermehrt Nebenwirkungen und Sedierung bei Kombination mit Fluoxetin oder Fluvoxamin durch Abbauhemmung Zolpidem: Fallberichte über Halluzination und Delir als Monotherapie sowie bei Kombination von Zolpidem mit Sertalin, Fluoxetin Diphenhydramin: verminderter Abbau von Venlafaxin via CYP2D6 Zolpidem: In einer Studie kam es bei 5 von 8 Patienten unter der Kombination (Paroxetin und Venlafaxin) zu anterograder Amnesie
Trizyklische Antidepressiva	Imipramin, Desipramin	Zolpidem: Fallberichte über optische Halluzinationen Diphenhydramin: erhöhte Plasmaspiegel von Antidepressiva, die primär über CYP2D6 verstoffwechselt werden.
Antikonvulsiva	Carbamazepin, Phenytoin, Valproinsäure	Zopiclon: Plasmaspiegel von Zopiclon wegen Enzyminduktion im CYP3A4 System erniedrigt Zolpidem: Fallbericht von Somnambulismus Antihistaminika: Abfall des Phenytoin-Spiegels Clomethiazol: Bei i.v.-Verabreichung von Clomethiazol mit Carbamazepin steigt die Clomethiazolausscheidung um 30% an. Ein ähnlicher Effekt der verminderten Bioverfügbarkeit und gesteigerten Ausscheidung ist auch bei p.o.-Gabe denkbar. Daher können bei gleichzeitiger Verabreichung von Clomethiazol mit Carbamazepin höhere Dosen erforderlich sein.
Antimykotikum	Ketoconazol	Zolpidem: Orale Clearance von Zolpidem um 41% vermindert; Halbwertszeit um 26% erhöht Zopiclon: Erhöhung der AUC und der Halbwertszeit von Zopiclon durch Abbauhemmung Zaleplon: erhöhter Zaleplon-Spiegel durch verminderten Abbau

Fortsetzung nächste Seite

Tabelle 45. Hypnotika: Wechselwirkungen (Fortsetzung)

Substanzklasse/Wirkstoff	Beispiel	Wechselwirkung
Betablocker	Metoprolol, Propranolol	Diphenhydramin: Abnahme der Clearance von Metoprolol um 50% durch Abbauhemmung Clomethiazol: Wirkverstärkung (Cave: Bradykardie) von Propranolol
Cimetidin		Zaleplon: Erhöhung des Plasmaspiegels und der AUC von Zaleplon um 85% durch Hemmung des Abbaus durch CYP3A4 und Aldehydoxidase Zolpidem, Zopiclon, Clomethiazol: Erhöhung des Plasmaspiegels der Hypnotika durch Hemmung des Abbaus Diphenhydramin, Zolpidem: Erhöhung der AUC und Halbwertszeit, Abnahme der Clearance von Diphenhydramin Clomethiazol: Stoffwechselhemmung von Clomethiazol durch Cimetidin, dadurch erhöhte Clomethiazol-Blutplasmaspiegeln
Diazoxid		Clomethiazol: Beeinträchtigung der Atem-, Herz-, u. Kreislauffunktion des Neugeborenen
Diltiazem		Diphenhydramin: anfangs starker Anstieg der Diltiazem-Konzentration als Reaktion auf eine Verdrängung aus der Gewebebindung. Danach folgt ein Anstieg der Plasmaspiegel im Staedy-state durch eine Abbauhemmung via CYP2D6
Flumazenil		Zaleplon, Zolpidem: antagonisiert hypnotische Wirkung
Grapefruitsaft		Erhöhter Plasmaspiegel von Zaleplon durch Hemmung des Abbaus durch CYP3A4
Koffein	Tee, Kaffee, Cola	Kann der Sedation entgegenwirken und die Schlaflosigkeit verstärken
Neuroleptika	Risperidon, Perphenazin	Diphenhydramin: möglicher Anstieg der Neuroleptika-Spiegel durch Abbauhemmung via CYP2D6 Additive ZNS-Dämpfung und psychomotorische Beeinträchtigung Antihistaminika: Die Wirkung von Neuroleptika kann abgeschwächt werden
Opioide	Codein, Methadon	Diphenhydramin: hemmt die Konversion von Codein zum aktiven Metaboliten (via CYP2D6), was zu einem verminderten analgetischen Effekt führt Diphenhydramin, Zolpidem: erhöht Plasmaspiegel von Methadon (vermutlich durch Abbauhemmung via CYP2D6)
Orale Kontrazeptiva		Chloralhydrat: reduziert die Wirksamkeit oraler Kontrazeptiva durch Induktion mikrosomaler Enzyme
Proteaseinhibitor	Ritonavir	Zolpidem: erhöhter Plasmaspiegel von Zolpidem durch verminderten Abbau durch CYP3A4
Rifampicin		Zolpidem: ein um 60% verminderter Plasmaspiegel-Peak von Zolpidem und vermehrte Eliminations-Halbwertszeit (36%) Zaleplon, Zopiclon: eine um 80% verminderte AUC der Hypnotika durch induzierten Abbau
Zentral wirksame Antihypertonika	Clonidin, Alpha-Methyldopa	Antihistaminika: verstärkte Sedierung
ZNS-dämpfende Substanzen	Alkohol	Alle Sedativa: Verstärkte ZNS-Dämpfung und psychomotorische Beeinträchtigung; bei hohen Dosen Koma und Atemdepression möglich Clomethiazol: eine gleichzeitige Einnahme von Alkohol kann lebensbedrohliche Auswirkungen haben
ZNS-stimulierende Substanzen	Methylphenidat	Kann der Sedation entgegenwirken und die Schlaflosigkeit verstärken

Tabelle 46: Hypnotika: Übersicht

	Benzodiazepinähnliche Hypnotika			Antihistaminika			Chloralhydrat	Clomethiazol
	Zaleplon	**Zolpidem**	**Zopiclon**	**Diphen-hydramin**	**Hydroxyzin**	**Doxylamin**		
Darreichungsformen	Kps. 5 mg, 10 mg	Filmtbl. 5 mg, 10 mg	Filmtbl. 3,75 mg, 7,5 mg	Filmtbl., Drg. 25 mg, 50 mg	Filmtbl. 25 mg	Filmtbl., Saft 25 mg	Kps. 250 mg, 500 mg	Kps., Mixtur 192 mg
Orale Tagesdosis bei Erwachsenen	5–10 mg (5 mg bei älteren Patienten)	5–20 mg (5 mg bei älteren Personen)	3,75–15 mg	25–300 mg	10–400 mg	25–150 mg	0,5–2 g	Prädelir: siehe Seite 210 Unruhe- und Verwirrtheitszustände: 576–1152 mg Schwere Schlafstörungen: 384–768 mg
Wirkungseintritt	Rasch; max. Plasmaspiegel nach 0,9–1,5 Std. (nach stark fetthaltiger Mahlzeit erhöht). Japaner zeigten erhöhte maximale Plasmakonzentrationen (37 %) und AUC (64 %).	30 Min., max. Plasmaspiegel: 1,6 Stunden (bei älteren oder Leberzirrhosepatienten bis zu 50 % höher)	30 Min.; max. Plasmaspiegel: 90 Min.	15–60 Min.	15–30 Min.	2–3 Std.	30 Min.	60 Min (Mixtur, 90 Min (Kps.))
Bioverfügbarkeit	30 %	70 %	>75 %	40–60 %	?	25 %	>95 %	5–60 %
Proteinbindung	60 %	92 %	45 %	80–85 %	?	?	35–41 %	60–70 %
Eliminationshalbwertszeit	0,1–1,1 Std.	1,5–4,5 Std. (länger bei älteren oder Leberzirrhosepatienten)	3,8–6,5 Std. (5–10 Std. bei Älteren)	1–3 Std.	8–20 Std. (kürzer bei Kindern)	10 Std.	4–12 Std.	4 Std. (bis zu 9 Std. bei Leberzirrhosepatienten)
Abbau durch CYP-Enzyme	3A4, Aldehydoxidase	1A2, 2D6, 3A4	1A2, 2C9	2D6	–	–	2B, 2E1	2A6, 3A4/5 (2B6, 1A1, 2C19)
CYP-Wirkung	CYP3A4-Induktor	CYP3A4-Inhibitor	?	CYP2D6-Inhibitor	CYP2D6-Inhibitor	–	Induktor	?

Fortsetzung nächste Seite

Tabelle 46: Hypnotika: Übersicht (Fortsetzung)

	Benzodiazepinähnliche Hypnotika			Antihistaminika			Chloralhydrat	Clomethiazol
	Zaleplon	Zolpidem	Zopiclon	Diphen-hydramin	Hydroxyzin	Doxylamin		
Indikationen	Einschlaf-störungen	Schlafstörungen; nach vorläufigen Berichten bei M. Parkinson (Rigor) wirksam. Advujant bei Spastik, inklusive progressiver supranukleärer Blickparese, einsetzbar	Schlafstörungen (Erhöhung der Dosis über 15 mg führt nicht zu einer weiteren Wirkungsverstärkung)	Sedation, Schlafstörungen, Allergie	Angst-, Spannungs- und Unruhezustände, psychogener Juckreiz Nach kontrollierten Studien ist die Wirksamkeit von Hydroxyzin bei generalisierter Angststörung nachgewiesen (Langzeitstudien liegen nicht vor)	Schlafstörungen	Schlafstörungen, Erregungszustände Als Sedativum bei non-invasiver Diagnostik (EEG, CT) verwendet	Behandlung des drohenden oder manifesten Delirium tremens beim Alkoholentzug. Folgende Symptome können sich bessern: Verwirrheit, Unruhe, Nesteln, Schlafstörungen, Halluzinationen, Affektinkontinenz, Wahneinfälle, Suggestibilität, Tremor, Hypertonie, Tachykardie, Schwitzen, Hyperpyrexie, Hyperkaliämie, Exsikkose, epileptische Anfälle Organische Psychosyndrome, nicht alkoholentzugsbedingte Delirien Schlafstörungen im höheren Lebensalter

	Benzodiazepinähnliche Hypnotika			Antihistaminika			Chloralhydrat	Clomethiazol
	Zaleplon	Zolpidem	Zopiclon	Diphen-hydramin	Hydroxyzin	Doxylamin		
Wichtigste Nebenwirkungen	Sedierung, Kopfschmerzen, Schwäche, Schwindel, Amnesie, Mundtrockenheit, Parästhesien, „Kater", paradoxe Reaktion bei Kindern und älteren Patienten, Fallberichte von dosisunabhängigen EKG-Veränderungen. Selten Somnambulismus, Halluzinationen, Verwirrtheit, Manie	Sedierung, Schwindel, Ataxie, Erregung, Albträume, Durchfälle, Übelkeit, Kopfschmerzen, „Kater", anterograde Amnesie, Schlafwandeln und Sprechen im Schlaf Dysphorische Verstimmung bei höherer Dosierung möglich; in Einzelfällen Psychosen mit Halluzinationen und Wahrnehmungsstörungen (Fallberichte; insbesondere bei Frauen) Entzugssymptome und Rebound-Schlafstörungen bereits nach 4-wöchiger Einnahme möglich; Fälle missbräuchlicher Verwendung wurden berichtet	Dosisabhängig. Bitterer Geschmack, Mundtrockenheit, gastrointestinale Störungen, Herzrasen, Dyspnoe, Tremor, Hautausschlag, Schüttelfrost, Schwitzen, Erregung, Albträume. Starke Sedierung, Verwirrtheit und Koordinationsstörungen können Zeichen einer Unverträglichkeit oder einer Überdosis sein Rebound-Schlafstörungen möglich. In Einzelfällen Halluzinationen und Verhaltensstörungen	Verlangsamte Reaktionszeit, Konzentrationsstörungen, Benommenheit, Müdigkeit Tachykardie, Arrhythmie, Hypotonie, Hypertonie, Dekompensation einer bestehenden Herzinsuffizienz, EKG-Veränderungen Schwindel, Kopfschmerzen, Depressionen, paradoxe Erregung, Tinnitus, selten zerebrale Krampfanfälle Muskelschwäche Akkomodationsstörungen, verstopfte Nase, Erhöhung des Augeninnendrucks, Photosensibilität, allergische Hautreaktionen Cholestatischer Ikterus, epigastrische Schmerzen Übelkeit, Diarrhoe, Erbrechen, Appetitverlust, Appetitzunahme Absetzphänomene			Müdigkeit, Verwirrtheitszustände Gastrointestinale Störungen (selten: z. B. Übelkeit, Erbrechen) Schleimhautreizung, selten (nur bei rektaler Anwendung) Überempfindlichkeitsreaktionen (selten: z. B. Hautreaktionen) Aldehyd-ähnlicher Atemgeruch Keine Akkumulation nach chronischem Gebrauch	Müdigkeit, Benommenheit, Kopfschmerzen Magenschmerzen, Sodbrennen, Übelkeit, Erbrechen Gelegentlich zu Beginn der Behandlung Brennen in Hals und Nase, Schnupfengefühl und Hustenreiz In seltenen Fällen Niesreiz und Tränen der Augen, Bindehautentzündung Juckreiz, Hautausschläge (Exanthem, Nesselsucht), vereinzelt Blasenausschläge Zunahme der Speichel- und Bronchialsekretion, Gefahr der Atemdepression Anstieg der Serumtransaminasen, Ikterus, cholestat. Hepatitis Abhängigkeitsentwicklung bei Behandlung >14 Tage Vereinzelt Gesichtsödem, allergische oder anaphylaktische Reaktion, Schock

Fortsetzung nächste Seite

Tabelle 46: Hypnotika: Übersicht (Fortsetzung)

	Benzodiazepinähnliche Hypnotika			Antihistaminika			Chloralhydrat	Clomethiazol
	Zaleplon	Zolpidem	Zopiclon	Diphen-hydramin	Hydroxyzin	Doxylamin		
Wirkung auf die Schlafarchitektur	Verkürzte Schlaflatenz, Verlängerung der Schlafdauer während der ersten Nachthälfte	Verkürzte Schlaflatenz, Verlängerung der Schlafdauer. Die Dauer der REM-Schlafphasen vermindern sich mit höherer Dosierung. Kein Effekt auf die Schlafstadien III und IV	REM-Phasen werden nach hinten verschoben, aber in der Dauer nicht verändert; Schlafstadium I verkürzt, II verlängert	–			Verlängerung der NREM-Phasen 2–4. Die REM-Phase und REM-Latenz hingegen bleiben jedoch unverändert	Bei Gesunden kein signifikanter Einfluss auf REM-Phasen. Signifikant verminderte Einschlaflatenz, nach Absetzen des Medikaments aber eine über das Ausgangsniveau hinausgehende Zunahme Im akuten Alkoholentzug hemmt Clomethiazol den REM-Schlaf-Rebound.
Toleranz	Keine Toleranzentwicklung nach 4 Wochen	Keine Toleranzentwicklung nach 50 Wochen	Keine Toleranzentwicklung nach 17 Wochen	Der sedierende Effekt ist bei längerer Behandlungsdauer einer Toleranzentwicklung unterworfen			Verliert nach 2 Wochen an Wirksamkeit	?
Schwangerschaft/ Stillen	In der Schwangerschaft nicht empfohlen (Erfahrungen liegen nicht vor) Wird mit der Muttermilch ausgeschieden; während der Stillzeit nicht empfohlen	Keine teratogene Wirkung im Tierversuch nachgewiesen. Gesamtmenge der mit der Muttermilch abgegebenen Substanzen unter 0,02% der verabreichten Dosis. Nach der American Academy of Pediatrics gilt Stillen als unbedenklich	Überwindet die Plazentaschranke. In der Schwangerschaft nicht empfohlen. Ein niedriges Geburtsgewicht und Frühgeburten wurden beobachtet (keine Missbildungen) Wird mit der Muttermilch ausgeschieden; Kinder können 1% der mütterlichen Dosis aufnehmen (Wirkung unklar)	Tierexperimentell konnte eine teratogene Wirkung bei hohen Dosen beobachtet werden; einige Fallberichte bei Menschen, jedoch ohne bewiesenen Zusammenhang. Vor und während der Geburt kontraindiziert. Antihistaminika gehen in die Muttermilch über; Neugeborene haben eine erhöhte Empfindlichkeit für Antihistaminika. Hydroxyzin ist kontraindiziert			In der Schwangerschaft kontraindiziert. Kongenitale Defekte bei Neugeborenen sind nicht bekannt Überwindet die Plazentaschranke. Wird mit der Muttermilch ausgeschieden. Ein Fallbericht von Benommenheit beim Kind. Nach der American Academy for Pediatrics ist das Medikament in der Stillzeit anwendbar	Schwangerschaft: Strenge Indikationsstellung. Clomethiazol ist placentagängig. Eine keimschädigende Wirkung ist bislang nicht bekannt Unerwünschte Wirkungen: Hitzegefühl im Gesicht, Abnahme der Körpertemperatur Stillzeit: Kontraindikation

	Benzodiazepinähnliche Hypnotika			Antihistaminika			Chloralhydrat	Clomethiazol
	Zaleplon	Zolpidem	Zopiclon	Diphenhydramin	Hydroxyzin	Doxylamin		
Vorsichtsmaßnahmen	Wegen raschem Eirkungseintritt Einnahme direkt vor dem Schlafengehen. Eine Abhängigkeitsentwicklung mit Enzugssymptomatik und Rebound-Schlafstörungen können nach längerer Einnahme auftreten. Tägliche Gesamtdosis darf 10 mg nicht überschreiten Kontraindiziert bei schwerer Leberinsuffizienz (4-fache Erhöhung der Cmax, 7-fache Erhöhung der AUC) und Kindern unter 18 Jahren. Vorsicht bei respiratorischer Insuffizienz	Vorsicht bei Leberinsuffizienz, Atemwegserkrankungen. Bei älteren Patienten Verwirrtheit und Fallneigung möglich	Vorsicht bei Atemwegserkrankungen, Leberinsuffizienz (Halbwertszeit erhöht). Bei älteren Patienten Verwirrtheit und Stürze möglich Anticholinerge Substanzen können den Plasmaspiegel senken Behandlung von Kindern nicht empfohlen. Selten Abhängigkeit	Nebenwirkungen bei älteren Patienten verstärkt Paradoxe Erregungszustände können auftreten, epileptische Anfälle insbesondere bei zentralen fokalen Herdbefunden Vorsicht bei Kombination mit anderen ZNS-dämpfenden Psychopharmaka; additive Wirkungen können zu Verwirrtheit oder Orientierungsstörung führen Die Symptome einer beginnenden Schädigung des Innenohres durch ototoxische Arzneimittel (z. B. Aminoglykoside, Salicylate, Diuretika) werden abgeschwächt Hauttests können verfälscht sein (falsch negativ)			Schwere Leberfunktionsstörungen, Niereninsuffizienz (Kumulationsgefahr), Herzinsuffizienz (NYHA III, u. IV), Kinder unter 6 Jahren, Vorbestehende Gastritis, Ateminsuffizienz, Schlafapnoe-Syndrom Bei hohen Dosen Auftreten von Atemdepression und Hypotonie Die gleichzeitige Anwendung von Arzneimitteln, die ebenfalls das QT-Intervall verlängern (z. B. Antiarrhythmika, Antibiotika, Malaria-Mittel, Antihistaminika, Neuroleptika) oder zu einer Hypokaliämie führen (z. B. bestimmte Diuretika), ist zu vermeiden.	Die Behandlung findet in der Regel stationär statt; nur in Ausnahmefällen wird die Medikation dem Patienten mitgegeben Atemfunktion, Blutdruck und Puls regelmäßig überwachen Vorsicht bei Hypotonie und Bradykardie

? = keine Informationen verfügbar

Hypnotika

Melatonin

Verfügbare Substanz

Wirkstoff	Handelsnamen Deutschland	Handelsnamen Österreich	Handelsnamen Schweiz
Melatonin	Circadin®	–	Circadin®

Indikationen

Zugelassene Indikationen:
- Monotherapie für die kurzzeitige Behandlung der primären, durch schlechte Schlafqualität gekennzeichnete Insomnie bei Patienten ab 55 Jahren

Pharmakologie

- Die Aktivität von Melatonin an den MT_1-, MT_2- und MT_3-Rezeptoren soll Anteil an den schlaffördernden Eigenschaften haben, da diese Rezeptoren (vorwiegend MT_1 und MT_2) an der Steuerung der zirkadianen Rhythmen und des Schlafes beteiligt sind
- Aufgrund der Rolle von Melatonin für die Steuerung des Schlafes und der zirkadianen Rhythmen und dem altersbedingten Rückgang der endogenen Melatoninproduktion kann Melatonin die Schlafqualität verbessern, insbesondere bei Patienten über 55 Jahren mit primärer Insomnie

Dosierung

- Die empfohlene Dosierung beträgt 2 mg 1-mal täglich (1–2 Stunden vor dem Zubettgehen und nach der letzten Mahlzeit)
- Die Dosis muss über 3 Wochen aufrechterhalten werden
- Diese Dosierung kann bis zu 13 Wochen beibehalten werden

Pharmakokinetik

- Die Resorption von oral angewendetem Melatonin erfolgt bei Erwachsenen vollständig und kann bei älteren Menschen um bis zu 50 % herabgesetzt sein
- Die Kinetik von Melatonin verläuft im Dosisbereich von 2–8 mg linear
- Die Bioverfügbarkeit liegt in der Größenordnung von 15 %
- Es liegt ein signifikanter First-pass-Effekt mit einem geschätzten Metabolismus von 85 % vor
- Die Plasmaproteinbindung von Melatonin in vitro beträgt circa 60 %
- Die terminale Halbwertszeit ($t_{1/2}$) beträgt 3,5–4 Stunden
- Die Elimination erfolgt durch die Ausscheidung der Metaboliten über die Nieren
- Der Ort der Biotransformation ist die Leber; die Exkretion des Metaboliten ist innerhalb von 12 Stunden nach der oralen Einnahme abgeschlossen

Nebenwirkungen

Infektionen
- selten: Herpes zoster

Erkrankungen des Blutes
- selten: Leukopenie, Thrombozytopenie

Herzerkrankungen	• selten: Angina pectoris, Palpitationen
Stoffwechsel- und Ernährungsstörungen	• selten: Hypertriglyceridämie, Hypokalziämie, Hyponatriämie
Psychiatrische Erkrankungen	• gelegentlich: Reizbarkeit, Rastlosigkeit, Nervosität, Insomnie, anormale Träume, Angst • selten: Veränderte Stimmungslage, Aggression, Agitiertheit, Weinerlichkeit, Stresssymptome, fehlende Orientierung, frühmorgendliches Erwachen, gesteigerte Libido, gedrückte Stimmung, Depression
Erkrankungen des Nervensystems	• gelegentlich: Migräne, Lethargie, psychomotorische Hyperaktivität, Benommenheit, Somnolenz • selten: Synkope, Beeinträchtigung der Gedächtnisleistung, Aufmerksamkeitsstörung, Verträumtheit, Restless-Legs-Syndrom, schlechter Schlaf, Parästhesie
Augenerkrankungen	• selten: Verminderte Sehstärke, Verschwommensehen, vermehrter Tränenfluss
Erkrankungen des Ohrs und des Labyrinths	• selten: Lageabhängiger Schwindel, Schwindel
Gefäßerkrankungen	• gelegentlich: Hypertonie • selten: Hitzewallungen
Erkrankungen des Gastrointestinaltrakts	• gelegentlich: Bauchschmerzen, Oberbauchschmerzen, Dyspepsie, Mundgeschwür, Mundtrockenheit • selten: Gastroösophageale Refluxkrankheit, Magen-Darm-Störung, Aphten an der Mundschleimhaut, Zungengeschwür, Verdauungsstörung, Erbrechen, auffällige Darmgeräusche, Flatulenz, Hypersalivation, Mundgeruch, Bauchbeschwerden, Magenerkrankung, Gastritis
Leber- und Gallenerkrankungen	• gelegentlich: Hyperbilirubinämie
Erkrankungen der Haut und des Unterzellgewebes	• gelegentlich: Dermatitis, nächtliches Schwitzen, Juckreiz, Hautausschlag, generalisierter Juckreiz, trockene Haut • selten: Ekzem, Erythem, Handdermatitis, Psoriasis, generalisierter Hautausschlag, juckender Hautausschlag, Nagelerkrankungen
Skelettmuskulatur-, Bindegewebs- und Knochenerkrankungen	• gelegentlich: Schmerzen in den Extremitäten • selten: Arthritis, Muskelspasmen, Nackenschmerzen, nächtliche Krämpfe
Erkrankungen der Niere und Harnwege	• gelegentlich: Glycosurie, Proteinurie • selten: Polyurie, Nykturie, Hämaturie
Andere	• selten: Priapismus, Prostatitis, Abgeschlagenheit, Schmerzen, Durst, Anstieg von Leberenzymen, abnorme Blutelektrolyte, abnorme Labortests • gelegentlich: Menopausale Symptome, Asthenie, Schmerzen im Brustraum, Gewichtszunahme, abnorme Leberfunktionswerte

Hypnotika

Hypnotika

Absetzphänomene	• Keine bekannt

Kontraindikationen	• Überempfindlichkeit gegen den Wirkstoff oder einen der sonstigen Bestandteile

Anwendungs-einschränkungen	• Kinder und Jugendliche unter 18 Jahren (keine ausreichenden Daten) • Patienten mit Niereninsuffizienz (pharmakokinetische Eigenschaften nicht untersucht) • Patienten mit Leberfunktionseinschränkungen (erhöhte endogene Melatoninspiegel während des Tages aufgrund herabgesetzter Clearance) • Patienten mit Autoimmunerkrankungen (keine klinischen Daten) • Gleichzeitige Behandlung mit Fluvoxamin (Erhöhung des Melatoninspiegels durch Hemmung der Metabolisierung)

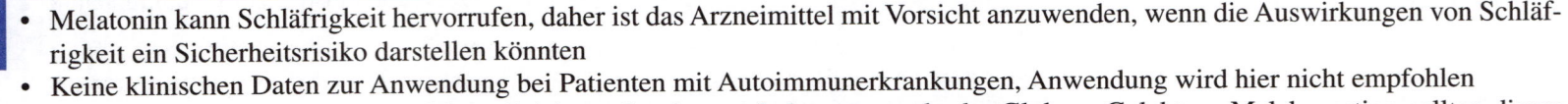

Vorsichtsmaßnahmen	• Melatonin kann Schläfrigkeit hervorrufen, daher ist das Arzneimittel mit Vorsicht anzuwenden, wenn die Auswirkungen von Schläfrigkeit ein Sicherheitsrisiko darstellen könnten • Keine klinischen Daten zur Anwendung bei Patienten mit Autoimmunerkrankungen, Anwendung wird hier nicht empfohlen • Patienten mit der seltenen hereditären Galaktose-Intoleranz, Laktasemangel oder Glukose-Galaktose-Malabsorption sollten dieses Arzneimittel nicht einnehmen

Überdosierung	• Es wurden keine Fälle von Überdosierung berichtet • Bei einer Überdosierung ist Schläfrigkeit zu erwarten • Keine spezifische Behandlung erforderlich

Behandlung von Kindern und Jugendlichen	• Melatonin wird für die Anwendung bei Kindern und Jugendlichen unter 18 Jahren aufgrund nicht ausreichender Daten zur Unbedenklichkeit und Wirksamkeit nicht empfohlen

Behandlung von älteren Patienten	• Es ist bekannt, dass der Melatoninmetabolismus mit zunehmendem Alter nachlässt

Schwangerschaft	• Aufgrund der fehlenden klinischen Daten wird die Anwendung bei schwangeren Frauen und Frauen, die beabsichtigen, schwanger zu werden, nicht empfohlen.
Stillzeit	• In der Stillzeit kontraindiziert, da endogenes Melatonin beim Menschen in der Muttermilch nachgewiesen wurde, so dass wahrscheinlich auch exogenes Melatonin in die Muttermilch übergeht

Wechselwirkungen
- Die Metabolisierung von Melatonin wird v. a. durch CYP1A-Enzyme vermittelt; daher Wechselwirkungen zwischen Melatonin und anderen Wirksubstanzen infolge ihrer Wirkung auf CYP1A-Enzyme möglich
- Erhöhte Melatoninspiegel können durch gleichzeitige Anwendung mit Fluvoxamin (Kombination vermeiden), 5- oder 8-Methoxypsoralen, Cimetidin, Östrogen und Chinolonen verursacht werden
- Erniedrigte Melatoninspiegel durch Rauchen oder bei gleichzeitiger Anwendung von Carbamazepin oder Rifampicin möglich
- Verstärkung der sedierenden Eigenschaften von Benzodiazepinen und Nicht-Benzodiazepin-Hypnotika (z. B. Zalepon, Zolpidem, Zopiclon)
- Eine klinische Studie zeigte, dass im Vergleich zur alleinigen Anwendung von Zolpidem die gleichzeitige Anwendung von Circadin nach einer Stunde vermehrt zu Beeinträchtigung der Aufmerksamkeit, Gedächtnisleistung und Koordination führte. Gleichzeitige Anwendung von Circadin führte im Vergleich zur alleinigen Anwendung von Imipramin zu übermäßigen Ruhigstellung und Schwierigkeiten in der Bewältigung von Aufgaben. Nicht zusammen mit Alkohol einnehmen, da dieser die Wirkung von Circadin herabsetzt

Weiterführende Literatur

Ancoli-Israel S. Sleep and aging: Prevalence of disturbed sleep and treatment considerations in older adults. J Clin Pychiatry. 2005;66 Suppl 9:S24–S30.

Doghramji, PP. Trends in the pharmacologic management of insomnia. J Clin Psychiatry. 2006;6(Suppl 13):5–8.

Erman MK. Therapeutic options in the treatment of insomnia. J Clin Psychiatry. 2005;66 Suppl 9:S18–S23.

Griffiths RR, Johnson MW. Relative abuse liability of hypnotic drugs: A conceptual framework and algorithm for differentiating among compounds. J Clin Psychiatry. 2005;66 Suppl 9:S31–S41.

Morin AK, Jarvis CI, Lynch AM. Therapeutic options for sleep-maintenance and sleep-onset insomnia. Pharmacotherapy. 2007;27(1):89–110.

Sivertsen B, Omvik S, Pallesen S, et al. Cognitive behavioural therapy vs. zopiclone for treatment of chronic primary insomnia in older adults: A randomized controlled trial. JAMA. 2006;295(24):2851–2858.

Wang JS, DeVane CL. Pharmacokinetics and drug interactions of the sedative hypnotics. Psychopharmacol Bull. 2003;37(1):10–29.

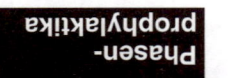

PHASENPROPHYLAKTIKA

Klasseneinteilung

Klassen	Wirkstoff	Seite
Lithium	Lithiumsalze	siehe S. 224
Antikonvulsiva	Carbamazepin Valproinsäure (Valproat) Gabapentin Lamotrigin Topiramat Oxcarbazepin	siehe S. 233

Antipsychotika (Neuroleptika)
  2. Generation
  3. Generation
	Risperidon, Olanzapin, Quetiapin, Ziprasidon, Clozapin
	Aripiprazol
		siehe S. 126
		siehe S. 133

Lithium

Verfügbare Substanzen

Lithiumsalz	Darrei-chungsform	1 Tabl./Amp. enthält mg	entspricht Li+/mmol	Handelsnamen Deutschland	Handelsnamen Österreich	Handelsnamen Schweiz
Lithiumacetat	Tbl.	536	8,1	Quilonum®	Quilonorm®	Quilonorm®
-aspartat	Tbl.	500	3,2	Lithium-Aspartat®	–	–
-carbonat	Tbl.	295	8,1	Lithium „Apogepha"®	–	–
-carbonat	Tbl.	300	8,1	–	Neurolepsin®	–
-carbonat	Retardtbl.	400	10,8	Hypnorex retard®	–	Priadel® retard
-carbonat	Retardtbl.	450	12,2	Quilonum retard®	Quilonorm retard®	Quilonorm retard®
-citrat	Tbl.	564	6	–	–	Litarex®
-sulfat	Tbl.	660	12	Lithiofor®	–	Lithiofor®

Indikationen

Zugelassene Indikationen:
- Langzeitbehandlung und Prophylaxe manisch-depressiver und schizoaffektiver Störungen (Verhinderung oder Abschwächung von manischen oder depressiven Episoden)
- Behandlung der akuten Manie
- Migräne und Cluster-Kopfschmerz

Weitere Indikationen:
- Kann die Wirkung der Antidepressiva bei Depressionen oder Zwangserkrankungen verstärken
- Sekundäre affektive Symptome bei hirnorganischen Psychosyndromen
- Behandlung von chronischer Aggressivität, antisozialem Verhalten und Impulsivität
- Kann Unruhe und Erregung bei bis zu 50 % der schizophrenen Patienten günstig beeinflussen
- Kann bei bipolaren Störungen Suizidalität reduzieren

Allgemeine Hinweise

- Wirkt am besten bei „klassischer" Manie (bis zu 80 %). Weitere Prädiktoren einer Response sind: Ansprechen auf Lithium bei Verwandten 1. Grades, geringe Anzahl früherer manischer oder depressiver Episoden, komplette Remission im Intervall
- Weniger gutes Ansprechen bei Patienten mit gereizter oder psychotischer Manie oder manisch-depressiven Mischzuständen (30–40 %), rapid cycling (20–30 %), bei Patienten mit vielen vorangegangenen manischen Episoden, bei Adoleszenten und bei Patienten mit Substanzmissbrauch

Pharmakologie

- Der exakte Mechanismus der Lithiumwirkung ist unbekannt; es wird postuliert, dass Lithium Katecholaminrezeptoren stabilisieren, kalziummodulierte intrazelluläre Funktionen verändern sowie die GABA-Aktivität erhöhen kann. Lithium blockiert die Fähigkeit von Neuronen, normale Spiegel des „Second messenger"-Systems (Phosphatidylinositol) wiederherzustellen, wobei das Ansprechen der Neuronen auf muskarinische, cholinerge, α-adrenerge und andere Stimuli vermindert wird
- Eine wirksame Lithiumtherapie erfordert das Erreichen eines Plasmaspiegels, der relativ nah an toxische Konzentrationen heranreicht
- Bei der Akutbehandlung der Manie tritt die Wirkung erst nach 10–14 Tagen ein; deshalb wird bei der Akutbehandlung in der Regel einer Neuroleptikabehandlung der Vorzug gegeben

Dosierung

- Die Dosierung richtet sich nach Plasmaspiegelbestimmungen: eine langsame Auftitrierung wird empfohlen, um die Nebenwirkungen auf ein Minimum zu reduzieren Akutbehandlung: 900–2.400 mg/Tag (0,8–1,2 mmol/l) Erhaltungsdosis: 400–1.200 mg/Tag (0,6–1,0 mmol/l, einzelne Erfahrungen zeigen dass auch niedrigere Lithiumspiegel protektiv wirken können)
- Bei gut eingestellten Patienten ist eine einmal tägliche Dosis vorzuziehen (wenn die Nebenwirkungen toleriert werden) Patienten, die im Hinblick auf Nebenwirkungen (z. B. Tremor, häufiges Wasserlassen, gastrointestinale Beschwerden) empfindlich auf Plasmaspiegelspitzen reagieren, können von der Gabe von Retard-Präparaten profitieren (z. B. Quilonum retard®, Hypnorex retard®)
- Siehe Tabelle 47. Lithium: Übersicht

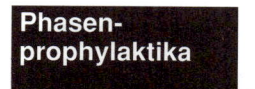

Phasenprophylaktika

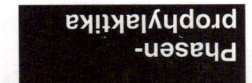

Tabelle 47. Lithium: Übersicht

Pharmakokinetik	Dosisbereich (mg/ Tag)	900–2.400 (akut) 400–1.200 (Erhaltungstherapie)
	Empfohlener Plasmaspiegel	akut: 0,8–1,2 mmol/ l (0,8 mEq/l)
	Halbwertszeit (Stunden)	8–35
	Abbauendes CYP450-Enzym[a]	– (über die Niere ausgeschieden)
	CYP450-Wirkung[b]	–
Indikationen/Wirkung	Manie[c]	+++ (46–80%) (+++ mit Carbamazepin oder Valproat)
	Depression[d]	++ (bis zu 50%) (+++ mit Antidepressivum)
	Manisch-depressive Mischzustände bzw. dysphorische Manie[e]	+ (30–40%)
	Prophylaxe der bipolar-affektiven Störung[f]	++ (30–74%) (+++ mit Carbamazepin oder Valproat)
	Bipolar-affektive Störung mit rapid cycling	+ (20–30)
Nebenwirkungen	Allgemein (akut)	Gastrointestinale Störung, Polyurie, Polydypsie, kognitive Einschränkungen, Gewichtszunahme, Ödeme, Verstärkung von Hauterkrankungen
	Chronische oder schwerwiegende Nebenwirkungen	Hypothyreose, Nierenschäden, EKG-Veränderungen, Hyperparathyreodismus, Hyperkalziämie Bei Lithiumspiegeln über 1,2 mmol/l (gelegentlich auch bei niedrigeren Spiegeln): Ataxie, grobschlägiger Tremor, Verwirrtheit, Sprechstörung, Diarrhoe, bei Progression Lithium absetzen
Kontrolluntersuchungen	Vor Behandlungsbeginn	1. Elektrolyte 2. Hb, Hkt, weißes und Differenzialblutbild 3. TSH, T4 4. Harnstoff-N, Kreatinin 5. Kalzium 6. Parathormon EKG (bei Patienten über 45 oder mit kardialer Vorschädigung)
	Während der Behandlung	(2) und (3) alle 6 Monate wiederholen (4) alle 12 Monate (5) alle 2 Jahre (6) alle 5 Jahre
	Plasmaspiegelbestimmungen	5 Tage nach Beginn der Behandlung und 5 Tage nach Dosisänderung oder An- oder Absetzen einer Zusatzmedikation (siehe Wechselwirkungen Seite 232)

Schlüssel: –=keine, +=geringe, ++=mittelgradige, +++=gute Wirkung, UGT=Uridindiphosphat-Glucuronosyl-Transferase, [a] Cytochrom-P450-Isoenzyme, die am Abbau des Medikaments beteiligt sind, [b] Wirkung auf CYP450-Enzyme, [c] bei akuter Manie sind Rezidivprophylaktika geringer wirksam als Neuroleptika oder bilaterale Elektrokonvulsionstherapie, [d] bei Depressionen sind Rezidivprophylaktika weniger wirksam als Antidepressiva oder Elektrokonvulsionstherapie, [e] bei gemischten manisch-depressiven Zuständen sind Rezidivprophylaktika weniger wirksam als Elektrokonvulsionstherapie, [f] Rezidivprophylaktika sind die erste Wahl bei der Verhütung bei bipolaren-affektiven Störungen; bei therapierefraktären Fällen können sie miteinander kombiniert werden, [m] Hauptabbauweg.

Pharmakokinetik

- Maximaler Plasmaspiegel nach 1,5–2 Stunden (Retardpräparate: 4 Stunden)
- Halbwertszeit: 8–35 Stunden. Die einmal tägliche Gabe wird bevorzugt (verbesserte Compliance, geringeres Harnvolumen, geringere Nierentoxizität). Die Halbwertszeit steigt mit der Dauer der Therapie an (z. B. nach einjähriger Therapie auf bis zu 58 Stunden)
- Patienten mit einer akuten manischen Episode scheinen eine erhöhte Lithiumtoleranz zu haben
- Lithium wird primär über die Niere ausgeschieden; deshalb ist eine ungestörte Nierenfunktion eine wichtige Voraussetzung, um eine Lithiumakkumulation und Intoxikation zu verhindern. Die Nierenclearance korreliert signifikant mit dem Körpergewicht. Es besteht eine enge Beziehung zwischen der Stärke einer Dehydration und der renalen Clearance
- Monitoring: erste Plasmaspiegelbestimmung 5 Tage nach Therapiebeginn (bei vermuteter Überdosierung früher). Spiegelkontrolle zweimal pro Woche während der ersten 2 Wochen, einmal wöchentlich innerhalb der nächsten zwei Wochen, danach nach klinischem Ermessen (mindestens alle 6 Monate). Erneute Plasmaspiegelbestimmung bei Dosiserhöhung oder Verordnung zusätzlicher Medikamente. Die Spiegelbestimmung sollte jeweils 9–13 Stunden nach der letzten Dosierung durchgeführt werden
- Siehe Tabelle 47. Lithium: Übersicht

Nebenwirkungen

1. ZNS-Nebenwirkungen

- Allgemeine Schwäche (bis zu 33 %), Müdigkeit, Abgeschlagenheit und Unruhe sind in der Regel vorübergehend und treten gleichzeitig mit Konzentrationsspitzen auf
- Schwindel (Abhilfe: Medikament zum Essen einnehmen, Verwendung eines Retardpräparates, um Konzentrationsspitzen zu vermeiden)
- Kognitive Störungen, Verwirrtheit, verwaschene Sprache, Ataxie (Verdacht auf Lithiumüberdosierung)
- Neuromuskuläre Nebenwirkungen: Koordinationsstörungen, feinschlägiger Tremor (bis 65 %); häufiger bei hoher Dosierung oder bei Kombination mit Antidepressiva, Neuroleptika, exzessivem Kaffeekonsum und bei Alkoholismus. Die Tremorhäufigkeit lässt mit der Zeit nach (Abhilfe: Dosisreduktion; Betablocker, z. B. Propranolol oder Atenolol). Ein grobschlägiger Tremor kann Zeichen einer Lithiumintoxikation sein. Zahnradphänomen oder Choreoathetose können auftreten
- Bei Patienten unter Lithiumtherapie, die mindestens sechs Monate lang keine Neuroleptika erhalten haben, traten Fälle von Spätdyskinesien auf
- Selten: epileptische Anfälle
- Kopfschmerzen, selten Papillenödem, erhöhter Hirndruck (Pseudotumor cerebri)

2. Gastrointestinale Nebenwirkungen

- Gastrointestinale Nebenwirkungen hängen wahrscheinlich mit Konzentrationsspitzen zusammen und entstehen durch schnelle Resorption der Lithiumionen. Sie bilden sich nach ein paar Wochen vollständig zurück. Falls sie zu einem späteren Zeitpunkt der Therapie auftreten, besteht der Verdacht auf eine Überdosierung
- Übelkeit (bis zu 50 %), abdominale Schmerzen (Abhilfe: Einnahme zu den Mahlzeiten oder Umstellen auf Retardpräparate)
- Erbrechen (bis zu 50 %). Abhilfe: Dosierung über den Tag hinweg verteilen, Umstellen auf ein Retardpräparat
- Durchfall (bis zu 20 %). Retardpräparate können diese Nebenwirkungen verstärken (Abhilfe: Wechsel zu einem Nicht-Retard-Präparat). Zusätzliche Gabe von Loperamid (Imodium®) bei Bedarf
- Metallischer Geschmack, Mundtrockenheit, Schleimhautulzerationen (selten)
- Gewichtszunahme (bis 30 %) entsteht möglicherweise durch Flüssigkeitsretention oder endokrine Mechanismen (Behandlung: Kalorienaufnahme einschränken). Die mittlere Gewichtszunahme bei Lithiummonotherapie beträgt 7,5 kg (eventuell mehr bei Kombination mit anderen Medikamenten, besonders einigen Neuroleptika) und ist dosisabhängig

Phasenprophylaktika

Phasen-prophylaktika

3. Kardiale Nebenwirkungen	• EKG-Veränderungen: in 20–30 % benigne T-Wellenveränderungen bei therapeutischer Dosierung. Vorsicht bei Patienten mit vorbestehenden Herzerkrankungen. Sinusknotendysfunktionen können bei Lithium-Carbamazepin-Kombination, bei hohen Lithiumspiegeln, bei älteren Patienten und bei Kombination mit anderen Medikamenten, die die Überleitung beeinflussen können, auftreten
4. Renale Nebenwirkungen	• Nach mehrjähriger Einnahme möglich • Bei Polyurie und Polydipsie (bis zu 40 %) Flüssigkeits- und Elektrolytüberwachung; reversibel bei Absetzen (kaliumsparende Diuretika können indiziert sein). Retardpräparate beeinträchtigen die Harnkonzentrationsfunktion. Veränderungen der distalen Tubulusfunktion bis hin zur fehlenden Harnkonzentration (nicht immer reversibel) und chronische fokalen interstitiellen Nephritis sind möglich • Reduzierte glomeruläre Filtrationsrate bei langfristiger Behandlung möglich (21 % der Patienten nach 15-jähriger Therapie) • Folgende histologische Veränderungen können auftreten: (a) interstitielle Fibrose, tubuläre Atrophie und Glomerulosklerose (bei 26 % der Patienten mit über 2-jähriger Behandlung), insbesondere bei Patienten mit schon gestörter Harnkonzentrationsfähigkeit; (b) distale Tubulusdilatation und makrozystische Formationen
5. Dermatologische Nebenwirkungen	• Hautausschlag, Juckreiz, Exazerbation einer Psoriasis (letztere kann auf Inositol bis zu 6 g/Tag ansprechen) • Akne (Behandlung: Pyridoxin [Vitamin B_6] 2-mal 50 mg, Zinksulfat 2-mal 100 mg/Tag oder β-Caroten [Carotaben®] 25.000 IU Einheiten/Tag) • Trockenes, dünnes Haar; Farb- und Strukturveränderungen
6. Endokrine Nebenwirkungen	• Bei chronischer Behandlung: Hypothyroidismus – Risiko bei „Rapid Cyclern" erhöht (Überwachung des TSH-Spiegels; evtl. L-Thyroxin-Therapie erforderlich) • Struma (nicht unbedingt im Zusammenhang mit Hypothyreose (häufiger in Jodmangelgebieten)) • Hyperparathyroidismus mit Hyperkalzämie bei 10–40 % der Patienten unter Langzeittherapie; kann zu Überleitungsstörungen führen • Nach Fallberichten unregelmäßiger oder verlängerter Menstruationszyklus
7. Andere Nebenwirkungen	• Verschwommensehen (kann mit dem Spitzenplasmaspiegel korrelieren); Abnahme der retinalen Lichtempfindlichkeit • Sexuelle Dysfunktionen (bis zu 10 %): Libidoverlust, erektile Dysfunktion, Priapismus, verminderte Spermamotilität • Wundsein und Ulzeration der Genitalien (selten) • Ödeme (Überwachung der Natriumkonzentration) • Anämie, Leukozytose, Leukopenie oder Albuminurie, selten aplastische Anämie oder Agranulozytose • Polyarthritis (selten)
Absetzphänomene	• Selten: Angst oder emotionale Instabilität bei abruptem vollständigem Absetzen • Abruptes Absetzen kann das Rückfallrisiko erhöhen • Nach abruptem Absetzen kann es bei vorher stabilen Patienten in 50 % zu manischen oder depressiven Episoden innerhalb von 3–5 Monaten kommen
Vorsichtsmaßnahmen	• Eine gute Nierenfunktion, adäquate Salz- und Flüssigkeitszufuhr sind wesentliche Voraussetzungen für die Behandlung • Ein starker Natriumverlust (z. B. durch Erbrechen, Diarrhoe, Einnahme von Diuretika usw.) führt zu erhöhter Lithiumretention und möglicherweise zu toxischen Konzentrationen. Niedrigere Dosierung bei Patienten mit Salzrestriktion notwendig (dies gilt auch für niedrigkalorische Diäten) • Starkes Schwitzen kann zu erniedrigten Lithiumspiegeln und damit zu Wirkungsverlust führen

- Vorsicht bei älteren Patienten, da die Lithiumausscheidung mit dem Alter abnimmt (eventuell niedriger dosieren)
- Es gibt Hinweise, dass eine Elektrokonvulsionstherapie (EKT) die Lithiumtoxizität erhöhen kann; daher wird ein Absetzen der Lithiumgabe vor und während der EKT empfohlen
- Die Neuroleptika- und Lithiumdosis sollte wegen möglicher Neurotoxizität nicht rasch gleichzeitig erhöht werden

Kontraindikationen

- Hirnschädigungen
- Nierenerkrankungen
- Herz-/Kreislauferkrankungen
- Kachexie

Überdosierung

Leicht

- Bei Lithiumspiegeln von 1,5–2 mmol/l; kann auch gelegentlich bei Spiegeln im Normbereich auftreten
- Entwickelt sich langsam über mehrere Tage
- Symptome: Ataxie, grobschlägiger Tremor, Verwirrtheit, Diarrhoe, Schwindel, Faszikulationen und verwaschene Sprache
- Behandlung: Lithium absetzen

Mittelgradig bis schwer

- Lithiumspiegel über 2 mmol/l
- Symptome: Koma, Hyperreflexie, Muskeltremor, Streckkrämpfe, Arrhythmie, Hyper- oder Hypotonie, EKG-Veränderungen, peripheres Kreislaufversagen, epileptische Anfälle; in Einzelfällen akute tubuläre Nekrose (Nierenversagen)
- Eine Lithium-Intoxikation kann sich auch als katatoner Stupor manifestieren
- Todesfälle sind berichtet worden; bei Überschreiten eines Lithiumspiegels von 4 mmol/l ist die Prognose schlecht

Behandlung

- Symptomatisch: Flüssigkeit und Elektrolytbalancierung, langsame Natriumsubstitution
- Der Lithiumspiegel kann durch forcierte Diurese, längere Peritonealdialyse oder Hämodialyse gesenkt werden
- Die Ausscheidung kann durch i. v.-Gabe von Harnstoff, Natriumbikarbonat, Acetazolamid oder Aminophyllin beschleunigt werden
- Krampfanfälle können durch kurzwirksame Barbiturate (z. B. Thiopental-Natrium) behandelt werden

Kontrolluntersuchungen

- Siehe Tabelle 47. Lithium: Übersicht

Zu Beginn der Behandlung und dann nach Maßgabe des behandelnden Arztes (Wiederholungsuntersuchungen s. u.)
1. Elektrolyte
2. Kleines Blutbild, Differenzialblutbild, BKS
3. TSH-basal, T_3, T_4
4. Harnstoff-N, Kreatinin
5. Kalzium
6. EKG bei Patienten über 45 Jahre oder mit kardialen Erkrankungen in der Anamnese
7. Parathormon (manchmal empfohlen)

Bei ambulanter Behandlung Wiederholung von (2)+(3) alle 6 Monate, (4) alle 12 Monate; (5) alle 2 Jahre; (6) alle 5 Jahre

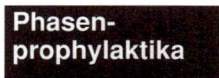

Phasenprophylaktika

Phasen-prophylaktika

Behandlung von Kindern und Jugendlichen

- Lithium wurde bei chronischen aggressiven Verhaltensstörungen, bipolaren Störungen, periodischen Affekt- und Verhaltensänderungen und Autismus erfolgreich eingesetzt
- Kürzere Halbwertszeit und schnellere Clearance als bei Erwachsenen Plasmaspiegel sollten zwischen 0,6 und 1,2 mmol/l liegen
- Überprüfen Sie alle 6–12 Monate die Schilddrüsen-, Herz-, und Nierenfunktionen
- Lithium kann die Knochendichte durch eine Veränderung der Parathormonkonzentration reduzieren
- Die häufigsten Nebenwirkungen im Kindesalter sind: Übelkeit, Erbrechen, Polyurie, Enuresis und Ataxie

Behandlung von älteren Patienten

- Eine normale Nierenfunktion sowie adäquate Salz- und Flüssigkeitszufuhr sind Voraussetzungen für die Behandlung. Die Lithiumausscheidung ist im Alter reduziert
- Therapiebeginn mit niedrigen Dosierungen, Bestimmung des Plasmaspiegels
- Nebenwirkungen (insbesondere Tremor) sind häufiger und können schon bei niedrigeren Plasmaspiegeln auftreten
- Bei älteren Patienten besteht ein höheres Risiko für Neurotoxizität und kognitive Beeinträchtigungen, auch bei therapeutischen Spiegeln

Schwangerschaft

- In der Schwangerschaft ist die Lithiumgabe zu vermeiden (besonders im ersten Trimenon); kardiovaskuläre Malformationen möglich (in 0,05–0,1 % Auftreten eines Ebstein-Syndroms)
- Die Lithiumclearance kann in der Schwangerschaft wegen einer gesteigerten glomerulären Filtrationsrate um 50–100 % erhöht sein. Nach der Geburt stellen sich wieder normale Werte ein
- Die Einnahme von Lithium kurz vor dem Geburtstermin kann schwerwiegende Intoxikationen des Neugeborenen verursachen, die üblicherweise reversibel sind

Stillzeit

- Lithium geht in die Muttermilch über (30–100 % der mütterlichen Plasmakonzentration); vom Stillen während der Lithiumbehandlung (vor allem vor dem 5. Monat) wird abgeraten. Mögliche Symptome bei den Säuglingen: Lethargie, Hypothermie, Hypotonie, Zyanose, Herzgeräusche, T-Wellen-Veränderungen

Hinweise für die Pflege

- Bei Lithiumtherapie sollte der Patient genau überwacht werden
- Achten Sie auf Nebenwirkungen oder Symptome einer Überdosierung. Bei Verdacht auf Intoxikation absetzen und sofortige Verständigung eines Arztes
- Überwachen Sie die Flüssigkeitsein- und -ausfuhr. Ergänzen Sie entsprechend Flüssigkeit und Salz bei starkem Verlust durch Erbrechen oder Durchfall
- Um gastrointestinale Nebenwirkungen zu vermeiden, kann Lithium mit den Mahlzeiten eingenommen werden
- Wenn der Lithiumspiegel morgens bestimmt wird, sollte die nächste Lithiumgabe erst nach der Blutabnahme erfolgen

Hinweise für Patienten

- Ausführliche Patienteninformationen: siehe Seite 428
- Innerhalb der ersten Tage der Therapie können folgende Nebenwirkungen auftreten: Übelkeit, Durst, häufiges Wasserlassen und allgemeine Nebenwirkungen
- Achten Sie auf ausreichende und regelmäßige Flüssigkeits- und Nahrungsaufnahme
- Vermeiden Sie das Autofahren oder das Bedienen gefährlicher Maschinen, bis die Medikamentenwirkung sicher eingeschätzt werden kann

- Achten Sie auf Frühzeichen einer Überdosierung (Durchfall, Erbrechen, Schwindel, Muskelschwäche). Sollten diese Symptome auftreten, setzen Sie Lithium ab und verständigen Sie sofort einen Arzt
- Führen Sie ständig Ihren Lithiumpass mit sich
- Achten Sie selbst auf regelmäßige Bestimmungen des Lithiumwertes und Überwachung der Schilddrüsen- und Nierenfunktionen (mindestens alle 12 Monate). Nehmen Sie Ihre Lithiumdosis erst nach der morgendlichen Blutabnahme zur Lithiumbestimmung ein
- Setzen Sie das Medikament nicht ohne Rücksprache mit dem Arzt ab. Auch wenn jahrelang keine Symptome mehr aufgetreten sind, kann es nach dem Absetzen zu einem Krankheitsrückfall kommen
- Verzichten Sie auf übermäßigen Konsum von Kaffee oder Tee

Wechselwirkungen
- Siehe Tabelle 48. Lithiumsalze: Wechselwirkungen

Tabelle 48. Lithiumsalze: Wechselwirkungen

Substanzklasse	Beispiel	Wechselwirkung
ACE-Hemmer	Captopril, Enalapril, Lisinopril	Gesteigerte Lithiumtoxizität durch Hyponatriämie, Lithium-Plasmaspiegel im Mittel um 36% erhöht
ACE-2-Hemmer	Valsartan	Berichte über Lithiumtoxizität, evtl. wegen reduzierter Aldosteronspiegel
Anästhetika	Ketamin	Gesteigerte Lithiumtoxizität durch Hyponatriämie
Antibiotika	Ampicillin, Doxycyclin, Tetracyclin, Spectinomycin	Verstärkte Lithiumwirkung und -toxizität aufgrund einer reduzierten renalen Clearance, bei Kombinationsbehandlung werden Spiegelkontrollen empfohlen
Antidepressiva Trizyklische, MAOH, RIMA SSRI	Amitriptylin u. a., Tranylcypromin, Moclobemid Fluoxetin u. a.	Kann den durch Lithium verursachten Tremor verstärken Synergistischer antidepressiver Effekt bei behandlungsresistenten Depressionen Erhöhte Lithiumspiegel, dadurch verstärkte Neurotoxizität und serotonerger Überstimulation Additive Wirkungsverstärkung bei Depression und Zwangsstörungen
Antihistaminika	Terfenadin, Astemizol	Potenzierung einer QT-Verlängerung – Kombination vermeiden
Antihypertensiva	Amilorid, Spironolacton, Thiazide, Triamteren, Methyldopa Acetazolamid, Mannitol Betablocker: Propranolol, Oxprenolol	Verstärkte Lithiumwirkung und -toxizität wegen reduzierter Lithiumclearance Verstärkte renale Lithiumausscheidung, verminderte Wirkung Günstiger Effekt auf den lithiuminduzierten Tremor; Propranolol vermindert die glomeruläre Filtrationsrate, 19%ige Reduktion der Lithiumclearance
Antikonvulsiva	Carbamazepin, Phenytoin, Valproat	Erhöhte Neurotoxizität beider Substanzklassen schon bei therapeutischer Dosierung. Synergistischer stimmungsstabilisierender Effekt bei Kombination mit Carbamazepin und Valproat. Valproat kann Intentionstremor verstärken
Benzodiazepine	Clonazepam	Erhöhte Inzidenz sexueller Dysfunktionen (bis zu 49%) möglich

Fortsetzung nächste Seite

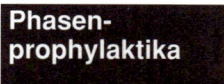

Phasenprophylaktika

Phasen-prophylaktika

Tabelle 48. Lithiumsalze: Wechselwirkungen (Fortsetzung)

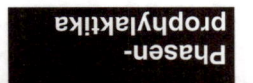

Substanzklasse	Beispiel	Wechselwirkung
Jodsalze	Kalziumjodid	Kann durch synergistische Wirkung zu Hypothyreose führen. Kombination vermeiden!
Kalziumantagonisten	Verapamil, Diltiazem	Verstärkte Neurotoxizität beider Substanzen; erhöhtes Risiko von Bradykardien und Kardiotoxizität mit Verapamil
Kochsalz		Erhöhte Aufnahme führt zu verminderten Plasmaspiegeln, verminderte Aufnahme führt zu erhöhtem Plasmaspiegel des Lithiums
Koffein		Erhöhte renale Ausscheidung von Lithium. Kann den Lithium-induzierten Tremor verstärken
L-Tryptophan		Erhöhte Plasmaspiegel und gesteigerte Wirkung oder Toxizität von Lithium
Metronidazol		Verminderte renale Lithiumausscheidung führt zu erhöhten Plasmaspiegeln. Überwachung von Lithiumspiegel, Kreatinin, Elektrolyten und Osmolalität empfohlen
Neuroleptika	Haloperidol, Perphenazin Clozapin	Neurotoxizität, auch bei therapeutischer Dosierung möglich. EPS können induziert oder verstärkt werden Möglicherweise erhöhtes Risiko einer Agranulozytose bei Kombinationsbehandlung mit Clozapin Zwei Fälle von Anfallsauslösung bei der Kombination beobachtet
Nichtsteroidale Antiphlogistika (NSA)	Ibuprofen, Ketorolac, Indomethacin	Verstärkte Lithiumwirkung (um 12–66%) und mögliche Toxizität aufgrund verminderter renaler Lithiumclearance, Spiegekontrollen in Einstellungsphase empfohlen
Muskelrelaxanzien	Succinylcholin (Suxamethonium), Pancuronium	Potenzierung der Muskelrelaxation
Theophyllin	Aminophyllin, Theophyllin	Verstärkte renale Lithium-Clearance und verminderter Plasmaspiegel (ca. 20%), können den Lithium-induzierten Tremor verstärken
Trimethoprim + Sulfamethoxazol		Fallbericht einer Lithiumintoxikation
Triptane	Sumatriptan	Verstärkte serotonerge Wirkungen möglich, Patienten daraufhin überwachen

Antikonvulsiva

Verfügbare Substanzen

Wirkstoff	Handelsname Deutschland	Handelsname Österreich	Handelsname Schweiz
Carbamazepin	Carba®, carba von ct®, Carbabeta®, Carbadura®, Carbaflux®, Carbagamma®, Carbamazepin AL®, Carbamazepin Heumann®, Carbamazepin-ratiopharm®, Carbamazepin AZU®, Carbamazepin-neuraxpharm®, Carbamazepin-RPh®, Carbamazepin STADA®, Carbamazepin-TEVA®, Carbium®, espa-lepsin®, Finlepsin®, Fokalepsin®, Stirtal®, Tegretal®, Timonil®	Carbamazepin-ABC®, Deleptin®, Neurotop®, Sirtal®, Tegretol®	Tegretol®, Timonil®
Valproinsäure (Valproat)	Convulex®, Convulsofin®, Ergenyl®, espa-valept®, Leptilan®, Orfiril®, Valproat AZU®, Valproat-neuraxpharm®, Valproat RPh®, Valpro beta®, Valpro dura®, Valproflux®, Valproinsäure von ct®, Valproinsäure-ratiopharm®, Valprolept®, ValproNA-TEVA®	Convulex®, Depakine®, Leptislanil®	Convulex®, Depakine®, Orfiril®
Gabapentin	Neurontin®, Gabapentin 1 A Pharma®, Gabapentin AbZ®, Gabapentin AL®, Gabapentin beta®, Gabapentin-biomo®, Gabapentin-CT®, Gabapentin-Hexal®, Gabapentin neuraxpharm®, Gabapentin STADA®, Gabapentin TAD®	Gababurg®, Gabalster®, Gabatal®, Neurontin®, Gabapentin Sandoz®, Gabapentin Hexal®, Gabapentin Actavies®, Gabapentin Rombaxy®, Gabapentin Genericon®, Gabapentin Arcana®, Gabapentin 1 A Pharma®, ratiopharm „Torrex"®	Neurontin®, Gabantin®, Gabapentin-Mepha®, Gabapentin-Pfizer®, Gabapentin Sandoz®, Gabapentin Sandoz eco®, Gabapentin Spiry®, Gabapentin-Teva®
Lamotrigin	Elmendos®, Lamictal®, Lamotrigin 1 A Pharma®, Lamotrigin Holsten®, Lamotrigin AbZ®, Lamotrigin AL®, Lamotrigin beta®, Lamotrigin-biomo®, Lamotrigin-CT®, Lamotrigin Desitin®, Lamotrigin Hexal®, Lamotrigin-neuraxpharm®, Lamotrigin-ratiopharm®, Lamotrigin STADA®, Lamotrigin Winthrop®	Gerolamic®, Lamotribene®, Lamictal®, Lamotribene „ratiopharm"®, Lamotrigin „Allen"®, Lamotrigin „Stada"®, Lamotrigin „ratiopharm"®, Lamotrigin „1 A Pharma"®, Lamotrigin „GL"®, Lamotrigin „Genericon"®, Lamotrigin Hexal®, Lamotrigin Sandoz®, Lamotrigin Pfizer®, Lamotrigin-Teva®	Lamictal®, Lamotrigin Actavies®, Lamotrigin-Desitin®, Lamotrigin Helvepharm®, Lamotrigin Sandoz®, Lamotrigin-Mepha®

Fortsetzung nächste Seite

Phasenprophylaktika

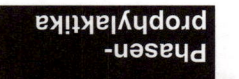

Wirkstoff	Handelsname Deutschland	Handelsname Österreich	Handelsname Schweiz
Topiramat	Topamax®, Topiramat 1 A Pharma®, Topiramat AL®, Topiramat beta®, Topiramat-biomo®, Topiramat-CT®, Topiramat Desitin®, Topiramat Hexal®, Topiramat-Janssen®, Topiramat-neuraxpharm®, Topiramat-ratiopharm®, Topiramat STADA®, Topiramat TAD®	Topamax®, Topilex®, Topiramat 1 A Pharma®, Topiramat Actavis®, Topiramat Arcana®, Topiramat bluefish®, Topiramat GL®, Topiramat Hexal®	Topamax®, Topiramat Actavis®, Topiramat Desitin®, Topiramat-Mepha®, Topiramat Orion®, Topiramat Sandoz®, Topiramat Spiry®, Topiramat-Teva®
Oxcarbazepin	Trileptal®, Apydan Extent®, Timox®, Oxcarbazepin-ratiopharm®, Oxcarbazepin CT®	Trileptal®, Oxcarbazepin Arcana®, Oxcarbazepin Teva®	Trileptal®, Apydan extent® ·

Indikationen

- Siehe Tabelle 49. Antikonvulsiva: Indikationen/Wirkung

Tabelle 49. Antikonvulsiva: Indikationen/Wirkung

Störung	Carbamazepin	Valproat	Gabapentin	Lamotrigin	Topiramat	Oxcarbazepin
Akute Manie	+	+	?/–	?/–	?/–	+
Phasenprophylaxe bei bipolaren Störungen	👍 (bei Versagen einer Lithiumtherapie bzw. Kontraindikation)	+	?	+ (Bipolar I)	–	+/–
Rapid Cycling	👍 +/– (bei Versagen einer Lithiumtherapie bzw. Kontraindikation)	+	?/–	+ (Bipolar II)	?/–	–
Gemischte Episoden	+	+	?	+	–	+ (vorläufige Daten; zusätzliche Gabe)
Prävention depressiver Episoden bei bipolarer Störung	+ (widersprüchliche Daten)	+/– (widersprüchliche Daten)	+/– (offene Studien)	👍 +/– (Bipolar I)*	+ (zusätzliche Gabe; widersprüchliche Daten)	+ (vorläufige Daten)

Störung	Carbamazepin	Valproat	Gabapentin	Lamotrigin	Topiramat	Oxcarbazepin
Epilepsie	👍 Komplex-partielle und limbische Anfälle	👍 Absencen, einfache und komplex-partielle u. a. Anfälle	👍 Zusatztherapie bei Therapieresistenz	👍 Mono- oder Zusatztherapie bei Therapieresistenz	👍 Mono- oder Zusatztherapie	👍 Partielle Anfälle (Mono- oder Zusatztherapie)
Neuropathische Schmerzen	👍 +	+	👍 + Postherpetische Neuralgie + (neuropathische Schmerzen)	+ (zentrale Schmerzen)	+ (neuropathische Schmerzen – vorläufige Daten)	+ (neuropathische Schmerzen – offene Studien)
Migräne	+	+	+ (vorläufige Daten)	+/– (vorläufige Daten)	👍 + (Prophylaxe)	–
Verhaltensstörungen (bei Demenz, Impulskontrollstörung, geistiger Retardierung, Hirnschädigung)	+ (allein oder in Kombination mit Lithium, Antipsychotika oder Betablockern)	+	+ (vorläufige Daten)	– (vorläufige Daten)	*	+ (vorläufige Daten)
Panikstörung	+	+	+ (nur bei schwereren Fällen wirksam; vorläufige Daten)	?	–	+ (Fallbericht)
Soziale Phobie, generalisierte Angststörung	–	+/– (offene Studien)	+	?	+ (offene Studien)	?
Essstörungen (binge eating disorder, Bulimie)	?	?	?	?	+	?
Posttraumatische Belastungsstörung	+ (offene Studien)	+ (offene Studien)	+ (als Zusatztherapie; vorläufige Daten)	+	?	?

Fortsetzung nächste Seite

Phasenprophylaktika

Tabelle 49. Antikonvulsiva: Indikationen/Wirkung (Fortsetzung)

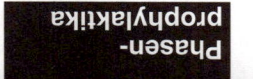

Störung	Carbamazepin	Valproat	Gabapentin	Lamotrigin	Topiramat	Oxcarbazepin
Zwangsstörung	+/– (als Zusatztherapie; vorläufige Daten)	–	+ (als Zusatztherapie zu SSRIs; vorläufige Daten)	+/– (Fallbericht – als Zusatztherapie)	+ (offene Studie – als Zusatztherapie)	+ (Fallbericht – als Zusatztherapie)
Kernsymptome von Borderline-Persönlichkeitsstörungen	+	+ (vorläufige Daten)	?	+ (vorläufige Daten)	+	+ (vorläufige Daten)
Paranoide Ideen, Halluzinationen und Negativsymptome bei Schizophrenie	+ (als Zusatztherapie)	+ (als Zusatztherapie	–	+ (als Zusatztherapie – Wirkung auf positive Symptome)	+ (vorläufige Daten – als Zusatztherapie)	+ (als Zusatztherapie)
Bewegungsstörungen	Dystonie bei Kindern	–	Spätdyskinesien bei psychotischen Patienten mit affektiven Symtomen	–	Essentieller Tremor (vorläufige Daten aus 3 kleinen Placebostudien)	–
Substanzabhängigkeit	Kann bei Alkohol-/Sedativaentzug oder Kokainabhängigkeit hilfreich sein	Kann bei Alkoholentzug hilfreich sein (offene Studien)	Kann Verlangen nach Kokain/Missbrauch reduzieren; als Zusatztherapie bei Opioidentzug)	Kann bei Alkoholentzug hilfreich sein (offene Studien); kann Verlangen nach Kokain reduzieren	Kann bei Alkoholentzug in Verbindung mit Verhaltenstherapie hilfreich sein (kontrollierte Studie; kann Raucherentwöhnung bei Alkoholabhängigen Rauchern unterstützen)	–

☝ = zugelassen; + = positive Studien; – = negative Studien; ? = keine Daten verfügbar; * mehrere negative Studien; eine Metaanalyse von 5 Studien zeigte einen moderaten Effekt

---

Pharmakokinetik

- Siehe Tabelle 50. Antikonvulsiva: Übersicht
- Die Pharmakokinetik bei Valproat zeigt signifikante Abweichungen in Abhängigkeit vom Körpergewicht
- Der 10,11-Epoxid-Metabolit von Carbamazepin erreicht bis 50 % der Muttersubstanz, aufgrund seiner pharmakologisch aktiveren Form kann es zu neurologischen unerwünschten Arzneimittelwirkungen (UAW) kommen
- Die Plasmaspiegel von Lamotrigin unterliegen bei eingeschränkter Nierenfunktion einer großen individuellen Schwankungsbreite

Dosierung

- Siehe Tabelle 50. Antikonvulsiva: Übersicht
- Die Plasmaspiegelbestimmung bei Carbamazepin und Valproat kann die Therapie unterstützen
- Das langsame Einstellen auf Lamotrigin reduziert Haut-UAW
- Reduzierte Dosierungen bei älteren Patienten und renal/hepatisch reduziertem Abbau

Nebenwirkungen

- Siehe Tabelle 50. Antikonvulsiva: Übersicht
- Viele Nebenwirkungen können durch langsames Aufdosieren vermieden werden
- Ataxie ist ein häufiges Problem bei der Gabe von Antikonvulsiva
- Dysarthrie, Koordinationsstörungen, Doppelbilder und Nystagmen können auftreten

Tabelle 50. Antikonvulsiva: Übersicht

	Carbamazepin	Valproat	Gabapentin	Lamotrigin	Topiramat	Oxcarbazepin
Allgemeine Hinweise	Positive Prädiktoren eines Ansprechens auf die Behandlung: manisch-depressive Mischzustände, rapid cycling, frühes Ersterkrankungsalter und negative Familienanamnese affektiver Erkrankungen. Geringeres Ansprechen bei schweren Fällen von Manie oder rapid cycling	Prädiktoren für ein Ansprechen sind: „reine Manie", manisch-depressiver Mischzustand und rapid cycling. Geringere Ansprechrate bei Patienten mit Persönlichkeitsstörung oder schwerer Manie	Kann als Add-on-Therapie bei Bipolar-I- und Bipolar-II-Störung wirksam sein, insbesondere bei gleichzeitig bestehender Angst (wissenschaftliche Nachweise begrenzt)	Wirksamer bei bipolarer Depression. Medikament der ersten Wahl bei Depressionen im Rahmen bipolarer Störungen mit vorhergehenden therapierefraktären manischen Episoden. Induziert keine Hypomanie oder Manie. Prophylaxe bei Rapid cycling und Bipolar-II-Störung	Es wird vermutet, dass Topiramat als Add-On-Therapie bei therapierefraktären Manien und Ultra-Rapid-Cycling eine mit anderen Phasenprophylaktika vergleichbare Wirkung hat (Datenlage jedoch begrenzt)	Die pharmakologische Wirkung wird primär durch den 10-Monohydroxy-Metaboliten (MHD) von Oxcarbazepin vermittelt. Bisherige Studien lassen eine vergleichbare Wirkung wie bei Carbamazepin bei geringerer Rate schwerwiegender Nebenwirkungen annehmen
Pharmakologie	Antikonvulsive Wirkung beruht auf Affinität zum GABA-Benzodiazepinrezeptorkomplex. Blockiert spannungsabhängige Natriumkanäle und inhibiert hochfrequente repetitive Aktionspotenziale	Eigenschaften: antikonvulsiv, GABA-erg. Blockiert spannungsabhängige Natriumkanäle und inhibiert hochfrequente repetitive Aktionspotenziale	Antikonvulsiv, antagonisiert Kindling-Effekt, wirkt GABA-erg. Blockiert spannungsabhängige Kalzium- und Natriumkanäle. Inhibiert exzitatorische Aminosäuren (Glutamat)	Antikonvulsivum; blockiert spannungsabhängige Natrium- und Kalzium-Kanäle; GABA-erge Wirkung; inhibiert exzitatorische Aminosäuren (Glutamat)	Antikonvulsivum; antagonisiert den Kindling-Effekt, wirkt GABA-erg. Inhibiert exzitatorische Aminosäuren (Glutamat). Inhibiert Carboanhydrasehemmer und blockiert spannungsabhängige Natrium- und Kalzium-Kanäle	Antikonvulsiv, antagonisiert Kindling-Effekt, GABA-erg, blockiert spannungsabhängige Natriumkanäle, verstärkt serotonerge Wirkung

Fortsetzung nächste Seite

Phasenprophylaktika

Tabelle 50. Antikonvulsiva: Übersicht (Fortsetzung)

	Carbamazepin	Valproat	Gabapentin	Lamotrigin	Topiramat	Oxcarbazepin
Dosierung	Übliche Dosis: 600–1600 mg/Tag (weniger bei Asiaten oder älteren Patienten). Beginn mit 200 mg/Tag in geteilten Dosen. Eine Methode zur Ermittlung der optimalen Dosierung ist: Steigerung um 100 mg zweimal wöchentlich, bis unerwünschte Nebenwirkungen auftreten; dann Reduktion der Dosis um 200 mg Plasmaspiegel von 17–50 mmol/l (4–12 mg/ml) sind nur für die antikonvulsive, nicht aber für die psychotrope Wirkung gesichert; trotzdem kann dieser Spiegelbereich als Richtlinie zur Beurteilung der Compliance, der Verträglichkeit oder der Nebenwirkungen angesehen werden. Plasmaspiegel sollten zum Tiefpunkt bestimmt werden (d. h. die letzte Dosis sollte 9–13 Stunden vor der Spiegelbestimmung eingenommen worden sein; Beginn: 5 Tage nach Beginn der Behandlung, bei Verdacht auf Intoxikation früher) Retardpräparate können die Nebenwirkungen, die auf die Spitzenplasmaspiegel zurückzuführen sind (Doppelbilder und Schwindel) reduzieren	Beginn mit 3-mal 250 mg/Tag, schrittweise Dosiserhöhung bis zum Erreichen eines Plasmaspiegels von 350–800 μmol/l (50–150 μg/ml) Tagesdosis in der Regel 750–3000 mg. Geteilte Dosen oder 1-mal tägliche Gabe möglich (Plasmaspiegel bei 1-mal täglicher Gabe ca. 15 % höher) Niedrigere Dosen (unter 500 mg/Tag) waren bei Patienten mit Zyklothymie oder Bipolar-II-Störung wirksam	Beginn mit 300–400 mg/Tag; weitere Erhöhung um 300 bis 400 mg/Tag möglich Bei einer 2-mal täglichen Gabe 900–4000 mg/Tag Übliche Dosierung 900–1800 mg/Tag Bei der Behandlung von Angst: bis zu 3600 mg/Tag	Beginn mit 25–50 mg/Tag; Erhöhung um 12,5–25 mg je Woche auf bis zu 250 mg, auf 2-mal tägliche Dosen verteilt (niedriger bei Kombination mit Valproat) antidepressiv wirksame Dosis 200 mg/Tag Regeldosis 100–500 mg als 1-mal tägliche oder geteilte Gabe	Beginn mit 25–50 mg pro Tag; Erhöhung um 25 bis 50 mg jeden 4. bis 7. Tag auf insgesamt bis zu 500 mg pro Tag Akutbehandlung: 200–600 mg/Tag Erhaltungstherapie: 50–400 mg/Tag	Beginn mit 150–300 mg/Tag; Erhöhung um 150 mg in den folgenden 2 Wochen Bei Wechsel von Carbamazepin ist die Äquivalenzdosis von Oxcarbazepin um 50 % höher, Dosisbereich von 600–1200 mg pro Tag (bei geteilten Gaben)

	Carbamazepin	Valproat	Gabapentin	Lamotrigin	Topiramat	Oxcarbazepin
Nieren-insuffizienz	keine Dosisanpassung notwendig	Freie Spiegel Dosisanpassung verdoppelt sich	Dosisreduktion bei einer Kreatinin-Clearance von >60 ml/Minute (vgl. auch Vorsichtsmaßnahmen)	Verminderte Clearance	Leicht: clearance reduziert um 42%; schwer: Clearance reduziert um bis zu 54%;	Um 50% verminderte Dosis bei verminderter Kreatinin-Clearance <30 mg/min.
Leber-Insuffizienz	Verminderte Clearance	vgl. Vorsichtsmaßnahmen S. 243	keine Dosisanpassung erforderlich	Die Dosis zu Beginn sowie die Erhaltungsdosis sollten um bis zu 50% bei leichter bis deutlicher Einschränkung und um 75% bei schwerer Einschränkung der Leberfunktion reduziert werden	Reduzierte Clearance	Kein Effekt
Empfohlener Plasmaspiegel	17–54 µmol/l (4–12 µg/ml)	350–800 µmol/l (50–115 µg/ml)	Wegen geringer Korrelation zwischen Plasmakonzentration und psychotroper Wirkung keine Angaben möglich	Keine Angaben	Keine Angaben	15–35 µg/ml (MHD-Metabolit)
Pharmakokinetik						
Bioverfügbarkeit	75–85%	78%	ca. 60% (dosisabhängig; höher bei 4-mal täglicher Gabe)	100%	80%	>95%
Spitzen-Plasmaspiegel	1–6 Stunden nach oraler Einnahme; maximale Blutspiegel werden nach 2–4 Tagen erreicht	1–4 Stunden (kann sich bei gleichzeitiger Nahrungsaufnahme verzögern; die Bioverfügbarkeit ist davon jedoch nicht betroffen)	2–3 Stunden	1–5 Stunden (abhängig von der Nahrungsaufnahme)	2–3 Stunden (verzögert durch Nahrungsaufnahme)	1–3 Stunden, Muttersubstanz 4–12 Stunden (aktiver MHD-Metabolit) und 2–4 Stunden im Steady State
Proteinbindung	75%	90%	minimal	55%	13–17%	40%
Eliminationshalbwertszeit	Dauertherapie 10–20 Stunden akut 15–35 Stunden	5–20 Stunden	5–7 Stunden	Einstellungsphase: im Mittel 33 Stunden Erhaltungstherapie: im Mittel 26 Stunden	19–23 Stunden	Muttersubstanz 2–5 Stunden MHD-Metabolit 7–20 Stunden

Fortsetzung nächste Seite

Phasenprophylaktika

Tabelle 50. Antikonvulsiva: Übersicht (Fortsetzung)

	Carbamazepin	Valproat	Gabapentin	Lamotrigin	Topiramat	Oxcarbazepin
Metabolisierende Enzyme	CYP1A3, 3A4$^{(m)}$, 2C8, 2C9 P-9P	CYP2C9, UGT1A6, 1A9, 2B7	Kein Abbau durch metabolisierende Enzyme, wird durch renale Ausscheidung eliminiert	Vorwiegend durch Glucuronsäure konjugiert, jedoch auch durch UGT 1A4 und 2B7	P-gp; 70% der Substanz werden unverändert mit Urin ausgeschieden	Schneller Abbau zum aktiven Metaboliten MHD durch zytosolische Enzyme
Metabolisierender Effekt	Induktion von CYP1A2, 3A4$^{(p)}$, 2C9, 2B6 und UGT1A4 Induziert eigenen Metabolismus, inhibiert P-9P	Inhibition von CYP2D6$^{(w)}$, 2C9, 2C19, UGT2B7, 2B15	keiner	keiner	keiner	Moderater Induktor von CYP3A4; Inhibitor von CYP2C19 und UGT 1A4 (induziert nicht den eigenen Metabolismus)
Nebenwirkungen						
ZNS-Nebenwirkungen	Benommenheit (bis zu 11%), kognitive Störungen, Verwirrtheit, Kopfschmerzen, Ataxie (bis zu 50%), Tremor (Behandlung: Propranolol), Parästhesien (bis zu 3%), chronische Dyskinesie, akute dystone Reaktionen, kann zu einer Exazerbation einer Schizophrenie führen, besonders nach dem Absetzen	Gelegentlich: Antriebsarmut, Sedierung, Desorientiertheit, hirnorganisches Psychosyndrom; Tremor (10%); Besserung durch Propranolol; Ataxie, Dysarthie, Koordinationsstörungen	Sedierung (19%), Müdigkeit, Denkstörungen, Amnesie, Nervosität, Angst, Aggressivität, selten Wechsel zu Hypomanie oder Manie, in Einzelfällen Depressionsauslösung, Tremor (7%), Ataxie, Koordinationsstörungen, Dysarthrie, Myalgien	Sedierung (<10%), Schwäche, kognitive Einschränkungen, Unruhe, Erregung, Reizbarkeit, Schlaflosigkeit, Wechsel zu Hypomane und Manie, Kopfschmerzen (<25%), Tremor, Ataxie (22%), Koordinationsstörungen, Myalgie, Arthralgie, anticholinerge Wirkungen, Verschwommensehen, Verstopfung, Mundtrockenheit (<5%)	Sedierung, Lethargie, häufig Müdigkeit, Wortfindungsstörungen, Konzentrations- und Gedächtnisstörungen (dosisabhängig), Angst, Unruhe, Schlafstörungen, vermehrte Panikattacken, Verstärkung einer Depression oder Psychose, Kopfschmerzen, Tremor, Ataxie, häufig Parästhesien	Sedierung häufig, Schwäche, Kopfschmerzen, Ataxie (<25%), Gangstörung, Tremor
Anticholinerge Nebenwirkungen	Verschwommenes Sehen, Mundtrockenheit, Verstopfung	–	Mundtrockenheit (2%), Obstipation	Mundtrockenheit (>5%) Verschwommenes Sehen Verstopfung	Verschwommenes Sehen, Schwitzen, Glaukomanfälle	Verschwommenes Sehen
Gastrointestinale Nebenwirkungen	Übelkeit (bis zu 4%), Gewichtszunahme	Häufig: Gastrointestinale Beschwerden, z. B. Übelkeit (Behandlung: Wechsel zu einem magensaftresistenten Präparat; Ranitidin 150 mg/ Tag oder Famotidin 20 mg/ Tag)	Übelkeit	Übelkeit, Erbrechen, Durchfall (<5%), selten Ösophagitis	Übelkeit (4–13%), Veränderung im Geschmacksempfinden bei kohlesäurehaltigen Getränken	Häufig Übelkeit, Erbrechen

	Carbamazepin	Valproat	Gabapentin	Lamotrigin	Topiramat	Oxcarbazepin
Kardiovaskuläre Nebenwirkungen	Schwindel, Sinusknotenstörungen bei Lithium/Carbamazepin-Kombination möglich		Schwindel (17%), Blutdruckabfall, Blutdruckerhöhung, periphere Ödeme	Luftnot, Schwindel (38%), Überleitungsstörungen (z. B. Verlängerung des PR-Intervalls)	Schwindel häufig	Schwindel, periphere Ödeme
Dermatologische Nebenwirkungen	Hautausschlag (10–15%). Schwere Hautveränderungen können ein Hinweis auf eine Blutzellschädigung sein; eine Laborkontrolle ist erforderlich; die Fortsetzung der Therapie ist zu überdenken. Bei persistierendem Fieber die Beteiligung innerer Organe überprüfen. In seltenen Einzelfällen Stevens-Johnson-Syndrom und toxische epidermale Nekrolyse	Hautausschlag, selten Stevens-Johnson-Syndrom oder toxische Epidermiolyse; Haarausfall (bis zu 12%); Veränderung der Haarstruktur oder der Haarfarbe (Vorbeugung durch Multivitaminpräparate, die durch Zink und Selen angereichert sind)	Juckreiz	Ausschlag in bis zu 10%; in 2–3% der Fälle ist ein Absetzen der Medikation notwendig. Das Risiko schwerer Hautveränderungen erhöht sich bei schneller Eindosierung, bei Kindern und in Kombination mit Valproat Stevens-Johnson-Syndrom: 1–2% bei Kindern und 0,1% bei Erwachsenen (meistens innerhalb der ersten 8 Wochen der Therapie), erhöhtes Risiko bei Kombination mit Valproat. Selten; Erythema multiforme, Hypersensitivitätssyndrom, Photosensitivitäts-Reaktionen	Hautausschlag	Hautreaktionen seltener als bei Carbamazepin, 25–30% der Patienten sind aber kreuz-sensitiv. Fallberichte über Stevens-Johnson-Syndrom und toxische epidermale Nekrolyse bei Erwachsenen und Kindern
Hämatologische Veränderungen	Blutbildveränderungen, z. B. aplastische Anämie, transitorische Leukopenie (bis zu 10%), persistierende Leukopenie (2%), Eosinophilie, Thrombozytopenie, Purpura, Agranulozytose können gelegentlich auftreten und müssen zum sofortigen Absetzen des Medikaments führen. Wenn der Patient über Fieber, Herzschmerzen, Petechien und Hämatome berichtet, muss eine Laborkontrolle erfolgen. Auch mildere Formen von Blutbildveränderungen können auftreten. Die Medikation muss bei folgenden Werten kritisch beurteilt werden: Leukozyten unter 3000/mm3, Erythrozyten unter 4-mal 106/mm3, Thrombozyten <100 000/mm3, Hb <11 g/dl, Retikulozyten <3%, Eisen >150 mg/dl	Gelegentlich: Reversible Thrombozytopenie (dosisabhängig); Selten: Makrozytische Anämie, Koagulopathie und Ödeme	Leukopenie (1%), Purpura	Neutropenie, selten Bluterbrechen, hämolytische Anämie, Thrombozytopenie, Panzytopenie, aplastische Anämie	Purpura	selten

Fortsetzung nächste Seite

Tabelle 50. Antikonvulsiva: Übersicht (Fortsetzung)

	Carbamazepin	Valproat	Gabapentin	Lamotrigin	Topiramat	Oxcarbazepin
Hepatische Nebenwirkungen	In Einzelfällen hepatozellulärer und cholestatischer Ikterus; vorübergehende Leberwerterhöhung. Bei 3facher Erhöhung der Norm: V. a. Hepatotoxizität; selten: granulomatöse Hepatitis und hepatische Nekrose	Selten: Lebertoxizität (Anorexie, Antriebsarmut, Übelkeit, Erbrechen, Ikterus, Hämatome, Ödeme); tritt in der Regel in den ersten 6 Monaten auf; das Risiko nimmt mit dem Alter ab; Häufig: Asymptomatische Transaminasenerhöhung (bis zu 44%)	In Einzelfällen Leberfunktionsstörungen	selten	Fallberichte über schwere Leberschäden	Selten
Endokrine Nebenwirkungen	Carbamazepin kann die Thyroxinspiegel erniedrigen und die TSH-Response auf TRH vermindern	Häufig: Menstruationsstörungen bei bis zu 45% der weiblichen Patienten (Zyklusverlängerung, Oligomenorrhöe, Amenorrhöe, polyzystische Ovarien, erhöhte Testosteronspiegel)	Bei höheren Dosierungen häufig Gewichtszunahme	Menstruationsstörungen, Dysmenorrhoe, Vaginitis, keine Gewichtszunahme	Vermindertes Schwitzen, Hyperthermie, Anorexie, Gewichtsverlust (4–13%)	Hyperthymie
Ophthalmologische Nebenwirkungen	Verschwommenes Sehen (bis zu 6%), Doppeltsehen (bis zu 16%), Mydriasis, Ziliarmuskellähmung, Nystagmus (bis zu 50%), optische Halluzinationen, Ophthalmoplegie, okulogyre Krisen, Papillenödem und Linsenveränderungen. Zwei Fälle einer pigmentären Retinopathie wurden beobachtet	Doppelbilder Nystagmus	Doppelbilder (6%), Nystagmus, Verminderung der Sehschärfe (Amblyopie)	Doppelbilder (28%), Nystagmus, Visuseinschränkung	Doppelbilder, Nystagmus, Fallberichte über akute Myopie und Glaukomanfälle	Doppelbilder, Nystagmus
Andere Nebenwirkungen	Schüttelfrost, Fieber; Hyponatriämie und Wasserintoxikation (4–12% Inzidenz); häufiger bei höheren Plasmakonzentrationen; Sexuelle Störungen: Carbamazepin erniedrigt die freien Testosteronspiegel durch Enzyminduktion und erhöht den Anteil des gebundenen Testosterons. Bei Männern kann eine Libidoverminderung auftreten. Bei Frauen wurden bei 19% Menstruationsstörungen festgestellt; Carbamazepin kann den Cholesterolspiegel erhöhen (vorwiegend HDL-Cholesterol); Selten: Akutes Nierenversagen, Osteomalazie, Splenomegalie, Lymphadenopathie, systemischer Lupus erythematodes	Selten: Gingiva-Hyperplasie; Häufig: Hyperammoniämie (bis zu 50%); in der Regel asymptomatisch, kann jedoch auch zu Verwirrtheit, Stupor, oder Koma führen; Selten: Pankreatitis (mit Übelkeit, Erbrechen und starken abdominalen Schmerzen); Cholezystitis; Häufig: Appetitzunahme oder -abnahme, Gewichtszunahme (bis zu 59%, häufiger bei Frauen: durchschnittlich Zunahme 8–14 kg) oder Gewichtsverlust (bis zu 5%); Gelegentlich: Flush-Syndrom; Selten: Akute Psychosen	Rhinitis, Pharyngitis	Rhinitis, Pharyngitis, selten Apnoe oder Pankreatitis	Hyponatriämie bei bis zu 25% der Patienten, Nephrolithiasis bei bis zu 1,5%, Nasenbluten, Verminderung von Natriumbikarbonat (bis zu 30% der Patienten), metabolische Azidose (kann Risiko für Nephrolithiasis oder Nephrokalzinose erhöhen und zu Osteomalazie und oder Osteoporose führen)	Hyponatriämie 29%, Inzidenz und höheres Risiko bei Älteren

	Carbamazepin	Valproat	Gabapentin	Lamotrigin	Topiramat	Oxcarbazepin
Chronische oder schwerwiegende Nebenwirkungen	Knochenmarksdepression, Augenveränderungen, SIADH (Hyponatriämie)	Endokrine Störungen (bei Frauen), Thrombozytopenie, Leukopenie, Hyperammoniakämie, hepatische Toxizität, Stevens-Johnson-Syndrom	Keine bekannt	Hautausschlag, Stevens-Johnson-Syndrom, toxische epidermale Nekrolyse, Hypersensibilitätssyndrom (0,1 %) und PR-Verlängerung	Unbehandelte metabolische Azidose, Nierensteine und Glaukom und Hyperthymie	Hyponatriämie, Stevens-Johnson-Syndrom, toxische epidermale Nekrolyse

Schlüssel: (m) Hauptabbauweg, (p) starker Effekt, (w) schwache Inhibition.

⚠ Vorsichtsmaßnahmen

Carbamazepin
- Vor Therapiebeginn sollten orientierende Laboruntersuchungen durchgeführt werden (s. u.)
- Carbamazepin induziert seinen eigenen hepatischen Metabolismus; deshalb sollten innerhalb der ersten zwei Monate wöchentliche Bestimmungen des Serumspiegels durchgeführt werden, später monatlich über einen Zeitraum von 6 Monaten, dann bei klinischem Anhalt (aber mindestens alle sechs Monate) oder bei einem Wechsel der Begleitmedikation
- Carbamazepin induziert den Abbau von anderen Medikamenten im Cytochrom P-450-Systems (siehe Seite 250, Tabelle 52. Antikonvulsiva: Wechselwirkungen)
- Wegen der anticholinergen Wirkung Vorsicht bei Patienten mit erhöhtem Augeninnendruck oder Harnverhalt
- Asiatische Patienten benötigen in der Regel niedrigere Dosen
- Eine Toleranzentwicklung wurde beschrieben
- Bei Auftreten von Hautveränderungen mit Fieber internistische Diagnostik durchführen (insbesondere Leberwerte, Blutbild, Urinanalyse etc.)
- Die Carbamazepin-Suspension sollte wegen der möglichen Bildung unlöslicher Präzipitate nicht mit anderen Suspensionen zusammen verabreicht werden

Valproinsäure (Valproat)
- Die Lebertoxizität korreliert nicht unbedingt mit einem Anstieg der Leberenzyme. Überwachen Sie die Leberfunktionen vor Therapiebeginn. Vorsicht bei Patienten mit Lebererkrankungen in der Anamnese. Bei Risikopatienten sollten Fibrinogen, Albumin und Ammoniak regelmäßig überwacht werden. Bei einem über 2- bis 3-fachen Anstieg der Transaminasen über die Norm absetzen
- Thrombozytenzahl und PTT sollten vor Therapiebeginn und in periodischen Intervallen kontrolliert werden
- Bei diabetischen Patienten mit Valproinsäure-Medikation können möglicherweise falschpositive Ketonkörper nachgewiesen werden
- Valproat inhibiert den Metabolismus von Medikamenten, die durch das Cytochrom-P-450-System abgebaut werden (siehe Seite 250, Tabelle 52. Antikonvulsiva: Wechselwirkungen)

Gabapentin
- Achten Sie bei den Patienten auf Verhaltensänderungen, insbesondere auf Zeichen einer Depression oder Suizidideen
- Dosierung bei renaler Dysfunktion: Bei einer Kreatinin-Clearance von 30–59 ml/Minute sollte Gabapentin 2-mal täglich in einer Dosis bis zu 1400 mg gegeben werden. Bei einer Clearance von 15–29 ml/Minute liegen 1-mal tägliche Gabe mit einer maximalen

Phasenprophylaktika

Dosierung von 700 mg. Wenn die Kreatinin-Clearance bei 15 ml/Minute liegt, beträgt die maximale Dosis 300 mg 1-mal täglich. Reduzieren Sie die Dosis proportional mit abnehmender Kreatinin-Clearance
- Gabapentin kann durch Hämodialyse entfernt werden

Lamotrigin
- Achten Sie bei den Patienten auf Verhaltensveränderungen wie Anzeichen einer Depression oder Suizidgedanken
- Schwere, potenziell lebensbedrohliche Hautausschläge möglich; höhere Inzidenz bei Kindern. Bei schneller Aufdosierung und in Kombination mit Valproat kann das Risiko erhöht sein. Diese Hauterscheinungen treten meistens innerhalb der ersten 8 Wochen nach Therapiebeginn auf. Patienten müssen vor Therapiebeginn über diese Nebenwirkung aufgeklärt und darauf hingewiesen werden, dass sie alle Veränderungen ihrem Arzt mitteilen und auch Allgemeinsymptome wie Fieber, Schwächegefühl, Halsentzündungen oder grippeähnliche Symptome sofort berichten sollten. Dies gilt auch für eventuelle Blasen an den Händen, Füßen oder an den Weichteilen. Patienten, die einmal solche Hautreaktionen erlitten haben, sollten nicht wieder auf Lamotrigin eingestellt werden
- Vorsichtiger Einsatz bei Patienten mit Niereninsuffizienz wegen erhöhter Eliminationshalbwertzeit
- Aufgrund der potenziellen PR-Prolongation sollte Lamotrigin bei Patienten mit kardialen Leitungsstörungen vorsichtig und zurückhaltend eingesetzt werden.

Topiramat
- Auf Verhaltensänderungen wie Anzeichen einer Depression oder Suizidgedanken achten
- Erhöhtes Risiko für Kalziumphosphatnierensteine; insbesondere Männer sollten diesbezüglich bei langandauernder Therapie überwacht werden. Patienten sollten angehalten werden, regelmäßig zu trinken und den übermäßigen Gebrauch von Antazida und Karbonanhydraseinhibitoren vermeiden
- Über akute Myopien aufgrund von Glaukomanfällen wurde berichtet. Patienten, die über akute Visusstörungen oder rote oder schmerzhafte Augen berichten, sollten sofort einem Augenarzt vorgestellt werden
- Hyponatriämie, Verminderung von Natriumbikarbonat bei bis zu 30 % der Patienten. Typische Symptome: Müdigkeit, Schwäche, Hyperventilation, kardiale Arrhythmien und Stupor
- Eine chronische metabolische Azidose kann zu Nephrolithiasis und Nephrokarzinosis führen, außerdem zu Osteomalazie und Osteroporose mit erhöhtem Frakturrisiko
- Kognitive Nebenwirkungen sind dosisabhängig

Oxcarbazepin
- Achten Sie bei den Patienten auf Zeichen einer Depression oder Suizidideen
- 25–30 % der Patienten, bei denen auf Carbamazepin eine Überempfindlichkeitsreaktion auftrat, bekamen dies auch durch Oxcarbazepin
- Überwachen Sie die Natriumspiegel bei dauerndem Gebrauch aufgrund des Risikos einer Hyponatriämie
- Überempfindlichkeitsreaktionen mit Fieber, Hautveränderungen und Veränderungen der inneren Organe treten selten auf; eine Kreuz-Sensitivität zu anderen Antikonvulsiva wird vermutet

Kontraindikationen

Carbamazepin
- Patienten mit Herz-/Kreislauf-, Lebererkrankungen oder Blutbildungsstörungen in der Vorgeschichte
- Überempfindlichkeit auf trizyklische Substanzen (z. B. Antidepressiva, Neuroleptika)

Valproinsäure (Valproat)
- Lebererkrankungen

Überdosierung

Carbamazepin
- Kann bei Plasmaspiegeln über 50 mmol/l auftreten. Bei Kindern können Zeichen einer Überdosierung wegen verstärkter Produktion toxischer Metabolite schon bei niedrigeren Serumkonzentrationen auftreten
- Die maximale Plasmakonzentration kann sich nach einer Überdosierung mit Verzögerung nach bis zu 70 Stunden einstellen
- Symptome:
  - Verwirrtheit, Blutdruckveränderung, Sinustachykardie, EKG-Veränderungen, Schwindel
  - Sedierung, Stupor, Unruhe, Orientierungsstörung, EEG-Veränderungen, Anfälle und Koma
  - Übelkeit, Erbrechen, verminderte gastrointestinale Motilität, Harnverhalt
  - Tremor, unwillkürliche Bewegung, Opisthotonus, Reflexe, Anomalitäten, Ataxie
  - Mydriasis, Nystagmus
  - Flush-Phänomen, Atemdepression, Zyanose
- Kein spezifisches Antidot verfügbar. Symptomatische Therapie empfohlen

Valproinsäure (Valproat)
- Maximale Plasmakonzentrationen treten möglicherweise erst 18 Stunden nach einer Überdosierung auf; die Halbwertszeit kann verlängert sein
- Die ZNS-dämpfende Wirkung kann rasch eintreten (innerhalb von 3 Stunden, bei magensaftresistenten Präparationen später) Symptome: Starker Schwindel, Blutdruckabfall, supraventrikuläre Tachykardie, Bradykardie; starke Sedierung, Zittern, unregelmäßige, langsame oder flache Atmung, Apnoe, Atemdepression und Koma; Verlust der Muskeleigenreflexe, generalisierte Myoklonien, Anfälle, Hirndruckerhöhung. Diese Symptome können 2 bis 3 Tage nach einer Überdosierung auftreten und können bis zu 14 Tage anhalten
- Blutbildveränderungen, metabolische Veränderungen, Schädigung des N. opticus
- Eine Überdosierung kann zu Koma und Tod führen. Naloxon kann die ZNS-dämpfende Wirkung aufheben, kann aber auch zur Aufhebung der antiepileptischen Wirkung führen
- Bei Verdacht auf Überdosierung supportive Therapie nach allgemeinmedizinischen Richtlinien

Gabapentin
- Symptome einer Überdosierung: Doppelbilder, verwaschene Sprache, Müdigkeit, Lethargie, Diarrhoe. Bisher trat bei allen publizierten Fällen eine Erholung ohne Spätschäden ein

Lamotrigin
- Mögliche Symptome: Ataxie, Nystagmus, Delir, Anfällen, intraventrikuläre Überleitungsstörungen, Koma
- Kein Antidot verfügbar, symptomatische Therapie empfohlen

Topiramat
- Induziertes Erbrechen und Lavage werden empfohlen; Topiramat kann durch Hämodialyse entfernt werden; ansonsten symptomatische Behandlung

Oxcarbazepin
- Bisher keine Todesfälle bei Überdosierungen bis zu 24 000 mg berichtet
- Kein bekanntes Antidot, symptomatische Therapie empfohlen

Kontrolluntersuchungen
- Siehe Tabelle 51. Antikonvulsiva: Empfohlene Laborkontrollen

Phasenprophylaktika

Tabelle 51. Antikonvulsiva: Empfohlene Laborkontrollen

	Carbamazepin	Oxcarbazepin	Valproat	Gabapentin	Lamotrigin	Topiramat
Vor Behandlungs-beginn	Blutbild mit Thrombozyten und Differenzialblutbild, Elektrolyte, Leberfunktionen, EKG (bei Patienten über 45 oder mit kardialer Vorschädigung)	Serum, Elektrolyte	(1) Blutbild mit Thrombozyten und Differenzialblutbild, (2) Leberfunktionen	Harnstoff und Serum-Kreatinin	keine empfohlen	Serumbikarbonat, Harnstoff und Serum-kreatinin
Während der Behandlung	Vollständiges Blutbild monatlich, später 4-mal pro Jahr, Serumelektrolyte alle 6 Monate	Natrium regelmäßig kontrollieren; besonders bei Symptomen einer Hyponatriämie	(1) und (2) monatlich für 6 Monate, dann alle 6 Monate	LH und TSH sowie Nierenfunktionen	keine empfohlen	Regelmäßige Serumbikarbonat-bestimmungen, um eine metabolische Azidose auszuschließen. Nierenwerte bei vermuteter Überdosierung prüfen
Plasmaspiegel-bestimmungen	5 Tage nach Beginn der Behandlung und 5 Tage nach Dosisänderung oder An- oder Absetzen einer Zusatzmedikation (siehe Wechelwirkungen, Seite 250)	Plasmaspiegelmonitoring: nicht empfohlen	5 Tage nach Beginn der Behandlung und 5 Tage nach Dosis-änderung oder An-oder Absetzen einer Zusatz-medikation (siehe Wechselwirkungen Seite 250)	Bei Verdacht auf eine Überdosierung Plasmaspiegel bestimmen, Monitoring nicht erforderlich	Plasmaspiegelmonitoring: nicht empfohlen	Plasmaspiegelkontrollen nicht erforderlich

---

Behandlung von Kindern und Jugendlichen

Carbamazepin
- Wird bei Kindern mit episodischem Kontrollverlust und aggressiven Verhaltensstörungen eingesetzt
- Dosis: 100–200 mg/Tag (Kdr. bis 1 J.), 200–400 mg/Tag (1–5 J.), 400–600 mg/Tag (6–10 J.), 600–1000 mg/Tag (11–15 J.). Beginn mit 100 mg in geteilten Dosen
- Überwachung der Plasmaspiegel: Bei Kindern kann die Clearance im Vergleich zu Erwachsenen erhöht sein
- Bei Kindern können im Vergleich zu Erwachsenen auch schon bei niedrigen Serumkonzentrationen wegen verstärkter Produktion toxischer Metabolite Symptome einer Überdosierung auftreten. Fallberichte über Verhaltensstörungen, Manie und Verschlechterung von Tic-Phänomenen liegen vor
- Häufige Nebenwirkungen: unsicherer Gang, Schwindel, Doppelbilder, Sedierung, Übelkeit und Erbrechen

Valproinsäure (Valproat)
- Hinweise auf Wirksamkeit bei akuter Manie, bipolaren Störungen, Migräne-Prophylaxe, Temperaments- oder Aggressionsausbrüchen bei Adoleszenten und jungen Erwachsenen

- Bei Kindern unter 2 Jahren mit anderen Begleiterkrankungen besteht das Risiko einer tödlichen Hepatotoxizität Nach Fallberichten traten dosisabhängige reversible Thrombozytopenien auf; Überwachung empfohlen Verhaltensstörungen wurden beobachtet (bis zu 2,4%)
- Der Einsatz bei Kindern und Jugendlichen kann zu Hyperandrogenismus und polyzystischen Ovarien, verspäteter Pubertät, extremer Gesichtszunahme, Hyperinsulinäme und Lipoproteinstörungen führen; über eine verminderte Knochendichte (bis zu 14%) wurde berichtet, kann zu Osteoporose führen
- Kinder im Alter von 3–10 Jahren, die auch andere Antiepileptika bekommen, haben ein hohes Risiko, eine tödlich verlaufende Leberschädigung zu erleiden

Gabapentin
- Wird bei Kindern mit bipolarer Depression und schizoaffektiven Störungen zur Behandlung von Angstsymptomen und Unruhe eingesetzt
- Die Nebenwirkungen scheinen bei Kindern ähnlich wie bei Erwachsenen zu sein
- Nach Fallberichten können Verhaltensstörungen wie Hyperaktivität, Aggressivität und Reizbarkeit auftreten

Lamotrigin
- Lamotrigin ist bei Erwachsenen als Add-on-Therapie bei der refraktären bipolaren Depression eingesetzt worden; typische Nebenwirkungen waren dabei Kopfschmerzen, Tremor, Somnolenz und Schwindel. Erfahrungen bei Kindern liegen nicht vor. Auf das Risiko schwerer, potenziell lebensbedrohlicher Hautreaktionen bei Kindern ist zu achten

Topiramat
- Wurde als Add-on-Therapie bei Epilepsie und Migräneprophylaxe eingesetzt
- Nebenwirkungen: Sedierung, kognitive und Verhaltensstörungen, Gewichtsverlust

Oxcarbazepin
- Wurde bei Kindern und Erwachsenen als Monotherapie oder als Add-on-Therapie bei partiellen Anfällen eingesetzt

Behandlung von älteren Patienten

Carbamazepin
- Bei älteren Patienten werden niedrigere Dosen empfohlen (Plasmaspiegel: 17–34 mmol/l bzw. 4–8 mg/ml)
- Auf ZNS-Dämpfung und anticholinerge Wirkungen achten
- Vorsicht bei Kombination mit anderen ZNS-wirksamen oder anticholinergen Substanzen; durch additive Verstärkung kann es zu Verwirrtheit, Orientierungsstörung und Delir kommen

Valproinsäure (Valproat)
- Die Höherdosierung bei älteren Patienten sollte sehr langsam erfolgen; dies trifft insbesondere für Patienten mit verminderter Leberfunktion zu
- Achten Sie auf mögliche Nebenwirkungen, insbesondere Verwirrtheit, kognitive Störungen oder Ataxie (Fallneigung)
- Nach vorläufigen Daten können Verhaltensstörungen bei Demenzkranken gebessert werden
- Vorsicht bei Kombination mit anticholinerg wirksamen Substanzen
- Erhöhtes Thrombozytopenierisiko
- Erhöhte freie Valproat-Spiegel durch verminderte Proteinbindung und Metabolisierung möglich

Phasenprophylaktika

Schwangerschaft

Carbamazepin

- Vorsicht bei Einsatz in der Schwangerschaft; teratogene Effekte und Entwicklungsverzögerungen bei Säuglingen wurden beobachtet
- Die Carbamazepinclearance kann sich in der Schwangerschaft mehr als verdoppeln; eine Dosiserhöhung um bis zu 100 % kann notwendig werden

Valproinsäure (Valproat)

- Nicht in der Schwangerschaft anwenden (1,2 %iges Risiko für Spina bifida und 5 %iges Risiko für Neuralrohrdefekte)
- Bei einigen Kindern, die pränatal Valproat ausgesetzt waren, traten neurologische Folgeschäden auf
- Tierexperimentielle Studien zeigten einen Zusammenhang mit vertebralen und renalen Anomalien
- Die fetale Serumkonzentration beträgt das 1,4-fache des mütterlichen Wertes
- Die Plasmakonzentration geht in der Schwangerschaft durch Steigerung des Verteilungsvolumens und der Clearance zurück; die Plasmaproteinbindung nimmt ab

Gabapentin

- Plazentagängig; Fetotoxizität aus Tierstudien bekannt; Risiko für den Menschen gegenwärtig nicht einschätzbar

Lamotrigin

- Plazentagängig; erreicht fetale Spiegel wie im mütterlichen Plasma
- Kann bei schwangeren Frauen in der Phasenprophylaxe von bipolaren Störungen eingesetzt werden (Evidenzgrad Level B)
- Halbwertzeit beim Kind erhöht
- 3,2 %iges Risiko für Malformation im ersten Trimester; Risiko bei Dosierungen von >200 mg/Tag erhöht; erhöhtes Risiko für Lippen-Kiefer-Gaumenspalte bei Anwendung im ersten Trimester
- Lamotrigin vermindert den kindlichen Folsäurespiegel; Folsäuresupplementation der Mutter empfohlen
- In der Schwangerschaft scheint der Abbau von Lamotrigin-Metabolismus verstärkt zu sein; Plasmaspiegel erhöhen sich sehr schnell nach der Geburt

Topiramat

- Fetotoxizität aus Tierstudien bekannt; Risiko für gestörte Kindesentwicklung unbekannt; Fallberichte für Fehlbildungen bei männlichen Kindern bekannt (Folsäure-Substitution während der Schwangerschaft empfohlen)

Oxcarbazepin

- Überwindet die Plazentaschranke, teratogene Effekte bei Tieren berichtet; es ist wahrscheinlich, dass es auch beim Menschen terotogen wirkt, Folsäuresubstitution wird empfohlen

Stillzeit

Carbamazepin
- Die American Academy of Pediatrics hält die Carbamazepingabe in der Stillzeit für vertretbar
- Beim Neugeborenen kann die Carbamazepinkonzentration 19–65 % der mütterlichen Konzentration betragen

Valproinsäure (Valproat)
- Über Auswirkung des Stillens auf den Säugling bei Valproattherapie der Mutter liegen keine negativen Berichte vor; Stillen während einer Valproatmedikation wird als vertretbar angesehen; Halbwertzeit bei Säuglingen deutlich erhöht

Gabapentin
- Die Gabapentinkonzentration in der Muttermilch ist ungefähr äquivalent zur Konzentration im mütterlichen Serum. Kognitive oder Verhaltensstörungen bei gestillten Kindern, auch im Langzeitverlauf, sind bisher nicht bekannt

Lamotrigin
- Vom Stillen wird abgeraten
- Lamotrigin wird in die Muttermilch ausgeschieden; das Milch/Plasma-Verhältnis beträgt ca. 0,6; die kindlichen Serumspiegel erreichen 25–30% des mütterlichen Spiegels
- Lebensbedrohliche Hautausschläge bei Kindern möglich

Topiramat
- Wegen möglicher psychomotorischer Verlangsamung und Somnolenz des gestillten Kindes wird Stillen nicht empfohlen

Oxcarbazepin
- Tritt in die Muttermilch über; Spiegel erreichen bis zu 50% des mütterlichen Plasmas, Wirkung auf das Kind unbekannt

Hinweise für die Pflege

Carbamazepin
- Achten Sie auf Symptome wie Fieber, Halsentzündungen oder Blutungen
- Um die möglichen Zeichen einer Blutbildungsstörung zu erkennen, müssen regelmäßige Blutkontrollen durchgeführt werden (siehe auch unter Nebenwirkungen)
- Ein Hautausschlag kann Zeichen einer beginnenden Blutbildungsstörung sein, verständigen Sie den behandelnden Arzt
- Verabreichen Sie die Suspension immer nur separat, nie im Gemisch mit anderen Medikamenten, die Wirkung der anderen Medikamente könnte stark abgeschwächt werden

Valproinsäure (Valproat)
- Achten Sie bei den Patienten auf Hämatome oder Blutungen
- Schwäche, Übelkeit, Erbrechen, Ödeme, allgemeine Schwäche und Antriebsarmut können Zeichen einer Leberschädigung sein

Hinweise für Patienten

Carbamazepin
- Ausführliche Patienteninformation: siehe Seite 431
- Vermeiden Sie Autofahren oder Bedienen gefährlicher Maschinen, bis die Medikamentenwirkung eingeschätzt werden kann
- Alkohol und andere Psychopharmaka können zu verstärkter Sedierung, Schwindel und Benommenheit führen
- Bewahren Sie das Medikament an einem trockenen Ort auf (z. B. nicht in Badezimmerschränken), da das Medikament sonst seine Wirksamkeit einbüßen kann
- Verständigen Sie Ihren behandelnden Arzt sofort bei Auftreten von Ausschlag, Fieber, Halsschmerzen oder Hautblutungen
- Vermeiden Sie das Trinken von Grapefruitsaft bei gleichzeitiger Einnahme von Carbamazepin, da dadurch der Carbamazepin-Blutspiegel erhöht werden kann

Phasenprophylaktika

Valproinsäure (Valproat)

- Ausführliche Patienteninformationen: siehe Seite 433
- Verständigen Sie einen Arzt bei den folgenden Symptomen: Schwäche, Antriebsarmut, Gewichtsverlust, Erbrechen, blaue Flecken oder Blutungen
- Kauen Sie die Tabletten nicht, da sie zu Reizungen der Mundscheimhaut führen können
- Nehmen Sie das Medikament während der Mahlzeiten ein, falls es zu Magen- oder Darmbeschwerden kommt
- Valproat verstärkt die Wirkung von Alkohol und Psychopharmaka
- Vorsicht beim Autofahren oder Bedienen gefährlicher Maschinen
- Vermeiden Sie den Gebrauch von ASS (z. B. Aspirin), da es den Blutspiegel von Valproat verändern kann. Ibuprofen ist besser mit Valproat kombinierbar

Wechselwirkungen

- Siehe Tabelle 52. Antikonvulsiva: Wechselwirkungen

Tabelle 52. Antikonvulsiva: Wechselwirkungen

Antikonvulsiva	Substanzklasse	Beispiel	Wechselwirkungen
Carbamazepin	Anästhetika	Halothan Methoxyfluran, Isofluran, Sevofluran	Enzyminduktion kann zu Leberzellschädigung führen Enzyminduktion kann zu Nierenschädigung führen
	Anthelminthika	Mebendazol	Verminderter Mebendazolplasmaspiegel
	Antibiotika	Erythromycin, Clarithromycin Doxycyclin (keine Wechselwirkungen mit anderen Tetracyclinen)	Erhöhter Carbamazepinplasmaspiegel aufgrund verminderter Clearance (um 5–41 %) Plasmaspiegel und Halbwertszeit von Doxycyclin wegen eines verstärkten Abbaus reduziert (alternativ: ein anderes Tetracyclin geben oder Doxycyclin 4-mal täglich verabreichen)

	Antidepressiva
	  SSRI
	
	  trizyklische Antidepressiva
	
	  andere Antidepressiva
	
	  MAOH
		Fluoxetin, Fluvoxamin, Paroxetin
		
		Imipramin, Doxepin, Amitriptylin
		
		Trazodon
		
		Tranylcypromin
			Erhöhter Plasmaspiegel des Carbamazepins und seiner Metabolite; verstärkte Übelkeit bei Fluvoxamin
			Verminderter Plasmaspiegel der Antidepressiva (um bis 46 %) durch Enzyminduktion
			Verminderter Trazodonplasmaspiegel; erhöhter Carbamazepinplasmaspiegel durch verminderten Abbau
			Erhöhter Carbamazepin-Spiegel durch Inhibition der Metabolisierung über CYP3A4
			Abbauhemmung und Anstieg des Carbamazepinspiegels möglich

	Antikoagulanzien	Dicumarol, Warfarin	Verstärkter Abbau der Antikoagulanzien und verminderte Blutgerinnung

Antikonvulsiva	Substanzklasse	Beispiel	Wechselwirkungen
Carbamazepin	Antikonvulsiva	Phenytoin, Primidon, Phenobarbital	Verminderter Carbamazepinspiegel und veränderter Spiegel der Antikonvulsiva
		Clonazepam, Clobazam, Ethosuximid, Topiramat	Clearance der Antikonvulsiva erhöht, möglicher Wirkungsverlust
		Valproat	Veränderter Carbamazepinspiegel, verminderter Valproatspiegel durch Enzyminduktion; synergistischer stimmungsstabilisierender Effekt möglich Erhöhte Plasmaspiegel von Epoxidmetaboliten, gesteigerte Nebenwirkungsrate, verminderte Valproatspiegel durch Enzyminduktion, synergetischer Effekt auf die Stimmung
		Felbamat	Um bis zu 50% verminderte Carbamazepin-Spiegel, aber erhöhte Epoxial-Spiegel, verminderte Felbamatspiegel Erhöhte Epoxidspiegel des Carbamazepins um 10–45%, erhöhte Nebenwirkungsrate
		Lamotrigin	Verstärkter Metabolismus des Lamotrigin, Halbwertszeit und Plasmaspiegel um ca. 40% vermindert
		Topiramat	Um ca. 20% erhöhte Carbamazepinspiegel
	Benzodiazepine	Alprazolam, Clonazepam	Reduzierter Alprazolam- (>50%) und Clonazepamspiegel (19–31%) durch Enzyminduktion
	Betablocker	Propranolol	Verminderter Plasmaspiegel der Betablocker wegen Enzyminduktion
	Cimetidin		Vorübergehender Carbamazepinspiegelanstieg und mögliche Intoxikation durch verstärkten Abbau (keine Wechselwirkungen mit Ranitidin, Famotidin und Nizatidin)
	Cyclosporin		Verminderter Plamaspiegel und verminderte Wirkung des Cyclosporins
	Danazol		Plasmaspiegel des Carbamazepins um 50–100% erhöht; doppelte Halbwertszeit und Clearance ist um die Hälfte reduziert
	Desmopressin (DDAVP)		Verstärkung des antidiuretischen Effekts, kann zum Hyponatriämie und Anfällen führen
	Grapefruitsaft		Reduzierter Abbau des Carbamazepins führt zu erhöhten Plasmaspiegeln
	Grippeimpfung		Verminderte Elimination und erhöhte Halbwertszeit des Carbamazepins
	Isoniazid		Erhöhte Carbamazepinplasmaspiegel; Clearance um bis zu 45% erniedrigt
	Isotretinoin		Verminderter Plasmaspiegel von Carbamazepin und seinen Metaboliten
	Kalziumantagonisten	Diltiazem, Verapramil (keine Wechselwirkungen mit Nifedipin)	Erhöhter Carbamazepinspiegel durch verstärkten Abbau (gesamtes Carbamazepin um 46% erhöht, freies Carbamazepin um 33% erhöht)

Fortsetzung nächste Seite

Phasenprophylaktika

Tabelle 52. Antikonvulsiva: Wechselwirkungen (Fortsetzung)

Antikonvulsiva	Substanzklasse	Beispiel	Wechselwirkungen
Carbamazepin	Kortikosteroide		Verminderter Plasmaspiegel der Kortikosteroide durch Enzyminduktion
	Lithium		Verstärkte Neurotoxizität beider Substanzen; Sinusknotendysfunktion möglich Synergistischer stimmungsstabilisierender Effekt; kann die antidepressive oder die antimanische Wirkung potenzieren
	Methadon		Methadonwirkung um bis zu 60 % reduziert durch verstärkten Metabolismus
	Muskelrelaxanzien	Pancuronium	Verminderte Wirkdauer und Wirkung der Muskelrelaxanzien
	Neuroleptika	Phenothiazine, Haloperidol Risperidon, Olanzapin, Zuclopenthixol, Flupentixol Clozapin Haloperidol Neuroleptika-Suspensionen	Verminderter Plasmaspiegel der Neuroleptika (um bis zu 100 % bei Haloperidol, 44 % bei Olanzapin) Akathisie verstärkt Verstärkte Neurotoxizität der Neuroleptika und des Carbamazepins schon in therapeutischen Dosen möglich Kombination wegen möglicher Knochenmarksdepression vermeiden Um bis zu 50 % reduzierter Plasmaspiegel von Clozapin Erhöhter Plasmaspiegel von Carbamazepin und seinen Metaboliten Präzipitatbildung
	Orale Kontrazeptiva		Wirkung von oralen Kontrazeptiva kann beeinträchtigt werden
	Propoxyphen		Erhöhter Plasmaspiegel von Carbamazepin durch Abbauhemmung
	Proteaseinhibitoren	Ritonavir, Saquinavir	Reduzierter Plasmaspiegel von Ritonavir und Saquinavir Erhöhter Plasmaspiegel von Carbamazepin durch CYP3A4-Hemmung
	Terfenadin		Um bis zu 300 % erhöhte Spiegel des freien Carbamazepins durch Freisetzung aus der Proteinbindung
	Theophyllin		Verminderte Theophyllinspiegel wegen Enzyminduktion durch Carbamazepin; um bis zu 50 % verminderte Carbamazepinspiegel
	Schilddrüsenhormone		Verminderte Plasmaspiegel der Schilddrüsenhormone durch Enzyminduktion
Valproat	Antibiotika	Erythromyzin	Erhöhter Valproatspiegel durch gehemmten Abbau, tox. Valproat-Spiegel möglich, Dosisanpassung erforderlich
	Antidepressiva Trizyklische Antidepressiva SSRI	Amitriptylin, Nortriptylin Fluoxetin	Erhöhter Antidepressivaspiegel und verstärkte Nebenwirkungen durch verminderten First-pass-Metabolismus Erhöhter Valproatspiegel (bis zu 50 %)
	Antikoagulanzien	Warfarin	Inhibition der sekundären Phase der Plättchenaggregation

Antikonvulsiva	Substanzklasse	Beispiel	Wechselwirkungen
Valproat	Antikonvulsiva	Phenobarbital, Primidon	Erhöhter Spiegel der Antikonvulsiva (um 30–50%) durch gehemmten Abbau
		Carbamazepin	Verminderter Valproatspiegel wegen der erhöhten Clearance und der Verdrängung aus der Proteinbindung Wirkungen auf die Carbamazepinspiegel sind variabel Synergistischer stimmungsstabilisierender Effekt bei Behandlung von therapieresistenten Patienten
		Phenytoin	Verstärkte antikonvulsive Wirkung durch Verdrängung aus der Proteinbindung (freie Fraktion um 60% erhöht) und um 25% reduzierter Clearance, Toxizität schon bei therapeut. Spiegeln möglich
		Felbamat	Erhöhter Valproatspiegel (31–51%) durch reduzierten Abbau
		Lamotrigin	Verlängerte Halbwertszeit (bis zu 50%) und verminderte Clearance des Lamotrigins (um 21%), verminderte Plasmaspiegel von Valproat. Kombination kann wegen erhöhter Häufigkeit eines Stevens-Johnson-Syndroms oder einer toxischen Epidermiolyse gefährlich sein, Lamotrigin-Spiegel um bis zu 200% erhöht
		Ethosuximid	Halbwertszeit von Ethosuximid um 25% verlängert
		Topiramat	Fallberichte von Delirien und Hyperammonämie
	Benzodiazepine	Clonazepam, Chlordiazepoxid	Gehemmter Abbau und verstärkte pharmakologische Wirkungen der Benzodiazepine; führt zu verstärkter Sedierung und Orientierungsstörungen
		Diazepam	Erhöhter Diazepamspiegel durch Verdrängung aus der Proteinbindung
	Cimetidin		Gehemmter Abbau und verlängerte Halbwertszeit von Valproat (bis 11 h)
	Lithium		Synergistischer stimmungsstabilisierender Effekt bei behandlungsresistenten Patienten Verstärkung des Intentionstremors durch Valproat
	Neuroleptika	Phenothiazine	Verstärkte Neurotoxizität, Sedierung, extrapyramidale Nebenwirkungen aufgrund verminderter Clearance des Valproats (um 14%)
		Clozapin	Erhöhte und erniedrigte Clozapinspiegel wurden beobachtet; Veränderungen im Clozapin/Norclozapin-Verhältnis möglich; in Einzelfällen hepatische Enzephalopathie
		Olanzapin	Kombination mit hoher Inzidenz von Gewichtszunahme assoziiert
	Rifampicin		Um bis zu 40% erhöhte Clearance von Valproat
	Salicylate	Acetylsalicylsäure (ASS)	Verdrängung von Valproat aus der Proteinbindung und verminderte Clearance, führt zu 4-fach erhöhtem Spiegel der freien Substanz, mögl. Toxizität
	Thiopental-Natrium		Verdrängung von Thiopental aus der Proteinbindung führt zu verstärkter hypnotischer bzw. anästhetischer Wirkung

Fortsetzung nächste Seite

Phasenprophylaktika

Tabelle 52. Antikonvulsiva: Wechselwirkungen (Fortsetzung)

Antikonvulsiva	Substanzklasse	Beispiel	Wechselwirkungen
Valproat	Tolbutamid		Um bis zu 20–50% erhöhte freie Fraktion des Tolbutamids durch Verdrängung aus der Proteinbindung
	Virusstatika	Zidovudin Acyclovir	Erhöhter Zidovudinspiegel (bis 38%) wegen verminderter Clearance Verminderter Valproatspiegel, Mechanismus unklar
	ZNS-dämpfende Substanzen	Alkohol	Verstärkte Sedierung, Orientierungsstörungen Valproat verdrängt Alkohol aus der Proteinbindung und verstärkt die alkoholtoxischen Wirkungen
Gabapentin	Antazida	Aluminium/Magnesium-haltige Antazida	Reduktion der Bioverfügbarkeit von Gabapentin um bis zu 24%
	ZNS-dämpfende Substanzen	Alkohol und Hypnotika	Verstärkte Sedierung und Orientierungtsstörung
	Narkotika	Hydrocodon und Morphin	Fallberichte über verminderte Wirkung von Hydrocodon; verstärkter analgetischer Effekt
Lamotrigin	Antikonvulsiva	Carbamazepin, Phenytoin, Phenybarbital, Primidon	Plasmaspiegel und Plasma-Halbwertzeit von Lamotrigin vermindern sich durch den verstärkten Metabolismus (Clearance erhöht sich um 30–50% mit Carbamazepin, um 125% mit Phenytoin) Erhöhter Plasmaspiegel der Epoxidmetabolite von Carbamazepin um 10–45%
		Valproat	Erhöhter Plasmaspiegel von Lamotrigin (bis 200%), Halbwertzeit (bis 50%) und verminderte Clearance (bis 60%); sowohl Erhöhungen und Verminderung der Valproatspiegel möglich Erhöhung des Risikos lebensbedrohlicher Hautveränderungen (Stevens-Johnson-Syndrom und toxische epidermale Nekrolyse)
		Topiramat	Verminderter Plasmaspiegel von Lamotrigin
	Antidepressiva	Sertralin Fluoxetin	Erhöhter Plasmaspiegel von Lamotrigin (Daten widersprüchlich) Verminderter Plasmaspiegel (Mechanismus unklar)
	Antipsychotika	Olanzapin	Bioverfügbarkeit von Lamotrigin um 24% reduziert
	Tuberkulostatika	Rifampin	Verminderte Lamotriginspiegel und Halbwertzeit
	ZNS-dämpfende Substanzen	Alkohol und Hypnotika	Verstärkte Sedierung und Desorientierung
	Hormone	Orale Kontrazeptiva	Verminderter Plasmaspiegel von Lamotrigin um 27–64% und Berichte über Zwischenblutungen und verminderten Kontrazeptionsschutz
	Lithium		Verminderter Plasmaspiegel von Lamotrigin

Antikonvulsiva	Substanzklasse	Beispiel	Wechselwirkungen
Lamotrigin	Proteaseinhibitor/HIV-Therapeutika	Lopinavir/Ritonavir	Um 50% verminderter Lamotriginspiegel aufgrund eines erhöhten Abbaus
Topiramat	Antazida		Nierensteinbildung möglich
	Antikonvulsiva	Carbamazepin, Oxcarbazepin, Phenytoin, Phenobarbital, Primidon	Verminderung der Plasmaspiegel von Topiramat um 40% durch Carbamazepin und um 48% durch Phenytoin Erhöhter Spiegel von Carbamazepin (um 20%) und von Phenytoin
		Lamotrigin	Verminderter Plasmaspiegel von Lamotrigin
		Valproat	Fallberichte über Delirien; erhöhte Harnstoffspiegel
	ZNS-dämpfende Substanzen	Alkohol, Hypnotica, Narkotika	Verstärkte Sedierung; Orientierungsstörungen
	Digoxin		Verminderte Digoxinspiegel (um 12%)
	Hormone	Orale Kontrazeptiva	Verminderter Abbau der oralen Kontrazeptiva möglich
	Karbonanhydrasehemmer	Acetazolamid und Zonisamid	Nierensteinbildung
Oxcarbazepin	Antikonvulsivum	Carbamazepin, Phenytoin, Phenobarbital	Verminderter Plasmaspiegel des Oxcarbazepin MHD-Metaboliten um 40%
		Valproat	Erhöhter Spiegel von Phenytoin (um 40%) und Phenobarbital (um 14%) aufgrund Abbauhemmung via CYP2C19
	ZNS-dämpfende Substanzen	Alkohol, Hypnotika, Narkotika	Verstärkte Sedierung; Orientierungsstörungen
	Diuretika	Furosemid	Erhöhtes Risiko einer Hyponatriämie
	Hormone	orale Kontrazeptiva	Verstärkter Abbau von Ethinylestradiol durch Induktion von CYP3A4
	Verapamil		Um bis zu 20% reduzierte Oxcarbazepin-MHD-Metabolit-Plasmaspiegel, Mechanismus unbekannt

Phasenprophylaktika

Tabelle 53. Vergleich unerwünschter Arzneimittelwirkungen von Phasenprophylaktika in therapeutischen Dosierungen

Reaktion	Lithium	Carbamazepin	Oxcarbazepin	Valproat	Gabapentin	Lamotrigin	Topiramat
ZNS-UAW							
Schläfrigkeit, Sedierung	<2%	>10%	>10%	>10%	>10%	>10%	>10%
Kopfschmerzen	>2%	>2%	>30%	>10%	>2%	>10%	>10%
Merkfähigkeitsstörungen	>10%	>2%	>2%	>2%	<2%	>2%	>2%
Schwäche, Müdigkeit	>30%	>10%	>10%	>10%	>10%	>2%	>10%
Schlafstörungen, Unruhe	<2%	<2%	>2%	>2%	>2%	>2%	>10%
Neurologische NW							
Koordinationsstörungen	<2%	>10%	>2%	>2%	<2%	>2%	>2%
Schwindel	–	>10%	>2%	>10%	>10%	>30%	>10%
Ataxie	<2%	>10%	>2%	>2%	>10%	>10%	>2%
Tremor	>30%	>30%	>10%	>10%	>2%	>2%	>2%
Missempfindungen	–	>2%	>2%	>2%	<2%	<2%	>10%
Doppelbilder	–	>10%	>10%	>10%	>2%	>10%	>2%
Anticholinerge UAW							
Verschwommensehen	>2%	>2%	>2%	>2%	<2%	>10%	>2%
Kardiovaskuläre UAW							
EKG-Veränderungen	>10%	>2%	<2%	>2%	–	<2%	–
Gastrointestinale UAW							
Übelkeit, Erbrechen	>30%	>10%	>10%	>10%	>2%	>10%	>2%
Durchfall	>10%	>2%	>2%	>10%	–	>2%	>2%
Gewichtszunahme	>30%	>2%	>2%	>30%	>10%	<2%	–
Gewichtsabnahme	<2%	<2%	<2%	>2%	<2%	>2%	>10%
Endokrine und metabolische UAW							
Haarausfall	>10%	>2%	<2%	>10%	–	–	<2%
Menstruationsstörungen	>10%	>30%	<2%	>30%	–	>2%	–
Syndrom polycyst. Ovarien	–	>10%	?	>30%	–	–	–
Schilddrüsenunterfunktion	>30%	<2%	?	<2%	–	<1%	–
Polyurie, vermehrtes Trinken	>30%	>2%	<2%	–	–	–	–
Hautreaktionen, Ausschlag	>10%	>10%	>2%	>2%	<2%	>10%	<2%
Sexuelle Dysfunktionen	>2%	<2%	–	>2%	<2%	–	–
Blutbildveränderungen							
Vorübergehende Leukopenie	<2%	>10%	<2%	<2%	<2%	<2%	<2%
Leukozytose	>10%	<2%	<2%	<2%	–	–	–
Thrombozytopenie	–	>2%	–	>30%	–	>2%	–
Leberenzymerhöhungen							
Vorübergehende Leberwerterhöhung	–	>10%	<2%	>30%	<2%	>2%	–

Weiterführende Literatur

ACOG Committee on Practice Bulletins – Obstetrics. ACOG Practice Bulletin: Clinical management guidelines for obstetrician-gynecologists number 92, April 2008 (replaces practice bulletin number 87, November 2007). Use of psychiatric medications during pregnancy and lactation. Obstet Gynecol 2008;111(4):1001–1020.

Dietrich DE, Kropp S, Emrich HM. Oxcarbazepin in der Behandlung affektiver und schizoaffektiver Erkrankungen. Fortschr Neurol Psychiat 2003;71:255–264.

Fountoulakis KN, Grunze H, Panagiotidis P, Kaprinis G. Treatment of bipolar depression: an update. J Affect Disord. 2008;109:21–34.

Galbally M, Snellen M, Walker S, Permezel M. Management of antipsychotic and mood stabilizer medication in pregnancy: recommendations for antenatal care. Aust N Z J Psychiatry 2010;44:99–108.

Grunze H, Walden J, Dittmann S, Berger M, Bergmann A, Bräunig P, Dose M, Emrich HM, Gastpar M, Greil W, Krüger S, Möller HJ, Uebelhack R. Psychopharmakotherapie bipolar affektiver Erkrankungen. Nervenarzt 2002;73:4–17.

Malhi GS, Adams D, Berk M. Is lithium in a class of its own? A brief profile of its clinical use. Aust N Z J Psychiatry 2009;43:1096–1104.

Zusätzlich empfohlene Literatur

Arnone D. Review of the use of topiramate for treatment of psychiatric disorders. Ann Gen Psychiatry. 2005;4(1):5.

Aziz R, Lorberg B, Tampi RR. Treatments for late-life bipolar disorder. Am J Geriatr Pharmacother. 2006;4(4):347–364.

Benazzi F. Bipolar II disorder: Epidemiology, diagnosis and management. CNS Drugs. 2007;21(9):727–740.

Cohen LS. Treatment of bipolar disorder during pregnancy. J Clin Psychiatry. 2007;68(Suppl 9):4–9.

Ensrud KE, Walczak, TS. Blackwell T et al. Antiepileptic drug use increases rates of bone loss in older women: A prospective study. Neurology. 2004;62(11):E24–25.

Ernst CL, Goldberg JF. The reproductive safety profile of mood stabilizers, atypical antipsychotic, and broad-spectrum psychotropics. J Clin Psychiatry. 2002;63 (Suppl. 4):42–55.

Fountoulakis KN, Vieta E. Treatment of bipolar disorder: a systematic review of available data and clinical perspectives. Int J Neuropsychopharmacol. 2008;11(7): 999–1029.

Goodwin FK, Fireman B, Simon GE, et al. Suicide risk in bipolar disorder during treatment with lithium and divalproex. JAMA. 2003;290(11):1467–1473.

Grunze H. Reevaluating therapies for bipolar depression. J Clin Psychiatry. 2005;66(Suppl 5):17–25.

Hahn C-G, Gyulai L, Baldassano CF, et al. The current understanding of lamotrigine as a mood stabilizer. J Clin Psychiatry. 2004;65(6):791–804.

Hebert AA, Ralston JP. Cutaneous reactions to anticonvulsant medications. J Clin Psychiatry. 2001;62 Suppl 14:S22–S26.

Hirschfeld RMA. Guideline watch: Practice guideline for the treatment of patients with bipolar disorder. Arlington, VA: American Psychiatric Association. Available from http://www.psychiatryonline.com/pracGuide/loadGuidelinePdf.aspx?file=Bipolar.watch (Accessed March 16, 2009).

Keck PE, McElroy SL. Clinical pharmacodynamics and pharmacokinetics of antimanic and mood-stabilizing medications. J Clin Psychiatry. 2002;63 Suppl 4:S3–S11.

Ketter TA, Wang PW. Predictors of treatment response in bipolar disorders: Evidence from clinical and brain imaging studies. J Clin Psychiatry. 2002;63 Suppl 3: S21–S25.

Lepkifker E, Sverdlik A, Iancu I, et al. Renal insufficiency in long-term lithium treatment. J Clin Psychiatry. 2004;65(6):850–856.

Leucht S, Kissling W, McGrath J. Lithium for schizophrenia revisted: A systematic review and meta-analysis of randomized controlled trials. J Clin Psychiatry. 2004;65(2):177–186.

McIntyre RS, Konarski JZ. Tolerability profiles of atypical antipsychotics in the treatment of bipolar disorder. J Clin Psychiatry. 2005;66 Suppl 3:S28–S36.

Perlis RH. The role of pharmacologic treatment guidelines for bipolar disorder. J Clin Psychiatry. 2005;66 Suppl 3:S37–S47.

Sachs GS. Decision tree for the treatment of bipolar disorder. J Clin Psychiatry. 2003;64 Suppl 8:S35–S40.

Scottish Intercollegiate Guidelines Network (SIGN). Bipolar affective disorder: A national clinical guideline [Guideline 82]. Edinburgh, UK: SIGN, May 2005. Available from http://www.sign.ac.uk/pdf/sign82.pdf (accessed March 16, 2009). Summary available from http://www.guideline.gov/summary/pdf.aspx?doc_id= 7285&stat=1&string=%22electroconvulsive+therapy%22 (accessed March 16, 2009).

Stahl SM. Psychopharmacology of anticonvulsants: Do all anticonvulsants have the same mechanism of action? J Clin Psychiatry. 2004;65(2):149–150.

Stowe ZN. The use of mood stabilizers during breastfeeding. J Clin Psychiatry. 2007;68 (Suppl 9):22–28.

Suppes T, Dennehy EB, Hirschfeld RMA, et al. The Texas implementation of medication algorithms. Update to the algorithms for treatment of Bipolar I Disorder. J Clin Psychiatry. 2005;66(7):870–886.

Suppes T, Dennehy EB, Swann AC, et al. Report of the Texas Consensus Conference Panel on medication treatment of bipolar disorder 2000. J Clin Psychiatry. 2005;63(4):288–299.

Yatham LN, Kennedy SH, O'Donovan C, et al. Canadian Network for Mood and Anxiety Treatments (CANMAT) guidelines for the management of patients with bipolar disorder: Update 2007. Bipolar Disord. 2006;8(6):721–739.

Yatham LN. Newer anticonvulsants in the treatment of bipolar disorder. J Clin Psychiatry. 2004;65(10):28–35.

SUBSTANZEN ZUR BEHANDLUNG DER AUFMERKSAMKEITS-DEFIZIT-/HYPERAKTIVITÄTSSTÖRUNG (ADHS)

Klasseneinteilung

In der Behandlung der ADHS sind in Deutschland, Österreich und der Schweiz nur Methylphenidat und Atomoxetin zugelassen. Zusätzlich werden hier weitere Medikamente aufgeführt, die sich in klinischen Studien als wirksam (zumindest in Teilbereichen) erwiesen haben.

Substanzklasse	Wirkstoffe	Handelsnamen Deutschland	Handelsnamen Österreich	Handelsnamen Schweiz	Seite
Psychostimulanzien	Methylphenidat	Ritalin®, Medikinet®, Medikinet® retard, Equasym®, Concerta®, Methylphenidat HEXAL®	Ritalin®, Medikinet®, Medikinet®retard, Equasym®, Concerta®	Ritalin®, Ritalin SR®, Medikinet®, Medikinet® retard, Equasym®, Concerta®	siehe S. 260
	D-Amphetamin (Dexamphetamin, Dextroamphetamin)	–	–	Dexamin®	siehe S. 260
Selektiver Noradrenalin-Wiederaufnahmehemmer	Atomoxetin	Strattera®	Strattera®	Strattera®	siehe S. 274
Adrenerg wirksame Substanzen	Clonidin	Catapresan®, Clonidin Ratiopharm®, Clonistada®, Haemiton®	Catapresan®	Catapresan®	siehe S. 278
Antidepressiva					
SNRI	Venlafaxin	Trevilor®	Efectin®	Efexor®	siehe S. 25
Trizyklische Antidepressiva	Desipramin Imipramin	Petylyl® Imipramin-neuraxpharm®, Pryleugan®, Tofranil®mite	Tofranil®	– Tofranil®	siehe S. 36
Andere	Bupropion	Elontril®	Elontril®, Wellbutrin®	Wellbutrin®	siehe S. 61
Dopaminerge Substanzen	Modafinil	Vigil®	Modasomil®	Modasomil® 100	

ADHS-Medikamente

Psychostimulanzien

Verfügbare Substanzen

Wirkstoff	Handelsname	Dosierungsform und Stärken	Kommentar
Dextroamphetamin	Dexedrine® Dexedrine®Spansules DextroStat®	5 mg Tabs[d] 5 mg/10 mg/15 mg Kapseln[d] 5 mg/10 mg Tabs[d]	In Deutschland nur über internationale Apotheke erhältlich
Methamphetamin (Desoxyephedrin)	Desoxyn®	5 mg Tabs[d]	In Deutschland nur über internationale Apotheke erhältlich
Amphetamin-Resinkomplex	Biphetamine®	20 mg Kapseln[d]	In Deutschland nur über internationale Apotheke erhältlich
Dextroamphetamin/ Amphetaminsalze	Adderall® Adderall XR®	5 mg/10 mg/20 mg/30 mg Tabs[d] 5 mg/10 mg/15 mg/20 mg/25 mg/30 mg Kapseln[d]	In Deutschland nur über internationale Apotheke erhältlich
Methylphenidat	Ritalin®	10 mg Tabs[a]	Zugelassen zur Behandlung der ADHS bei Kindern ab 6 Jahren und Weiterführung der Therapie bei Jugendlichen im Rahmen eines therapeutischen Gesamtkonzeptes, wenn sich andere Maßnahmen allein als insuffizient erwiesen haben Medikinet® adult: zur Behandlung einer seit Kindesalter fortbestehenden ADHS Zugelassen zur Behandlung der Narkolepsie im Rahmen eines therapeutischen Gesamtkonzeptes
	Ritalin-SR®	20 mg Retard Tabs[c]	
	Ritalin LA®	20 mg/30 mg/40 mg Kapseln[d]	
	Medikinet®	5 mg/10 mg/20 mg Tabs[a]	
	Medikinet® retard adult	10 mg/20 mg[a]/adult: 5–40 mg[b]	
	Equasym®	5 mg/10 mg/20 mg Tabs[a]	
	Concerta®	18 mg/36 mg/54 mg Retard-Kapseln[a]	
	Methylphenidat Hexal®	10 mg Tabs[a]	
Dexmethylphenidat	Focalin®	2,5 mg/5 mg/10 mg Tabs[d]	In Deutschland nur über internationale Apotheke erhältlich

[a] in Deutschland zur Behandlung von Kindern und Jugendlichen zugelassen; [b] in Deutschland zur Behandlung von Erwachsenen zugelassen; [c] in der Schweiz zur Behandlung von Kindern und Jugendlichen zugelassen; [d] in den USA zur Behandlung von Kindern und Jugendlichen zugelassen

Indikationen

Zugelassene Indikationen (Kinder und Jugendliche):
- Methylphenidat, Atomoxetin: Aufmerksamkeitsdefizit-Hyperaktivitätsstörung (ADHS) Kinder ab 6 Jahre
- Methylphenidat: Narkolepsie

Zugelassene Indikationen (Erwachsene):
- Narkolepsie
- Hyperalimentationsbedingte Adipositas (Amphetaminsulfat [Schweiz])

Weitere Indikationen:
- Wirkverstärkung von trizyklischen Antidepressiva, SSRIs und RIMA
- „Chronic Fatigue Syndrome" und Neurasthenie
- Emotionaler Rückzug

Allgemeine Hinweise

- Alle Psychostimulanzien haben eine vergleichbare Wirksamkeit
- Eine Wirkung tritt in der Regel innerhalb der ersten Woche ein. Bis zu 75 % der behandelten Kinder profitieren von der Psychostimulanziengabe; in der Regel ist die Wirksamkeit einer Psychostimulanziengabe bei Jugendlichen weniger deutlich. Bei Kindern im Vorschulalter variieren die klinischen Effekte stark; unerwünschte Wirkungen treten bei dieser Patientengruppe häufiger auf. Eine Psychostimulanziengabe sollte daher schweren Fällen vorbehalten bleiben
- Eine unbehandelte komorbide psychiatrische Störung (z. B. affektive Störung oder Angststörung) kann die Wirksamkeit einer Psychostimulanzienbehandlung einschränken oder dazu führen, dass die Medikation von den Patienten weniger gut vertragen wird (widersprüchliche Daten)
- Patienten mit aktuellem Alkohol- oder Medikamentenabusus sollten Psychostimulanzien, falls notwendig, mit entsprechender Vorsicht verschrieben werden
- Kinder mit einer ADHS, die mit Psychostimulanzien behandelt wurden, haben hinsichtlich eines zukünftigen Substanzmissbrauchs kein höheres Risiko als Kinder ohne ADHS; einige Studien zeigen sogar, dass bei behandelten Kinder das Risiko eines späteren Medikamenten- oder Alkoholmissbrauchs als geringer einzuschätzen ist
- Psychostimulanzien entfalten eine Wirkung auf das motorische System; häufig kann eine deutliche Verbesserung der Koordination und Graphomotorik festgestellt werden (Verbesserung des Schriftbildes)
- Psychostimulanzien gehören zu den Medikamenten, die missbräuchlich verwendet und „für den Straßengebrauch abgezweigt" werden können

Pharmakologie

- Siehe Tabelle 55. Psychostimulanzien: Vergleichende Übersicht, Seite 267
- Der Wirkmechanismus bei der Aufmerksamkeitsdefizit-/Hyperaktivitätsstörung ist bislang nur zum Teil bekannt
- Psychostimulanzien wirken als dopaminerge Agonisten (Konzentrationserhöhung des Neurotransmitters Dopamin im Striatum)

Dosierung

- Siehe Tabelle 55. Psychostimulanzien: Vergleichende Übersicht, Seite 267
- Beginn der Behandlung mit niedrigen Dosen und langsamer Steigerung über mehrere Tage. Eine initiale Besserung kann nach 3 Wochen kontinuierlicher Anwendung stagnieren (z. B. geringer Aktivierung); dies ist jedoch nicht mit einer beginnenden Toleranzentwicklung gleichzusetzen. Die Patienten sollten angehalten werden, das erreichte Plateau mit der Ausgangssituation vor Beginn der Behandlung zu vergleichen, nicht mit dem maximalen Effekt, der häufig in der ersten Behandlungswoche zu beobachten ist. Andernfalls besteht eventuell die Gefahr, dass ein vorschneller Wunsch nach einer Dosissteigerung erwächst
- Das Medikament sollte während oder nach den Mahlzeiten gegeben werden, um eine Gewichtsabnahme zu vermeiden

- Das Medikament Metadate CD® sollte zu oder nach den Mahlzeiten eingenommen werden, um eine eventuell appetitzügelnde Wirkung gering zu halten; Einnahme zu den Mahlzeiten kann das Erreichen maximaler Wirkspiegel um etwa eine Stunde verzögern; fettreiche Mahlzeiten können durch verbesserte Resorption zu einer um etwa 30 % erhöhten maximalen Plasmakonzentrationen führen
- Bei Verwendung schnell freisetzender Zubereitungen (herkömmliche Tabletten) ist die Gesamttagesdosis auf mehrere Einzelgaben aufzuteilen (Gabe alle 2–6 Stunden)
- Die Einnahme einer kleinen Dosis (z. B. 5 mg) 30 Minuten vor dem Zubettgehen kann in Einzelfällen dem Kind helfen, zur Ruhe zu kommen und somit das Einschlafen zu erleichtern (z. T. widersprüchliche Studienergebnisse)
- Die Wirkung von Methylphenidat Retardtabletten setzt „weicher" ein bei einer längeren Wirkdauer, es besteht jedoch gegenüber herkömmlichen Tabletten kein Vorteil hinsichtlich der Wirksamkeit; möglicherweise besteht bei langwirksamen Zubereitungen eine bessere Compliance (einfachereres Einnahmeregime)
- Langwirksame Zubereitungen mit einer kontrollierten Freisetzung (z. B. Concerta® Retard-Kapseln) entfalten gegenüber herkömmlichen Zubereitungen eine vergleichbare Wirksamkeit bei höheren Kosten
- Eine bei mehrmals täglich gegebenen herkömmlichen Methylphenidat-Zubereitungen gelegentlich zwischen 2 Einnahmen auftretende Dysphorie, Reizbarkeit oder Rebound-Hyperaktivität kann durch Umstellung auf ein Retard-Präparat mit verzögerter oder kontrollierter Wirkstofffreisetzung gebessert werden
- In der Regel wird der Wirkungseintritt sowohl für vor- als auch nachmittags angestrebt. In einzelnen Fällen werden ADHS-Symptome nur in der Unterrichtsgruppensituation am Vormittag als Entwicklungsrisiko angesehen, so dass als Wirkungszeitraum die Unterrichtszeit und Hausaufgabensituation genügen. Dies sollte besonders bei deutlicher Appetitminderung oder Einschlafschwierigkeiten bedacht werden
- Die additive Gabe schnell freisetzenden Methylphenidats in Form herkömmlicher Tabletten zu einem Retard-Präparat kann gelegentlich zur morgendlichen Gabe notwendig werden, um die Latenz zwischen Einnahme und Einsetzen der Wirkung zu verkürzen oder am Nachmittag, um die Wirkdauer zu verlängern
- Die in dem Präparat „Adderal®" enthaltende Wirkstoffkombination von Amphetamin und Dextroamphetamin-Salzen führt zu einem graduellen Einsetzen der Wirkung sowie einer gesteigerten Wirkdauer; dies soll zu einer milderen Wirkung führen
- Zur Abschätzung der Wirksamkeit einer Psychostimulanzienbehandlung muss ausreichend hoch dosiert werden
- Die in den meisten Wirksamkeitsnachweis-Untersuchungen angegebenen prozentualen Ansprechraten beziehen sich auf ausreichend hohe Methylphenidat-Dosierungen (in der Regel 0,7 mg/kg/Körpergewicht)
- Die erforderliche Dosis kann sich von Patient zu Patient erheblich unterscheiden und sollte daher nach dem klinischen Effekt individuell nach Verhaltensbeurteilungen aus verschiedenen Lebensbereichen (situationsübergreifende Beurteilung durch verschiedene Beurteiler) austitriert werden. Bereits geringfügige Dosisänderungen können das Verhältnis von erwünschten zu unerwünschten Wirkungen deutlich verschieben
- Beim Wechsel von einem Einnahmeschema mit 2- bis 3-mal täglicher Einnahme herkömmlicher Methylphenidat-Tabletten zu 10 mg, die den Wirkstoff rasch nach der Einnahme freisetzen, sollte auf eine Medikinet retard® 20 mg Tablette oder eine Concerta® Kapsel zu 18 oder 36 mg am Morgen umgestellt werden
- Beim Wechsel von Methylphenidat auf Dexmethylphenidat sollte die Hälfte der vorherigen Dosierung verwendet werden (z. B. 5 mg Methylphenidat 2-mal täglich ersetzen durch 2,5 mg Dexmethylphenidat 2-mal täglich)

| **Pharmakokinetik** | - Es bestehen große interindividuelle Schwankungen in Bezug auf Resorption und Bioverfügbarkeit; nach sehr fettreichen Mahlzeiten werden maximale Plasmaspiegel von Methylphenidat und Dexmethylphenidat verzögert erreicht
- Die Plasmaeiweißbindung ist gering
- Osmosekontrollierte Methylphenidat-Kapseln mit langer Wirkdauer bestehen aus verschiedenen Komponenten, die die Wirksubstanz zu verschiedenen Zeiten in den Körper abgeben |
|---|---|
| **Beginn und Dauer der Wirkung** | - Siehe Tabelle 55. Psychostimulanzien: Vergleichende Übersicht, Seite 267 |
| **Nebenwirkungen** | - Siehe Tabelle 55. Psychostimulanzien: Vergleichende Übersicht, Seite 267
- Bei Patienten mit anamnestisch bekannten kardiovaskulären Erkrankungen (Bluthochdruck, Herzinsuffizienz, Myokardinfarkt, ventrikuläre Arrhythmie) sollen Pulsfrequenz und Blutdruck nach jeder Dosiserhöhung kontrolliert werden
- In kontrollierten Studien sind Ausprägung und Art unerwünschter Medikamentenwirkungen (dosisabhängig) bei Kindern im Vorschulalter (Alter 3 bis 7 Jahre) und im Schulalter beobachtet werden können (dosisabhängig) vergleichbar
- Bei Kindern und Heranwachsenden mit einer tiefgreifenden Entwicklungsstörung treten möglicherweise Nebenwirkungen häufiger auf
- Psychostimulanzien können bei Kindern und Jugendlichen eine Auswirkung auf das Längenwachstum haben (um diese Wirkung zu minimieren, werden manchmal „Medikamentenferien" durchgeführt)
- Häufige Nebenwirkungen sind Unruhe, Reizbarkeit, Angst, Schlafstörung, Schwäche. Zu Beginn der Therapie kann eine Verstärkung aggressiver Verhaltensweisen auftreten
- Bei Verwendung von hohen Dosierungen bei Kindern kam es in Einzelfällen zur Exazerbation zwanghafter Verhaltensweisen (Fallberichte)
- In Einzelfällen wurde eine Verstärkung oder Erstmanifestation stereotyper Verhaltensweisen wie Nägelkauen oder Haareausreißen beobachtet
- Stimulanzienbedingte Einschlafschwierigkeiten können durch Änderung des Einnahmezeitpunkts günstig beeinflusst werden [Behandlung: Clonidin (0,05–0,4 mg), Melatonin (Datenlage zum Teil widersprüchlich), L-Tryptophan, Antihistaminika oder Trazodon (25–50 mg) vor dem Zubettgehen können hilfreich sein]; beim Absetzen der Medikation wurden Fälle von Rebound-Schlafstörungen berichtet
- Appetitlosigkeit, gastrointestinale Störungen und Gewichtsverlust (Gegenmaßnahmen: Einnahme der Medikation zu den Mahlzeiten, das häufigere Essen von kleineren Mahlzeiten oder das Trinken von hochkalorischen Getränken kann diesem Problem entgegenwirken)
- Am späten Nachmittag oder Abend kann es zu einem Rebound-Phänomen kommen (Wiederauftreten bzw. sogar verstärktes Wiederauftreten der Zielsymptomatik bei Absinken der Wirkspiegel); eine zusätzliche niedrigdosierte Medikamentengabe am Nachmittag oder der Wechsel auf ein Retardpräparat kann Abhilfe schaffen
- In allen Altersstufen treten gelegentlich unerwünschte Medikamentenwirkungen in Form von Traurigkeit, gesteigerter Reizbarkeit, anklammernd-ängstlichem Verhalten, Einschlafschwierigkeiten oder Appetitlosigkeit auf
- Dysphorie oder Traurigkeit – möglicherweise bedingt durch Ausklingen der Wirkung; die Verwendung eines Retard-Präparats mit verzögerter Wirkstofffreisetzung oder additive Gabe eines Antidepressivums mit noradrenerger Wirkkomponente kann Abhilfe schaffen
- Psychotische Reaktionen (selten); vorwiegend bei hohen Dosierungen oder bei familiärer Prädisposition
- Risiko der Auslösung einer manischen oder gemischten Episode bei Patienten mit einer bipolaren Störung |

Absetzphänomene

- Werden Psychostimulanzien nach längerfristigem Gebrauch plötzlich abgesetzt, kann es zu dysphorischen Reaktionen, Rebound-Schlafstörungen oder verstärktem Auftreten der ursprünglichen ADHS-Symptomatik kommen
- Fallbericht über einen 16-Jährigen, der jedes Mal, wenn er vergaß, seine Methylphenidat-Medikation (Concerta) zu nehmen, unter Priapismus litt

Vorsichtsmaßnahmen und Anwendungsbeschränkungen

- Vor der Behandlung sollten die Patienten hinsichtlich einer Anamnese kardiovaskulärer Erkrankungen (früher Herztod in der Familie, anamnestische bekannte familiäre Herzerkrankungen, Synkopen, Angina pectoris bei Belastung) überprüft werden und körperlich untersucht werden. Beim Vorliegen von Risikofaktoren sollte gegebenenfalls ein Kardiologe hinzugezogen werden
- Vorsichtige Anwendung bei Patienten, die unter Ängstlichkeit, Anspannung, agitiertem Verhalten oder Ruhelosigkeit leiden
- Psychostimulanzien können die Krampfschwelle senken (widersprüchliche Daten)
- Chronischer Psychostimulanzienmissbrauch – nicht aber der bestimmungsgemäße Gebrauch – kann bei Patienten zu Toleranzentwicklung und psychischer Abhängigkeit führen; eine Abhängigkeitsentwicklung bei Kindern ist selten; bei Jugendlichen mit komorbider dissozialer Persönlichkeitsstörung oder schwerer Störung des Sozialverhaltens sollte ein Missbrauchspotential jedoch bedacht werden. Psychostimulanzien können oral, intravenös oder nasal missbräuchlich verwendet werden
- Bei Kindern einer familiären Prädisposition für ein Tourette-Syndrom kann es zu Beginn der Behandlung zu einer Verschlimmerung von Tics kommen. Es gibt keine Hinweise darauf, dass Psychostimulanzien eine Tic-Störung hervorrufen können, die eine Psychostimulanzienbehandlung überdauert. Nach dem Absetzen einer Psychostimulanzienbehandlung geht eine stimulanzienbedingte Tic-Symptomatik rasch auf ihr Ausgangsniveau zurück. Eine Psychostimulanziengabe kann in manchen Fällen auch zur Besserung einer bestehenden Tic-Symptomatik beitragen
- Eine Toleranzentwicklung gegenüber Psychostimulanzien wurde beobachtet; eine Dosisanpassung oder „Medikamentenferien" können erforderlich werden
- Risiko der Auslösung einer manischen oder gemischten Episode bei Patienten mit einer bipolaren Störung
- Kann Denk- und Verhaltensstörungen bei psychotischen Patienten verschlimmern
- Bei Patienten mit Alkohol- oder Medikamentenmissbrauch in der Vorgeschichte vorsichtig verwenden und Compliance kontrollieren. Manche Jugendliche oder Eltern könnten Psychostimulanzien für illegale Zwecke verwenden

Kontraindikationen

- Patienten mit strukturellen Herzstörungen, Tachyarrhythmien, schwere Angina pectoris oder ausgeprägter arterielle Hypertension
- Patienten mit einer psychotischen Störung in der Krankengeschichte
- Anorexia nervosa (wegen appetitmindernder Wirkung)
- Neigung zu ausgeprägten Ängsten, Anspannung oder agitiertem Verhalten
- Hyperthyreose, Glaukom
- Patienten, die mit MAO-Hemmern behandelt werden

Überdosierung

- Siehe Tabelle 55. Psychostimulanzien: Vergleichende Übersicht, Seite 267

Kontrolluntersuchungen

- Vor der Behandlung und in regelmäßigen Abständen: Körpergröße, Gewicht, Blutdruck, Puls. Bei anamnestisch bekannten familiären Herzerkrankungen: EKG, Echokardiographie. Kontrolle der Kreislaufparameter bei ausgeprägter Blutdruckerhöhung, Brustschmerz bei Anstrengung oder ungeklärten Synkopen

Behandlung von Kindern und Jugendlichen	• Detaillierte Angaben zur Behandlung von Kindern finden Sie im *Handbuch Psychopharmaka für das Kindes- und Jugendalter* (Bandelow, Heise, Banaschewski, Rothenberger; 2006) • ADHS ist die Hauptindikation für die Behandlung von Kindern und Jugendlichen • Kontrollieren Sie, ob sich Größe und Gewicht normal entwickeln. Bei einem Gewichtsverlust von mehr als 10 % ist eine Dosisminderung, Medikamentenferien oder eine Wechsel des Medikaments zu erwägen • Tics oder Dyskinesien können bei Kindern mit ADHS mit einer genetischen Prädisposition demaskiert werden
Behandlung von älteren Patienten	• Kann bei der Behandlung älterer Patienten mit Depressionen hilfreich sein (Vorsichtshinweise bezüglich kardialer Erkrankungen beachten) • Die Gabe vor dem Frühstück oder dem Mittagessen kann sich positiv auf die Aktivität auswirken • Beginn mit geringer Dosis; z. B. 2,5 mg; dann Steigerung um 2,5–5,0 mg alle 2–3 Tage, je nach Verträglichkeit
Schwangerschaft	• Siehe Tabelle 55. Psychostimulanzien: Vergleichende Übersicht, Seite 267
Hinweise für die Pflege	• Obgleich sich die medikamentöse Behandlung in der Therapie einer ADHS als wirksam erwiesen hat, sollte ein multimodales Therapiekonzept verfolgt werden, um die Wahrscheinlichkeit einer sehr positiven Entwicklung der Kindes und Jugendlichen zu maximieren; als wichtige nicht pharmakologische Maßnahmen sind Psychoedukation und verhaltenstherapeutische Interventionen zu empfehlen • Retardtabletten, Retardkapseln oder andere Retardzubereitungen müssen im Ganzen geschluckt werden und sollten nicht gekaut, gelutscht oder zerbrochen werden • Alternative Behandlung mit Amphetaminsaft, der nach Rezept in Apotheken zubereitet werden kann (siehe Rezept Amphetaminsaft, Seite 273) • Psychostimulanzien sollten nicht abrupt abgesetzt werden • Einnahme am späten Nachmittag oder abends kann zu Einschlafschwierigkeiten führen • Bei Appetitminderung sollte das Medikament während oder nach den Mahlzeiten eingenommen werden • Pulsfrequenz und Blutdruck kontrollieren • Das Körpergewicht und die Körperlänge sollten regelmäßig kontrolliert werden (Verhältnis zur Perzentilenkurve beachten). Medikamentenfreie Perioden werden empfohlen, um eine Wachstumsminderung zu verhindern • Die Hüllen von Concerta Retard-Kapseln lösen sich nicht vollständig auf; die Patienten sollten informiert werden, dass die Kapselhülle weitgehend unverändert mit dem Stuhl ausgeschieden wird
Hinweise für Patienten	• Ausführliche Patienteninformationen: siehe Seite 435
Wechselwirkungen	• Siehe Tabelle 54. Psychostimulanzien: Wechselwirkungen

Tabelle 54. Psychostimulanzien: Wechselwirkungen

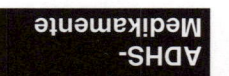

Medikamentenklasse	Beispiel	Wechselwirkungen
Methylphenidat		
Antibiotikum	Linezolid	NICHT KOMBINIEREN, da Linezolid MAO-Enzyme hemmt
Antidepressiva		
Irreversible MAO-Hemmer	Tranylcypromin	Gefahr einer hypertensiven Reaktion durch die Freisetzung großer Mengen von Noradrenalin; die Kombination wird SELTEN zur Augmentation einer antidepressiven Therapie unter engmaschiger Kontrolle verwendet
RIMA	Moclobemid	Blutdruckanstieg und Wirkungsverstärkung bei Gebrauch über einen längeren Zeitraum oder bei Gebrauch hoher Dosierungen
Trizyklische Antidepressiva	Amitriptylin etc.	Kombination zur Augmentation des antidepressiven Effektes; die Plasmaspiegel des verwendeten Antidepressivums können ansteigen; Anstieg kardiovaskulärer Nebenwirkungen bei Kindern bei kombinierter Gabe; engmaschige Überwachung; bei gemeinsamer Gabe mit Imipramin Fallberichte über neurotoxische Wirkungen (selten); engmaschige Überwachung
SSRIs	Fluoxetin etc.	Verstärkung der Wirkung bei der Behandlung von Depressionen, Dysthymie und Zwangsstörungen bei Patienten mit ADHS; Plasmaspiegel von Antidepressiva können ansteigen
SNRI	Venlafaxin	Fallbericht eines Serotoninsyndroms nach einmaliger Venlafaxingabe zusätzlich zu einer bestehenden Methylphenidattherapie
Antihistaminika	Diphenhydramin	Abschwächung des sedierenden Effektes von Diphenhydramin Die zentral stimulierende Wirkung des Psychostimulanziums kann durch wegen Blockade von Dopaminrezeptoren abgeschwächt werden; Methylphenidat kann möglicherweise nach dem Abbruch einer antipsychotisch wirksamen Medikation auftretende Dyskinesien verstärken bzw. verlängern
Antikonvulsiva	Carbamazepin	Absinken der Plasmaspiegel von Methylphenidat und seiner Metabolite; ebenso Absinken von Dexmethylphenidatspiegeln
	Phenytoin, Phenobarbital, Primidon	Anstieg der Phenytoin- und Phenobarbitalplasmaspiegel durch Hemmung der Metabolisierung
Clonidin		Verstärkung der Wirkung auf ADHS-bedingte Schlafstörungen, Hyperaktivität und aggressives Verhalten – vorsichtig verwenden; es wurden einzelne plötzliche Todesfälle berichtet (EKG-Kontrollen durchführen)
Guanethidin		Abschwächung der blutdrucksenkenden Wirkung; möglicherweise dosisabhängig
Pflanzliche Zubereitungen	Ephedra, Yohimbin, Johanniskraut	Kann zu Blutdruckanstieg, Herzrhythmusstörungen oder ZNS-Stimulation führen

Medikamentenklasse	Beispiel	Wechselwirkungen
Theophyllin		Berichtet wurden Tachykardie, Palpitationen, Schwindel, Schwächegefühl und agitiertes Verhalten bei kombinierter Gabe
Warfarin		Hemmung der Verstoffwechselung des Antikoagulanziums, Anstieg von Prothrombinzeit oder INR-Antwort
D-Amphetamin		
Alkalisierende Substanzen	Kaliumcitrat, Natriumbicarbonat	Steigerung der Aufnahme, Verlängerung der Halbwertszeit und Hemmung der D-Amphetaminausscheidung
Ansäuernde Substanzen	Amoniumchlorid, Ascorbinsäure, Fruchtsäfte	Hemmung der Aufnahme, Steigerung der Ausscheidung und Absinken der D-Amphetaminplasmaspiegel
Antidepressiva		
MAO-Hemmer (irreversible)	Phenelzin, Tranylcypromin	Bedingt durch eine Steigerung der Noradrenalinfreisetzung kann es zu hypertensiven Krisen kommen; NICHT gemeinsam geben
RIMA	Moclobemid	Bei längerfristiger Gabe oder hohen Dosierungen eventuell leichte Wirkungsverstärkung
SSRIs	Sertralin	Verstärkung der Wirksamkeit bei Depression, Dysthymie und Zwangsstörungen bei Patienten mit komorbider ADHS; bei Kombination mit Paroxetin eventuell Anstieg der D-Amphetaminplasmaspiegel bedingt durch Hemmung der Metabolisierung via CYP2D6
Antihistaminika	Diphenhydramin	Aufhebung des sedativen Effekts Antagonisierung der stimulierenden Effekte des D-Amphetamins durch Dopaminrezeptorblockade
Barbiturate	Phenobarbital, Amobarbital	Aufhebung/Abschwächung der D-Amphetaminwirkung
Guanethidin		Abschwächung der blutdrucksenkenden Wirkung; möglicherweise dosisabhängig
Sibutramin		Eventuell Blutdruckanstieg und Tachykardie – mit Vorsicht verwenden

Tabelle 55. Psychostimulanzien: Vergleichende Übersicht

	Methylphenidat	Dexmethylphenidat	D-Amphemin/Amphetaminsalze/Methamphetamin
Pharmakologie	Hemmt selektiv die präsynaptischen Transporter (z. B. Wiederaufnahme) für Dopamin und Noradrenalin	Hemmt selektiv die präsynaptischen Transporter (z. B. Wiederaufnahme) für Dopamin und Noradrenalin	Es kommt zur Freisetzung von Dopamin, Noradrenalin und 5-HT in den synaptischen Spalt unabhängig von normaler neuronaler Aktivität Hemmt MAO-Enzyme

Fortsetzung nächste Seite

Tabelle 55. Psychostimulanzien: Vergleichende Übersicht (Fortsetzung)

	Methylphenidat	Dexmethylphenidat	D-Amphemin/Amphetaminsalze/Methamphetamin
Dosierung			
ADHS	Mit 2,5 mg 2-mal täglich beginnen und wöchentlich um 2,5–5 mg steigern; übliche Dosierung: 5–60 mg/Tag oder 0,25–1 mg/kg/KG (aufgeteilte Dosierungen); bis zu 3 mg/kg wurden bei Kindern gegeben; Dosierungen über 60 mg/Tag sind selten sinnvoll. Retard-Präparate: Abhängig von der Einstellung mit Akutpräparaten. Bei z. B. 3x5 mg kann mit 18–20 mg morgendlich begonnen werden; kann um 18–20 mg wöchentlich bis auf 60 mg/Tag gesteigert werden	Alter >6 Jahre: Mit 2,5 mg 2-mal täglich beginnen und wöchentlich bis auf max. 20 mg/Tag (aufgeteilte Dosierungen, Einzelgabe etwa alle 4 h) übliche Dosierung: 5–20 mg/Tag aufgeteilt auf 4 Dosen	Dextroamphetamin: Alter 3–5 Jahre: Mit 2,5 mg beginnen und wöchentlich um 2,5 mg steigern; Alter >6 Jahre: Mit 5 mg beginnen und wöchentlich um 5 mg steigern. Übliche Dosierung: Dextroamphetamin: 2,5–40 mg/Tag oder 0,1–0,8 mg/kg/KG (aufgeteilte Dosierung); Ölkapseln können auf Nahrung geträufelt werden; Adderall®: mit 2,5–5 mg beginnen und um 2,5–5 mg alle 3–7 Tage bis auf max. 25 mg/Tag steigern (Gabe alle 4–7 Stunden), Adderall XR®: 10–30 mg morgens, Methamphetamin: mit 5 mg 1- bis 2-mal täglich beginnen und um 5 mg/Woche steigern; übliche Dosierung: 20–25 mg/Tag in mehrern Dosen; Gradumet® wird einmal täglich gegeben
Depression	10–30 mg/Tag	–	D-Amphetamin: 5–60 mg/Tag aufteilte Dosierungen
Narkolepsie	10–60 mg/Tag (übliche Dosierung 10 mg 2- bis 3-mal/Tag)	–	D-Amphetamin: 5–60 mg/Tag aufgeteilte Dosierung
Pharmakokinetik*			
Bioverfügbarkeit	>90 %	?	D-Amphetamin: >90 % Metamphetamin: 65–70 %
Max. Plasmaspiegel	Tabletten: 0,3–4 h. Retard-Präparate: 1–8 h. Metadate CD®: 1,5 h (1. Gipfel) 4,5 h (2. Gipfel). Concerta: 1 h (1. Gipfel) 6,8 h (2. Gipfel). Medikinet retard®: 2 h (1. Gipfel) 6 h (2. Gipfel)	1–1,5 h (nüchtern)	D-Amphetamin: Tabletten 1–4 h. Ölkapseln: 6–10 h. Adderall®: Tabletten 1–2 h. XR: 7 h

	Methylphenidat	Dexmethylphenidat	D-Amphemin/Amphetaminsalze/ Methamphetamin
Bindung an Plasmaproteine	8–15%	?	Dexamphetamin, Amphetaminsalze 12–15%
Eintritt der Wirkung	0,5–2 h, die Aufnahme aus dem Gastrointestinaltrakt erfolgt langsam und unvollständig	0,5–2 h	0,5–2 h, vollständige Aufnahme aus dem Gastrointetstinaltrakt Adderall: Saccharat- und Aspartat-Salze haben einen verzögerten Wirkeintritt
Eliminationshalbwertszeit	Herkömmliche Tabletten: Im Mittel 2,9 h (ca. 2–4 h) Ritalin-SR® und Concerta®: Im Mittel 3,4 h Metadate CD: Im Mittel 6,8 h	2,2 h	D-Amphetamin: 6–8 h, bei saurem pH 18,6–33,6 h, bei alkalischem pH Metamphetamin 6,5–15 h
Wirkdauer	Herkömmliche Tabletten: 3–5 h, SR-Tabletten: theoretisch 5–8 h, praktisch jedoch 3–5 h, langsam freisetzende Kapseln: 8–12 h	6–7 h	D-Amphetamin: Tabletten 4–5 h, Ölkapseln 7–8 h Adderall®: Tabletten 5–7 h, XR 12 h
Verstoffwechselung	Metabolisiert durch CYP2D6 Hemmt CYP2D6 und 2C9	Durch Deesterifikation (Lösung der Esterverbindung)	Metabolisiert durch CYP2D6
Nebenwirkungen			
ZNS	Nervosität, Ängstlichkeit, Schlafstörung (bis zu 28%), Ruhelosigkeit, gesteigerte Aktivität, Reizbarkeit (bis zu 26%), Kopfschmerzen (bei bis zu 14%), Weinerlichkeit, Benommenheit, Rebound-Depression, selten psychotische Reaktionen, Tourette-Syndrom, Tics (bei bis zu 10% – überwiegend bei höheren Dosierungen), soziales Rückzugsverhalten, Abgestumpftheit, bei Kindern mit autistischen Störungen wurden Traurigkeit und Reizbarkeit berichtet	Benommenheit, Kopfschmerzen, Fieber (5%), Gelenkschmerzen, Dyskinesien	Nervosität, Schlafstörungen, Überaktivität, Ruhelosigkeit, Ängstlichkeit, manische Reaktion (unter hohen Dosierungen), Dysphorie, Reizbarkeit, Kopfschmerzen, Verwirrtheit, Verkennungen, Rebound-Depression, psychotische Reaktionen, Kopfschmerzen, Tremor, Tourette-Syndrom, Tics – zumeist bei hohen Dosierungen
Gastrointestinale Nebenwirkungen	Bauchschmerzen, Übelkeit, Appetitlosigkeit (bei bis zu 41% – dosisabhängig), Gewichtsverlust, bei Concerta-Kapseln Darmträgheit/Verstopfung	Bauchschmerzen (15%), Übelkeit, Appetitlosigkeit (6%)	Bauchschmerzen, Übelkeit, Appetitlosigkeit, Gewichtsverlust

Fortsetzung nächste Seite

Tabelle 55. Psychostimulanzien: Vergleichende Übersicht (Fortsetzung)

	Methylphenidat	Dexmethylphenidat	D-Amphemin/Amphetaminsalze/ Methamphetamin
Kardiovaskuläre Nebenwirkungen	Anstieg der Pulsfrequenz und des Blutdruckes zu Beginn der Behandlung, Schwindel, Palpitationen	Anstieg von Pulsfrequenz und Blutdruck zu Beginn der Therapie	Anstieg von Pulsfrequenz und Blutdruck zu Beginn der Therapie, Schwindel, Palpitationen
Anticholinerge Nebenwirkungen	Mundtrockenheit, Verschwommensehen	Verschwommensehen	Mundtrockenheit, Geschmacksstörung, Verschwommensehen
Endokrine Nebenwirkungen	Wachstumsverzögerung (Körperlänge und Körpergewicht); tritt gelegentlich zu Beginn der Behandlung auf, normalisiert sich jedoch weitgehend im Verlauf der Therapie (sofern nicht chronisch hohe Dosierungen verwendet werden)	Wachstumsverzögerung, Gewichtsverlust	Wachstumgsverzögerung (Körperlänge und Körpergewicht); tritt gelgentlich zu Beginn der Behandlung auf, in der Regel lässt diese Wirkung im Verlauf der Behandlung nach (insofern nicht chronisch hohe Dosierungen verwendet werden)
Allergische Reaktionen	Infektionen der oberen Atemwege: Pharyngitis (4%), Sinusitis (3%), Husten (4%), Ausschlag, Leukopenie, Blutbildungsstörung, Anämie, Haarausfall	Husten, Infektionen der oberen Atemwege	Impotenz, Libidoveränderungen, Urtikaria, Anämie
Überdosierung/Vergiftung	ZNS-Überstimulation mit Erbrechen, agitiertem Verhalten, Tremor, Hyperreflexie, Krämpfen, Verwirrung, Halluzinationen, Delir, kardiovaskuläre Störungen, z.B. arterielle Hypertonie, Tachykardie Supportive symptomatische Maßnahmen sollten ergriffen werden	ZNS-Überstimulation mit Erbrechen, agitiertem Verhalten, Tremor, Hyperreflexie, Krämpfen, Verwirrung, Halluzinationen, Delir, kardiovaskuläre Störungen, z.B. arterielle Hypertonie, Tachykardie Supportive symptomatische Maßnahmen sollten ergriffen werden	Ruhelosigkeit, Schwindel, Steigerung der Reflexe, Tremor, Schlafstörungen, Reizbarkeit, Übergriffigkeit, Halluzinationen, Panikattacken, kardiovaskuläre Störungen, Kreislaufzusammenbruch, Krämpfe, Koma Supportive symptomatische Maßnahmen sollten ergriffen werden

	Methylphenidat	Dexmethylphenidat	D-Amphemin/Amphetaminsalze/ Methamphetamin
Schwangerschaft	Es liegen keine Berichte über eine teratogene Wirkung vor	Unbedenklichkeit nicht gesichert	Bei hohen Dosierungen zeigte sich ein embryotoxisches und teratogenes Potential; Amphetamin wurde im Tierversuch mit bleibenden Veränderungen des zentralen noradrenergen Systems bei Nachkommen in Zusammenhang gebracht; erhöhtes Risiko für Frühgeburt und niedriges Geburtsgewicht; bei Neugeborenen wurden Entzugssymptome beobachtet
Stillzeit	Keine Daten vorhanden	Keine Daten vorhanden	Geht in die Muttermilch über; Stillen nicht empfohlen

ADHS-Medikamente

ADHS-Medikamente

Methylphenidat: Plasmaspiegel verschiedener Zubereitungen

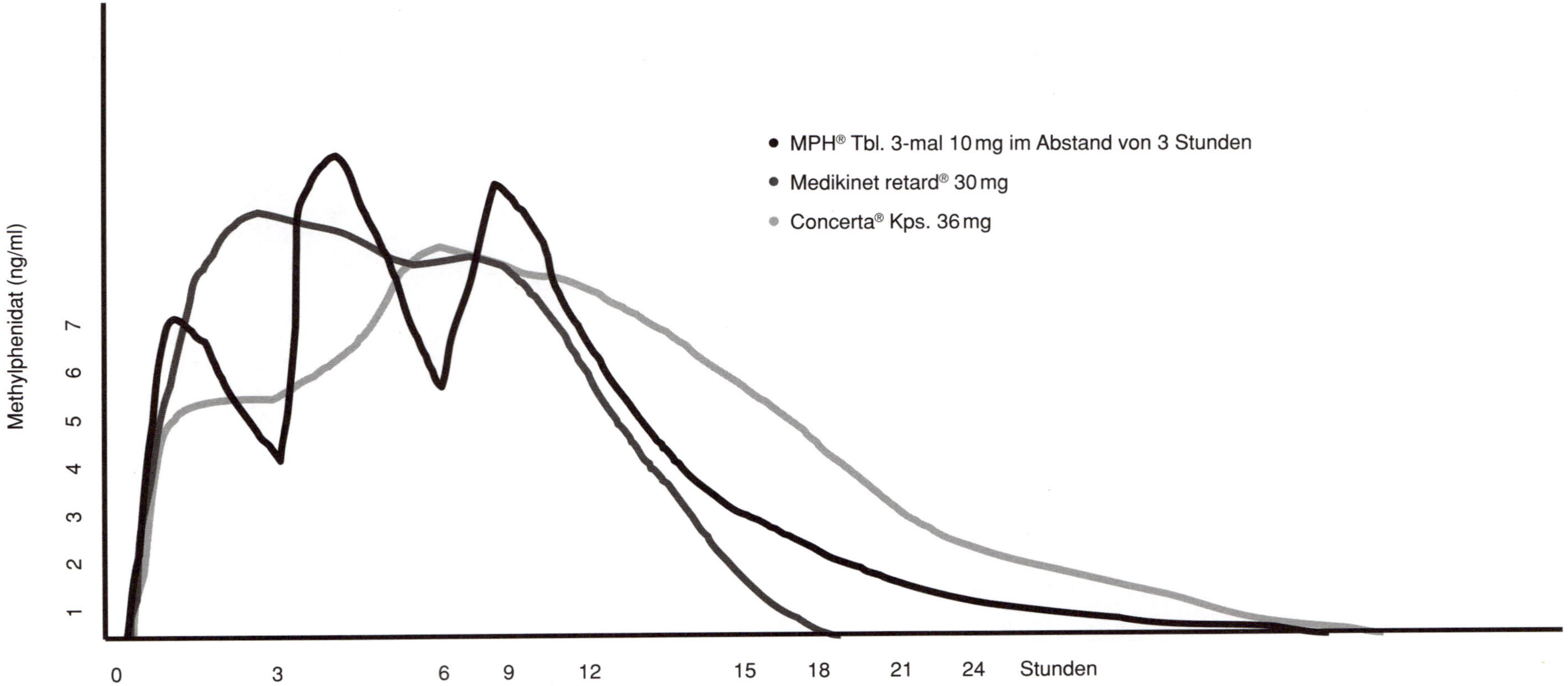

- MPH® Tbl. 3-mal 10 mg im Abstand von 3 Stunden
- Medikinet retard® 30 mg
- Concerta® Kps. 36 mg

Methylphenidat (ng/ml) — Stunden

Rezeptur-Amphetamin

Wirksamkeitsstudien zur medikamentösen Behandlung der ADHS mit Methylphenidat zeigen Ansprechraten von 75–80 % bei hinreichend hoher Dosierung (um 0,7 mg/kg/Körpergewicht). Bis zu 90 % der verbleibenden 20–25 % der Ausgangsgruppe (Methylphenidat-Non-Responder) profitieren jedoch von einer Psychostimulanzienbehandlung mit Amphetamin. Wenn eine ADHS-Symptomatik so ausgeprägt ist, dass ein erhebliches Entwicklungsrisiko für den Patienten anzunehmen ist, das durch nicht medikamentöse Behandlungsansätze nicht ausreichend gebessert werden kann und sich unter der Behandlung mit Methylphenidat (Mittel der 1. Wahl) auch nach Ausdosierung (bei Verträglichkeit bis 1,5 mg/kg/Körpergewicht) kein ausreichender Therapieeffekt zeigt, sollte nicht auf einen Behandlungsversuch mit Amphetamin verzichtet werden (Mittel der 2. Wahl)

- In Deutschland und Österreich als Fertigpräparation nicht erhältlich
- Amphetamin ist jedoch prinzipiell in Deutschland und Österreich verschreibungsfähig (BtmG-Rezept)

- Apotheken sind in der Regel bereit, Amphetaminpräparationen nach BtmG-Rezept herzustellen.

Rezept für Amphetamin-Saft:
Folgende Rezeptur hat sich als günstig erwiesen:

d,l-Amphetaminsulfat	0,8 g
Zitronensäure	0,8 g
Benzoesäure	0,4 g
Sirup mit Geschmack	80 g
Aqua ad	400 ml

Verwendet wird in der Regel das d,l-Razemat des Amphetamins, wobei nur die d-Form wirksam ist. 1 ml des fertigen Safts enthält daher 1 mg d-Amphetamin.

Weitere Medikamente zur Behandlung der ADHS

Atomoxetin

Verfügbare Substanz

Wirkstoff	Handelsname Deutschland	Handelsname Östereich	Handelsname Schweiz	Dosierungsform und Stärken
Atomoxetin	Strattera®	Strattera®	Strattera®	Kapseln: 10 mg; 18 mg; 25 mg; 40 mg; 60 mg

Indikationen

- Behandlung der ADHS bei Kindern und Jugendlichen ab 6 Jahre. Bei Erwachsenen kann eine im Jugendalter begonnene Therapie fortgesetzt werden

Allgemeine Hinweise

- In einigen Leitlinien wird Atomoxetin als Mittel der zweiten Wahl angesehen, während andere es als Mittel der ersten Wahl einordnen
- Es ist möglicherweise auch bei manchen Patienten wirksam, die auf eine Psychostimulanzienbehandlung nicht ansprachen. Als vorteilhaft wird betrachtet, dass Atomoxetin keine euphorisierende Wirkung zeigt, die Gefahr eines raschen Rebounds reduziert ist und ein geringeres Potential besteht, Tics oder psychotische Reaktionen auszulösen
- Kontrollierte Akutstudien zeigen, dass Psychostimulanzien und Atomoxetin den Schweregrad einer ADHS stärker als Placebo bessern können
- Langsamer Wirkeintritt. Das Medikament sollte einschleichend dosiert werden. Eine Response kann bis zu 4 Wochen nach Gabe der vollen Dosis eintreten; die Optimierung der Response kann bis zu 3 Monate dauern
- Reduziert sowohl unaufmerksames/ablenkbares als auch hyperaktives/impulsives Verhalten im Rahmen einer ADHS-Symptomatik
- Der Verkehr von Atomoxetin wird nicht durch das Betäubungsmittelgesetz geregelt
- Nach einigen direkten Vergleichsstudien zeigten Psychostimulanzien eine stärkere Verbesserung von ADHS-Symptomen und einen höheren Prozentsatz respondierender Patienten als Atomoxetin
- In einer großen Studie (n=600) zum Vergleich eines Methylphenidat-Retardpräparats mit Atomoxetin konnte gezeigt werden, dass 40 % der Kinder, die durch eines der beiden Medikamente nicht gebessert wurden, durch das andere eine Response zeigten, was für eine Selektivität der Wirkung spricht

Pharmakologie

- Selektive Blockade der Noradrenalin-Wiederaufnahme; steigert die Verfügbarkeit von Dopamin und Noradrenalin im frontalen Kortex (ohne die Verfügbarkeit von Dopamin im synaptischen Spalt dopaminerger Neurone in subkortikalen Bereichen zu erhöhen) –

Verbesserung kognitiver Funktionen ohne Abhängigkeitspotenzial bei Missbrauch. Es kommt zu einer Verbesserung der Regulation der Aufmerksamkeit, Impulsivität und des Aktivitätsniveaus
- Entfaltet keine euphorisierende oder stimulierende Wirkung. Mögliche Alternative für Patienten mit komorbider Suchterkrankung

Dosierung

- Die Dosierung richtet sich nach dem Körpergewicht
- Kinder und Jugendliche bis 70 kg: Mit 0,5 mg/kg/Tag beginnen und nach frühestens 3 Tagen auf Zieldosis von 1,2 mg/kg/Tag steigern; einmal tägliche Gabe oder wahlweise zweimal tägliche Gabe morgens und am späten Nachmittag. Dosierungen >1,2 mg/kg/Tag zeigten keine bessere Wirkung. In der Regel nicht über 1,4 mg/kg/Tag oder 100 mg/Tag steigern. Über 70 kg: Mit 40 mg/Tag beginnen und nach frühestens 3 Tagen auf Zieldosis von 80 mg/Tag steigern; einmal tägliche Gabe oder wahlweise zweimal tägliche Gabe morgens und spätnachmittags. Sollte sich nach 2–4 Wochen keine adäquate Wirkung zeigen, kann die Dosis auf max. 100 mg/Tag gesteigert werden
- Bei Patienten mit einer Störung der Leberfunktion sollte die Dosis halbiert werden; bei schwerer Störung der Leberfunktion sollte die Dosis auf ein Viertel der üblichen therapeutischen Dosis gesenkt werden
- Bei Niereninsuffizienz ist keine Dosisanpassung notwendig. Das Medikament kann eine Hypertonie bei Patienten mit terminaler Niereninsuffizienz verschlechtern
- Bei Patienten, die schlechte Metabolisierer des CYP2D6-Subenzyms sind, sind niedrigere Dosen erforderlich
- Bei Kombination mit Medikamenten, die das CYP2D6-Subenzym hemmen (siehe unter Wechselwirkungen): Therapie wie oben beschrieben beginnen, jedoch Dosis nicht steigern, wenn sich nach 4 Wochen keine Besserung der Symptome unter der Startdosis gezeigt hat und die Startdosis gut vertragen wurde

Pharmakokinetik

- Rasche Absorption; kann mit oder ohne Nahrung eingenommen werden. Fettreiche Nahrung vermindert die Rate, aber nicht das Ausmaß der Absorption (C_{max} um 3 Stunden verzögert und um 37 % vermindert)
- Bioverfügbarkeit 63 %; 94 % bei schlechten Metabolisierern
- Proteinbindung: 98 % Atomoxetin, 69 % Metabolit Hydroxyatomoxetin
- Maximale Plasmaspiegel werden nach 1–2 Stunden erreicht, 3–4 Stunden bei schlechten Metabolisierern
- Die Plasmaeliminationshalbwertszeit beträgt etwa 5 Stunden für Atomoxetin und 6–8 Stunden für Hydroxyatomoxetin. Bei schlechten Metabolisierern betragen die Werte 21,6 bzw. 34–40 Stunden. Der Abbau erfolgt vorwiegend über CYP2D6 sowie CYP2C19
- Leberinsuffizienz: 2-fache Erhöhung der AUC bei mittelgradiger, 4-fache bei schwerer Leberinsuffizienz (siehe unter Dosierung)

Nebenwirkungen

- Häufig: Rhinitis, Schmerzen im Epigastrium, Übelkeit, Erbrechen, Appetitminderung und Gewichtsverlust (besonders zu Beginn der Behandlung, besonders wenn die Dosis zu rasch gesteigert wird; bessert sich mit der Zeit), Schwindel, Kopfschmerzen, Stimmungslabilität, Schlafstörungen
- Gelegentlich: Reizbarkeit, Depression, Mundtrockenheit, Verstopfung, Mydriasis, Tremor, Juckreiz, Harnretention
- Bei Beginn der Behandlung kann ein geringfügiger Anstieg der Pulsfrequenz und des arteriellen Blutdrucks auftreten; In der Regel erfolgt nach kurzer Zeit kein weiterer Anstieg
- Sexuelle Dysfunktionen (Erektionsstörungen, Impotenz, abnormaler Orgasmus)
- Einzelfälle: Erhöhung der Lebertransaminasen und des Bilirubins. In sehr seltenen Einzelfällen (1: 3,4 Mio.) schwere Leberfunktionsstörung, mit dem Absetzen von Atomoxetin reversibel

ADHS-Medikamente

Absetzphänomene	• Es existieren derzeit keine Hinweise auf das Vorkommen von Absetz- oder Entzugssyndromen

Vorsichtsmaßnahmen	• Atomoxetin sollte bei Patienten mit arterieller Hypertonie, Arteriosklerose und Tachyarrhythmie. Vor Beginn der Behandlung sollte eine Anamnese bezüglich kardialer Probleme erfolgen; beim Auftreten von kardialen Symptomen sollte die Therapie überdacht werden. Atomoxetin sollte NICHT bei Kindern mit strukturellen Herzanomalien verwendet werden; hier kam es zu Herzinfarkten, Schlaganfällen und Todesfällen • Wegen einer gelegentlich auftretenden hypertensiven Wirkung bei arterieller Hypertonie vorsichtig verwenden • Bei Patienten mit Störung der Leberfunktion vorsichtig verwenden; es wird empfohlen, regelmäßige Kontrollen der, Lebertransaminasen und Bilirubin durchzuführen – siehe Abschnitt Dosierung (Seite 275). Es traten Fälle einer Leberschädigung auf (selten). Bei Patienten mit Ikterus oder Laborzeichen einer Leberschädigung absetzen; eine Wiederaufnahme der Therapie wird nicht empfohlen • Eine Assoziation zwischen der Gabe des Medikaments und dem Auftreten von Suizidideen wurde beobachtet

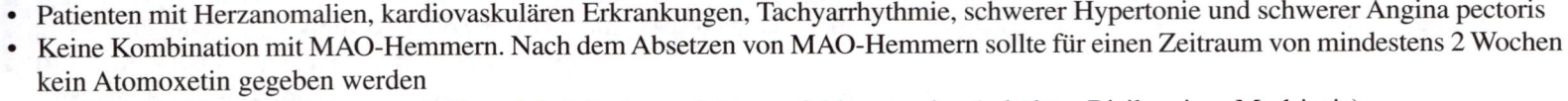

Kontraindikationen	• Patienten mit Herzanomalien, kardiovaskulären Erkrankungen, Tachyarrhythmie, schwerer Hypertonie und schwerer Angina pectoris • Keine Kombination mit MAO-Hemmern. Nach dem Absetzen von MAO-Hemmern sollte für einen Zeitraum von mindestens 2 Wochen kein Atomoxetin gegeben werden • Atomoxetin kann für Patienten mit Engwinkelglaukom nicht empfohlen werden (erhöhtes Risiko einer Mydriasis)

Überdosierung	• Symptome: Angst, Zittern, Mundtrockenheit. Es traten Krampfanfälle und ein verlängertes QT_c-Intervall auf

Kontroll-untersuchungen	• Leberfunktionstests beim Auftreten von Anzeichen einer Leberstörung

Behandlung von Kindern und Jugendlichen	• Detaillierte Angaben zur Behandlung von Kindern finden Sie im *Handbuch Psychopharmaka für das Kindes- und Jugendalter* (Bandelow, Heise, Banaschewski, Rothenberger; Hogrefe 2006) • Die Verträglichkeit und Wirksamkeit bei Kindern unter 6 Jahren wurden nicht untersucht • Die Pharmakokinetik bei Kindern ähnelt der bei Erwachsenen

Behandlung von älteren Patienten	• Vorsichtige Anwendung bei kardiovaskulären Erkrankungen oder Leberfunktionsstörungen

Schwangerschaft	• Schwangerschaftskategorie C – Tierversuche geben Hinweise auf teratogene Wirkungen; die Wirkung beim Menschen ist nicht bekannt
Stillzeit	• Atomoxetin geht bei Ratten in die Muttermilch über; es ist nicht bekannt, ob das Medikament auch bei Menschen in die Muttermilch übergeht

Hinweise für die Pflege
- Zu Beginn und gelegentlich im weiteren Behandlungsverlauf sollten Pulsfrequenz und Blutdruck kontrolliert werden
- Achten Sie auf Reizbarkeit, Wut, Depression oder Suizidideen
- In regelmäßigen Abständen sollten Körpergewicht und Körperlänge gemessen werden
- Achten Sie auf Zeichen einer Leberstörung (Juckreiz, dunkler Urin, Gelbsucht, angespannte Bauchdecken, grippeähnliche Symptome)
- Atomoxetin-Kapseln dürfen nicht geöffnet werden
- Um Bauchschmerzen, Übelkeit und Erbrechen zu verhindern, sollte Atomoxetin während oder nach den Mahlzeiten gegeben werden

Hinweise für Patienten
- Ausführliche Patienteninformationen: siehe Seite 437

Wechselwirkungen
- Siehe Tabelle 56. Atomoxetin: Wechselwirkungen

Tabelle 56. Atomoxetin: Wechselwirkungen

Substanz	Beispiel	Wechselwirkungen
Antiarrhythmika	Chinidin	Anstieg der Atomoxetin-Plasmaspiegel durch Hemmung des Abbaus durch CYP2D6
Antidepressiva		
SSRI	Paroxetin, Fluoxetin	Anstieg der Atomoxetin-Plasmaspiegel durch Hemmung des Abbaus durch CYP2D6
MAO-Hemmer	Tranylcypromin	Nicht kombinieren, frühestens 2 Wochen nach Absetzen der MAO-Hemmer
Antitussivum	Dextramethorphan	Kompetitive Hemmung des Dextramethorphan-Abbaus; Plasmaspiegel beider Medikamente können erhöht werden
β-Mimetikum	Albuterol	Verstärkung von Blutdruckanstieg und Tachykardie
Psychostimulanzien/Sympathomimetika	Methylphenidat, Amphetamin	Mögliche Verstärkung von arterieller Hypertonie und Tachykardie
Virustatikum	Ritonavir	Anstieg der Atomoxetin-Plasmaspiegel durch Hemmung des Abbaus durch CYP2D6

Clonidin

Verfügbare Substanz

Wirkstoff	Handelsnamen Deutschland	Handelsnamen Österreich	Handelsname Schweiz	Kommentar
Clonidin	Catapresan®, Clonidin Ratiopharm®, Clonistada®, Haemiton®	Catapresan®, Catanidin®	Catapresan®	Sicherheit und Wirksamkeit bei Kindern nicht untersucht Dosierungsempfehlungen für Jugendliche >50 kg

Indikationen

Zugelassene Indikationen:
- Arterielle Hypertonie – sofern nicht durch ein Phäochromozytom bedingt

Weitere Indikationen:
- ADHS: Nach einer Metaanalyse reduziert Clonidin Übererregbarkeit, agitiertes Verhalten, Schlafstörungen und Aggressivität; sinnvoll bei Patienten mit komorbider Tic-Störung oder Störung des Sozialverhaltens
- Kombination mit Methylphenidat oder D-Amphetamin möglich; lindert Psychostimulanzien-bedingte Schlafstörungen (Achtung: siehe Wechselwirkungen, Seite 280)
- Kann Impulsivität (Achtung: siehe Wechselwirkungen, Seite 280) und Erregbarkeit bei tiefgreifenden Entwicklungsstörungen reduzieren
- Wirkungsverstärkung bei Kombination mit Antikonvulsiva
- Clonidin kann einen durch Clozapin bedingten Speichelfluss reduzieren
- Wird beim Heroin- und Nikotinentzug eingesetzt, um Hyperaktivität zu reduzieren und den unangenehmen Entzug erträglicher zu machen; häufig gemeinsame Gabe mit Opioid-Antagonisten (z. B. Naltrexon)

Allgemeine Hinweise

- Clonidin ist ein Antihypertonikum, das in psychiatrischen Indikation nur selten eingesetzt wird, wenn andere Medikamente nicht wirksam waren oder nicht vertragen wurden
- Reduziert hyperaktiv-impulsive Verhaltensweisen bei ADHS; weniger bzw. nicht wirksam bei einer bestehenden Aufmerksamkeitsproblematik
- Wird gegenüber Psychostimulanzien insgesamt als weniger wirksam eingestuft, kann jedoch bei manchen Patienten, die auf eine Psychostimulanzienbehandlung nicht hinreichend angesprochen haben, von Nutzen sein

Pharmakologie

- Clonidin wirkt als zentraler und peripherer α-adrenerger Agonist. Es bindet an präsynaptische Rezeptoren und hemmt die noradrenerge neuronale Transmission; es wird sowohl die noradrenerge Entladungsrate im Locus coeruleus sowie auf indirektem Wege die Aktivität dopaminerger Neurone beeinflusst

Dosierung

- ADHS: 3–10 µg/kg/Tag (0,05–0,4 mg/Tag)
- Dissoziales Verhalten, Aggressionen: Kinder 0,15–0,4 mg/Tag; Erwachsene 0,4–0,6 mg/Tag

- Drogenabhängigkeit: 3- bis 4-mal 0,1–0,3 mg/Tag für bis zu 7 Tage
- Nikotinabhängigkeit: 2-mal 0,1–0,4 mg/Tag für bis zu 3–4 Wochen

Pharmakokinetik

- Wird oral gut resorbiert
- Spitzenplasmaspiegel nach 3–5 Stunden
- Die Plasmaeliminationshalbwertszeit beträgt 6–20 Stunden; bei Patienten mit eingeschränkter Nierenfunktion schwankt die Eliminationshalbwertszeit zwischen 18 und 41 Stunden; die Eliminationshalbwertszeit ist dosisabhängig

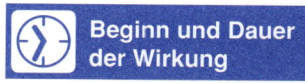

Beginn und Dauer der Wirkung

- Die Wirkung tritt innerhalb von 30–60 Minuten ein und hält über einen Zeitraum von 8 Stunden an

Nebenwirkungen

- Häufig zu Beginn der Behandlung: Schwindel, Bradykardie, Hypotonie (Blutdruck und Puls überwachen)
- Seltener: Ängstlichkeit, Reizbarkeit, Gedächtnisstörungen, Kopfschmerzen, Mundtrockenheit, Energieverlust
- Agitiertheit kann verstärkt werden
- Depressionen möglich

Absetzphänomene

- Absetzreaktionen treten nach abruptem Absetzen nach längerfristiger Behandlung auf (über 1–2 Monate)
- Um Rebound-Hypertension, Sedierung oder Tic-Rebound bei Patienten mit Tourette-Syndrom zu vermeiden, langsam ausschleichen

Vorsichtsmaßnahmen

- VORSICHT bei Kombination mit Psychostimulanzien. Es gibt Fallberichte über plötzliche Todesfälle unter dieser Kombination
- Vorsichtige Anwendung bei Patienten mit zerebrovaskulären Erkrankungen, chronischem Nierenversagen oder anamnestisch bekannten Depressionen

Überdosierung

- Symptome einer Überdosierung bzw. Intoxikation treten innerhalb 60 Minuten nach Medikamenteneinnahme auf und können über einen Zeitraum von 48 Stunden anhalten
- Die Symptomatik besteht aus einer vorübergehenden arteriellen Hypertonie, gefolgt von Blutdruckabfall, Bradykardie, Schwächegefühl, Blässe, Sedierung, Erbrechen, Hypothermie. Sie kann sich weiterentwickeln zu abgeschwächten oder erloschenen Muskeleigenreflexen, Apnoe, Atemdepression, Reizleitungsstörung des Herzens, Krampfanfällen und Koma

Behandlung:
- Supportive symptomatische Behandlung

Behandlung von Kindern und Jugendlichen

- Detaillierte Angaben zur Behandlung von Kindern finden Sie im *Handbuch Psychopharmaka für das Kindes- und Jugendalter* (Bandelow, Heise, Banaschewski, Rothenberger; Hogrefe 2006)
- Kinder verstoffwechseln Clonidin schneller als Erwachsene und benötigen daher häufigere Einzeldosen (4– bis 6-mal/Tag)

Behandlung von älteren Patienten

- Vorsicht bei der Behandlung von Patienten mit kardiovaskulären Erkrankungen oder chronischem Nierenversagen

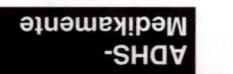

Schwangerschaft

- Schwangerschaftskategorie C – Im Tierversuch zeigten sich teratogene Wirkungen; die Wirkung beim Menschen ist nicht bekannt
- Clonidin passiert die Placentaschranke und kann beim Feten die Pulsfrequenz senken

Stillzeit

- Clonidin geht in die Muttermilch über; Wirkungen beim Kind nicht bekannt

Hinweise für die Pflege

- Clonidin sollte wegen des Risikos einer Rebound-Hypertonie und Sedierung nicht plötzlich abgesetzt werden

Hinweise für Patienten

- Ausführliche Patienteninformationen: siehe Seite 447

Wechselwirkungen

- Siehe Tabelle 57. Clonidin: Wechselwirkungen

Tabelle 57. Clonidin: Wechselwirkungen

Substanz	Beispiele	Wechselwirkungen
Antidepressiva	Desipramin, Bupropion	Das Absetzen von Clonidin kann zu einem starken Anstieg zirkulierender Katecholamine führen; Vorsicht bei der Kombination mit noradrenerg oder dopaminerg wirkenden Antidepressiva
Trizyklische Antidepressiva	Imipramin, Desipramin	Hemmung des antihypertensiven Effekts durch die Antidepressiva
Antihypertensiva	Alle Antihypertensiva	Verstärkung der blutdrucksenkenden Wirkung
Betablocker	Propranolol	Verstärkung der Bradykardie
Psychostimulanzien	Methylphenidat	Verstärkung der Wirkungen auf abnormes Schlafverhalten, Hyperaktivität und aggressives Verhalten im Rahmen der ADHS-Symptomatik – vorsichtige Verwendung! Vereinzelt plötzliche Todesfälle (EKG-Kontrollen durchführen)
ZNS-dämpfende Substanzen	Antihistaminika, Alkohol, Hypnotika	Verstärkung der ZNS-Wirkung

Augmentationsverfahren in der Behandlung der ADHS

Nichtansprechen auf ADHS-Behandlung	• Diagnose überprüfen • Patienten-Compliance überprüfen (mit Eltern bzw. Betreuern sprechen; überprüfen, ob Rezeptanforderungen mit Behandlungsplan übereinstimmen) • Überprüfen, ob sich die gegebene Dosis im therapeutischen Bereich befindet • Wechsel auf ein anderes Psychostimulans in Erwägung ziehen, falls das erste keine Wirkung gezeigt hat und der Patient (bzw. die Eltern) dem Therapieregime Folge leisteten
Faktoren, die den Therapieerfolg beeinträchtigen können	• Komorbide somatische oder psychiatrische Störungen, z. B. bipolare affektive Störung, Störung des Sozialverhaltens, Lernbehinderung • Gleichzeitig verschriebene Medikamente können Wechselwirkungen verursachen und die Wirksamkeit beeinträchtigen, z. B. (siehe Wechselwirkungen, Seite 266) • Enzyminduktoren (z. B. Carbamazepin) führen zu niedrigeren Methylphenidat-Plasmaspiegeln • Ein ausgeprägter Konsum ansäuernder Substanzen (z. B. Fruchtsäfte, Vitamin C) kann die Wirksamkeit von amphetaminhaltigen Zubereitungen vermindern • Substanzabusus (auch Alkoholmissbrauch) kann die Behandlung erschweren • Unerwünschte Medikamentenwirkungen • Das Ansprechen auf eine Behandlung kann auch durch psychosoziale Faktoren beeinflusst werden; nicht medikamentöse Behandlungsmaßnahmen können die Wahrscheinlichkeit eines Therapieerfolgs erhöhen (z. B. verhaltenstherapeutische Interventionen und Psychoedukation)
Medikamentenkombinationen in der Behandlung der ADHS	*Methylphenidat/Dexmethylphenidat/D-Amphetamin + Clonidin* • Verstärkung der Wirkung auf die Symptome Hyperaktivität, aggressives Verhalten, Stimmungsschwankungen und Schlafstörungen. Studien geben Ansprechraten von 50–80 % an; sinnvoll bei Patienten mit komorbide bestehender Tic-Störung, Störung des Sozialverhaltens sowie oppositionellem Verhalten. **Achtung:** Es wurden bei der Kombination mit Methylphenidat 5 plötzliche Todesfälle berichtet (Pulsfrequenz, Blutdruck sowie EKG-Kontrollen durchführen) *Psychostimulanzien + Antidepressiva* • Die Kombination mit Trizyklika (Imipramin, Nortryptilin und Desipramin) kann bei therapierefraktären Patienten oder Patienten mit einer zusätzlich bestehenden Enuresis oder Bulimie sinnvoll sein; möglicherweise Reduktion von Bewegungsstörungen bei Patienten mit Tic-Störungen; unerwünschte Wirkungen treten jedoch häufiger auf, z. B. kardiovaskuläre sowie gastrointestinale Nebenwirkungen, anticholinerge Wirkungen sowie Gewichtszunahme. Nur vorsichtige Abgabe an Patienten, bei denen die Gefahr einer Überdosierung (Intoxikation) möglich ist • SSRIs oder Venlafaxin können bei Patienten mit komorbide bestehenden affektiven Störungen oder Angststörungen (z. B. PTSD) wirksam sein

- Bupropion wurde zur Verstärkung der Wirksamkeit von Psychostimulanzien verwendet, besonders bei Patienten mit komorbider affektiver Störung, Substanzabusus oder Störung des Sozialverhaltens. Bupropion kann möglicherweise dermatologische Reaktionen auslösen, zu einer Verstärkung von Tics führen oder das Risiko zerebraler Krampfanfälle erhöhen

Atomoxetin + Psychostimulanzien
- Vorläufige praktische Erfahrungen zeigten, dass die Kombination von Psychostimulanzien und Atomoxetin verträglich ist und die Wirksamkeit gegenüber einer Einzelgabe der Substanzen gesteigert werden kann. In der Regel ist dann eine geringere Dosis der Einzelsubstanzen notwendig
- Achten Sie auf Blutdruckänderungen, Tachykardie und Gewichtsabnahme

Psychostimulanzien + Neuroleptika
- Antipsychotika der 2. Generation (Risperidon, Olanzapin) waren bei Patienten mit komorbide bestehenden Agressionen, unkontrolliertem Verhalten, Störung der Impulskontrolle, Hyperaktivität und Tics wirksam
- Niedrige Dosen von Haloperidol und Pimozid wurden bei Patienten mit komorbidem Tourette-Syndrom gegeben

Psychostimulanzien + „Mood Stabilizers"
- Erfahrungen wurden mit Patienten mit bipolarer affektiver Störung, Störung des Sozialverhaltens, Impulskontrollstörung und aggressivem Verhalten gemacht; Fallberichte mit Kindern existieren zu Lithium, Carbamazepin, Valproat und Gabapentin – Wechselwirkungen sollten bedacht werden (siehe Wechselwirkungen, Seite 266)

Psychostimulanzien + Buspiron
- Offene Studien geben Hinweise darauf, dass eine Dosis von 15–30 mg täglich zu einer Verbesserung von Hyperaktivität, Impulsivität und Aufmerksamkeit beitragen kann

Weiterführende Literatur

Bandelow B, Heise CA, Banaschewski T, Rothenberger A. Handbuch Psychopharmaka für das Kindes- und Jugendalter. Göttingen: Hogrefe, 2006.

Bangs ME, Jin L, Zhang S, et al. Hepatic events associated with atomoxetine treatment for attention-deficit hyperactivity disorder. Drug Saf. 2008;31(4):345–354.

Bangs ME, Tauscher-Wisniewski S, Polzer J, et al. Meta-analysis of suicide-related behavior events in patients treated with atomoxetine. J Am Acad Child Adolesc Psychiatry. 2008;47(2):209–218.

Biederman J, Spencer TJ. Psychopharmacological interventions. Child Adolesc Psychiatr Clin N Am. 2008;17(2):439–458, xi.

Buck, ML, Hofer KN, McCarthy, MW. New treatment options for attention-deficit/hyperactivity disorder (ADHD): Part I. Transdermal methylphenidate and lisdexamfetamine. Pediatric Pharmacotherapy. 2008;14(3)

Canadian ADHD Practice Guidelines. CADDRA 2007/08. Available from: www.caddra.ca/english/phys_guide.html.

Carlson GA, Dunn D, Kelsey D, et al. A pilot study for augmenting atomoxetine with methylphenidate: Safety of concomitant therapy in children with attention-deficit/hyperactivity disorder. Child Adolesc Psychiatry Ment Health. 2007;1(1):10.

Findling RL. Evolution of the treatment of attention-deficit/hyperactivity disorder in children: A review. Clin Ther. 2008;30(5):942–957.

Newcorn JH. Nonstimulants and emerging treatments in adults with ADHD. CNS Spectr. 2008;13(9 Suppl 13):12–16.

Newcorn JH, Kratochvil CJ, Allen AJ, et al. Atomoxetine and osmotically released methylphenidate for the treatment of attention deficit hyperactivity disorder: Acute comparison and differential response. AM J Psychiatry. 2008;165(6):721–30.

Palumbo DR, Sallee FR, Pelham WE Jr, et al. Clonidine for attention-deficit/hyperactivity disorder: I. Efficacy and tolerability outcomes. J Am Acad Child Adolesc Psychiatry. 2008;47(2):180–188.

Polzer J. Meta-analysis of suicide-related behavior events in patients treated with atomoxetine. J Am Acad Child Adolesc Psychiatry. 2008;47(2):209–218.

Rostain AL. Attention-deficit/hyperactivity disorder in adults: Evidence-based recommendations for management. Postgrad Med. 2008;120(3), 27–38.

Scahill L, Carroll D, Burke K. Methylphenidate: Mechanism of action and clinical update. J Child Adolesc Psychiatr Nurs. 2004;17(2):85–86.
Stein MA. Treating adult ADHD with stimulants. CNS Spectr. 2008;13(9 Suppl 13), 8–11.
Volkow ND, Fowler JS, Wang G, et al. Mechanism of action of methylphenidate: Insights from PET imaging studies. J Atten Disord. 2002;6(Suppl 1):S31–S43.
Wilens TE. Mechanism of action of agents used in attention-deficit/hyperactivity disorder. J Clin Psychiatry. 2006;67 Suppl 8:S32–S37.
Wolraich ML, McGuinn L, Doffing M. Treatment of attention deficit hyperactivity disorder in children and adolescents: Safety considerations. Drug Saf. 2007;30(1):17–26.

ANTIDEMENTIVA

Klasseneinteilung

- Cholinesterasehemmer (Donepezil, Galantamin, Rivastigmin)
- Kalzium-Antagonist (Nimodipin)
- NMDA-Glutamat-Antagonist (Memantin)
- Andere Antidementiva (Piracetam, Pyritinol)
- Zerebrale Vasotherapeutika (chemische und pflanzliche Mittel, die hauptsächlich der Durchblutungsförderung dienen; z. B. Ginkgo-biloba-Extrakt und Ergotoxindevirate)

Allgemeine Hinweise

- Im Folgenden werden nur diejenigen Substanzen als Antidementiva bezeichnet, für die in mindestens zwei Doppelblindstudien eine Wirkung bei demenziellen Abbauprozessen nachgewiesen werden konnte
- Zielsymptome der Behandlung mit Antidementiva: Einbußen bei Konzentration, Gedächtnis, Orientierung und Kritik- und Urteilsfähigkeit bei demenziellen Erkrankungen. Erfolgskriterien sind Verbesserungen dieser Symptome, aber auch das Aufhalten oder Verlangsamen eines fortschreitenden Prozesses
- Da die Ursachen der Alzheimer-Demenz und anderer Demenzerkrankungen nicht hinlänglich bekannt sind, können auch über die potenziellen Wirkmechanismen der verschiedenen Antidementiva nur Vermutungen angestellt werden
- Neben der medikamentösen Behandlung mit Antidementiva ist eine internistische Basistherapie von anderen Erkrankungen, die eine Demenzerkrankung komplizieren oder eine sekundäre Demenz verursachen, unerlässlich. Ferner kommt eine zusätzliche medikamentöse Behandlung mit anderen Psychopharmaka dann in Betracht, wenn andere psychiatrische Störungen hinzukommen (z. B. Depression, Wahn, Halluzinationen). Zusätzlich können auch andere Therapieverfahren, wie z. B. Verfahren zur Erhaltung kognitiver Fähigkeiten (Hirnleistungstraining), Soziotherapie oder psychotherapeutische Maßnahmen zum Einsatz kommen

Rechtliche Hinweise

Verordnung von Antidementiva zu Lasten der Krankenkassen:
- Nach den deutschen Arzneimittelrichtlinien (AMR) vom 01. 04. 1999 dürfen Arzneimittel, bei denen der Behandlungserfolg wegen individuell unterschiedlichem Ansprechens nicht vorhersehbar ist, nur mit einer besonderen Erfolgskontrolle längerfristig verordnet werden (Wirtschaftlichkeitsgebot)
- Als Erfolg einer antidementiven Behandlung kann angesehen werden, wenn sich die hirnorganischen Fähigkeiten des Patienten bessern, ein langsam progredienter Verlauf durch das Medikament gestoppt wird oder ein rasch progredienter Verlauf signifikant verlangsamt wird. Der Behandlungserfolg muss nicht notwendigerweise mit neuropsychologischen Tests ermittelt werden. Jedoch empfiehlt es sich, solche Tests anzuwenden (z. B. MMST – Mini-Mental-State oder ADAS-cog – Alzheimer Disease Assessment Scale – Cognitive Subscale, DemTect). Um einen Verlauf beurteilen zu können, muss der Test vor und nach der Behandlung angewendet werden
- Für die Cholinesterasehemmer wird ein Therapieversuch von 24 Wochen Dauer zugestanden, bei den übrigen Antidementiva 12 Wochen. Damit wird der Tatsache Rechnung getragen, dass die für die Zulassung der Cholinesterasehemmer herangezogenen Studien eine höhere wissenschaftliche Qualität besitzen und eine höhere individuelle Ansprechrate zu erwarten ist als bei den übrigen Antidementiva. Inzwischen liegen auch für den NMDA-Antagonisten Memantin derartige Studien vor
- Nach den neuen AMR können Durchblutungsmittel (Vasotherapeutika) nicht mehr zur Behandlung hirnorganischer Psychosyndrome zu Lasten der Krankenkassen verordnet werden

Cholinesterasehemmer

Verfügbare Substanzen

Wirkstoff	Handelsnamen Deutschland	Handelsnamen Österreich	Handelsnamen Schweiz	Stärken Kaps/Tbl/Pf.
Donepezil	Aricept®	Aricept®	Aricept®	5 mg, 10 mg
Rivastigmin	Exelon®	Exelon®, Prometax®	Exelon®	1,5; 3; 4,5; 6 mg, Lösung/ Pflaster: 4,6 und 9,5 mg je 24 h
Galantamin	Reminyl®	Reminyl®	Reminyl®	4, 8, 12 mg, Lösung

- Selektive, pseudoirreversible Cholinesterasehemmer (Donepezil, Rivastigmin, Galantamin)

Indikationen

Zugelassene Indikationen:
- Symptomatische Behandlung der leichten bis mittelschweren Alzheimer-Demenz
- Symptomatische Behandlung der leichten bis mittelschweren Demenz beim idiopathischen Parkinson-Syndrom (Rivastigmin)

Weitere Indikationen:
- Nach vorläufigen Daten kann auch bei Gedächtnisstörungen nach Hirnverletzung und bei Demenz bei M. Parkinson eine Besserung eintreten
- Nach Doppelblindstudien ist Donepezil bei vaskulärer Demenz wirksam; nach offenen Studien sind auch unter Galantamin und Rivastigmin gute Effekte erzielt worden
- Vorläufige Daten zeigen eine klinische Wirksamkeit auf Verhaltensstörungen und Halluzinationen bei Lewy-Demenz (Donepezil, Rivastigmin); gelegentliche Verschlechterung extrapyramidal-motorischer Symptome
- Vorläufige Ergebnisse zeigen eine Wirksamkeit von Donepezil bei bisher resistenten bipolar-affektiven Störungen und visuellen Halluzinationen
- Offene Studien mit Donepezil bei Schizophrenie ergaben eine Verbesserung von Wortflüssigkeit und Aufmerksamkeit; verbesserte Kognition bei schizoaffektiven Erkrankungen
- Augmentation mit Donepezil bei ADHS (offene Studien) verbesserte die Leistungsfähigkeit bisher ungenügend respondierter Kinder und Heranwachsender

Allgemeine Hinweise

- In doppelblinden, placebokontrollierten Studien mit Patienten mit leichter oder mittelschwerer Alzheimer-Demenz konnten Besserungen der kognitiven Leistungen (Konzentration und Aufmerksamkeit) sowie globaler Funktionsmaße nachgewiesen werden, die sich z. B. in signifikanten Besserungen der Werte auf den folgenden Skalen zeigten: Alzheimer Disease Assessment Scale – cognitive subscale (ADAS-cog) and CIBIC plus (Clinicians' Interview-Based Impression of Change)

- Die Besserung ist oft nur geringgradig. Wenn sich nach 24 Wochen keine Besserung oder Verlangsamung eines progredienten Prozesses zeigt, kann die Verordnung der Medikamente nicht mehr zu Lasten der Krankenkasse erfolgen (Wirtschaftlichkeitsgebot). Es wird daher empfohlen, vor der Behandlung ein Mini Mental State Score (MMSS) zu erheben, um diesen Wert nach 24 Wochen mit dem Ausgangswert vergleichen zu können

Pharmakologie

- Es wird vermutet, dass die Substanzen den Acetylcholingehalt im Kortex erhöhen.
- Donepezil gehört zu den Benzylpiperidinen, Rivastigmin ist ein Carbamat. Beide Wirkstoffe hemmen selektiv die Hirn-Acetylcholinesterase. Galantamin ist ein tertiäres Alkaloid

Dosierung

- Siehe auch Seite 290, Tabelle 59. Cholinesterasehemmer: Übersicht
- Die Behandlung sollte mit niedrigen Dosierungen begonnen werden, um die Nebenwirkungen gering zu halten

Pharmakokinetik

- Siehe Seite 290, Tabelle 59. Cholinesterasehemmer: Übersicht

Nebenwirkungen

- Siehe auch Seite 290, Tabelle 59. Cholinesterasehemmer: Übersicht

Donepezil

- Bei Dosierungen über 5 mg/Tag treten Nebenwirkungen häufiger auf. Eventuell können diese Nebenwirkungen reduziert werden, wenn die anfängliche Dosis von 5 mg/Tag für ca. 6 Wochen verabreicht wird und erst dann auf eine höhere Dosis umgestellt wird
- Die Nebenwirkungen von Donepezil beruhen vorwiegend auf der cholinomimetischen Aktivität: Übelkeit, Erbrechen, Schwindelgefühl, Durchfall, Magen-Darm-Beschwerden und Anorexie
- Muskelkrämpfe, Müdigkeit, Schlafstörungen, Kopfschmerzen, Neigung zu Erkältungen
- Gehäuftes Auftreten von Unfällen
- Nebenwirkungen treten häufiger bei weiblichen Patienten auf sowie bei Patienten über 85 Jahre
- Bei Donepezil kann es gelegentlich zu einer leichten Erhöhung der Muskel-Kreatinkinase (CK) im Serum kommen; andere bemerkenswerte Abweichungen bei den Laborwerten wurden nicht beobachtet
- Einzelfälle von Bewusstlosigkeit, Bradykardie, sinuatrialem Block und atrio-ventrikulärem Block wurden beobachtet
- Im Allgemeinen sind die Nebenwirkungen trotz Weiterbehandlung geringgradig und können sistieren

Galantamin

- Häufig: Übelkeit, Erbrechen, Durchfälle, Anorexie, Muskelkrämpfe
- Gelegentlich: Flatulus, Schaflosigkeit, Kopfschmerzen, Sedierung, Harnwegsinfekte, Anämie, Inkontinenz, Hämaturie
- Selten: Bradykardie, Synkopen, Thoraxschmerzen, Ödeme, Kammerflimmern

Rivastigmin

- Die häufigsten Nebenwirkungen sind Schwäche, Anorexie, Schwindel, Übelkeit, Erbrechen und Somnolenz. Weibliche Patienten sind häufig empfindlicher in Bezug auf Übelkeit, Erbrechen, Appetitlosigkeit und Gewichtsverlust

- Andere häufige Nebenwirkungen sind Bauchschmerzen, akzidentelle Verletzungen, Agitiertheit, Verwirrtheit, Depression, Diarrhö, gastrointestinale Beschwerden, Kopfschmerzen, Schlafstörungen, Infekte der oberen Atemwege, Harnwegsinfekte, vermehrtes Schwitzen, Unwohlsein und Tremor
- In seltenen Fällen wurden Angina pectoris, gastrointestinale Blutungen und Synkopen beobachtet
- Abweichungen von der Norm der Laborwerte wurden bisher nicht beobachtet

⚠ Vorsichtsmaßnahmen

- Bekannte Überempfindlichkeit gegen das Arzneimittel
- Anamnestisch bekannte Synkopen, Bradykardie, Bradyarrhythmie, Sick-Sinus-Syndrom, Kardiomyopathie, koronare Herzkrankheit, Asthma, chronisch obstruktive Lungenerkrankung, Magen- oder Zwölffingerdarmgeschwüre, Risiko für Magenulcera (z. B. durch die Verwendung nicht stereodaler Antiphlogistika oder hoher Dosen von Acetylsalicylsäure)
- Vorsicht bei Patienten mit niedrigem Körpergewicht, Alter über 80 Jahre, weiblichem Geschlecht oder mit gleichzeitig bestehenden anderen Erkrankungen
- Cholinomimetika können Harnverhalt oder Krampfanfälle auslösen oder verstärken

⏸ Absetzphänomene

- Nach plötzlichem Absetzen kann eine plötzliche Verschlechterung der kognitiven Funktionen eintreten

🛑 Kontraindikationen

Donepezil

- Donepezil darf bei Patienten mit einer bekannten Überempfindlichkeit gegen Donepezil, andere Piperidindevirate oder gegen einen in der Präparatzusammensetzung enthaltenen Hilfsstoffe nicht angewendet werden
- Donepezil darf nicht während der Schwangerschaft eingenommen werden
- Die Anwendung bei Kindern wird nicht empfohlen

Galantamin

- Galantamin darf bei schwerer Leber- und Nierenfunktionsstörung nicht angewendet werden, keine Behandlung bei Kindern
- Nicht in der Stillzeit

Rivastigmin

- Rivastigmin darf nicht angewendet werden bei bekannter Überempfindlichkeit gegenüber Carbamat-Derivaten oder sonstigen Bestandteilen der Präparatzusammensetzung
- Keine Anwendung bei schwerer Leberinsuffizienz, da Rivastigmin bei diesen Patienten nicht untersucht wurde
- Rivastigmin ist nicht für die Anwendung bei Kindern vorgesehen

🛑 Anwendungseinschränkungen

Donepezil

- Besondere Vorsicht ist geboten bei der Anwendung bei Patienten, die sich einem operativen Eingriff unter Narkose unterziehen müssen (evtl. wird die Muskelrelaxation bei gleichzeitiger Gabe mit Muskelrelaxanzien vom Succinylcholin-Typ verstärkt)

Antidementiva

- Vorsicht bei Patienten mit kardiovaskulären Erkrankungen (Bradykardie, Sick-Sinus-Syndrom und andere supraventrikuläre Erregungsleitungsstörungen des Herzens, wie sinuatrialer oder atrioventrikulärer Block), mit gastrointestinalen Erkrankungen (Ulcera in der Anamnese), mit Erkrankungen des Urogenitalsystems, Blasenentleerungsstörungen mit neurologischen Störungen (Krampfanfällen) und mit Erkrankungen der Atemwege, Asthma oder anderen obstruktiven Lungenerkrankungen

Galantamin

- Bei Sick-Sinus-Syndrom, supraventrikulären Reizleitungsstörungen, gastrointestinalen Erkrankungen, Asthma und chronisch obstruktiven Lungenerkrankungen, Obstruktion der ableitenden Harnwege
- Nicht in Kombination mit die Herzfrequenz herabsetzenden Medikamenten (z. B. β-Blocker, Digoxin)
- Bei neurologischen Erkrankungen
- Tabletten bei Patienten mit Galactoseintoleranz, Glucose-Galactose-Malabsorption

Rivastigmin

- Vorsicht bei Patienten mit Sick-Sinus-Syndrom oder Reizleitungsstörungen (sinuatrialer Block, atrioventrikulärer Block)
- Vorsicht bei floriden Magen- oder Duodenalulzera oder Prädisposition für solche Erkrankungen, Asthma, obstruktiven Lungenerkrankungen, Epilepsie oder Blasenentleerungsstörungen in der Vorgeschichte

Überdosierung

- Evtl. kann es zu einer cholinergen Krise kommen. Vergiftungen durch Cholinergika sind durch die typische parasympathikomimetische Symptomatik gekennzeichnet: Übelkeit, abdominelle oder epigastrische Krämpfe, Harndrang, Schwitzen, Hypersalivation, Schock, Asthma, Dyspnoe, AV-Block mit Bradykardie, evtl. Krampfanfälle
- Therapie: Atropin in individueller Dosierung, initial beim Erwachsenen 1–2 mg i. v. oder i. m.; Entgiftung bei Aufnahme größerer Mengen per os durch Magenspülung. Zur Wirksamkeit einer Dialyse liegen keine Erfahrungen vor

Behandlung von Kindern und Jugendlichen

- Keine Anwendung bei Kindern und Jugendlichen

Schwangerschaft

- Donepezil darf nicht während der Schwangerschaft eingenommen werden (Kontraindikation)
- Die Sicherheit von Rivastigmin und Galantamin während der Schwangerschaft ist beim Menschen nicht belegt. Deshalb dürfen schwangere Frauen Rivastigmin oder Galantamin nur dann erhalten, wenn der erwartete Nutzen größer ist als das mögliche Risiko für den Fetus

Stillzeit

- Bisher ist nicht bekannt, ob die Wirkstoffe in die Muttermilch übergehen; die Medikamente sollten daher nicht während der Stillzeit verabreicht werden

Hinweise für die Pflege

- Anticholinerge Arzneimittel schwächen die Wirkung der Cholinomimetika ab und sollten daher nicht zusätzlich verabreicht werden

Hinweise für Patienten — Ausführliche Patienteninformationen: siehe Seite 439

- Ein Behandlungserfolg bei Einnahme dieser Medikamente ist von einer regelmäßigen Einnahme abhängig
- Alle neuen oder ungewöhnlichen Nebenwirkungen sind dem behandelnden Arzt mitzuteilen
- Die Medikamente nicht plötzlich absetzen, da es zu Verhaltensstörungen oder Verschlechterung der geistigen Leistungen kommen kann
- Zusätzliche Einnahme anderer Medikamente nur nach Absprache mit dem behandelnden Arzt
- Die Einnahme der Medikamente kann Auswirkungen auf die Verkehrstüchtigkeit und das Bedienen von Maschinen haben. Die Fähigkeit zur aktiven Teilnahme am Straßenverkehr und zum Bedienen komplizierter Maschinen ist daher regelmäßig vom behandelnden Arzt zu überprüfen

Wechselwirkungen
- Siehe Tabelle 58. Cholinesterasehemmer: Wechselwirkungen

Tabelle 58. Cholinesterasehemmer: Wechselwirkungen

Substanzklasse	Donepezil	Galantamin	Rivastigmin
Anticholinergika (z. B. Biperiden, Diphenhydramin)	Abschwächung der anticholinergen Wirkungen, antagonistische Wirkungen	Abschwächung der anticholinergen Wirkungen, antagonistische Wirkungen	Abschwächung der anticholinergen Wirkungen, antagonistische Wirkungen
Antidepressiva		Bei Kombination mit Amitriptylin, Fluoxetin oder Fluvoxamin um 25–30 % verminderte Clearance von Galantamin durch CYP2D6-Hemmung Kombination mit Paroxetin erhöhte AUC von Galantamin um 40 %	
Antikonvulsiva (z. B. Carbamazepin, Phenytoin)	Verstärkter Abbau von Donepezil		
Antimykotika (z. B. Ketoconazol)	Anstieg des Antimykotikumspiegels; außerdem wird der Abbau von Donepezil über CYP3A4 gehemmt	Erhöhte AUC von Galantamin um 30 % durch CYP3A4-Hemmung	
Beta-Rezeptorenblocker	Verstärkung der Bradykardie	Verstärkung der Bradykardie	Verstärkung der Bradykardie möglich
Chinidin	Abbau von Donepezil via CYP2D6 gehemmt	Abbau von Galantamin via CYP2D6 gehemmt	
Cholinesterasehemmer	Verstärkung der cholinergen Wirkungen		Verstärkung der cholinergen Wirkungen
Cholinomimetika	Verstärkung der cholinergen Wirkungen		Verstärkung der cholinergen Wirkungen

Fortsetzung nächste Seite

Tabelle 58. Cholinesterasehemmer: Wechselwirkungen (Fortsetzung)

Substanzklasse	Donepezil	Galantamin	Rivastigmin
Cimetidin	Serumkonzentration von Cimetidin steigt an	Serumkonzentration von Cimetidin steigt an	
Dexamethason	Verstärkter Abbau von Donepezil, reduzierte Wirkung		
Erythromycin	Serumkonzentration von Erythromycin kann ansteigen	Erhöhte AUC von Galantamin um 10% durch CYP3A4-Hemmung	
Hepatotoxische Arzneimittel	Keine erhöhte Toxizität zu erwarten		
Muskelrelaxanzien (z. B. Suxamethonium)	Verlängerte Muskelrelaxation	Verlängerte Muskelrelaxation	Verlängerte Muskelrelaxation
Neuroleptika	EPS-Exazerbation bei Kombination mit Risperidon wurde beobachtet		
Nichtsteroidale Antiphlogistika (z. B. Ibuprofen)			
Nikotin			Um 23% erhöhte Clearance von Rivastigmin
Rifampicin, Rifabutin	Verstärkter Abbau von Donepezil, verminderte Wirkung, Anstieg der Serumkonzentration		
Theophyllin	Reduktion der Theophyllin-Clearance, erhöhter Plasmaspiegel von Theophyllin		
Ulzerogene Arzneimittel (z. B. Antirheumatika)	Verstärkung der Ulzerogenität		Evtl. Verstärkung der Ulzerogenität möglich

Tabelle 59. Cholinesterasehemmer: Übersicht

	Donepezil	Galantamin	Rivastigmin
Substanzklasse	**Benzylpiperidin**	**Alkaloid**	**Carbamat**
Pharmakodynamik	Reversible Hemmung vorwiegend der Hirn-Cholinesterase, kaum periphere Hemmung	Reversible Hemmung der Acetylcholin- und Butylcholinersterase, Allosterischer Modulator zentraler Nikotinrezeptoren	Reversible Hemmung vorwiegend der Hirn-Cholinesterase, kaum periphere Hemmung

	Donepezil	Galantamin	Rivastigmin
Dosierung	Zu Beginn: 5 mg/Tag; Erhöhung auf 10 mg/Tag, wenn nach 4–6 Wochen keine Besserung eintritt (Höchstdosis: 10 mg/Tag)	Zu Beginn: 2-mal 4 mg über 4 Wochen, danach 2-mal 8 mg über 4 Wochen, max. Aufdosierung auf 2-mal 12 mg. Bei milder Leberfunktionsstörung 1-mal 4 mg/Tag	Zu Beginn: 2-mal 1,5 mg/Tag (morgens und abends mit den Mahlzeiten) für 4 Wochen; bei guter Verträglichkeit kann die Dosis nach mindestens zweiwöchiger Behandlung auf 3 mg zweimal täglich erhöht werden; weitere Dosissteigerungen auf 4,5 mg und dann 6 mg zweimal täglich, nur bei guter Verträglichkeit und nach Mindestabstand von 4 Wochen (Höchstdosis: 12 mg/Tag)
Maximale Plasmakonzentration	Nach 3–4 Stunden	1 Stunde	Nach 1 Stunde; die Einnahme von Rivastigmin mit einer Mahlzeit verzögert die Resorption um 90 Minuten
Bioverfügbarkeit	100%, unabhängig von der Nahrungsaufnahme	90%, Nahrungsaufnahme verringert diese um 25% und verlängert $t_{1/2}$ auf 1,5 h	36%
Plasma-Halbwertszeit	70 Stunden, ansteigend nach mehrfacher Gabe; Clearance bei Pat. mit Leberzirrhose um etwa 20% reduziert; Niereninsuffizienz hat keinen Einfluss auf die Clearance	5–7 Stunden, um 25% bei Leberstörungen vermindert, bei Frauen um 20% verminderte Clearance	1 Stunde; Ausscheidung als Metabolite zu über 90% über die Nieren; weniger als 1% der verabreichten Dosis wird mit den Faeces ausgeschieden
Proteinbindung	Etwa 95%, vorwiegend an Albumin	18%	Etwa 40%
Metabolismus	CYP2D6, CYP3A4 (4 Hauptmetaboliten, davon sind 2 aktiv)	CYP2D6 und 3A4	Abbau hauptsächlich über eine durch Cholinesterase vermittelte Hydrolyse zu einem decarbamylierten Metaboliten; dieser hemmt die Acetylcholinesterase nur gering (unter 10%); insgesamt nur sehr geringe Beteiligung von Cytochrom-P450-Isoenzymen
Nebenwirkungen			
ZNS	5–10%: Schlafstörungen, Antriebsarmut, Kopfschmerzen, Schmerzzustände; 2–5% abnorme Träume, Somnolenz, Erregung, Depression, <2%: Ruhelosigkeit, Aggressivität, Reizbarkeit; <1%: transitorische ischiämische Attacken (TIA), Hypokinesie, Krampfanfälle, Delir (Fallbericht); Verschlimmerung einer Parkinsonsymptomatik, Bewegungsstörungen wie restless legs oder Stottern	5–10%: Schlafstörungen, Kopfschmerzen, Depressionen, Müdigkeit, Agitation; 2–5%: Sedierung, Tremor; <1%: Wahn, Delir, Ataxie, Schwindel, Hypertonie, Anfälle	>5%: Somnolenz, Agitiertheit, Schwäche Verwirrtheit, Depression, Kopfschmerzen, Schlafstörungen, Tremor

Fortsetzung nächste Seite

Tabelle 59. Cholinesterasehemmer: Übersicht (Fortsetzung)

	Donepezil	Galantamin	Rivastigmin
Nebenwirkungen			
Gastrointestinaltrakt	5–10%: Übelkeit, Erbrechen, Diarrhoe, Obstipation, Magenbeschwerden >2%: Anorexie	10–30%: Übelkeit, Erbrechen 5–10%: Durchfall 5–10%: Anorexie >1%: Flatulenz	>5%: Anorexie, Übelkeit, Erbrechen (weibliche Patienten sind empfindlicher in Bezug auf Appetitlosigkeit und Gewichtsverlust), Bauchschmerzen, Diarrhoe, Dyspepsie, Unwohlsein; In seltenen Fällen wurden gastrointestinale Blutungen beobachtet
Herz/Kreislauf	2–10%: Schwindelanfälle <2%: Synkope, Vorhofflimmern, Blutdruckabfall <1% Arrhythmie, AV-Block (I°), Kardiomyopathie, Bradykardie, Tachykardie (supraventrikulär), tiefe Beinvenenthrombose	5–10%: Schwindelanfälle <2%: Bradykardie, Synkopen >1%: Thoraxschmerzen <1%: Ödeme, Kammerflimmern	>5%: Schwindel In seltenen Fällen wurden Angina pectoris und Synkopen beobachtet
Respirationstrakt	>5%: verstopfte Nase, Erkältungen <2%: Dyspnoe; <1%: pulmonale Obstruktion, Pneumonie, Schlafapnoe	>2%: verstopfte Nase	>5%: Infekte der oberen Atemwege
Augen	<2%: unscharfes Sehen; <1%: trockene Augen, Glaukom	–	–
Haut	2–10%: Rötungen <2%: Pruritus, Urtikaria		>5%: vermehrtes Schwitzen
Urogenitaltrakt	<2%: Harndrang, Inkontinenz, Nykturie <1%: Prostatahypertrophie	>5%: Harnwegsinfekte >2%: Hämaturie >1%: Inkontinenz <1%: Harnverhalten	>5%: Harnwegsinfekte
Muskel/Skelett	6%: Krämpfe <2%: Arthritis	5–10%: Muskelkrämpfe	–
Leber	–	–	–
Sonstige	<2%: Exsikkose <1%: Blutbildveränderungen, Gelbsucht, Nierenversagen	2–5%: Anämie <1%: Blutbildveränderungen	>5%: akzidentelle Verletzungen

NMDA-Glutamat-Antagonist

Verfügbare Substanz

Wirkstoff	Handelsnamen Deutschland	Handelsnamen Österreich	Handelsnamen Schweiz
Memantin	Axura®, Ebixa®	Axura®, Ebixa®	Axura®, Ebixa®

Indikationen

Zugelassene Indikationen:
- Behandlung von Patienten mit mittelschwerer bis schwerer Alzheimer-Demenz

Pharmakodynamik

- Memantin zählt zur Klasse der mittelaffinen nicht kompetitiven NMDA-Rezeptorkanalblocker. Aufgrund der schnellen Rezeptorkinetik und einer ausgeprägten Spannungsabhängigkeit wirkt Memantin als Modulator der glutamatergen Neurotransmission. Memantin blockiert den NMDA-Rezeptorkanal unter Bedingungen einer erhöhten Exzitation, wodurch Neurone vor der toxischen Wirkung eines erhöhten, langandauernden Kalzium-Einstroms geschützt werden

Dosierung

- Die Einstellung der Patienten hat grundsätzlich individuell zu erfolgen, mit einschleichender Gabe zu Behandlungsbeginn. Die Tropfen sind zu den Mahlzeiten einzunehmen, die Filmtabletten sind unzerkaut mit Flüssigkeit ebenfalls zu den Mahlzeiten einzunehmen. Die letzte Anwendung sollte möglichst bis zum späten Nachmittag erfolgt sein (bis 14 Uhr)
- Dosierungsschema: In der 1. Woche täglich bis 5 mg, in der 2. Woche täglich bis 10 mg, in der 3. Woche täglich 15–20 mg, in der 4. Woche täglich 20 mg. Erhaltungstherapie mit 20 mg/Tag
- Erhaltungsdosis bei niereninsuffizienten Patienten: Einstellung individuell nach der klinischen Wirksamkeit unter Kontrolle der Nierenfunktion, bei mittelschwerer Nierenfunktionsstörung (Kreatinclearance 40–60 ml/min/1,73m^2) Höchstdosis 10 mg/Tag

Pharmakokinetik

- Vollständige Resorption und Bioverfügbarkeit (100 %)
- Geringe Plasmaeiweißbindung (42–45 %)
- Maximale Plasmaspiegel werden nach 6–8 Stunden erreicht; die Eliminationshalbwertszeit beträgt 60–100 Stunden
- Memantin hat keinen aktiven Metaboliten
- Memantin wird zum größten Teil unverändert über die Niere ausgeschieden

Nebenwirkungen

- Die Nebenwirkungen von Memantin sind stark abhängig von der Geschwindigkeit der Aufdosierung zu Beginn der Therapie. Insgesamt sind Nebenwirkungen bei vorsichtiger, einschleichender Dosierung selten und dann von leichter Ausprägung
- Schwindel, innere und motorische Unruhe und Übererregung, Nervosität (häufig)
- Kopfschmerzen, Kopfdruck, Übelkeit (häufig)
- Somnolenz, Müdigkeit (insbesondere bei Behandlungsbeginn)
- In Einzelfällen wurde bei Patienten mit erhöhter Anfallsbereitschaft eine Absenkung der Krampfschwelle beobachtet
- Abdominalbeschwerden
- Vorsicht: Reaktionsvermögen kann beeinträchtigt sein

	Kontraindikationen	• Schwere Verwirrtheitszustände • Schwere Nierenfunktionsstörungen • Epilepsie

	Anwendungsbeschränkungen und Vorsichtsmaßnahmen	• Vorsicht bei Patienten mit psychomotorischer Unruhe • Vorsicht bei gleichzeitiger Gabe von Amantadin und anderen NMDA-Antagonisten (z. B. Ketamin, Orphenadrin); relative Kontraindikation, sollte vermieden werden, da es zu Psychosen kommen kann

	Überdosierung	• Psychische Erregung, Halluzinationen, motorische Unruhe, Somnolenz, Kopfschmerzen, Schwindel und Übelkeit • Behandlung: symptomatisch

	Behandlung von Kindern und Jugendlichen	• Die Behandlung ist kontraindiziert (fehlende klinische Erfahrungen)

	Behandlung von älteren Patienten	• Einschleichende Dosierungen • Vorsicht bei Patienten mit Erregungszuständen

	Schwangerschaft	• Beim Menschen bisher kein Verdacht auf eine embryotoxische oder teratogene Wirkung; auch im Tierversuch keine entsprechenden Hinweise; Memantin darf in der Schwangerschaft nicht angewendet werden

	Stillzeit	• Es ist wahrscheinlich, dass die Substanz in die Muttermilch übergeht; Patienten unter Memantin dürfen nicht stillen

	Wechselwirkungen	• Siehe Tabelle 60. NMDA-Glutamat-Antagonist: Wechselwirkungen

Tabelle 60. NMDA-Glutamat-Antagonist: Wechselwirkungen

Medikamentenklasse	Wechselwirkungen
Amantadin	Gefahr der Überdosierung und Wirkungsverstärkung, Gefahr der pharmakotoxischen Psychose; KOMBINATION VERMEIDEN
Anticholinergika	Wirkungsverstärkung
Antihypertonika	Wirkungsverstärkung
Antikonvulsiva (z. B. Barbiturate)	Wirkungen und Nebenwirkungen der Barbiturate können verstärkt werden

Medikamentenklasse	Wechselwirkungen
Baclofen	Modifizierung der Baclofen-Wirkung; Dosisanpassung
COMT-Inhibitoren	Wirkungsverstärkung
Dantrolen	Bei gleichzeitiger Applikation von Dantrolen kann die Wirkung verändert werden; evtl. ist eine Dosisanpassung erforderlich
Diuretika (Hydrochlorothiazid)	Ausscheidung von Hydrochlorothiazid kann vermindert sein
Dopaminerge Agonisten (z. B. Bromocriptin, L-Dopa)	Wirkungsverstärkung
MAO-Hemmer	Wirkungsverstärkung
Neuroleptika	Wirkungen und Nebenwirkungen der Neuroleptika können abgeschwächt werden
Phenytoin	Pharmakotoxische Psychose möglich

Andere Antidementiva

Verfügbare Substanzen

Wirkstoff	Handelsnamen Deutschland	Handelsnamen Österreich	Handelsnamen Schweiz
Piracetam	Aviligen®, Cerebroforte®, Cerepar N®, Cuxabrain®, Memo-Puren®, Nootrop®, Normabrain®, Piracebral®, Piracetam ct®, Piracetam-Heumann®, Piracetam-800-Verla®, Piracetam AbZ®, Piracetam AL®, Piracetam-ELBE-MED®, Piracetam-neuraxpharm®, Piracetam-ratiopharm®, Piracetam-RPh®, Piracetam-STADA®, Piracetrop®, Sinapsan®	Cerebryl®, Nootropil®, Pirabene®, Piracetam „Interpharm"®, Piracetam „UCB"®	Nootropil®, Pirax®
Pyritinol	Ardeyceryl P®, Encephabol®	Encephabol®	–

Indikationen

Zugelassene Indikationen:
- Hirnleistungsstörungen im Alter mit folgender Leitsymptomatik: Antriebsmangel (Inaktivität), gesteigerte Ermüdbarkeit, Konzentrationsschwäche, Gedächtnisstörungen, Verstimmungen, Affektstörungen und emotionale Labilität

Anmerkung: Die für Piracetam und Pyritinol vorliegenden Studien sind nicht mit Patienten mit Demenzen nach heutiger Definition durchgeführt worden; auch entsprechen diese Studien nicht den heutigen methodologischen Anforderungen. Daher werden in der Demenzbehandlung heute die Acetylcholinesterasehemmer und Memantine empfohlen

Weitere Indikationen:
- Postkommotionelle Syndrome (Schwindel, Kopfschmerzen)
- Legasthenie bei nicht intellektuell retardierten Kindern
- Folgezustände der Alkoholabhängigkeit (Delir, Prädelir, Entzugssymptomatik) (Piracetam)
- Behandlung postanoxischer Myoklonus-Syndrome
- Adjuvante Behandlung bei Folgezuständen nach Schädel-Hirn-Trauma

Pharmakodynamik

- Vermutete Wirkmechanismen: Die Antidementiva Piracetam und Pyritinol haben ein ähnliches Wirkspektrum, wobei sie einen pathologisch verminderten Hirnstoffwechsel verbessern können (Glukose- und Sauerstoffutilisation, Proteinbiosynthese, Nukleinsäurestoffwechsel, Phospholipidstoffwechsel). Außerdem fördern sie die kortikale Acetylcholinfreisetzung und die cholinerge Transmission. In Tierversuchen kam es zu einer Besserung der Erregungsübertragung und -fortleitung in verschiedenen Hirnregionen. Beim Menschen kommt es zu einer Durchblutungszunahme in ischämischen Hirnarealen und Besserung der Fließeigenschaften des Blutes. Im EEG zeigt sich eine Verstärkung der Alpha-Komponenten und eine Verminderung der Theta- und Delta-Komponenten; insgesamt Besserung von Vigilanz und Antrieb

Dosierung

- Siehe auch Seite 299, Tabelle 61. Andere Antidementiva: Übersicht
- Bei leichter bis mittelschwerer Niereninsuffizienz (Kreatinin bis 3 mg/dl) sollte die Dosis von Piracetam reduziert werden. Dosishalbierung bei schwerer Niereninsuffizienz (Kreatinin 3–8 mg/dl)

- Die Behandlungsdauer richtet sich nach dem Krankheitsbild. Therapeutische Erfolge sind meist erst nach 2- bis 4-wöchiger Behandlung festzustellen, der optimale Effekt lässt sich in der Regel nach 6–12 Wochen sichern. Die Behandlungsdauer bei der Behandlung chronischer Erkrankungen sollte bis zur Wirksamkeitsbeurteilung mindestens 8 Wochen betragen; nach 12 Wochen Behandlung sollte die Indikation jedoch überprüft werden

Pharmakokinetik

- Siehe auch Seite 299, Tabelle 61. Andere Antidementiva: Übersicht

Nebenwirkungen

Piracetam

- Gelegentlich: Schlafstörungen, gesteigerte psychomotorische Aktivität, Nervosität, Angst, Aggressivität
- Gewichtszunahme, depressive Verstimmungen (gelegentlich)
- Selten: Schwindel, Libidozunahme und gesteigerte Sexualität
- Somnolenz (Einzelfälle)
- In Einzelfällen kann es zu einer Erniedrigung der Krampfschwelle kommen
- Gelegentlich: Beschwerden im Magen-Darm-Bereich (Übelkeit, Brechreiz, Bauchbeschwerden)
- Blutdrucksenkung oder -steigerung (selten)
- Allergische Reaktionen (selten)

Pyritinol

1. Gelegentlich Überempfindlichkeitsreaktionen unterschiedlicher Schweregrade, meist als Ausschläge an Haut und Schleimhaut, Juckreiz, Übelkeit, Erbrechen, Durchfall, Temperaturanstieg
2. Schlafstörungen
3. Selten verstärkte Erregbarkeit, Appetitverlust, Kopfschmerzen, Schwindel, Müdigkeit
4. Störungen der Geschmacksempfindung, Leberfunktionsstörungen (z. B. Transaminasenanstieg, Cholestase)
5. in Einzelfällen Muskel- und Gelenkschmerzen, Leukopenie (in Einzelfällen bis zur Agranulozytose), Lichen planus, blasenbildende pemphigus-ähnliche Hautreaktionen, Haarausfall

Bei Patienten mit rheumatoider Arthritis (chronischem Gelenkrheumatismus) besteht eine vermutlich krankheitsbedingte Empfindlichkeit gegenüber Pyritinol. Daher treten bei diesen Patienten die (1), (4) und (5) genannten Nebenwirkungen häufiger auf. Darüber hinaus können bei diesen Patienten Nebenwirkungen auftreten, wie sie für antirheumatische Basistherapeutika typisch sind:

6. Gelegentlich Proteinurie (in Einzelfällen bis zum nephrotischem Syndrom), Stomatitis
7. Selten Eosinophilie, Thrombopenie, vermehrtes Auftreten von antinukleären Antikörpern
8. Einzelfälle: Nagelablösung, Dyspnoe, myasthenische Symptome, Parästhesien, Polymyositis, Cholestase und Hepatitis, Hämaturie, Auftreten von LE-Zellen, autoimmunes hypoglykämisches Syndrom

→ **Hinweis: In den unter (1) und (4) bis (8) genannten Fällen ist das Medikament sofort abzusetzen und, wenn erforderlich, eine symptomorientierte Therapie einzuleiten. Bei Patienten mit chronischem Gelenkrheumatismus sollten regelmäßige klinische und laborchemische Kontrolluntersuchungen durchgeführt werden; diese Patienten haben vermutlich eine krankheitsbedingte erhöhte Empfindlichkeit gegenüber verschiedenen SH-haltigen Verbindungen, so auch gegen Pyritinol**

Antidementiva

🛑 Kontraindikationen

- Bekannte Überempfindlichkeit gegenüber Pyritinol bzw. Piracetam oder einen der weiteren Bestandteile

🛑 Anwendungs- einschränkungen

Pyritinol

- Vorgeschädigte Niere
- Schwere Leberfunktionsstörungen
- Schwere Blutbildveränderungen
- Akute oder anamnestisch bekannte Autoimmunerkrankungen, wie z. B. Lupus erythematodes (LE), Myasthenia gravis, Pemphigus
- Hinweis: Bei bekannter Überempfindlichkeit gegenüber D-Penicillamin können aufgrund der chemischen Verwandtschaft zu Pyritinol (Thiol-Gruppe) ähnliche Nebenwirkungen auftreten

Piracetam

- Vorsicht bei psychomotorischer Unruhe
- Niereninsuffizienz (genaue Überwachung, bzw. Dosisreduktion); relative Kontraindikation
- Bei bekannter Epilepsie ist eine Anwendung möglich, wenn die Antikonvulsiva-Therapie beibehalten wird

☠ Überdosierung

Piracetam

- Evtl. verstärktes Auftreten von psychomotorischer Erregung, Nervosität, Schlafstörungen, Somnolenz, Depressivität, Angst, Übelkeit, Erbrechen, Schwindel sowie Blutdrucksenkung oder -steigerung

Pyritinol

- Insgesamt liegen wenig Erfahrungen vor; mögliche Symptome sind: psychomotorische Erregung, Schlafstörungen, Somnolenz, Temperaturanstieg, Übelkeit, Erbrechen und Durchfall, Kopfschmerz und Schwindel, Gelenkschmerzen sowie Störung der Geschmacksempfindung

🤰 Schwangerschaft

Piracetam

- Bisher keine Hinweise auf embryotoxische oder teratogene Effekte; Erfahrungen beim Menschen liegen nicht vor. Piracetam: Zwischen den Konzentrationen von Piracetam im mütterlichen und fetalen Blut besteht eine hohe Korrelation, wobei die fetalen Konzentrationen jedoch um 50 % unter derjenigen im mütterlichen Blut liegen. Die Eliminationshalbwertszeit ist bei der Mutter unter der Geburt erheblich verkürzt. Berichte über negative Auswirkungen von Piracetam auf die Mutter und das Kind liegen nicht vor

Pyritinol

- Strenge Indikationsstellung

Stillzeit

- Es ist nicht bekannt, ob Piracetam in die Muttermilch übergeht
- Pyritinol geht wahrscheinlich in geringen Mengen in die Muttermilch über

Wechselwirkungen

Piracetam
- Bei gleichzeitiger Gabe mit anderen ZNS-stimulierenden Arzneimitteln ist eine Wirkungsverstärkung zu erwarten. Möglicherweise kommt es zu Wechselwirkungen mit Neuroleptika (Verstärkung von Hyperkinesien); bei gleichzeitiger Gabe von Schilddrüsenhormonen bei Hypothyreoidismus ist möglicherweise mit einer Verstärkung der Hormonwirkung zu rechnen

Pyritinol
- Bei gleichzeitiger Gabe von antirheumatischen Basistherapeutika (Penicillamin, Goldpräparate, Sulfasalazin) ist mit einer Verstärkung der Nebenwirkungen zu rechnen. Bei dieser Kombination ist daher entsprechende Vorsicht geboten

Tabelle 61. Andere Antidementiva: Übersicht

	Chemische Struktur	Dosierung	Pharmakokinetik			
			Maximale Plasmakonzentration	Terminale Eliminationshalbwertszeit	Proteinbindung	Metabolismus
Piracetam	Oxopyrrolidin	Zu Beginn: 3-mal 2,4g/Tag Höchstdosis: 3-mal 4,8g/Tag	30 Minuten; 100% Bioverfügbarkeit und Resorption, unabhängig von der Nahrungsaufnahme	4,4–7,1 Stunden	15%	Keine Biotransformation; Piracetam wird nach Einzelgabe innerhalb von 24–30 Stunden über die Niere fast vollständig ausgeschieden
Pyritinol	Verwandtschaft mit D-Penicillamin (Thiol-Gruppe)	3-mal 200 mg/Tag	30–60 Minuten; 100% Resorption, 76–93% Bioverfügbarkeit (Wechselwirkungen mit Nahrungsaufnahme, first-pass-Effekt)	2,5 Stunden (2–8 Stunden)	20–40%	Schnelle Metabolisierung (Leber); bevorzugte Ausscheidung über die Niere (nach 24 Stunden etwa 72,4–74,2% in Form von Konjugaten); Pyridine (aktiver Metabolit, der auch über die Niere ausgeschieden wird)

Zerebrale Vasotherapeutika

Verfügbare Substanzen

Wirkstoff	Handelsnamen Deutschland	Handelsnamen Österreich	Handelsnamen Schweiz
Co-dergocrin (Dihydroergotoxin)	Hydergin®, Circanol®, Dacoren®, DCCK®, Defluina®, Ergodesit®, Ergotox®, Hydro-Cebral-Ratiopharm®, Nehydrin®, Orphol®, Sponsin®	Hydergin®, Orphol®, Sponsin®	Hydergin®
Cyclandelat	Natil®, Spasmocyclon®		Cyclandelat Tripharma®
Nicergolin	Sermion®, Circo-Maren®, dura-cebrol®, ergobel®, Nicergobeta®, nicergolin ct®, Nicergolin Atid®, Nicergolin-neuraxpharm®, Nicergolin-ratiopharm®, Nicergolin-TEVA®, Nicerium®, Sermion®	Sermion®, Nicergolin „Interpharm"®, Nicergolin „Strallhofer"®	Sermion®
Ginkgo-biloba-extrakt	Duogink®, Gingiloba®, Gingium®, Gingobeta®, ginkgo ct®, Kaveri®, Ginkgo Stada®, Ginkopur®, Gingopret®, Rökan®, Tebonin®, u. a.	Cerebokan®, Ceremin®, Tebofortan®, Tebonin®, u. a.	Demonatur®, Ginkgo®, Geriaforce®, Gingosol®, Oxivel Ginkgo®, Ginkgo-Tonin®, Symfona®, Tanakene®, Tebofortin®, Valverde®, Allium Plus®, Arterosan Plus®, Fortevital®

Allgemeine Hinweise

- In dieser Gruppe werden Medikamente zusammengefasst, deren vermuteter Wirkmechanismus in einer zerebralen Vasodilatation bestehen soll, ohne dass dies ausreichend wissenschaftlich belegt ist. Zwar wurde die Wirkung der Substanzen in Doppelblindstudien gezeigt; diese Studien sind jedoch zum Teil älteren Datums und entsprechen nicht dem heutigen Standard für Studien mit Demenzpatienten
- Vasotherapeutika können in Deutschland bei Demenzen nicht mehr zur Lasten der Krankenkasse verordnet werden (siehe Seite 284)

Tabelle 62. Zerebrale Vasotherapeutika: Übersicht

Substanz	Indikationen	Empfohlene Dosis/Tag (mg)	Nebenwirkungen	Kontraindikationen und Anwendungsbeschränkungen
Co-dergocrin (Dihydro-ergotoxin)	Hirnleistungsstörungen im Alter, Adjuvans bei hirnorganischem Psychosyndrom, u. a.	4–8	Angina pectoris, Blutdruckabfall, Hyperaktivität, Schlafstörungen, Übelkeit, Erbrechen, u. a.	Hypotonie, Psychosen Schwangerschaft, u. a.
Cyclandelat	Zerebrale Durchblutungsstörungen, Hochdruckenzephalopathie, TIA, u. a.	800–2000	Exanthem, Parästhesien, Erröten, Übelkeit, u. a.	Glaukom, Blutungen bzw. Blutungsneigung

Substanz	Indikationen	Empfohlene Dosis/Tag (mg)	Nebenwirkungen	Kontraindikationen und Anwendungsbeschränkungen
Nicergolin	Adjuvans bei hirnorganischem Psychosyndrom, u. a.	2-mal 30	Blutdruckabfall, Schwindel, Hautveränderungen, Müdigkeit, Kopfschmerz, Magenbeschwerden, u. a.	Frischer Herzinfarkt Akute Blutungen Orthostatische Dysregulation, schwere Bradykardie, u. a. (Blutgerinnung kontrollieren)
Ginkgo-biloba-Extrakt (siehe Seite 375)	Demenzielle Syndrome, vaskuläre Demenz, u. a.	3-mal 40–80	Allergische Hautreaktionen, Kopfschmerzen, Magen-Darm-Beschwerden, depressive Verstimmungen, Schwindel, Tinnitus, Hörverlust, u. a.	Kinder unter 12 Jahren

Weiterführende Literatur

Baskys A, Hou AC. Vascular dementia: Pharmacological treatment approaches and perspectives. Clin Interv Aging. 2007;2(3):327–335.

Qaseem A, Snow V, Cross JT Jr, et al. Current Pharmacologic Treatment of Dementia: A Clinical Practice Guideline from the American College of Physicians and the American Academy of Family Physicians. Ann Intern Med. 2008;148(5):370–378.

Wilcock GK, Ballard CG, Cooper JA, et al. Memantine for agitation/aggression and psychosis in moderately severe to severe Alzheimer's disease: A pooled analysis of 3 studies. J Clin Psychiatry. 2008;69:341–348.

Zusätzlich empfohlene Literatur

Academic Highlights. New paradigms in the treatment of Alzheimer's disease. J Clin Psychiatry. 2006;67(12):2002–2013.

Alexopoulos GS, Jeste DV, Chung H, et al. The Expert Consensus Guideline Series: Treatment of dementia and its behavioral disturbances. Postgrad Med. Special Report. 2005;1–111.

Birks J. Cholinesterase inhibitors for Alzheimer's disease. Cochrane Database Syst. Rev. 2006 Jan 25;CD 005593.

Feldman HH, Pirttila T, Dartigues JF, et al. Analyses of mortality risk in patients with dementia treated with galantamine. Acta Neurol Scand. 2009;119(1):22–31.

Geerts H, Grossberg GT. Pharmacology of acetylcholinesterase inhibitors and N-methyl-D-aspartate receptors for combination therapy in the treatment of Alzheimer's disease. J Clin Pharmacol. 2006;46 Suppl 1:S8–S16.

Jann MW, Shirley KL, Small GW. Clinical pharmacokinetics and pharmacodynamics of cholinesterase inhibitors. Clin Pharmacokinetics. 2002;41(10):719–739.

Mintzer JE. The search for better noncholinergic treatment options for Alzheimer's Disease. J Clin Psychiatry. 2003;64 Suppl 9:S18–S22.

Moellentin D, Picone C, Leadbetter E. Memantine-induced myoclonus and delirium exacerbated by trimethoprim. Ann Pharmacother. 2008;42(3):443–447.

Nelson, MW, Buchanan RW. Galantamine-induced QT_c prolongation. J Clin Psychiatry. 2006;67(1):166–167.

Reisberg B, Doody R, Stöffler A et al. Memantine in moderate-to-severe Alzheimer's disease. N Engl J Med. 2003;348:1333–1341.

Robinson DM, Keating GM. Memantine: A review of its use in Alzheimer's Disease. Drugs. 2006;66(11):1515–1534.

Rubey RN. The cholinesterase inhibitors. Int Drug Ther Newsl. 2003;38(11):81–87.

Sano M. Noncholinergic treatment options for Alzheimer's Disease. J Clin Psychiatry. 2003;64 Suppl 9:S23–S28.

TRIEBDÄMPFENDE ARZNEIMITTEL

In diesem Kapitel wird nur die Anwendung von Cyproteron zur Triebdämpfung bei Sexualdeviationen abgehandelt, nicht aber weitere Indikationen wie die palliative Therapie des fortgeschrittenen Prostatakarzinoms, Therapie von schweren Formen der Akne, u.a.

Verfügbare Substanz

Wirkstoff	Handelsnamen Deutschland	Handelsnamen Österreich	Handelsnamen Schweiz
Cyproteron	Androcur® 50 mg/Androcur®-Depot, 300 mg, Cyproacetat beta 50 mg/100 mg, Cyproteron TAD® 50 mg/100 mg, Virilit 50 mg®	Androcur®/Androcur®-Depot, Curandrom®	Androcur® 50 mg/Androcur®-Depot 100 mg, Androbas® 50 mg

Indikationen

Zugelassene Indikationen:
- Triebdämpfung bei Sexualdeviationen (z.B. bei Sexualstraftätern oder bei inadäquatem Sexualverhalten dementer Patienten)
- Behandlungsbedürftig sind sexuelle Verhaltensabweichungen, wenn ein Leidensdruck besteht. Voraussetzung für eine Therapie ist der Behandlungswunsch des Patienten

Allgemeine Hinweise

- Die Pharmakotherapie bei Sexualdeviation sollte von einer psychotherapeutischen Behandlung begleitet werden. Außerdem ist die Behandlung komorbider psdychiatrischer Störungen wichtig
- Bei Sexualstraftätern kann die Behandlung zur gerichtlichen Auflage gemacht werden, z.B. um eine Entlassung aus dem Maßregelvollzug bzw. Lockerungen zu erreichen
- Cyproteron führt bei Männern zur Hemmung der Spermatogenese und zur Sterilität. Die Sterilität ist nach Absetzen nach ca. 4–6 Monaten reversibel
- Der Behandlungserfolg tritt in 35–95 % der Fälle ein, abhängig von der Art der sexuellen Störung und der Motivation des Patienten
- Cyproteron führt bei einigen Patienten trotz hoher Dosierung und über 90 %iger Reduktion des Testosteronspiegels nicht zu einem Behandlungserfolg
- Vor Behandlungsbeginn sowie später in jährlichen Abständen sollte ein Internist oder Endokrinologe konsiliarisch eingeschaltet werden
- Eine Kombinationsbehandlung mit einem peripheren Androgenblocker wie Finasterid kann bei Hochrisiko-Patienten unterstützend gegeben werden (Off-label use)
- Inhibitoren der adrenalen Androgensynthese (z.B. Abirateron, das selektiv und irreversibel das Enzym CYP17 blockiert, das eine Schlüsselstellung in der intrazellulären Testosteron-Biosynthese hat) können neue Behandlungsansätze in der Pharmakotherapie von Sexualdeviationen sein
- In anderen Ländern sind außerdem Gonadorelin-Analoga (Goserelin), LHRH-Agonisten (Leuprorelin) und Progestogen (Medroxyprogesteron) zur Triebdämpfung zugelassen

Pharmakologie

- Cyproteron hat antiandrogene, gestagene und antigonadotrope Wirkungen
- *Antiandrogene Wirkung:* Cyproteron verhindert die Wirkung von endogen gebildeten und exogen zugeführten Androgenen an den Erfolgsorganen durch kompetitive Hemmung. Es kommt zu einer Blockade der Translokation des DHT-Rezeptor-Komplexes in den Zellkern. Die Spermatogenese wird dosisabhängig gehemmt; Testosteron-Plasmaspiegel sinken innerhalb von 2–4 Wochen. Langfristig kann es zu einer Erhöhung der Androgenspiegel kommen, jedoch ohne zwangsläufige Erhöhung des sexuellen Triebs
- *Gestagene Wirkung:* Cyproteron ist etwa 100-mal stärker wirksam als Progesteron (Clausberg-Test im Tierversuch)
- *Antigonadotrope Wirkung:* Cyproteron hat einen zentral hemmenden Effekt. Wegen dieser antigonadotropen Wirkung kommt es nicht zum gegenregulatorischen Anstieg der LH- und FSH-Sekretion. In der Folge kommt es zu einer Abnahme von Testosteron und Estrogenen im Plasma. Im Tierversuch bewirkt Cyproteron eine Hemmung des Hodenwachstums

Dosierung

- Zur Anfangsbehandlung beträgt die Tagesdosis im Allgemeinen 2-mal 1 Tablette (100 mg). Zeichnet sich nach etwa 4 Wochen noch keine Besserung ab, kann die Dosis auf 2-mal 2 Tabletten (200 mg) oder vorübergehend auf 500 mg täglich erhöht werden
- Kontrolle des Testosteronspiegels (alle 2 Wochen)
- Bei Hinweisen auf ein pathologisches Sexualverhalten notwendige Schritte einleiten
- Wenn ein befriedigendes Behandlungsergebnis erreicht ist, sollte versucht werden, mit der möglichst niedrigen Dosis auszukommen; häufig genügen 2-mal 1 Tablette (100 mg). Zur Überprüfung einer Zustandsbesserung soll die Dosis stufenweise reduziert werden; dabei ist in Abständen von jeweils einigen Wochen die Tagesdosis um 1 Tablette (50 mg) oder besser um 1/2 Tablette (25 mg) zu vermindern
- Depotgabe: Alle 7–14 Tage 1–2 Ampullen (300–600 mg) tief i. m. Eine wöchentliche Gabe hat sich bei einigen Patienten als notwendig herausgestellt, um eine ausreichende Verhaltenskontrolle sowie eine konstante Testosteronsuppression zu erreichen. Durch einen Testosterontest kann die notwendige Dosis ermittelt werden
- Die Tabletten sollten nach dem Essen mit Flüssigkeit eingenommen werden

Pharmakokinetik

- Cyproteron wird rasch und vollständig über einen weiten Dosisbereich resorbiert; nach oraler Gabe von 50 mg Cyproteron werden etwa 3 Stunden später maximale Wirkstoffspiegel erreicht (maximale Plasmaspiegel bei Depotgabe nach etwa 3,4 Stunden)
- Absolute Bioverfügbarkeit ca. 88 %
- Proteinbindung ca. 96 %
- Terminale Halbwertszeit ca. 33–42 Stunden (bei Depotgabe etwa 4 Tage)

Nebenwirkungen

- Bei Männern kommt es zur Hemmung der Spermatogenese, die im Allgemeinen mit Infertilität einhergeht und nach Absetzen aber reversibel ist (kann bis zu 20 Monate andauern)
- Gelegentlich kann es zu vorübergehenden inneren Unruhezuständen, depressiver Verstimmung (5–10 %), Müdigkeit, Antriebsminderung und Konzentrationsstörungen kommen
- Verminderung der Körperbehaarung und der Talgproduktion
- Gewichtszu- oder abnahme
- Gynäkomastie (15–20 %), gelegentlich mit starker Berührungsempfindlichkeit der Mamillen (reversibel nach Behandlungsende); eine Strahlentherapie vor Behandlungsbeginn kann das Auftreten einer Gynäkomastie ggf. verhindern

- Lebertoxische Reaktionen (Gelbsucht, Hepatitis und Leberversagen), in einigen Fällen mit tödlichem Ausgang, wurden bei Patients beobachtet, die mit Cyproteron in Dosierungen von 200–300 mg/Tag behandelt wurden (insbesondere bei Therapie des Prostatakarzinoms); bei Lebertoxizität Cyproteron absetzen
- In seltenen Fällen gutartige, seltener bösartige Tumoren der Leber, zu deren möglichen Komplikationen lebensgefährliche Blutungen in die Bauchhöhle gehören können
- Kurzatmigkeit (gelegentlich)
- In äußerst seltenen Fällen thromboembolische Ereignisse (Kausalzusammenhang mit Cyproteron fraglich)
- Bei Diabetikern sind in Einzelfällen Blutzuckeranstiege beobachtet worden (Blutzuckerkontrolle)
- Osteoporose bei Langzeitgabe
- Blutbildveränderungen wurden beobachtet
- Bei langjähriger Anwendung ist über das Auftreten (multipler) Meningiome berichtet worden

Kontraindikationen und Anwendungsbeschränkungen

- Leberkrankheiten (Dubin-Johnson-Syndrom, Rotor-Syndrom, frühere oder bestehende Lebertumoren)
- Konsumierende Krankheiten
- Schwere chronische Depression
- Frühere oder bestehende thromboembolische Prozesse
- Schwerer Diabetes mellitus mit Gefäßveränderungen
- Sichelzellanämie
- Patienten mit bestehenden Meningiomen bzw. Meningiomen in der Anamnese
- Kinder und Jugendliche (vor Abschluss der Pubertät); ein ungünstiger Einfluss auf die reifenden endokrinen Funktionskreise oder das Längenwachstum ist nicht auszuschließen

Vorsichtsmaßnahmen

- Patienten, deren Tätigkeit erhöhte Konzentration erfordert (z.B. Teilnahme am Straßenverkehr, Bedienen von Maschinen) müssen berücksichtigen, dass Cyproteron zu Müdigkeit, Antriebsminderung und Konzentrationsstörung führen kann
- Vorsicht bei Patienten mit Diabetes mellitus; Veränderungen des Blutzuckerspiegels und der Glukosetoleranz sind möglich Alkohol kann die antiandrogene Wirkung herabsetzen (Verminderung des triebdämpfenden Effektes möglich)
- Bei chronischem Alkoholismus ist die Therapie von Sexualdeviationen meist aussichtslos
- Wenn starke Oberbauchschmerzen, eine Lebervergrößerung oder Anzeichen einer intraabdominellen Blutung auftreten, sollte ein Lebertumor ausgeschlossen werden
- Bei Auftreten von Meningiomen muss die Behandlung gestoppt werden
- Wurde das Medikament Sexualstraftätern verordnet, kann es nach dem Absetzen zu erneuten Straftaten kommen

Überdosierung

- Erfahrungen liegen nicht vor

Kontrolluntersuchungen

- Kontrollen vor Behandlungsbeginn: Serumtestosteronspiegel, Prolaktin, LH, FSH, Cortisol, Leberfunktion, Hämoglobin, Blutbild, Blutzucker, Blutdruck, Gewicht
- Maßnahmen während der Behandlung: Kontrolle des Testosteron-, LH- und Prolaktinspiegels alle 6 Monate; Gewichts- und Blutdruckkontrollen alle 3 Monate, Leberfunktion, Kohlenhydratstoffwechsel bei Diabetikern, Kontrolle der Nebennierenrinde

Hinweise für Patienten

- Das Medikament sollte regelmäßig eingenommen werden, um die therapeutische Wirkung aufrechtzuerhalten
- Veränderungen der Stimmung oder Verhaltensänderungen sollten dem Arzt berichtet werden
- Vorsicht: Das Reaktionsvermögen kann beeinträchtigt sein, z. B. aktive Teilnahme am Straßenverkehr, Bedienen von gefährlichen Maschinen
- Wenn die Behandlung zur gerichtlichen Auflage gemacht wurde, kann das eigenmächtige Absetzen des Medikaments schwerwiegende rechtliche Folgen haben
- Wechselwirkungen mit anderen Mitteln
- Ausführliche Patienteninformation: siehe Seite 441

Wechselwirkungen

- Alkohol: Vorsicht, Alkohol setzt die triebdämpfende Wirkung von Cyproteron herab
- Antidiabetika: Der Bedarf an Antidiabetika kann sich durch Beeinflussung der Glukosetoleranz ändern

Weiterführende Literatur

Bradford JMW. The neurobiology, neuropharmacology and pharmacological treatment of the paraphilias and compulsive sexual behaviour. Can J Psychiatry. 2001;46(1):26–34.

Briken P, Hill A, Berner W. Pharmacotherapy of paraphilias with long-acting agonists of luteinizing hormone-releasing hormone. A systematic review. J Clin Psychiatry. 2003;64(8):890–897.

Briken P, Kafka MP. Pharmacological treatments for paraphilic patients and sexual offenders. Curr Opin Psychiatry. 2007;20(6):609–613.

Hsieh AC, Ryan CJ. Novel concepts in androgen receptor blockade. Cancer J. 2008;14(1):11–14.

Saleh FM, Berlin FS. Sex hormones, neurotransmitters, and psychopharmacological treatments in men with paraphilic disorders. J Child Sex Abuse. 2003;12(3–4):233–253.

MISSBRÄUCHLICH VERWENDETE SUBSTANZEN

Allgemeine Hinweise

- Dieses Kapitel gibt einen Überblick über die am häufigsten missbräuchlich verwendeten Substanzen, hat aber nicht den Anspruch auf Vollständigkeit. Zur Behandlung von Intoxikationen wird auf pharmakologische oder anästhesiologische Fachbücher verweisen
- Umgangssprachlich verwendete Bezeichnungen für im Straßenverkauf erhältliche Drogen ändern sich oft und variieren je nach Land, Region und Drogensubkultur

Klassen

Substanzklasse	Beispiele	Seite
Alkohol	• Wein • Bier	siehe S. 309
Halluzinogene	• LSD (Lysergsäurediäthylamid) • Cannabis • Phenzyklidin	siehe S. 313
Psychostimulanzien	• Amphetamine, Methylamphetamin (crystal meth) • Kokain • Sympathomimetika (z. B. Koffein)	siehe S. 319
Opiate	• Morphin • Heroin • Pentazocin	siehe S. 323
Inhalativa/Aerosole	• Klebstoffe • Farbverdünner	siehe S. 328
Gammahydroxibutyrat (GHB)		siehe S. 330
Nikotin*	• Zigaretten • Zigarren	
Sedativa/Hypnotika*	• Benzodiazepine • Barbiturate	siehe S. 192

* Werden nicht in diesem Kapitel abgehandelt

Definitionen

Drogenmissbrauch

- Akute oder langfristige Einnahme jeglicher Substanzen, die
  a) keinen erkennbaren medizinischen Nutzen haben
  b) ohne adäquate medizinische Indikation oder in inadäquater Dosierung eingenommen werden

Drogenabhängigkeit

A. Psychische Abhängigkeit
- Verlangen nach einer kontinuierlichen Einnahme einer Substanz, um einen bestimmten gewünschten Effekt zu erreichen oder unangenehme Gefühle zu vermeiden

B. Körperliche Abhängigkeit
- Ein physiologischer Zustand der Gewöhnung an eine Substanz mit Toleranzentwicklung und Auftreten von Entzugssymptomen bei Beendigung der Substanzeinnahme

Toleranzentwicklung
- Phänomen, bei dem ständig die Dosis gesteigert werden muss, um einen gleichbleibenden Effekt zu erzielen

Allgemeine Hinweise
- Die Wirkung missbräuchlich verwendeter Drogen hängt von einer Reihe von Faktoren ab:
  1. Dosis
  2. Potenz und Reinheit der Droge
  3. Aufnahmeweg
  4. Vorerfahrung des Benutzers
  5. Gegenwärtige Lebensumstände, familiäres und soziales Umfeld, gleichzeitige Einnahme anderer Substanzen
  6. Persönlichkeit
  7. Genetische Prädisposition des Benutzers
  8. Alter
  9. Vorliegen einer psychiatrischen Erkrankung, z. B. Angststörung, Depression oder Persönlichkeitsstörung, Stress, vulnerable Phasen zirkadianer oder ultradianer Rhythmen, Erwartungshaltungen und gegenwärtige Gefühlslage

- Viele illegale Drogen sind mit anderen Chemikalien versetzt; die chemische Zusammensetzung entspricht nicht immer den Erwartungen des Käufers; Potenz und Reinheit der Straßendrogen variieren beträchtlich
- Es ist umstritten, ob Missbrauchsdrogen bei sonst gesunden Personen zu psychiatrischen Erkrankungen führen können oder ob sie den Ausbruch einer latenten psychiatrischen Erkrankung bei Menschen mit prämorbider Psychopathologie fördern können. Viele Abhängige verwenden mehrere Drogen gleichzeitig, so dass oft schwer zu sagen ist, durch welche Substanz eine psychiatrische Erkrankung verursacht wurde. Nach repräsentativen Studien liegt bei mindestens 50 % der Drogenabhängigen eine weitere psychiatrische Erkrankung vor. Bestimmte psychiatrische Erkrankungen, wie Persönlichkeitsstörungen, Angsterkrankungen, Depressionen und Psychosen stellen Risikofaktoren für eine Abhängigkeitsentwicklung dar
- Drogenmissbrauch wurde mit einem verminderten Ansprechen schizophrener Patienten auf eine Behandlung ihrer akustischen und taktilen Halluzinationen in Verbindung gebracht. Bei Schizophrenen wurde ein Zusammenhang zwischen Drogenmissbrauch und frühem Krankheitsbeginn, verminderter Ansprechbarkeit der Positivsymptomatik und schlechter sozialer Integration festgestellt

Nebenwirkungen
- Siehe entsprechende Kapitel der Einzelsubstanzen
- Die Nebenwirkungen sind oft unvorhersehbar und hängen von der Potenz und Reinheit der eingenommenen Droge ab
- Bei Personen mit entsprechender Prädisposition können psychische Störungen nach Drogeneinnahme eher auftreten
- Renale (Nephropathie), kardiorespiratorische, neurologische und gastrointestinale Komplikationen und Enzephalopathien können nach Einnahme bestimmter Substanzen auftreten

Missbr. verw. Substanzen

- i. v.-abhängige Patienten haben ein erhöhtes Risiko für Infektionen wie Hepatitis B und C und HIV
- Unreinheiten illegaler Drogen, (besonders bei Inhalation oder Injektion) können Gewebe- und Organschäden hervorrufen (Blutgefäße, Nieren, Lungen und Leber)
- Es kann eine psychische Abhängigkeit auftreten; hierbei kreisen Gedanken und Aktivitäten des Abhängigen um die Droge
- Körperliche Abhängigkeit mit Toleranzentwicklung und Entzugsphänomenen

Behandlung

- Siehe entsprechende Kapitel der Einzelsubstanzen (soweit behandelt)
- In der Notaufnahme kann die Identifizierung der verwendeten Droge schwierig sein, wenn eine floride Psychose, eine Intoxikation oder ein Delir vorliegt oder wenn der Patient die Auskunft verweigert. Blut- und Urintests beanspruchen eine gewisse Zeit
- In schweren Fällen müssen Vitalzeichen und die Flüssigkeitszufuhr überwacht werden
- Es kann versucht werden, agitierte Patienten durch Gespräche zu beruhigen. Gelingt dies nicht, sollte eine pharmakologische Intervention in Betracht gezogen werden (z. B. Haloperidol oder Diazepam; auf Wechselwirkungen achten)
- Niedrigpotente Neuroleptika sind wegen ihrer anticholinergen Wirkungen, Hypotonie und Tachykardie zu vermeiden

Drogenentzug

- Siehe entsprechende Kapitel der Einzelsubstanzen
- Die Identifizierung aller verwendeten Drogen ist wichtig. Toxikologische Untersuchungen können bei der Identifizierung hilfreich sein, besonders bei Einnahme mehrerer Drogen oder „gepanschter" Präparationen
- Bei Missbrauch mehrerer Drogen sollte zunächst nur eine Droge abgesetzt werden. Es sollte mit der Droge, die für den Patienten gegenwärtig das größte Problem darstellt, begonnen werden. Bei kombiniertem Alkohol-/Beruhigungsmittelmissbrauch sollte z. B. mit dem Alkoholentzug begonnen werden

Langzeitbehandlung

- Komorbide psychiatrische Störungen bei abhängigen Personen können sowohl den Behandlungserfolg der Abhängigkeit als auch der psychiatrischen Erkrankung negativ beeinflussen

Weiterführende Literatur

Antoniou T, Tseng AL. Interactions between recreational drugs and antiretroviral agents. Ann Pharmacother. 2002;36(10):1598–1613.

Fiore MC, Jaén CR, Baker TB, et al. Treating tobacco use and dependence: 2008 update. US Department of Health and Human Services, 2008. Available from http://www.ncbi.nlm.nih.gov/books/bv.fcgi?rid=hstat2.chapter.28163 (Accessed March 16, 2009).

Alkohol

Pharmakologische/psychiatrische Wirkungen
- Symptome treten ab einem Blutalkoholspiegel von ca. 34 mmol/l auf (bei chronisch Alkoholabhängigen ab 60–70 mmol/l)
- Die Wirkung tritt innerhalb von ca. 15 Minuten ein. Die renale Elimination beträgt ca. 10 g Alkohol pro Stunde (entspricht ca. 30 ml Spirituosen oder eine 0,33-Liter-Flasche Bier). Der Blutalkoholspiegel nimmt um 4–7 mmol pro Stunde ab (0,15–0,3 ‰)
- Die Toleranz nimmt mit dem Alter und bei eingeschränkter Hirnfunktion ab

Akute Wirkung
- Enthemmung, Entspannung, Euphorie, Erregtheit, Sedierung, Einschränkungen der kognitiven Leistung, der Urteilskraft und des Gedächtnisses, Wahrnehmungsstörungen und motorische Funktionsstörungen, Verlängerungen der Reaktionszeit

→ **Alkoholkonsum vermindert den hepatischen Abbau gleichzeitig eingenommener Medikamente durch kompetitive Hemmung mikrosomaler Enzyme**

Chronische Wirkung
- Chronischer Alkoholkonsum erhöht die Fähigkeit der Leber, Alkohol abzubauen und führt zu einer Toleranzentwicklung. Es kann zu physischer und psychischer Abhängigkeit kommen. Eine Leberzirrhose geht mit vermindertem Alkoholabbau einher

→ **Chronischer Alkoholkonsum verstärkt den hepatischen Abbau gleichzeitig eingenommener Medikamente**

Körperliche Wirkungen
- Tremor, gastrointestinale Beschwerden, Durchfälle, morgendliche Übelkeit und Erbrechen, Polyurie, Impotenz, Pankreatitis, Kopfschmerzen, Hepatomegalie, Polyneuropathie, u. a.

Psychische Wirkungen
- Gedächtnisausfälle, „Filmriss", Albträume, Schlafstörungen, Halluzinationen, verminderte intellektuelle Leistungsfähigkeit, Demenz, Wernicke-Korsakow-Syndrom, u. a.
- Bei schizophrenen Patienten kann chronischer Alkoholismus zu einer Zunahme der psychotischen Symptomatik, häufigeren Rehospitalisierungen, schlechterer Langzeitprognose und erhöhtem Spätdyskinesierisiko führen

Komplikationen
- Bis zu 50 % der Alkoholiker erfüllen die Kriterien einer Lebenszeit-Diagnose einer Depression, wobei die Depression entweder Ursache oder Folge der Alkoholabhängigkeit sein kann
- Entzugssymptome, Kontrollverlust, Gewalttaten, heimliches Trinken, reduzierte berufliche Leistungsfähigkeit, sozialer Abstieg, erhöhtes Risiko für Schlaganfälle und Autounfälle

Überdosierung
- Bei Einnahme von mehr als 20 g Äthanol pro Tag bei Frauen und mehr als 40–60 g pro Tag bei Männern kann es zu toxischen Wirkungen kommen
- Das Risiko erhöht sich bei Kombination mit anderen ZNS-dämpfenden Substanzen

Absetzphänomene
- Treten nach chronischer Einnahme auf (d. h. bei länger als 3 Tage anhaltendem Trinken von mehr als 500 ml Spirituosen pro Tag bzw. einer äquivalenten Menge eines anderen alkoholischen Getränks)
- Die Entzugssymptome treten zwischen einigen Stunden und 5 Tagen nach dem Absetzen des Alkohols auf

Missbr. verw. Substanzen

Leichtes Entzugssyndrom

- Schlafstörungen, Reizbarkeit und Kopfschmerzen
- In der Regel vorübergehend

Schweres Entzugssyndrom

- Phase I: beginnt innerhalb von Stunden nach Absetzen; hält 3–5 Tage an. Symptome: Tremor, Tachykardie, Schwitzen, labiler Blutdruck, Übelkeit, Erbrechen, Angst, u. a.
- Phase II: Wahrnehmungsstörungen (in der Regel optische oder akustische Halluzinationen)
- Phase III: tritt bei 10–15 % der unbehandelten Entzugssyndrome auf. Symptome: Krampfanfälle (in der Regel tonisch-klonisch), die ½–4 Minuten anhalten und in einen Status epilepticus übergehen können
- Phase IV: Delirium tremens (Beginn in der Regel nach 72 Stunden). Symptome: Krampfanfälle, autonome Hyperaktivität, Hyperthermie, Desorientierung, Suggestibilität, Nesteln, Akoasmen, Halluzinationen, u. a. Die Mortalität in dieser Phase beträgt 15–20 %
- Bei Patienten mit Thiamin-(Vitamin B_1-)Mangel kann eine Wernicke-Enzephalopathie auftreten

Protrahiertes Abstinenzsyndrom

- Mäßiggradige Entzugssyndrome, die Wochen bis Monate anhalten (Schlafstörung, Angst, Reizbarkeit, Stimmungslabilität). In dieser Phase besteht ein hohes Rückfallrisiko

Behandlung

- Bei akuter Intoxikation sollte eine Stimulation durch äußere Reize verringert werden. Die Alkoholwirkung nimmt mit sinkendem Blutalkoholspiegel ab (mit einer Rate von 4–7 mmol/l pro Stunde)
- Entzugserscheinungen nach chronischer Alkoholeinnahme können wie folgt behandelt werden:
  - Clomethiazol, siehe Seite 209
  - Thiamin (Vitamin B_1) 50–100 mg oral oder i. m.
  - eventuell Benzodiazepine zur symptomatischen Behandlung und Vorbeugung von Krampfanfällen (Chlordiazepoxid, Lorazepam oder Oxazepam). Allerdings kann hierdurch eine Benzodiazepinabhängigkeit gefördert werden. Solange noch eine Alkoholintoxikation besteht, können Benzodiazepine zur Atemdepression führen
  - Wasserzufuhr und Ausgleich des Elektrolythaushaltes
  - Bei Kontraindikationen für Clomethiazol können stattdessen Phenobarbital oder eine Kombination aus Haloperidol und Diazepam (als Krampfschutz) gegeben werden
- Durch SSRI (z. B. Fluoxetin) oder Buspiron konnte eine Reduktion des Alkoholkonsums um 9–17 % erreicht werden; auch das Verlangen nach Alkohol ließ nach
- Nach vorläufigen Studien kann Naltrexon bei der Rückfallprävention nach Alkoholentgiftung sinnvoll sein (siehe Seite 340, Naltrexon)
- Das Verlangen nach Alkohol kann durch Acamprosat abgeschwächt werden (siehe Seite 337, Acamprosat)
- Bei Kontraindikation für Clomethiazol kann alternativ auch mit Carbamazepin entgiftet werden: initial z. B. 20 ml Saft (400 mg) ab 1,5 ‰, danach 3-mal 200 mg oder 3-mal 300 mg Tabletten (Kontraindikation siehe Seite 244); auch Benzodiazepine (siehe Seite 192) können verwendet werden
- als Medikamente 2. Wahl zur Entgiftung verwendet werden. Ggf. kann Haldol® in Kombination mit Benzodiazepinen eingesetzt werden

Schwangerschaft

- Bei Kindern alkoholabhängiger Mütter kann ein fetales Alkoholsyndrom mit geistiger Retardierung, Reizbarkeit, Gesichtsanomalien und anderen Fehlbildungen auftreten
- Bei Neugeborenen können Entzugssymptome auftreten

Stillzeit	• In der Muttermilch werden 90–95 % des Blutspiegels erreicht; daher kann länger dauerndes Stillen schädlich für das Neugeborene sein
Wechselwirkungen	• Siehe Tabelle 63. Alkohol: Wechselwirkungen

Tabelle 63. Alkohol: Wechselwirkungen

Wechselwirkung mit ...	Wirkung
Antimykotika (Metronidazol, Ketoconazol, Furazolidon)	Disulfiram-ähnliche Wirkung
Benzodiazepine	Potenzierung der ZNS-Dämpfung Alprazolam soll die Aggressionsbereitschaft bei Alkoholikern erhöhen, Konzentrationen verschiedener Benzodiazepine im Gehirn werden durch Äthanol verändert: Triazolam- und Estazolam-Konzentration vermindert, Diazepamkonzentration vermindert, keine Veränderung bei Chlordiaxepoxid
Chloralhydrat	Additive Verstärkung der ZNS-Dämpfung; erhöhter Metabolitplasmaspiegel des Chloralhydrats (Trichloroäthanol) und des Blutäthanols
Clomethiazol	Potenzierung der ZNS-Dämpfung (Cave: Atemdepression)
Disulfiram	Erröten, Schwitzen, Palpitationen, Kopfschmerzen durch Azetaldehydsyndrom
Glutethimid	Erhöhte Blutalkoholkonzentration; verminderte Glutethimidkonzentration
H_2-Blocker (Cimetidin, Ranitidin)	Spitzenalkoholspiegel bei Cimetidin um 92 %, bei Ranitidin um 34 % erhöht (Daten widersprüchlich); Famotidin beeinflusst die Spiegel nicht
Isoniazid	Verstärkte Hepatotoxizität
Kokain	Äthanol fördert die Bildung eines suchtfördernden Metaboliten (Cocoäthylen) Berichte über verstärkte Hepatoxizität Tachykardie; variable Wirkung auf den Blutdruck 18-fach erhöhte Letalität bei Kombination
Milch	Verstärkte Äthanolaufnahme bei verzögerter Magenentleerung
Neuroleptika	Additive ZNS-Dämpfung Extrapyramidale Nebenwirkungen können durch Alkohol verstärkt werden
Salicylate	Bei Kombination mit Acetylsalicylsäure (ASS) Risiko für Magenblutungen erhöht
Tianeptine	Rate der Tianeptinaufnahme vermindert, Plasmaspiegel um 30 % vermindert

Fortsetzung nächste Seite

Tabelle 63. Alkohol: Wechselwirkungen (Fortsetzung)

Wechselwirkung mit ...	Wirkung
Tolbutamid	Erröten, Schwitzen, Palpitationen, Kopfschmerzen durch Azetaldehydsyndrom
Verapamil	Erhöhte Äthanol-Konzentration durch reduzierten Abbau
Vitamin C	Erhöhte Äthanol-Clearance
Warfarin	Chronischer Alkoholkonsum induziert den Warfarin-Metabolismus und vermindert die hypoprothrombinämische Wirkung. Akuter Alkoholkonsum kann den Warfarin-Abbau hemmen

Weiterführende Literatur

Mayo-Smith MF, Beecher LH, Fischer TL, et al. Management of alcohol withdrawal delirium. An evidence-based practice guideline. Arch Intern Med. 2004;164(13): 1405–1412.

Zusätzlich empfohlene Literatur

Alcohol-related drug interactions. Pharmacist's Letter/Prescriber's Letter 2008;24(1):240106

Anton RF. Pharmacologic approaches to the management of alcoholism. J Clin Psychiatry. 2001;62 Suppl 20:S11–S17.

Centre for Addiction and Mental Health. Exposure to psychotropic medications and other substances during pregnancy and lactation: A handbook for health care providers. Toronto (Canada): Centre for Addiction and Mental Health; 2007.

Kenna GA, McGeary JE, Swift RM. Pharmacotherapy, pharmacogenomics, and the future of alcohol dependence treatment, Part 1 and 2. Am J Health Syst Pharm. 2004;61(21):2272–2299, and 2004;61(22):2380–2388.

Lindenmeyer J. Gibt es eine neuropsychologische Rückfallprävention bei Alkoholabhängigen? Suchttherapie. 2010;11(4):166–172.

Loeber S, Kiefer F, Wagner F, Mann K, Croissant B. Behandlungserfolg nach qualifiziertem Alkoholentzug. Vergleichsstudie zum Einfluss motivationaler Interventionen. Nervenarzt. 2009;80(9):1085–1092.

Lutz, UC, Batra A. Diagnostik und Therapie des Alkoholentzugssyndroms: Fokus auf Delirium tremens und Entzugskrampfanfall. Psychiat Prax. 2010;37(6):271–278.

National Institute on Alcohol Abuse and Alcoholism. Clinical Guidelines-Related Resources. Bethesda, MD: National Insitute on Alcohol Abuse and Alcoholism. Available from: www.niaaa.nih.gov/guide

New South Wales Department of Health. National clinical guidelines for the management of drug use during pregnancy, birth and the early development years of the newborn. 2006. Available from http://www.health.nsw.gov.au/pubs/2006/pdf/ncg_druguse.pdf

Rumpf HJ, Bischof G, Freyer-Adam J, Coder B. Erfassung problematischen Alkoholkonsums. Dtsch med Wochenschr. 2009;134(47):2392–2393.

Sherwood Brown E. The challenges of dual diagnosis: Managing substance abuse in severe mental illness. J Clin Psychiatry. 2006;67(Suppl.7):S1–S35.

Srisurapanant M, Jarusuraisin N. Opioid antagonists for alcohol dependence. Cochrane Database Syst. Rev. 2002;2:CD001867.

Trachtenberg AI, Fleming MF. Diagnosis & treatment of drug abuse in family practice. National Institute On Drug Abuse. Available from www.drugabuse.gov/Diagnosis-Treatment/diagnosis.html.

Weathermon R, Crabb DW. Alcohol and medication interactions. Alcohol Res Health. 1999;23(1):40–53.

Wilkins JN. Traditional pharmacotherapy of alcohol dependence. J Clin Psychiatry. 2006;67(Suppl. 14):14–22.

Halluzinogene

Als Halluzinogene verwendete Substanzen	• Cannabis • Dimethyltryptamin (DMT) • Ketamin • Lysergsäurediäthylamid (LSD) • Meskalin • Morning Glory-Samen • Peyotl • Phencyclidin (PCP) • Psilocybin • Nutmeg • Ecstasy • 3,4 Methylen-Dioxyamphetamin (MDA) • N-Äthyl-3,4-methylen-Dioxyamphetamin (MDE) • Paramethoxyamphetamin (PMA) • 2,5-Dimethoxy-4-methylamphetamin (STP/DOM) • Trimethoxyamphetamin (TMA) • Siehe Tabelle 65. Halluzinogene: Übersicht
Pharmakologische/ psychische Wirkungen	• Siehe Einzelsubstanzen • Die Wirkungen treten sehr schnell ein und halten von ca. 30 Minuten (z. B. bei DMT) bis zu mehreren Tagen (z. B. PCP) an
Körperliche Wirkungen	• Erhöhter Blutdruck, Tachykardie, erweiterte Pupillen, Übelkeit, Schwitzen, Flush, Kälteschauer, Hyperventilation, Koordinationsstörungen, Muskelschwäche, Zittern, Benommenheitsgefühl
Psychische Wirkungen	• Wahrnehmungsstörungen, Veränderung des Körpergefühls, Aufmerksamkeits- und Kurzzeitgedächtnisstörungen, gestörtes Zeitverhältnis, Depersonalisation, Euphorie, mystische oder religiöse Gefühle, Größenwahn, Angst, Panik, Wahrnehmungsstörungen, Halluzinationen (vorwiegend visuell), unberechenbares Verhalten, Aggressivität
Bei hohen Dosierungen	• Verwirrtheit, Unruhe, Aufregung, Angst, emotionale Labilität, Panik, Manie, Verfolgungswahn, „Horrortrip" Herzinsuffizienz und Atemdepression (Meskalin), Blutdruckabfall, Krampfanfälle und Koma (PCP)
Chronischer Gebrauch	• Ängstlichkeit, Depression, Persönlichkeitsveränderungen • Toleranzentwicklung (Tachyphylaxie) kann bei regulärer Einnahme auftreten (Ausnahme: DMT); auch eine „umgekehrte Toleranz" (Hypersensitivität) wurde beschrieben • Verworrenheit, wahnhaftes Erleben und Halluzinationen können bis zu mehreren Monaten nach Absetzen der Droge anhalten • „Flashbacks" (wiederkehrende psychotische Symptome) können noch Jahre nach Absetzen der Droge auftreten

- Bei schizophrenen Patienten kann der regelmäßige Gebrauch von Marihuana bzw. Haschisch das Spätdyskinesierisiko bei Neuroleptikabehandlung erhöhen

Behandlung	• Der Patient sollte durch Gespräche beruhigt werden; angsterregende Stimuli sollten vermieden werden • In schweren Fällen sollte der „Trip" so schnell wie möglich medikamentös beendet werden. Dies reduziert die Auftretenswahrscheinlichkeit von Flashbacks oder Rückfällen in der Zukunft. In weniger schweren Fällen kann ein beruhigendes Gespräch ausreichen • Vermeiden Sie niedrigpotente Neuroleptika mit anticholinergen und α-adrenergen Wirkungen (z. B. Chlorpromazin), da sonst Blutdruckabfall, Tachykardie, Orientierungsstörung oder Anfälle auftreten können • Beim Auftreten psychotischer Symptome hochpotente Neuroleptika (z. B. Haloperidol) • Bei Unruhe Benzodiazepine (z. B. Diazepam, Lorazepam) • Propranolol und Vitamin C können die PCP-Wirkung abschwächen und seine Ausscheidung beschleunigen
Wechselwirkungen	• Siehe Tabelle 64. Missbräuchlich verwendete Substanzen: Wechselwirkungen

Tabelle 64. Missbräuchlich verwendete Substanzen: Wechselwirkungen

Missbräuchlich verwendete Substanz	Wechselwirkung mit ...	Wirkung
Cannabis	Trizyklischen Antidepressiva, z. B. Desipramin	In Einzelfällen Tachykardie, Benommenheit, Stimmungslabilität, Delir; kardiale Komplikationen wurden bei Kindern und Heranwachsenden beobachtet
	MAOH: Tranylcypromin	Vorsicht: Cannabis erhöht den Serotoninspiegel und kann zum Serotoninsyndrom führen
	Neuroleptika, z. B. Chlorpromazin, Thioridazin	Neuroleptika mit anticholinerger und α-adrenerger Wirkung können zu deutlichem Blutdruckabfall oder zu verstärkter Orientierungsstörung führen
	Barbiturate	Additive Wirkungsverstärkung; Angst und Halluzinationen
	Kokain	Erhöhte Herzfrequenz; erhöhter Blutdruck; erhöhter Kokainplasmaspiegel; Euphorie
	Disulfiram	ZNS-Stimulation, Hypomanie
	Lithium	Verminderung der Lithium-Clearance
	Morphin	THC schwächt die Morphin-induzierte Unruhe ab
LSD	SSRI	Grand-mal-Anfälle Flashback-Rezidive oder Exazerbation bei Einnahme von Fluoxetin, Sertralin, Paroxetin
	Proteaseinhibitoren: Ritonavir	Erhöhte LSD-Spiegel durch Abbauhemmung

Tabelle 65. Halluzinogene: Übersicht

Droge	Anmerkungen
Cannabis **Marihuana** zerstoßene Blätter, Stamm und Blüten der weiblichen Hanfpflanze, (Cannabis sativa) wird geraucht (Zigaretten, „joint" oder Wasserpfeife) Umgangssprachlich: Gras, Pot, Ganja **Haschisch** Harz der Blüten und der Blätter; potenter als Marihuana Geraucht oder in Keksen u. Ä. mitgebacken Umgangssprachlich: Hasch, Shit, Khif, Dope	− Tetrahydrocannabiol (THC) ist der aktive Inhaltsstoff; Konzentration: 5–11% in Marihuana und bis zu 28% in Haschisch − Die Wirkung tritt schnell ein. Da THC im Fettgewebe akkumuliert, kann die Wirkung mehrere Stunden oder Tage anhalten − Toleranzentwicklung und psychische Abhängigkeit können auftreten; umgekehrte Toleranz (Hypersensitivität) wurde in Einzelfällen beschrieben − Wird manchmal mit anderen Substanzen wie PCP, Opium oder Heroin kombiniert − Die meisten Anwender berichten über Euphorie, ein Gefühl des gestärkten Selbstvertrauens und Entspannung; einige werden jedoch auch dysphorisch, ängstlich, agitiert und misstrauisch. Kann zu psychotischen Symptomen mit Verwirrtheit, Halluzinationen und emotionaler Labilität führen. Langfristiger oder übermäßiger Gebrauch kann evtl. zu schweren und potenziell irreversiblen Psychosen führen − Als Akuteffekt kann ein verstärktes Verlangen nach Süßigkeiten auftreten − Chronischer Gebrauch: Bronchitis, Gewichtszunahme, blutunterlaufene Augen, Energieverlust, Apathie, verworrenes Denken, verminderte Urteilsfähigkeit, Testosteronmangel bei Männern; erhöhtes Risiko für Depression, Angst und Schizophrenie − Cannabiszigaretten haben einen höheren Teergehalt als normale Zigaretten und sind potenziell karzinogen − Schwangerschaft: Reduktion des fetalen Gewichtes möglich; Stillen: hohe Spiegel in der Muttermilch, besonders bei hohen Dosen
Dimethyltryptamin (DMT) Synthetische, chemisch dem Psilocybin ähnliche Substanz Eingeweicht zusammen mit Petersilie, getrocknet und geraucht, verwendet als Flüssigkeit (Tee), injiziert	− Monoaminoxidasehemmer; interagiert mit einer Vielzahl anderer Substanzen und Nahrungsmittel − Wirkung tritt in den meisten Fällen sofort ein und hält 30–60 Minuten an − Wird oft mit Marihuana kombiniert − Häufig Angst und Panik aufgrund des schnellen Wirkungseintritts
Ketamin (Ketanest®) Anästhetikum für ambulante Operationen Wird oral als Kapsel, Tablette, Puder, Kristalle und Lösung eingenommen, zum Teil injiziert, geschnupft Umgangssprachlich: K, special K, Vitamin K	− Dem PCP (Phencyclidin) verwandt − In einer Dosierung von 60–100 mg injiziert − Das Bewusstsein bleibt erhalten; es treten jedoch Orientierungsstörung, Halluzinationen, Wahn, Verwirrtheit und Euphorie auf − In hohen Dosen Dystonie, Krämpfe, Delir, Atemdepression − „Bad trips", Flashbacks möglich
Lysergsäurediäthylamid (LSD) Halbsynthetische Droge, die von den Mutterkornalkaloiden abgeleitet ist; weißes Pulver, als Tablette, Kapsel, Flüssigkeit eingenommen, wird geschnupft, geraucht, inhaliert, injiziert Umgangssprachlich: Acid	− $5HT_2$-Rezeptor-Agonist − Wirkungseintritt in weniger als einer Stunde und über 2–18 Stunden anhaltend − Kann zu Suizidalität, zu gewalttätigen Handlungen bis zum Mord und Dysphorie führen; Panik und psychotische Reaktionen können mehrere Tage anhalten − Flashbacks treten noch lange nach der letzten Drogeneinnahme auf − Schnelle Toleranzentwicklung, Auftreten physischer Abhängigkeit − Wird auch in Kombination mit Kokain, Meskalin oder Amphetaminen eingenommen, um die Wirkung zu verlängern − Schwangerschaft: erhöhtes Risiko von Spontanaborten und kongenitalen Abnormalitäten wurde in Einzelfällen beobachtet

Fortsetzung nächste Seite

Missbr. verw. Substanzen

Tabelle 65. Halluzinogene: Übersicht (Fortsetzung)

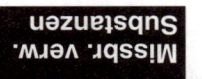

Droge	Anmerkungen
Meskalin Wird aus Peyotl-Kakteen gewonnen; das reine Produkt ist selten erhältlich Kaktusblüten werden getrocknet, dann zerteilt, zerhackt oder zermahlen; wird als Puder, Kapsel, Tablette eingenommen, inhaliert oder injiziert	– Langsamer Wirkungseintritt, Wirkungsdauer 10–18 Stunden – Weniger potent als LSD, eine Kreuztoleranz wurde beschrieben – Bei hohen Dosen: Ängstlichkeit, Orientierungsstörung, gestörte Realitätswahrnehmung, Kopfschmerzen, trockene Haut, Blutdruckabfall, kardiale und respiratorische Insuffizienz – Abhängigkeit wurde nicht beschrieben, aber Toleranzentwicklung tritt rasch auf
Morning Glory-Samen Der aktive Inhaltsstoff ist LSD; nur $^1/_{10}$ so potent wie LSD Samenkörner werden gegessen, zermahlen, zerstampft oder eingeweicht eingenommen oder als Lösung injiziert	– Wirkung nach 30–90 Minuten beim Verzehr der Samen, sofort bei Injektion einer Lösung – Kommerziell verwendete Samen werden mit Insektiziden, Fungiziden oder anderen Chemikalien behandelt und können giftig sein
Peyotl Gewonnen aus der Kaktuspflanze *Lophaphora williamsii* Wird getrocknet, gekaut, dann geschluckt, als Kapseln oder als Lösung eingesetzt	– Seit Jahrhunderten von den Indianern Nord- und Südamerikas verwendet – Wirkung tritt 1–2 Stunden nach Einnahme ein – Geometrische, funkelnde Farbhalluzinationen, Gefühl der Schwerelosigkeit, gestörtes Zeitgefühl, Angst, Panik, Verwirrtheit, Übelkeit, Erbrechen
Phencyclidin (PCP) Hochaffiner NMDA-Antagonist Übliches Anästhetikum, das in der Veterinärmedizin eingesetzt wird Wird gehandelt als Pulver, als Block, als Kristalle; eingenommen in Tablettenform, als Kapseln, Flüssigkeit, inhaliert, geschnupft, injiziert (i. m. oder i. v.) Umgangssprachlich: Angel Dust	– Wirkungseintritt nach ein wenigen Minuten, die Wirkung kann mehrere Tage anhalten (Halbwertszeit 18 Stunden) – Wird häufig im Straßenverkauf als andere Droge ausgegeben und verkauft (da die Synthetisierung einfach ist) – Eine fehlerhafte Synthese kann zu einem Produkt führen, das abdominelle Krämpfe, Erbrechen, Koma und Tod verursachen kann – Todesfälle können nach nicht behandelbaren Krampfanfällen und hypertensiven Krisen mit nachfolgender intrakraniellen Blutung auftreten – Kann zu Apathie, Verwirrtheit, Depersonalisation, Isolationsgefühl, Gleichgültigkeit gegenüber Schmerz, Delir, Orientierungsstörung mit Amnesie, schizophrenieähnlichen Psychosen und zu Gewalt (auch Autoaggression) führen – Erbrechen, Schwitzen oder Ataxie können auftreten – Flashbacks möglich – Psychische Abhängigkeit möglich – Schwangerschaft: toxische Schäden bei Neugeborenen wurden beschrieben – Stillen: Die Substanz geht in hoher Konzentration in die Muttermilch über und ist bei starkem Missbrauch noch Wochen nachweisbar
Psilocybin Aus dem Pilz *Psilocybe mexicana* gewonnen Wird als getrockneter Pilz, weiße Kristalle, als Pulver, Kapseln, Injektion verwendet; roh gegessen, gekocht oder als Teesud verwendet Umgangssprachlich: Magic mushrooms	– Wirkungseintritt innerhalb 30 Minuten, hält mehrere Stunden an – Als reine Droge selten erhältlich – Als Injektion gefährlich, da Fremdpartikel in der Lösung sein können – Chemisch mit LSD oder DMT verwandt – Schnelle Toleranzentwicklung; Kreuztoleranz tritt in Verbindung mit LSD auf – Physische oder psychische Abhängigkeit nicht beobachtet – Kann mit dem Fliegenpilz verwechselt werden; gefährliche Pilzvergiftung möglich

Droge	Anmerkungen
Substanzen mit halluzinogener und stimulierender Wirkung	
Nutmeg Der aktive Inhaltsstoff ist verwandt mit Trimethoxyamphetamin und Meskalin Die Samen werden im Ganzen oder gemahlen verzehrt oder „geschnupft"	– Langsamer Wirkungseintritt; Wirkungsdauer über mehrere Stunden (dosisabhängig) – Den Halluzinationen gehen üblicherweise Übelkeit, Erbrechen, Durchfall und Kopfschmerzen voraus – Lichtscheu, Sedierung, Durst und „Kater" können auftreten
Ecstasy (3,4-Methyl-Dioxymethamphetamin [MDMA]) Umgangssprachlich: XTC	– Führt zu einem Kalzium-abhängigen Anstieg der Serotonin-Freisetzung in den synaptischen Spalt und hemmt die Serotoninwiederaufnahme. Erhöht die Serotonin- und Noradrenalinspiegel, in geringem Ausmaß auch die Dopaminspiegel – Viele MDMA-Produkte sind mit anderen Substanzen verunreinigt wie Dextromethorphan, Ephedra oder PMA – Die typische Dosis beträgt 50–150 mg; die Tabletten enthalten 0–100 mg – Wirkungseintritt nach 30–60 Minuten; Wirkungsdauer 4–6 Stunden; Abbau durch CYP2D6 – Führt zu Wachheit, verstärkt Energie, Ausdauer und sexuelle Erregung; vermindert Müdigkeit; verursacht Euphorie, Wohlgefühl in Verbindung mit Derealisation, Depersonalisation, kognitiven Störungen (vermutlich Serotonin-bedingt) – Nebenwirkungen: Hypersalivation, Trismus, Bruxismus, Anspannung, Kopfschmerzen, restless legs, verschwommenes Sehen, Mundtrockenheit, Übelkeit, Schwäche – Schwere körperliche Reaktionen mit Blutdruckabfall, Tachykardie, Hyperthermie, Anfällen, Koma können bis zum Tod führen – nicht als Folge einer Überdosis, sondern durch exzessive körperliche Aktivität (Discoveranstaltungen – „raves"), die zur disseminierten intravasalen Koagulation, Rhabdomyolyse und akutem Nierenversagen führen kann – Kann Panikattacken, paranoide Psychosen, Flashbacks und Depressionen auslösen; Angstzustände können bis zu zwei Tage anhalten – Nachwirkungen: Benommenheit, Muskelschmerzen, Müdigkeit, Depression (1–2 Tage), Reizbarkeit – Toleranz hinsichtlich der euphorisierenden Wirkung bei chronischer Anwendung – Psychische Abhängigkeit möglich – Es wurde vermutet, dass die chronische Anwendung die Serotoninfunktion im ZNS beeinflussen kann
3,4 Methylen-Dioxyamphetamin (MDA) Chemisch mit Meskalin und Amphetamin verwandt Orale Einnahme als Flüssigkeit, Pulver oder Tablette; als Injektion Umgangssprachlich: Adam	– Die Wirkung tritt nach 30–60 Minuten nach oraler Gabe ein (gebräuchliche Dosis 60–120 mg, rascher bei Injektionen); hält bis zu 8 Stunden an – Halluzinationen und Wahrnehmungsstörungen sind selten; Gefühl des inneren Friedens und der Ruhe kann auftreten – Hohe Dosierungen: Hyperreagibilität auf externe Stimuli, Unruhe, Halluzinationen, gewalttätiges Verhalten, Delir, Anfälle, Koma
N-Äthyl-3,4-methylen-Dioxyamphetamin (MDE) Umgangssprachlich: Eva	– Wirkungseintritt innerhalb von 30 Minuten; Wirkdauer: 3–4 Stunden – Wirkung wie MDMA (siehe oben)
Paramethoxyamphetamin (PMA) Synthetische Droge als Pulver oder Kapseln oral eingenommen	– Wird oft als MDA verkauft; hat jedoch stärker halluzinogene oder stimulierende Wirkungen – Führt zu starkem Blutdruck- oder Pulsanstieg, Luftnot. Hochtoxische Substanz. Anfälle, Koma und Todesfälle wurden beobachtet

Fortsetzung nächste Seite

Tabelle 65. Halluzinogene: Übersicht (Fortsetzung)

Droge	Anmerkungen
2,5-Dimethoxy-4-Methylamphetamin (STP/DOM) Chemisch mit Meskalin und Amphetamin verwandt Orale Einnahme Umgangssprachlich: Peace	– Wirkung hält 16–24 Stunden an – Potenter als Meskalin, jedoch schwächer als LSD – „Bad trips" treten häufig auf. Bei Menschen mit psychiatrischen Vorerkrankungen kann es zu langanhaltenden psychotischen Reaktionen kommen – Toleranzentwicklung möglich; keine Hinweise auf eine Abhängigkeitsentwicklung – Anticholinerge Wirkungen, Erschöpfung, Anfälle, Unruhe und Delir möglich
Trimethoxyamphetamin (TMA) Synthetische Substanz, mit Meskalin verwandt Wird oral als Pulver eingenommen oder Injektion	– Wirkungseintritt nach 2 Stunden – Wird oft als MDA angeboten – Potenter als Meskalin – Höhere Toxizität bei Injektion oder höheren Dosen – Kann zu Wutausbrüchen und aggressiven Handlungen führen

Weiterführende Literatur

González-Pinto A, Vega P, Ibáñez B, et al. Impact of Cannabis and other drugs on age at onset of psychosis. J Clin Psychiatry. 2008;69:1210–1216.

Zusätzlich empfohlene Literatur

Bonnet U, Scherbaum N. Cannabisbezogene Störungen. Teil I: Pharmakologie, Epidemiologie und Therapieverfahren. Fortschr Neurol Psychiatr. 2010;78(5):297–305.

Centre for Addiction and Mental Health (Toronto, Canada). Information about drugs and addiction: Hallucinogens. Available from: http://www.camh.net/About_Addiction_Mental_Health/Drug_and_Addiction_Information/hallucinogens_dyk.html (Accessed March 13, 2008).

Coulston CM, Perdices M, Tennant CC. The neuropsychology of cannabis and other substance use in schizophrenia: Review of the literature and critical evaluation of methodological issues. Aust NZ J Psychiatry. 2007;41(11):869–884.

Fantegrossi WE, Murnane KS, Reissiq CJ. The behavioral pharmacology of hallucinogens. Biochem Pharmacol. 2008;75(1):17–33.

Gahlinger PM. Club Drugs: MDMA, Gamma-Hydroxybutyrate (GHB), Rohypnol, and Ketamine. Am Fam Physician. 2004; 69(11):2619–2627.

Hermle L, Kovar KA, Hever W, Ruchsow M. Halluzinogen-induzierte psychische Störungen. Fortschr Neurol Psychiatr. 2008;76(6):334–342.

Laumon B, Gadegbeku B, Martin JL, Biecheler MB. Cannabis intoxication and fatal road crashes in France: population based case-control study. BMJ. 2005;331(7529): 1371.

Lopez-Moreno JA, González-Cuevas G, Moreno JA, et al. The pharmacology of the endocannabinoid system: Functional and structural interactions with other neurotransmitter systems and their repercussions in behavioral addiction. Addict Biol. 2008;13(2):160–187.

Teter CJ, Guthrie SK. A Comprehensive Review of MDMA and GHB: Two Common Club Drugs. Pharmacotherapy. 2001;21(12):1486–1513.

Psychostimulanzien

Missbräuchlich verwendete Psychostimulanzien	• **Amphetamine** (Amphetamin, D-Amphetamin, Metamphetamin) • **Kokain** • **Sympathomimetika** (Ephedrin, Phenylpropanolamin, Koffein) • Siehe Tabelle 67. Psychostimulanzien: Übersicht
Pharmakologische/ psychische Wirkungen	• Abhängig von der Art der verwendeten Substanz, der Dosierung und der Art der Einnahme • Schneller Wirkungseintritt, besonders bei parenteraler Gabe • Akute Toxizität tritt bei Amphetamindosen zwischen 5–630 mg auf; chronische Anwender nehmen bis zu 1.000 mg/Tag ein • Die Symptome einer Überdosierung sind in der Regel innerhalb einer Woche nach Absetzen der Amphetamine rückläufig
Körperliche Wirkungen	• Erhöhter Blutdruck, Tachykardie, erhöhte Atemfrequenz, Temperaturanstieg, Schwitzen, Gesichtsblässe, Tremor, verminderter Appetit, erweiterte Pupillen, Antriebssteigerung, Schlafstörungen, verstärkte Sinneswahrnehmungen, verstärktes sexuelles Verlangen kombiniert mit verzögerter Ejakulation
Psychische Wirkungen	• Euphorie, erhebende Gefühle, Wachheit, gesteigerte Leistung, Exazerbation von Zwangssymptomen Methamphetamin kann Verfolgungswahn und Halluzinationen bei nicht schizophrenen Patienten induzieren • Flashbacks wurden beobachtet
Hohe Dosierung	• Angst, Unruhe, Panikattacken, Größenideen, Wahn, optische und auditive Halluzinationen, Verfolgungsideen, Manie, Delir, gesteigertes Machtgefühl, Gewalttätigkeit • Fieber, Schwitzen, Kopfschmerzen, Erröten, Gesichtsblässe, Hyperaktivität, Stereotypien, kardiale Arrhythmien, respiratorisches Versagen, Koordinationsstörungen, Kollaps, intrazerebrale Blutung, Krampfanfälle, Tod
Chronische Anwendung	• Verminderter Appetit, Gewichtsverlust, abdominelle Schmerzen, Erbrechen, Harnverhalt, Hautausschlag, erhöhtes Risiko für Schlaganfälle, Bluthochdruck, wechselnde Herzfrequenz, Impotenz, Kopfschmerzen, Angst, Verfolgungswahn, Gewalttätigkeit • In Bezug auf die physischen Wirkungen kann sich Toleranz entwickeln, allerdings kann eine Vulnerabilität für Psychosen länger bestehen bleiben • Chronische Einnahme hoher Dosen kann eine körperliche Abhängigkeit verursachen; eine seelische Abhängigkeit tritt häufig schon bei regelmäßiger Einnahme niedriger Dosen auf • Nach Amphetaminentzug kommt es rasch zu einem Rückgang der Symptome; Psychosen können jedoch manchmal einen chronischen Verlauf nehmen
Absetzphänomene	• Angst, Schlafstörungen, chronische Müdigkeit, Reizbarkeit, Depression, Konzentrationsschwierigkeiten, Verlangen nach der Substanz, suizidale Gedanken, Mordgedanken, paranoide Psychosen • Übelkeit, Durchfall, Anorexie, Hungergefühl, Myalgie, Diaphorese, Krampfanfälle
Medizinische Komplikationen	• Exazerbation einer vorbestehenden Hypertonie oder Arrhythmie • Schlaganfälle und Retinaverletzung durch Vasospasmus, besonders bei „Crack"

Missbr. verw. Substanzen

Behandlung	• Beruhigende Gespräche und unterstützende Maßnahmen, Stärkung der Selbstsicherheit des Patienten • Bei starker Unruhe und Suizidalität Benzodiazepine (z. B. Diazepam) • Bei psychotischen Symptomen hochpotente Neuroleptika (z. B. Haloperidol); niedrigpotente Neuroleptika vermeiden • Antidepressiva (z. B. Desipramin) können zur Behandlung einer nach dem Entzug auftretenden Depression eingesetzt werden, um das weitere Verlangen nach der Droge zu vermindern. Vorläufige Daten gehen von einer positiven Wirkung von Flupentixol-Depotinjektionen bei Entzugssyndromen aus; positive Ergebnisse wurden ebenso bei Gabe von Buspiron, Bromocriptin und Amantadin beobachtet
Wechselwirkungen	• Siehe Tabelle 66. Psychostimulanzien: Wechselwirkungen

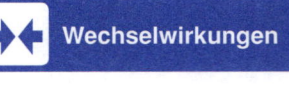

Tabelle 66. Psychostimulanzien: Wechselwirkungen

Missbräuchlich verwendete Substanz	Wechselwirkungen mit:	Wirkung
Alle Psychostimulanzien	Irreversibler MAO-Hemmer (Tranylcypromin)	Herzrasen, Kopfschmerzen, Blutdruckanstieg, Tachykardie, Unruhe, Anfälle; Kombination vermeiden Pharmakologische Wirkung der Stimulanzien abgeschwächt
Amphetamine	Antidepressiva trizyklische Antidepressiva Guanethidin Phenothiazine, z. B. Chlorpromazin Kaliumzitrat, Natriumbikarbonat	Verstärkung der antidepressiven Wirkung möglich Erhöhter Plasmaspiegel der Amphetamine durch Abbauhemmung Blutdrucksenkende Wirkung abgeschwächt Erhöhter Plasmaspiegel der Amphetamine durch Abbauhemmung; Phenothiazine können die durch Amphetamine verursachte ZNS-Stimulation vermindern Verlängerter pharmakologischer Effekt der Amphetamine aufgrund der verminderten Elimination der unveränderten Substanzen
Kokain	Alkohol trizyklische Antidepressiva (z. B. Desipramin), SSRI Betablocker Barbiturate Carbamazepin Katecholamine, insbesondere Noradrenalin Disulfiram Flupentixol-Decanoat Cannabis Opiate (z. B. Heroin, Morphin) Yohimbin	Siehe Seite 309 Abgeschwächtes „Craving" (Verlangen nach Kokain) Herabgesetzte Krampfschwelle, erhöhte Herzfrequenz und um 20–30 % erhöhter diastolischer Druck um 20–30 %; erhöhtes Risiko von Arrhythmien Verstärkte Hepatotoxizität möglich Können den Umfang einer kokaininduzierten myokardialen Ischiämie verschlimmern Weitere Steigerung der kokaininduzierten Herzfrequenz und des diastolischen Blutdrucks möglich Potenzierung der Vasokonstriktion und kardialen Stimulation 3-fach erhöhter Kokainspiegel, um 60 % erhöhte Kokain-Halbwertszeit, dadurch erhöhtes kardiovaskuläres Risiko Vermindertes Verlangen nach Kokain Erhöhte Herzfrequenz; Blutdruck erhöht nur bei Einnahme hoher Dosen beider Substanzen Erhöhter Plasmaspiegel von Kokain, Berichte über subjektiv erhöht empfundene Euphorie Können die durch Kokain verursachte Euphorie potenzieren Verstärkte Wirkung des Kokains auf den Blutdruck

Tabelle 67. Psychostimulanzien: Übersicht

Substanz	Eigenschaften
Amphetamin, D-Amphetamin (siehe auch Seite 319) Wird oral als Tablette, Kapsel, geschnupft eingenommen, z.T. injiziert Umgangssprachlich: Speed	– In den meisten Fällen wird die weitere Einnahme der Droge durch eine psychotische Reaktion oder durch einen Erschöpfungszustand mit nachfolgendem exzessivem Schlafen limitiert – Die Psychose kann bis zu 10 Tagen anhalten – Exzessive Dosierungen können zu Koma, Krampfanfällen und Tod führen – Schwangerschaft: Anstieg des Risikos für Frühgeburten; Entzugssymptome und Verhaltensauffälligkeiten (Übererregbarkeit) beim Kind
Methamphetamin Eingenommen als Tabletten, Kapseln, Flüssigkeit, injiziert Umgangssprachlich: Speed	– Synthetische Droge (chemisch mit Amphetamin und Ephedrin verwandt) – Die potente Wirkung wird oft als „rush" bezeichnet – Kann zu Psychosen führen
Kokain Extrakt aus Blättern der Cocapflanze Blätter werden gekaut, Aufnahme über die Schleimhäute, als Pulver Orale Aufnahme, wird geschnupft, geraucht, injiziert Umgangssprachlich: Koks, Schnee „Crack": Kokainbase, wesentlich potenter als Kokain	– Wirkungseintritt und Plasmahalbwertszeit variiert abhängig von der Aufnahmeart (i.v.-Gabe: max. Plasmaspiegel innerhalb von 30 Sekunden, Halbwertszeit 54 Minuten; geschnupft: Spitzenwerte innerhalb von 15–30 Minuten, Halbwertszeit 75 Minuten) – Wird oft mit Amphetamin, Ephedrin, Procain, Xylokain oder Lidocain verfälscht – In Kombination mit Heroin („dynamite", „speedballs") oder Morphin zur Verstärkung der Wirksamkeit eingenommen – Auftreten taktiler Halluzinationen – Toleranzentwicklung für manche Wirkungen (Appetit), aber erhöhte Sensitivität (umgekehrte Toleranzentwicklung) für andere Wirkungen (Anfälle, Psychose) – Starke psychische und körperliche Abhängigkeit wurde bei Crackanwendern beobachtet; Entzugssymptome können über Wochen bis Monate anhalten – Depression häufig nach der Drogeneinnahme; dies führt zu wiederholtem Gebrauch – Chronisch Abhängige können Panikattacken und Paranoia entwickeln: Bei wiederholtem Missbrauch oder bei Verwendung hoher Dosen kann die Euphorie durch Dysphorie, Reizbarkeit, aggressives Verhalten, Paranoia und Delir abgelöst werden – Kokain-Schnupfen kann zu verstopfter, ständig laufender Nase, zum Ekzem an den Nasenlöchern und einer Atrophie der Nasenschleimhaut führen – Sexuelle Dysfunktionen sind häufig – Dehydration kann durch Störung der Temperaturregulation entstehen; als Folge können Anfälle auftreten – Todesfälle kommen bei i.v.-Gabe häufiger vor. Ebenso können Todesfälle auftreten, wenn mit Kokain gefüllte Kondome von Schmugglern geschluckt werden und innerhalb des Körpers platzen – Schwangerschaft: Spontanaborte, häufigere Frühgeburten. Säuglinge haben ein geringeres Geburtsgewicht, sind kleiner und haben einen geringeren Kopfumfang, Unruhe, Essstörungen, EEG-Veränderungen, Anfälle, Urogenitalstörungen
Sympathomimetika Ephedrin, Phenylpropanolamin, Koffein Eingenommen als Kapseln, Tabletten	– Werden oft für Amphetamine gehalten und als Kapseln oder Tabletten angeboten, die Amphetaminzubereitungen ähneln – Nach massiven Überdosen kann es zum Tod durch Hirninfarkt kommen

| **Weiterführende Literatur** | Kish SJ. Pharmacologic mechanism of crystal meth. CMAJ. 2008;178(13):1679–1682. |

Zusätzlich empfohlene Literatur

Karila L, Gorelick D, Weinstein A, et al. New treatments for cocaine dependence: A focused review. Int J Neuropsychopharmacol. 2008;11(3):425–438.

La Rowe SD, Myrick H, Hedden S et al. Is cocaine desire reduced by N-acetylcysteine? Am J Psychiatry. 2007;164:1115–1117.

Maxwell JC. Emerging research on methamphetamine. Int. Drug Therapy Newsletter. 2006;41(3):17–24.

Sofuoglu M, Kosten TR. Novel approaches to the treatment of cocaine addiction. CNS Drugs. 2005;19(1):13–25.

Opiate

Klassen

Opiate:
- Heroin
- Morphin
- Methadon
- Opium

Andere häufig missbräuchlich verwendete Opioide und verwandte Arzneimittel:
- Kodein, Hydrocodon, Hydromorphon
- Pethidin
- Fentanyl
- Pentazocin
- Siehe Tabelle 69. Opiate: Übersicht

Allgemeine Hinweise

- Bei Opiatabhängigen werden gehäuft psychiatrische Erkrankungen, z. B. Persönlichkeitsstörungen, Angsterkrankungen und Depressionen beobachtet, die in den meisten Fällen die Ursache und manchmal die Folge der Abhängigkeitserkrankung sind
- Polytoxikomanie und gleichzeitige Benzodiazepinabhängigkeit sind bei i. v.-Opiatabhängigen besonders häufig

Pharmakologische/psychische Wirkungen

- Ältere Patienten sind hinsichtlich der Wirkungen und Nebenwirkungen der Opiate empfindlicher

Körperliche Wirkungen

- Analgesie, „Kick"-Gefühl, danach Entspannung, Verlangsamung von Puls und Atmung, erhöhte Körpertemperatur, Mundtrockenheit, verengte Pupillen und verminderte gastrointestinale Motilität

Psychische Wirkungen

- Euphorie (bei i. v.-Gabe), Gefühl der Genugtuung und Befriedigung, Sedierung

Hohe Dosierung

- Ateminsuffizienz, kardiovaskuläre Komplikationen, Koma und Tod

Chronische Einnahme

- Energieverlust, Antriebsmangel, Aufmerksamkeitsstörungen, motorische Verlangsamung, Sedierung, verwaschene Sprache
- Toleranzentwicklung und physische Abhängigkeit; Entzugssymptome
- Kreuztoleranz mit anderen Opioiden möglich

Absetzphänomene

- Gähnen, laufende Nase, Niesen, Tränenfluss, erweiterte Pupillen, Vasodilatation, Tachykardie, erhöhter Blutdruck, Erbrechen, Durchfall, Unruhe, Tremor, Kälteschauer, Sträuben der Haare, Knochenschmerzen, abdominelle Schmerzen und Krämpfe, Anorexie
- Reizbarkeit, Schlafstörungen
- Die akute Symptomatik kann 10–14 Tage anhalten (bei Methadon länger)

Missbr. verw. Substanzen

Behandlung	• Opioidentzüge sind in der Regel nicht lebensbedrohlich

- Opioidentzüge sind in der Regel nicht lebensbedrohlich
- Nicht-Opioide (z. B. Benzodiazepine, Neuroleptika) wirken in der Regel nicht
- Medikamente werden aus den folgenden Gründen eingesetzt:
  - um den toxischen Effekt der eingesetzten Opioide zu antagonisieren (z. B. Naloxon oder Naltrexon – diese Substanzen können die Entzugssymptome verstärken)
  - um die akuten Entzugssymptome abzumildern (z. B. Doxepin, Clonidin, Methadon)
  - um einen Entzug zu unterstützen oder eine Therapie bei abhängigen Personen erst zu ermöglichen. Auch in Form einer Erhaltungstherapie im Rahmen einer überwachten Entzugsbehandlung (z. B. Methadon, Buprenorphin)

Wechselwirkungen

- Siehe Tabelle 68. Opiate: Wechselwirkungen

Tabelle 68. Opiate: Wechselwirkungen

Missbräuchlich verwendete Substanz	Wechselwirkungen mit ...	Reaktion
Opiate (allgemein)	ZNS-dämpfende Substanzen, z. B. Alkohol, Benzodiazepine Kokain Opiatantagonisten, z. B. Naloxon	Verstärkung der ZNS-Dämpfung; kann zu Atemdepression führen Kann die Kokaineuphorie verstärken Verstärkt die Entzugssymptome
Kodein, Oxycodon, Hydrocodon	SSRI, z. B. Fluoxetin, Paroxetin Glutethimid Ritonavir	Verlust der analgetischen Wirkung der Opioide, Hemmung der Transformation der Opioide zur aktiven Substanz über CYP2D6 Verstärktes „High"-Gefühl Mäßiger Abfall der Clearance von Hydrocodon und Oxycodon
Fentanyl, Alfentanyl	Erythromycin Ritonavir	Verlängerte Analgesie Ausgeprägte Reduktion der Clearance von Fentanyl und Alfentanyl
Heroin	Doxepin	Bei Verwendung von Doxepin zum Heroinentzug Delir möglich
Meperidin	Irreversibler MAOH, RIMA Phenothiazine, z. B. Chlorpromazin Phenytoin Ritonavir	Verstärkte Unruhe, Schwitzen und Blutdruckabfall; kann zu Enzephalopathie, Krampfanfällen, Koma, Atemdepression und Serotoninsyndrom führen Verstärkung der analgetischen, ZNS-dämpfenden und kardiovaskulären Wirkungen Reduzierter Meperidinplasmaspiegel durch verstärkten Abbau Stark erhöhter Meperidinplasmaspiegel durch verminderten Abbau

Missbräuchlich verwendete Substanz	Wechselwirkungen mit ...	Reaktion
Methadon	Alkohol	Akuter Alkoholgebrauch kann den Methadonabbau hemmen und zu einem erhöhten Plasmaspiegel führen. Chronischer Gebrauch induziert den Methadonmetabolismus und vermindert den Plasmaspiegel
	Al/Mg-Antazida	Verminderter Plasmaspiegel von Methadon durch verstärkten Abbau
	Antiarrhythmika, z. B. Chinidin	QT-Intervall-Verlängerung möglich
	Antikonvulsiva, z. B. Phenytoin, Carbamazepin, Barbiturate	Verminderter Plasmaspiegel von Methadon durch verstärkten Abbau
	Trizyklische Antidepressiva, z. B. Desipramin, Amitriptylin	Verstärkte Unruhe, Euphorie; Potenzierung des euphorisierenden Effektes von Methadon Erhöhter Plasmaspiegel von Desipramin (bis zu ca. 108 %)
	SSRI Fluvoxamin	Erhöhter Methadonplasmaspiegel (um 20–100 %) wegen verminderter Clearance
	Cimetidin	Verminderte Methadon-Clearance
	Diazepam	Verstärktes „High"-Gefühl
	Disulfiram	Verminderte Clearance von Methadon
	Fluconazol	Verminderte Clearance, erhöhter Methadonspiegel
	Isoniazid	Entzugssymptome wegen der partiell-antagonistischen Wirkung
	Johanniskraut	Verminderter Plasmaspiegel von Methadon durch verstärkten Abbau (CYP3A4)
	Rifampicin	Starke Reduktion der Methadonclearance
	Ritonavir	Verstärkt die Elimination von Methadon
	Ascorbinsäure	Verminderte Elimination von Methadon
	Zidovudine (AZT)	Gehemmter Abbau von AZT durch Methadon
Opium	Cimetidin	Verstärkte Opiatwirkung durch Abbauhemmung
	Antihistaminika	Opiat-„High" und Euphorie

Tabelle 69. Opiate: Übersicht

Substanz	Besonderheiten
Heroin Diacetylmorphin, synthetisches Morphinderivat Kann i. v. und s. c. injiziert, geraucht, inhaliert und oral eingenommen werden Umgangssprachlich: „H", „Schnee", „Brown Sugar"	– Wirkungseintritt fast unmittelbar nach i. v. Injektion, hält einige Stunden an; Wirkungseintritt 15–60 Minuten nach oraler Gabe – Risiko einer unbeabsichtigten Überdosierung, da im Straßenverkauf unterschiedliche Heroinkonzentrationen angeboten werden – Körperliche Abhängigkeit und Toleranz können bereits nach 2 Wochen auftreten; Entzugssymptome treten innerhalb von 8–12 Stunden nach der letzten Dosierung auf und sind 48–72 Stunden danach am stärksten – Schwangerschaft: Hohe Rate von Spontanaborten, frühzeitigen Wehen und Totgeburten. Die Säuglinge sind oft klein und haben ein erhöhtes Mortalitätsrisiko; Entzugssymptome bei Neugeborenen möglich

Fortsetzung nächste Seite

Tabelle 69. Opiate: Übersicht (Fortsetzung)

Substanz	Besonderheiten
Morphin (z. B. Morphin-Merck®) Hauptwirkstoff der Opiumkapsel Eingenommen als Puder, Kapsel, Tablette, Flüssigkeit oder injiziert	– Gleicher Effekt wie bei Heroin, aber langsameres Anfluten und längere Wirksamkeit – Wirkungseintritt nach 15–60 Minuten bei oraler Gabe, Wirkungsdauer 1–8 Stunden – Ausgeprägtes Abhängigkeitspotential (zweithöchstes nach Heroin) wegen der starken euphorisierenden und analgetischen Wirkung – Nebenwirkungen, Obstipation; bei hohen Dosen Atemdepression, Bewusstlosigkeit, Koma – Benommenheit, Verwirrtheit, Euphorie möglich
Methadon (L-Polamidon®), siehe auch Seite 344) Wird mit Benzodiazepinen kombiniert, um die Wirkung zu verstärken und um die Entzugssymptome abzuschwächen Bei kontrollierter Methadongabe meist mit Orangensaft verabreicht Umgangssprachlich: „Pola"	– Wird zum Entzug und zur Entgiftung von Opiatabhängigen eingesetzt (siehe Seite 344), aber auch missbräuchlich eingenommen – Wirkungseintritt 30–60 Minuten nach oraler Gabe, Wirkungsdauer 7–48 Stunden – Die chronische Anwendung: verursacht Obstipation, Verschwommensehen, Schwitzen, Libidoverlust, Menstruationsstörungen, Gelenk- und Knochenschmerzen, Schlafstörungen – Toleranzentwicklung selten, jedoch „umgekehrte Toleranz" möglich – Schwangerschaft: Dosierung muss während der Schwangerschaft angepasst werden (Dosisreduktion zwischen den Wochen 14–32, Dosiserhöhung kurz vor dem Geburtstermin). Entzugssymptome bei Neugeborenen möglich – Stillen: geringe Mengen gehen in die Muttermilch über; Stillen vor der Einnahme des Methadons oder 2–6 Stunden danach

Andere häufig missbräuchlich verwendete Opioide und verwandte Arzneimittel

Substanz	Besonderheiten
Opium Harzige Präparation unreifer Kapseln der Mohnblume; als dunkelbraune Klumpen oder Pulver verkauft Als Lösung eingenommen oder geraucht	– Enthält verschiedene Alkaloide, unter anderem Morphin (6–12 %) und Kodein (0,5–1,5 %) – Übelkeit häufig, Obstipation, Benommenheit, Verwirrtheit
Kodein (z. B. Codipront®, Bronchicum Mono®, Codeinum phosphoricum®, Codicaps mono®, Dicton®, Tricodein®, Codein Knoll®, Tricodein Solco®, u. a.) Meist oral oder als Flüssigkeit eingenommen oder injiziert	– Natürlich vorkommendes Alkaloid der Opiumkapsel – Inhaltsstoff von verschreibungspflichtigen Analgetika und Hustenmitteln – Z. T. mit Glutethimid gemischt – Langsame Toleranzentwicklung; physische Abhängigkeit wechseln, Entzugssymptome nur bei chronischer Hochdosierung
Hydrocodon (Dicodid®)	– Codeinähnlich, aber stärker wirksam – Inhaltsstoff von verschreibungspflichtigen Hustenmitteln – Wird von Opiatabhängigen als Ersatzdroge verwendet – Schnelle Toleranzentwicklung
Hydromorphon (Dilaudid®) Orale Einnahme	– Halbsynthetisches Opiat – Geringere Nebenwirkungen als bei anderen Opiaten; in höherer Dosierung stärker toxisch wegen seiner starken atemdepressiven Wirkung

Substanz	Besonderheiten
Pethidin (Dolantin®) Synthetisches Opioidderivat Orale Einnahme und Injektion möglich	– Der Metabolit Normeperidin ist hochtoxisch; verantwortlich für die Akkumulation und Anfälle bei chronischer Einnahme – In hoher Dosierung Orientierungsstörungen, Halluzinationen, Atemdepression, Stupor und Koma
Fentanyl (Fentanyl-Janssen®, Fentanyl-Hexal®)	– Sofortiger Wirkungseintritt bei i. v.-Injektion, Wirkungsdauer 30–60 Minuten. Bei i. m.-Injektion langsamerer Wirkungseintritt, Wirkungsdauer bis zu 120 Minuten – Rasch eintretender euphorisierender Effekt – Nebenwirkungen: Sedierung, Verwirrtheit, Schwindel, Mundtrockenheit, Obstipation, gastrointestinale Beschwerden – In hohen Dosen Muskelrigidität und Atemdepression
Pentazocin (Fortral®) Orale Einnahme und Injektion	– Hat agonistische und antagonistische Eigenschaften – Häufige Injektionen führen zu Gewebeschäden an der Injektionsstelle

Weiterführende Literatur

Bäwert A, Metz V, Fischer G. Substanzabhängigkeit vom Opioidtyp – Behandlung mit oralen retardierten Morphinen. Suchttherapie. 2010;11(3):121–128.

Meehan WJ, Adelman SA, Rehman Z, et al. Opioid abuse. eMedicine; 2006 [Article updated: Apr 18, 2006]. Available from: http://www.emedicine.com/med/TOPIC1673.HTM

Smelson DA, Dixon L, Craig T, et al. Pharmacological treatment of schizophrenia and co-occuring substance use disorders. CNS Drugs. 2008;22(11):903–916.

Inhalativa/Aerosole

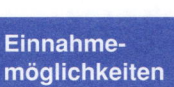

Missbräuchlich verwendete Substanzen	• Flüchtige Gase und Lösungsmittel: Klebstoff, Benzin, Toluen, Druckertinte, Reinigungsmittel, Benzol, Azeton, Amylnitrit usw. • Aerosole: Deodoranzien, Haarspray • Butan, Propan • Anästhetika: Lachgas, Chloroform, Äther • Umgangsprachliche Bezeichnung: „Sniffen"
Allgemeine Hinweise	• Bei Abhängigen finden sich häufig psychische Störungen, insbesondere Alkoholismus, Depressionen und dissoziale Persönlichkeitsstörungen • Wird als die „Droge des armen Mannes" angesehen. Wird häufig von Kindern in der Dritten Welt benutzt, um das Hungergefühl zu dämpfen
Einnahmemöglichkeiten	• Die Flüssigkeit oder das Gas wird in einen Ballon oder in eine Plastiktüte gefüllt • Mund und Nase werden über ein Behältnis mit dem Gas gehalten („Sniffen") • Ein getränktes Tuch wird über Mund und Nase gehalten • Gase werden aus einem Feuerzeug inhaliert; die ausgeatmete Luft wird danach angezündet
Pharmakologische/psychische Wirkungen	• Abhängig von der eingenommenen Droge bzw. Substanz • Der Gebrauch von Plastiktüten kann zum Ersticken führen • Rascher Wirkungseintritt, kurze Wirkungsdauer
Körperliche Wirkungen	• Sedierung, Schwindel, verwaschene Sprache, motorische Störungen, Lichtempfindlichkeit, Übelkeit, Speichelfluss, Niesen, Husten, veminderte Atem- und Herzfrequenz, Blutdruckabfall • Todesfälle können insbesondere durch Herzstillstand oder bei Bewusstlosigkeit durch Aspiration von Erbrochenem eintreten
Psychische Wirkungen	• Wechselnde Bewusstseinslagen, eingeschränktes Urteilsvermögen, Gedächtnisstörungen, Halluzinationen, Euphorie, Unruhe, lebhafte Phantasien, Gefühl der Unbesiegbarkeit, Delir
Hohe Dosierung	• Bewusstlosigkeit, Anfälle, kardiale Arrhythmien, Tod
Chronischer Missbrauch	• Müdigkeit, Enzephalopathie, Hörverlust, Sehstörungen, Verminderung der Sehkraft, Sinusitis, Rhinitis, Laryngitis, Nieren- und Leberschäden, Knochenmarksschäden, kardiale Arrhythmien, chronische Lungenerkrankungen • Denkstörungen, Gedächtnisstörungen, Depression, Reizbarkeit, Aggression, Verfolgungsideen • Toleranzentwicklung möglich, psychische Abhängigkeit häufig
Behandlung	• Beruhigende Gespräche • Die Wirkung der Substanzen ist meist von kurzer Dauer

| **Überdosierung** | - ZNS: akute und chronische Folgeschäden möglich (z. B. Ataxie und periphere Neuropathie)
- Myokardinfarkt möglich, besonders beim Gebrauch halogenierter Lösungsmittel
- Niere: Azidose, Hypokaliämie
- Leber: Hepatitis, Lebernekrose
- Knochenmarksdepression (vor allem mit Benzol und Nitrooxid) |
|---|---|
| **Wechselwirkungen** | - Kombination mit anderen ZNS-dämpfenden Substanzen kann zu additiver Verstärkung der ZNS-Dämpfung führen |
| **Weiterführende Literatur** | Centre for Addiction and Mental Health (Toronto, Canada). Resources for Professionals: Inhalants. Available from: http://www.camh.net/Publications/Resources_for_Professionals/Pregnancy_Lactation/per_inhalants.html (Accessed July 11, 2008). |

Gammahydroxybutyrat (GHB)

Pharmakologie

- Im Körper produzierter natürlicher Stoff, Metabolit der Gamma-Hydroxy-Buttersäure (GABA)
- Erhöht die Dopaminkonzentration im ZNS
- Wird bei Tanzveranstaltungen („raves") wegen seiner halluzinogenen und euphorisierenden Wirkungen eingenommen
- Umgangssprachlich: liquid ecstasy

Allgemeine Hinweise

- GHB wurde als Anästhetikum entwickelt, jedoch wegen der geringen analgetischen Wirkung und des erhöhten Krampfanfallrisikos nicht eingesetzt
- In den USA als Medikament bei Narkolepsie eingesetzt
- Wird illegal als gesundheitsförderndes Lebensmittel, Aphrodisiakum oder Muskelaufbaustoff angeboten
- Chronische Einnahme kann zu psychischer Abhängigkeit führen
- Dosen bis 2 g führen zu Tiefschlaf; bei 10 mg/kg anxiolytisch, amnestisch, muskelrelaxierend; ab > 60 mg/kg Koma

Pharmakokinetik

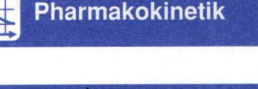

- Rasche orale Resorption, maximale Plasmaspiegel werden nach 20–60 Minuten erreicht
- Eliminationshalbwertszeit ca. 20 Minuten

Nebenwirkungen

Körperliche Nebenwirkungen

- Schwindel, Übelkeit, Erbrechen, Gleichgewichtsstörungen, Blutdruckabfall, Krampfanfälle, Atemdepression
- Kann zu Bewusstlosigkeit und Koma führen (insbesondere bei Kombination mit Alkohol)
- In der Regel sistieren die Symptome innerhalb von 7 Stunden; der Schwindel kann allerdings bis zu zwei Wochen anhalten

Psychische Nebenwirkungen

- Sedierung, Gedächtnisverlust, Euphorie und Halluzinationen, gesteigertes Wohlbefinden, Enthemmung, Erregung, Aggression

Überdosierung

- Geringe therapeutische Breite; Kombination mit Alkohol gefährlich
- Wegen der unbekannten Reinheit und Konzentration des eingenommenen Produktes kann es zu akzidentellen Überdosierungen kommen

Absetzphänomene

- Treten nach abruptem Absetzen auf und sistieren meist nach 3 bis 7 Tagen
- Entzugssymptome: Schlafstörungen, Angst, Tremor

Wechselwirkungen

- Siehe Tabelle 70. Gammahydroxybutyrat (GHB): Wechselwirkungen

Tabelle 70. Gammahydroxybutyrat (GHB): Wechselwirkungen

Substanz	Beispiel	Wirkungen
ZNS-dämpfende Substanzen	Alkohol, Benzodiazepine	Abschwächung der pharmakologischen Wirkung und Toxizität
Cannabis		Verstärkte pharmakologische Wirkungen
Psychostimulanzien	Amphetamine	Verstärkte pharmakologische Wirkungen

Weiterführende Literatur

Gahlinger PM. Club Drugs: MDMA, Gamma-Hydroxybutyrate (GHB), Rohypnol, and Ketamine. Am Fam Physician. 2004;69(11):2619–2627.

Richter C, Romanowski A, Kienast T. Gamma-Hydroxybutyrat (GHB)-Abhängigkeit und -Entzug bei vorbestehender Alkoholabhängigkeit. Psychiat Prax. 2009;36(7):345–347

Teter CJ, Guthrie SK. A Comprehensive Review of MDMA and GHB: Two Common Club Drugs. Pharmacotherapy. 2001;21(12):1486–1513.

BEHANDLUNG DES SUBSTANZMISSBRAUCHS UND MITTEL ZUR RAUCHERENTWÖHNUNG

Verfügbare Substanzen

Wirkstoff	Handelsnamen Deutschland	Handelsnamen Österreich	Handelsnamen Schweiz
Disulfiram*	Antabus®	Antabus®	Antabuse®
Acamprosat	Campral®	Campral®	Campral®
Naltrexon	Nemexin®	Nemexin®	Nemexin®
Methadon	L-Polamidon®	Heptadon®	Ketalgin®, Methadon Streuli®
Buprenorphin	Subutex®	Subutex®	Subutex®
Buprenorphin/Naloxon	Suboxone®	Suboxone®	Suboxone®
Bupropion**	Zyban®	Zyban®	Zyban®
Vareniclin	Champix®	Champix®	Champix®

* Die Zulassung für Disulfiram wurde vom Hersteller zurückgenommen. Das Medikament kann nur über Auslandsapotheken bestellt werden und wird nicht erstattet.
** Bupropion wird im Kapitel Noradrenalin-Dopamin-Wiederaufnahmehemmer (NDRI) (S. 61) abgehandelt

Weiterführende Literatur

Watkins KE, Hunter SB, Burnam MA, et al. Review of treatment recommendations for persons with a co-occurring affective or anxiety and substance use disorder. Psychiatr Serv. 2005;56(8):913–926.

Zusätzlich empfohlene Literatur

American Psychiatric Association. Practice guideline and resources for treatment of patients with substance use disorders, 2nd ed. Am J Psychiatry 2006;163(8 Suppl); 1–276. Available from: http://www.psychiatryonline.com/pracGuide/pracGuideTopic_5.aspx (Accessed November 20, 2008)

Faragon JJ, Piliero PJ. Drug interactions associated with HAART: Focus on treatments for addiction and recreational drugs. The Aids Reader. 2003;13(9):433–434, 437–441, 446–450.

McRae A. Pharmacotherapy of substance use disorders. Int Drug Ther Newsl. 2004;39(4):25–30.

Swift RM. Can medication successfully treat substance addiction? Psychopharmacology Update. 2001;12(1):4–5.

Disulfiram

Verfügbare Substanz

Wirkstoff	Handelsname Deutschland	Handelsname Österreich	Handelsname Schweiz
Disulfiram	Antabus®	Antabus®	Antabuse®

Indikationen

Indikation:
- Aversionstherapie bei Alkoholabhängigkeit. Nach Einnahme von Disulfiram führt die Einnahme von Alkohol zu unangenehmen Nebenwirkungen, so dass Alkohol als aversiver Reiz konditioniert wird. Die Zulassung für Disulfiram wurde vom Hersteller zurückgenommen. Das Medikament kann nur über Auslandsapotheken bestellt werden und wird nicht erstattet

Weitere Indikationen:
- Nach doppelblinden und offenen Studien möglicherweise einsetzbar bei Kokainmissbrauch und zur Abstinenzbehandlung bei Patienten mit gleichzeitigem Medikamenten- und Drogenabusus (Vorsicht: siehe Wechselwirkungen)

Pharmakologie

- Disulfiram inhibitiert den Alkoholabbau auf dem Acetaldehyd-Niveau (Hemmung der Aldehydhydrogenase). Das akkumulierende Acetaldehyd verursacht innerhalb von 5–30 Minuten eine subjektiv unangenehme Reaktion (Acetaldehydsyndrom) mit folgenden Symptomen: Gesichtsrötung, warme Haut, Tachykardie, Blutdruckanstieg und Blutdruckabfall, Herzklopfen, Übelkeit, Erbrechen, Diarrhoe, Parästhesien, Sedierung, Atemnot, Reifengefühl im Thorax, Schwindel, pulssynchronem Kopfschmerz

Allgemeine Hinweise

- Sollte Disulfiram trotz Verbots mit Alkohol eingenommen werden, sind allgemeinmedizinische Maßnahmen indiziert; bei starkem Blutdruckabfall eventuell Vasopressoren

Dosierung

- 1. Tag 1–3 Tabletten à 0,5 g, 2. Tag 1–2 Tabletten 0,5 g, 3. Tag 1 Tablette 0,5 g, vom 4. Behandlungstag an Begrenzung der Dosierung auf 0,2–0,4 g/Tag, Höchstdosis für die Prophylaxe 0,5 g Disulfiram pro Tag. Auch die zweimal wöchentliche Verabreichung von 1–2 Tabletten 0,5 g oder die wöchentliche Verabreichung von 2–4 Tabletten 0,5 g unter ärztlicher Kontrolle ist wegender langen Wirkungsdauer möglich

Pharmakokinetik

- Wirkungseintritt: 3–12 Std.
- Wirkungsdauer: bis zu 14 Tage
- Disulfiram wird nach oraler Gabe rasch und nahezu vollständig resorbiert, hohe Verteilung im Fettgewebe
- Innerhalb von 24 Stunden werden mehr als 50 % der oral zugeführten Substanz und ihrer Metabolite eliminiert
- 95 % der Substanz werden innerhalb von 3 Tagen renal ausgeschieden
- Die Wirkung überdauert die Anwesenheit des Disulfiram und seiner Metabolite, da die irreversibel gehemmte Aldehyddehydrogenase erst neu synthetisiert werden muss

Nebenwirkungen

- Müdigkeit, Antriebsmangel (häufig)
- Unangenehmer Körper- oder Mundgeruch, knoblauchähnlicher Geschmack im Mund
- Blutdruckabfall
- Kopfschmerzen
- Obstipation, Diarrhoe
- Allergien, Hautreaktionen (bis zu 5 %)
- Optikusneuritis, periphere Polyneuropathie
- Selten Depression, Orientierungsstörungen, Unruhe, Erregung oder Psychosen (Verwirrtheitszustände, maniforme Psychosen, paranoid-halluzinatorische Psychosen)
- Sehr selten Ataxie, Dysarthrie
- Blutbildschäden
- Transienter Anstieg der Transaminasen und der alkalischen Phosphatase; selten Hepatitis

Kontraindikationen und Anwendungsbeschränkungen

- Gleichzeitiger Alkoholkonsum
- Koronare Herzkrankheit, schwerwiegende Herzrhythmusstörungen, klinisch manifeste Kardiomyopathie
- Zerebrale Durchblutungsstörungen, fortgeschrittene Arteriosklerose
- Dekompensierte Leberzirrhose, Ösophagusvarizen
- Erstes Drittel der Schwangerschaft
- Thyreotoxikose
- Bekannte allergische oder hepatotoxische Reaktion auf Disulfiram
- Epilepsie (nicht aber Alkoholentzugskrämpfe)
- Durchfall, möglicherweise Symptome einer Hyperkalzämie
- Psychosen, psychotische Depression
- Vorsicht bei peripherer Polyneuropathie

Überdosierung

- Disulfiram ist in starker Überdosierung auch ohne zusätzliche Alkoholeinnahme hochtoxisch. Symptome: Ataxie, Dysarthrie, Atemdepression, Blutdruckabfall, Kreislaufkollaps, Arrhythmien, Enzephalopathie, Krampfanfälle, Tod. Unterstützende Maßnahmen: Sauerstoff, Vitamin C, Antihistaminika, Ephedrin

Schwangerschaft

- Wegen möglicher Teratogenität (Gliedermalformationen) nicht empfohlen

Stillzeit

- Erfahrungen liegen nicht vor; von einer Verwendung in der Stillzeit ist abzuraten

Vorsichtsmaßnahmen

- Disulfiram darf nur alkoholentzogenen Patienten verordnet werden (frühestens 36 Stunden nach dem letzten Alkoholmissbrauch)
- Verabreichen Sie dem Patienten das Medikament nicht ohne sein Wissen

Anwendung bei Kindern	• Alkoholentwöhnungsmittel werden bei Kindern oder Jugendlichen nicht empfohlen; hier sind verhaltenstherapeutische Ansätze vorzuziehen
Behandlung von älteren Patienten	• Die kardiovaskuläre Verträglichkeit nimmt im Alter ab; die Reaktion auf Alkohol kann verstärkt sein
Hinweise für die Pflege	• Der Patient sollte über den Sinn des Medikaments und über die Folgen eines Alkoholkonsums während der Behandlung ausreichend informiert sein • Die Reaktionen auf das Medikament können bis zu 6 Tage nach der letzten Gabe auftreten • Eine tägliche, ununterbrochene Gabe wird empfohlen, bis der Patient genug Selbstkontrolle für die Bewältigung der Alkoholabhängigkeit ohne Disulfiram besitzt • Ohne ausreichende Motivation und supportive Therapie wird die Behandlung nicht erfolgreich sein. Das Medikament kann die Alkoholkrankheit nicht heilen, aber als zusätzlicher Motivationsfaktor wirken • Disulfiram sollte dem Patienten nicht mitgegeben werden; stattdessen sollte die Medikation vom Arzt oder Pflegepersonal ausgegeben werden; hierdurch wird die Compliance erhöht
Hinweise für Patienten	• Siehe ausführliche Patienteninformationen: siehe Seite 443 • Trinken Sie auf keinen Fall nach der Einnahme Alkohol; es kann zu lebensbedrohlichen Zuständen kommen. Bis zu 24 Stunden nach Einnahme kann es noch zu einer Reaktion kommen • Vermeiden Sie auch Nahrungsmittel und andere Zubereitungen, die Alkohol enthalten, z. B. auch Hustensirup, Mundwaschlösungen oder alkoholhaltige Soßen. Auch die Exposition mit alkoholhaltigen Klebstoffen oder organischen Lösungsmitteln kann zu einer Reaktion führen • Tragen Sie eine Karte mit Ihrem Namen und den verordneten Medikamenten bei sich • Nehmen Sie Disulfiram nach Anweisung des Arztes 1-mal täglich am Abend zu sich
Wechselwirkungen	• Siehe Tabelle 71. Disulfiram: Wechselwirkungen

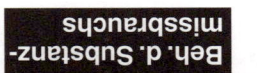

Tabelle 71. Disulfiram: Wechselwirkungen

Verwendetes Medikament	Beispiel	Wechselwirkungen
Antidepressiva Trizyklische Antidepressiva Irreversibler MAO-Hemmer Benzodiazepine	Amitriptylin, Desipramin Tranylcypromin Diazepam, Alprazolam, Chlordiazepoxid, Triazolam	Erhöhte Plasmaspiegel der Antidepressiva wegen verminderten Abbaus; Neurotoxizität möglich Delir, Psychose Wirkungsverstärkung der Benzodiazepine aufgrund einer verminderten Clearance (Oxazepam, Temazepam und Lorazepam sind nicht betroffen)
Antikoagulanzien	Warfarin, Cumarine, Cumarinderivate	Verstärkter Antikoagulanzieneffekt aufgrund eines verminderten Abbaus
Antikonvulsiva	Phenytoin	Erhöhte Blutspiegel der Antikonvulsiva; Toxizität aufgrund des verminderten Abbaus
Isoniazid		Gangunsicherheit, Koordinationsstörungen, Verhaltensstörungen durch verminderten Abbau von Isoniazid
Johanniskraut (Hypericum)		Alkoholähnliche Wirkung beobachtet
Koffein		Um 24–30% verminderte Koffein-Clearance
Kokain		Erhöhter Plasmaspiegel (3-fach) und Halbwertszeit (um 60%); erhöhtes Risiko kardiovaskulärer Nebenwirkungen
Methadon		Verminderte Methadon-Clearance
Metronidazol		In Einzelfällen akute Psychose, Ataxie und Verwirrtheitszustand
Neuroleptikum	Clozapin	Verminderter Abbau, erhöhter Plasmaspiegel von Clozapin
Proteaseinhibitor	Ritonavir	Alkoholähnliche Reaktionen (da die Zubereitung Alkohol enthält)
Theophyllin		Erhöhter Plasmaspiegel von Theophyllin aufgrund des vermindertem Abbaus

Weiterführende Literatur

American Psychiatric Association. Practice guideline and resources for treatment of patients with substance use disorders, 2nd ed. Am J Psychiatry 2006;163(8 Suppl); 1–276. Available from: http://www.psychiatryonline.com/pracGuide/pracGuideTopic_5.aspx (Accessed November 20, 2008)

Zusätzlich empfohlene Literatur

Malcolm R, Olive MF, Lechner W. The safety of disulfiram for the treatment of alcohol and cocaine dependence in randomized clinical trials; guidance for clinical practice. Expert Opin Drug Saf. 2008;7(4):459–472.

Soghoian S, Weiner SW, Diaz-Alcala JE. Toxicity, Disulfiram. eMedicine; 2007 [Article updated: Aug 20, 2008]. Available from: http://www.emedicine.com/emerg/TOPIC151.HTM (Accessed November 20, 2008)

Wilkens, JN. Neurobiology and pharmacotherapy for alcohol dependence: Treatment options. New York, NY: Medscape, 2007. Available from: http://www.medscape.com/viewarticle/552196

Acamprosat

Verfügbare Substanz

Wirkstoff	Handelsname Deutschland	Handelsname Österreich	Handelsname Schweiz
Acamprosat	Campral®	Campral®	Campral®

Indikationen

Zugelassene Indikation:
- Alkoholabhängigkeit: „Anti-Craving-Mittel"; zur Aufrechterhaltung der Abstinenz nach erfolgter Entzugsbehandlung

Allgemeine Hinweise

- Metaanalysen haben gezeigt, dass mit Acamprosat behandelte Patienten signifikant höhere Langzeit-Abstinenzraten haben als Placebo-behandelte Patienten
- Acamprosat kann bei Patienten unwirksam sein, die zu Beginn der Behandlung aktiv Alkoholmissbrauch betreiben oder andere Substanzen missbräuchlich einnehmen. Acamprosat ist nicht für die Behandlung des akuten Alkoholentzugssyndroms geeignet. Die Behandlung sollte sofort nach dem Alkoholentzug begonnen werden und für 1 Jahr fortgesetzt werden und auch während Rückfällen weitergeführt werden
- Die Behandlung sollte im Rahmen eines umfassenden Entwöhnungsprogramms in Kombination mit anderen therapeutischen Maßnahmen (psychotherapeutischer, psychosozialer, medikamentöser Art) durchgeführt werden
- Die Ergebnisse mit einer Kombinationsbehandlung von Acamprosat und Naltrexon waren uneinheitlich im Hinblick auf verstärkte Wirksamkeit und Abstinenzerfolg (Wechselwirkungen: Seite 339). Acamprosat kann hilfreich sein, um die Abstinenz aufrechtzuerhalten, da es dysphorische Zustände reduziert, die bei manchen Patienten zum Rückfall führen, während Naltrexon die als positiv empfundenen Wirkungen des Alkohols reduziert
- Acamprosat wurde in Kombination mit Disulfiram verwendet, um Rückfälle zu verhindern

Anwendung

- Die Therapie mit Acamprosat sollte zu Beginn einer Entzugsbehandlung einsetzen (z. B. nach etwa 5 Tagen Abstinenz). Die Behandlung sollte über einen Zeitraum von 6 bis 12 Monaten fortgeführt werden. In besonderen Fällen kann eine über zwölf Monate hinausgehende Fortsetzung der Behandlung erfolgen. Bei Eintritt eines Rückfalls kann die Behandlung mit Acamprosat nach einer erneuten Entgiftung fortgeführt werden
- Nicht geeignet zur Behandlung der Symptome des Alkoholentzugs

Pharmakologie

- Acamprosat stimuliert die inhibitorische GABAerge Transmission und übt einen antagonistischen Effekt auf die Übertragung durch exzitatorische Aminosäuren, insbesondere Glutamat, aus. Diese Neurotransmitter spielen in der Pathophysiologie der Entzugssymptome eine zentrale Rolle

Dosierung

- Patienten unter 60 kg Körpergewicht 2 Tabletten morgens, 1 mittags, 1 abends. Patienten über 60 kg Körpergewicht 3-mal 2 Tabletten (1 Tablette = 333 mg)

Beh. d. Substanzmissbrauchs

Pharmakokinetik

- Acamprosat wird im Gastrointestinaltrakt resorbiert; die absolute Bioverfügbarkeit beträgt nüchtern 11%. Die Resorption verläuft verzögert und mit erheblicher interindividueller Variabilität. Bei einer Einmaldosis von 2-mal 333 mg Acamprosat werden maximale Plasmaspiegel von ca. 200 ng/ml nach 5–7 Std. und mehr erreicht
- Steady-state-Plasmaspiegel am 7. Einnahmetag
- Das Verteilungsvolumen von Acamprosat beträgt im Durchschnitt 72 ± 3l. Die Plasmaproteinbindung ist vernachlässigbar
- Keine nennenswerte Metabolisierung
- Elimination überwiegend durch glomeruläre Filtration. Eliminationshalbwertszeit 3–4 Stunden, bei Niereninsuffizienz verlängert. Bei Leberinsuffizienz keine wesentliche Änderung der Elimination. Lineare Beziehung zwischen Kreatinin-Clearance, renaler Clearance und Halbwertszeit von Acamprosat

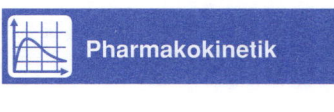

Nebenwirkungen

- Durchfall (< 10 %), Übelkeit, Erbrechen (< 1 %), Bauchschmerzen
- Juckreiz, gelegentlich makulopapulöses Erythem, sehr selten Urticaria mit Quincke-Ödem
- Gelegentlich Impotenz, Frigidität, verminderte oder verstärkte Libido
- Selten Verwirrtheit und Schlafstörungen

Kontraindikationen

- Überempfindlichkeit gegen den Wirkstoff
- Bei Patienten mit Niereninsuffizienz wurden Anzeichen einer Akkumulation von Acamprosat beobachtet. In solchen Fällen soll das Medikament nicht verabreicht werden
- Schwere Störung der Leberfunktion (Childs-Pugh-Klasse C)

Anwendungseinschränkungen

- Nierensteine
- Symptome des Alkoholentzugs

Überdosierung

- Beim Menschen wurde über 5 Fälle einer Acamprosat-Überdosierung berichtet. Zwei dieser Fälle standen im Zusammenhang mit einem Suizidversuch; dabei wurden Dosen von 16,5 bzw. 43 g Acamprosat in Kombination mit Diazepam oder Alkohol eingenommen. Nach Durchführung einer Magenspülung konnte bei beiden Patienten komplikationslos ein guter Allgemeinzustand hergestellt werden. In den drei anderen Fällen mit Überdosierung wurden Dosen von 6,6 bis 30 g Acamprosat eingenommen. Es trat Durchfall auf; jedoch erholten sich alle 3 Patienten komplikationslos

Schwangerschaft

- Kontraindiziert

Stillzeit

- Erfahrungen liegen nicht vor, von einer Verwendung in der Stillzeit ist abzuraten

Vorsichtsmaßnahmen

- Acamprosat darf nur alkoholentzogenen Patienten verordnet werden (frühestens 36 Stunden nach dem letzten Alkoholmissbrauch). Verabreichen Sie das Medikament dem Patienten nicht ohne sein Wissen

Behandlung von Kindern und Jugendlichen	• Kontraindiziert
Behandlung von älteren Patienten	• Die kardiovaskuläre Verträglichkeit nimmt im Alter ab; die Reaktion auf Alkohol kann verstärkt sein
Hinweise für die Pflege	• Der Patient sollte über den Sinn der Medikamente und über die Folgen einer Alkoholeinnahme während der Behandlung ausreichend informiert sein • Die Reaktionen auf das Medikament können bis zu 6 Tage nach der letzten Gabe auftreten • Ohne ausreichende Motivation und supportive Therapie wird die Behandlung nicht erfolgreich sein. Das Medikament kann die Alkoholkrankheit nicht heilen, aber als zusätzlicher Motivationsfaktor wirken
Hinweise für Patienten	• Die Therapie mit Acamprosat sollte zu Beginn einer Entzugsbehandlung einsetzen (z. B. nach etwa 5 Tagen Abstinenz). Die Behandlung sollte über einen Zeitraum von 6 bis 12 Monaten fortgeführt werden. In besonderen Fällen kann eine über zwölf Monate hinausgehende Fortsetzung der Behandlung erfolgen. Bei Eintritt eines Rückfalls kann die Behandlung mit Acamprosat nach einer erneuten Entgiftung fortgeführt werden
Wechselwirkungen	• Verminderung der Bioverfügbarkeit durch gleichzeitige Verabreichung mit Nahrungsmitteln • Obwohl weitere pharmakokinetische Interaktionsstudien nicht durchgeführt worden sind, wurde Acamprosat häufig gleichzeitig mit Disulfiram, Benzodiazepinen und anderen psychotropen Medikamenten verabreicht, ohne dass je klinische Anzeichen von Wechselwirkungen beobachtet wurden • Siehe Tabelle 72. Acamprosat: Wechselwirkungen

Tabelle 72. Acamprosat: Wechselwirkungen

Verwendetes Medikament	Beispiel	Wechselwirkungen
Opiatantagonist	Naltrexon	Rate und Ausmaß der Absorption von Acamprosat erhöht; die C_{max} wird um 33 % und die AUC um 25 % erhöht.

Weiterführende Literatur

American Psychiatric Association. Practice guideline and resources for treatment of patients with substance use disorders, 2nd ed. Am J Psychiatry 2006;163(8 Suppl); 1–276. Available from: http://www.psychiatryonline.com/pracGuide/pracGuideTopic_5.aspx (Accessed November 20, 2008)

Zusätzlich empfohlene Literatur

Gage A. Acamprosate efficacy in alcohol-dependent patients: Summary of results from three pivotal trials. Am J Addict. 2008;17(1):70–76.
Mason BJ. Acamprosate in the treatment of alcohol dependence. Expert Opin Pharmacother. 2005; 6(12):2103–2115.
Rosenthal RN, Brady KT, Petros L, et al. Advances in the treatment of alcohol dependence. J Clin Psychiatry. 2007;68(7):1117–1127.

Naltrexon

Verfügbare Substanz

Wirkstoff	Handelsname Deutschland	Handelsname Österreich	Handelsname Schweiz
Naltrexon	Nemexin®, Adepend®	Nemexin®, Adepend®	Nemexin®

Indikationen

Zugelassene Indikationen:
- Zur Reduktion des Rückfallrisikos bei Alkohol- und Opiatabhängigkeit

Weitere Indikationen:
- Nach vorläufigen Studien bei posttraumatischer Belastungsstörung (PTSD) wirksam
- Nach vorläufigen Daten sinnvoll in der Behandlung von Impulskontrollstörungen, Zwangsstörungen, Essanfällen bei Frauen mit Bulimie, Trichotillomanie und Kleptomanie. Nach offenen Studien bei Spielsucht wirksam; gute Langzeitwirkungen wurden berichtet
- Behandlung von selbstverletzendem Verhalten, Hyperaktivität, Wutanfällen und stereotypem Verhalten bei Autismus
- Bei Patienten mit Schizophrenie und komorbider Alkoholabhängigkeit wurde das exzessive Trinken und Verlangen nach Alkohol vermindert
- Zur raschen Opiatdetoxifizierung bei Methadonbehandlung in Kombination mit Clonidin oder Trazodon
- Nach offenen Studien kann Naltrexon zur Behandlung von Sexualstraftätern eingesetzt werden (100–200 mg/Tag)

Allgemeine Hinweise

- Es wird empfohlen, die Behandlung in Kombination mit psychosozialen Interventionen durchzuführen (Evidenzlevel 1)
- Reduziert „Craving" (Verlangen) nach Alkohol; reduziert die verstärkende Wirkung von Alkohol. Nach einer Doppelblindstudie war kein dauerhafter Erfolg bei Männern mit chronischem schweren Alkoholabusus nachweisbar
- Das Verlangen (Craving) nach Opioiden oder Entzugssyndrome werden nicht gemindert. Vor der Behandlung muss eine Entgiftung stattgefunden haben
- Löst keine Euphorie aus
- Durch Kombination mit Acamprosat kann die Rückfallrate vermindert werden

Pharmakologie

- Synthetischer, langwirksamer Antagonist an verschiedenen Opioidrezeptoren des ZNS; höchste Affinität zum μ-Rezeptor
- Vermindert die positive Verstärkung durch eine Erhöhung der β-Endorphinkonzentration während des Alkoholmissbrauchs
- Blockiert den Cravingmechanismus im Gehirn, indem die positiv verstärkenden Wirkungen des Alkohols reduziert werden

Dosierung

- Alkoholabhängigkeit: 50 mg/Tag (Beginn mit 25 mg/Tag; langsame Steigerung über Tage)
- Opioidabhängigkeit: Beginn mit 12,5–25 mg/Tag. Auf Entzugssymptome achten. Vorsichtige Steigerung der Dosis bis zum Wirkungseintritt. Die Erhaltungsdosis wird alle 2–3 Tage verabreicht (bis zu einer wöchentlichen Dosis von 350 mg)
- Bei Impulskontrollstörungen sind eventuell höhere Dosen erforderlich (bis zu 200 mg/Tag)

Pharmakokinetik	• Rasche, vollständige Resorption aus dem Gastrointestinaltrakt • Unterliegt einem ausgeprägten First-Pass-Metabolismus; nur 20 % der Substanz erreichen die systemische Zirkulation • Hohes Verteilungsvolumen im Körper; 21–28 % sind proteingebunden • Wirkungseintritt innerhalb von 15–30 Minuten bei chronisch Morphinabhängigen • Die Wirkdauer ist dosisabhängig; die Blockade der Opioidrezeptoren hält ca. 24–72 Stunden an • Wird in der Leber metabolisiert; der Hauptmetabolit 6-b-Naltrexon ist opiatantagonistisch aktiv • Eliminationshalbwertszeit 96 Stunden: Ausscheidung vorwiegend über die Nieren
Nebenwirkungen	• Häufig (10 %): gastrointestinale Beschwerden (Bauchschmerzen, Krämpfe, Übelkeit, Erbrechen, Gewichtsverlust) • Kopfschmerzen, Schlafstörungen, Schwäche • ZNS-Nebenwirkungen: Angst, Dysphorie, Depression, Nervosität, Verwirrtheit. Nach Fallberichten Panikattacken • Kopf-, Gelenk- und Muskelschmerzen • Nach Fallberichten dosisabhängige Leberenzymanstiege und hepatozelluläre Schäden möglich; ALT- und AST-Erhöhung bei Kombination mit NSAIDs. Leberfunktionstests zu Beginn der Behandlung und monatlich innerhalb der ersten 6 Monate der Behandlung indiziert • Eosinophilie
Vorsichtsmaßnahmen	• Nicht an Patienten verabreichen, die in den letzten 10 Tagen Opiate eingenommen haben • Wenn ein Patient die Behandlung abbricht und Opiate anwendet, kann es durch die erhöhte Empfindlichkeit der Rezeptoren zu lebensbedrohlichen Zuständen kommen (relative Überdosierung) ➔ **Versuche, die Naltrexonblockade mit hohen Dosen von Opioidagonisten (z. B. Morphin) zu überwinden, können zu Atemdepression und Todesfällen führen** • Leberfunktionstests vor Beginn der Behandlung; Wiederholung monatlich in den ersten sechs Monaten
Kontraindikationen	• Patienten, die Opioide erhalten oder sich im akuten Opioidentzug befinden • Akute Hepatitis oder Leberversagen
Überdosierung	• Erfahrungen beim Menschen liegen nicht vor; in einem Fall gab es bei einer Dosis von 800 mg über eine Woche keine Symptome einer Überdosis
Behandlung von Kindern und Jugendlichen	• Wurde bei Kindern mit selbstverletzendem Verhalten, Autismus und geistiger Retardierung untersucht (Dosis: 0,5–2 mg/kg/Tag) • Die Wirkung trat bereits innerhalb der ersten Stunde nach Verabreichung auf
Behandlung von älteren Patienten	• Erfahrungen liegen nicht vor

Schwangerschaft	• Bisher keine gut kontrollierten Studien verfügbar
Stillzeit	• Es ist nicht bekannt, ob Naltrexon mit der Muttermilch ausgeschieden wird

Hinweise für die Pflege
- Naltrexon sollte in Verbindung mit einer Psychotherapie oder einem Selbsthilfeprogramm eingesetzt werden
- Da Naltrexon nicht das Verlangen nach Opioiden vermindert und auch Entzugssymptome nicht unterdrückt, kann es zu Compliance-problemen kommen. Die Patienten müssen vor der Naltrexontherapie eine Entzugsbehandlung durchführen
- Die Patienten sollten ein Schriftstück mit sich führen, aus dem die Naltrexonbehandlung hervorgeht
- Die Patienten sollten informiert werden, dass sie keine gleichzeitige Behandlung mit NSAIDs oder Acetylsalicylsäure durchführen (Aspirin, u. a.) sollten
- Raten Sie den Patienten, dass sie einen Arzt aufsuchen sollen, wenn sie unter Luftnot oder Husten leiden

Hinweise für Patienten
Ausführliche Patienteninformation: siehe Seite 449
- Teilen Sie Ihrem behandelnden Arzt, Zahnarzt und Apotheker mit, dass Sie eine Naltrexonbehandlung durchführen
- Wenn Sie die Naltrexonbehandlung abbrechen und Opiate gebrauchen, kann es wegen einer erhöhten Empfindlichkeit zu lebensbedrohlichen Zuständen kommen

Wechselwirkungen
- Siehe Tabelle 73. Naltrexon. Wechselwirkungen

Tabelle 73. Naltrexon: Wechselwirkungen

Substanz	Beispiel	Wechselwirkungen
Acamprosat		Rate und Ausmaß der Absorption von Acamprosat erhöht; C_{max} um 33 %, AUC um 25 % erhöht.
Opioide	Kodein, Morphin	Wirkung herabgesetzt
Phenothiazine	Chlorpromazin	Antriebsminderung, Sedierung

Weiterführende Literatur
American Psychiatric Association. Practice guideline and resources for treatment of patients with substance use disorders, 2nd ed. Am J Psychiatry 2006;163(8 Suppl); 1–276. Available from: http://www.psychiatryonline.com/pracGuide/pracGuideTopic_5.aspx (Accessed November 20, 2008)

Zusätzlich empfohlene Literatur

Grant JE, Kim SW, Hartman BK. A double-blind, placebo-controlled study of the opiate antagonist naltrexone in the treatment of pathological gambling urges. J Clin Psychiatry 2008;69:783–789.

Minozzi S, Amato L, Vecchi S, et al. Oral naltrexone maintenance treatment for opioid dependence. Cochrane Database of Systematic Reviews 2006, Issue 1. Art. No.: CD001333. DOI: 10.1002/14651858.CD001333.pub2.

National Institute for Health and Clinical Excellence (NICE). Technology appraisal TA 115: Drug misuse – Naltrexone: Naltrexone for the management of opioid dependence. London, UK: NICE; 2007. Available from: www.nice.org.uk/TA115 (Accessed November 21, 2008).

Rosenthal RN, Brady KT, Petros L, et al. Advances in the treatment of alcohol dependence. J Clin Psychiatry. 2007;68(7):1117–1127.

Symons FJ, Thompson A, Rodriguez MC. Self-injurious behavior and the efficacy of naltrexone treatment: A quantitative synthesis. Ment Retard Dev Disabil Res Rev. 2004;10:193–200.

Methadon

Verfügbare Substanz

Wirkstoff	Handelsname Deutschland	Handelsname Österreich	Handelsnamen Schweiz
Methadon	L-Polamidon®	Heptadon®	Ketalgin, Methadon Streuli®

Indikationen

Zugelassene Indikationen:
- Zur Substitutionsbehandlung bei Narkotika- oder Analgetika-Abhängigkeit
- Langwirksames Analgetikum für schwere und schwerste Schmerzzustände

Allgemeine Hinweise

- Methadon wird bei opiatabhängigen Patienten gegeben, die eine Erhaltungstherapie wünschen und unter alternativen Behandlungsmethoden Rückfälle erlitten haben. Vorteile:
  - Oral anwendbar; wegen der langen Halbwertszeit einmal tägliche Gabe möglich
  - Unterdrückt durch andere Opiatanalgetika hervorgerufene Abhängigkeitssymptome
  - Unterdrückt Verlangen nach Opiaten, ohne eine Toleranzentwicklung zu fördern
  - Führt bei Opiatabhängigen, die gegenüber den euphorischen Wirkungen der Opiate eine Toleranz entwickelt haben, nicht zu Euphorie
  - Durch eine längere Methadonbehandlung kann der Missbrauch illegaler Opiate reduziert werden; außerdem zeigen die Patienten seltener dissoziales Verhalten und behalten ihre soziale Stabilität

Rechtliche Hinweise

- Methadon fällt unter die Betäubungsmittelverordnung; die Verschreibung wird durch das Bundesinstitut für Arzneimittel (BfArM, Berlin) überwacht. Es liegt als Lösung vor, die in der Regel mit Orangensaft vermischt wird. In der Regel erhalten die Patienten ihre tägliche Methadonration vom Personal einer Klinik oder eines niedergelassenen Arztes, wobei die tägliche Ration in Anwesenheit des Personals getrunken werden muss. Dies dient dazu, den illegalen Verkauf an Dritte zu verhindern. Wenn die Einnahme der Trinklösung nicht überwacht wird, kann es in bis zu 50 % der Fälle vorkommen, dass die Trinklösung von Abhängigen intravenös injiziert wird
- Die orale Einnahme muss täglich beobachtet werden, d.h. auch an Wochenenden und Feiertagen und im Falle einer ärztlich bescheinigten Pflegebedürftigkeit beim Hausbesuch
- Nach mindestens sechsmonatiger, erfolgreicher Therapie kann der Arzt oder sein ärztlicher Vertreter dem Patienten einmal in der Woche eine Verschreibung über die für bis zu 7 Tagen benötigte Menge aushändigen und ihm die eigenverantwortliche Einnahme erlauben. In diesem Fall muss das Substitutionsmittel in einer zur parenteralen Anwendung nicht verwendbaren gebrauchsfertigen Form verschrieben werden. Zugelassen sind Levomethadon (L-Polamidon®) und das DL-Methadon-Razemat. Eine 1,0-prozentige Lösung sollte verschrieben werden

Pharmakologie

- Synthetisches Opiat mit Wirkung am μ-Opiat-Rezeptor; blockiert euphorisierende Wirkungen anderer verabreichter Opioide
- Analgetische und sedierende Eigenschaften – ähnlich wie bei Morphin, jedoch mit längerer Wirkdauer

Dosierung	• Zu Beginn 30–40 mg/Tag, alle 2–3 Tage Steigerung um 10 mg bis zum Erreichen einer stabilen Erhaltungsdosis • Die Dosis variiert von Patient zu Patient. Die Dosis muss so angepasst werden, dass einerseits keine Entzugssymptome auftreten, andererseits aber auch keine übermäßige Sedierung oder Atemdepression • Dosen unter 60 mg/Tag sind wahrscheinlich nicht ausreichend, um einen Rückfall zu verhindern • Bei manchen Patienten, die rasche Metabolisierer sind, können geteilte Dosen besser sein als die einmal tägliche Gabe
Pharmakokinetik	• Maximale Plasmaspiegel werden nach 2–3 Stunden erreicht • Bioverfügbarkeit 70–80 % • Eliminationshalbwertszeit: 13–55 Stunden (im Durchschnitt 25 Stunden); die Wirkdauer verlängert sich bei chronischer Gabe • Proteinbindung: 70–85 % • Abbau hauptsächlich durch die Leber • Die Wirkung tritt nach 30–60 Minuten ein • Die Wirkdauer verlängert sich bei chronischer Anwendung • Plasmaspiegelmessungen sind außer in speziellen Umständen nicht sinnvoll (therapeutischer Bereich wahrscheinlich 150–220 mg/ml)
Nebenwirkungen	
1. ZNS-Nebenwirkungen	• Benommenheit, Schlafstörungen, Euphorie, Dysphorie, Verwirrtheit, Schwäche, Depression. Gegenüber den sedierenden und analgetischen Wirkungen kann sich eine Toleranz entwickeln
2. Kardiale Nebenwirkungen	• Schwindel • Fallberichte über Torsade des pointes
3. Gastrointestinale Nebenwirkungen	• Übelkeit, Erbrechen, chronische Obstipation, Appetitminderung
4. Anticholinerge Nebenwirkungen	• Schwitzen, Hitzewallungen • Chronische Obstipation
5. Sexuelle Dysfunktionen	• Impotenz, Ejakulationsstörungen
6. Andere Nebenwirkungen	• Selten: Lungenödem, Atemdepression • Bei chronischer Gabe: Menstruationsstörungen, Gelenk- und Knochenschmerzen, Schlafstörungen • Bei unvorschriftsmäßiger i.v.-Injektion der Trinklösung kann es zu Atemdepression, Spritzenabszessen, venösen Thrombosen, Venenverödungen sowie zu Überempfindlichkeitsreaktionen auf die anderen Inhaltsstoffe kommen

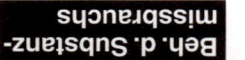

⚠️ **Vorsichtsmaßnahmen**	• Methadon kann ausgeprägte physische und psychische Abhängigkeit verursachen. Die Dosis sollte langsam reduziert werden, da es beim plötzlichen Absetzen zu akuten Entzugssymptomen kommen kann • Die Methadontrinklösung darf nicht intravenös injiziert werden • Urinkontrollen zum Nachweis illegaler Drogen und zur Überwachung der Compliance können angezeigt sein
☠️ **Überdosierung**	• Symptome einer Überdosierung sind: Atemdepression, stecknadelkopfgroße Pupillen, Muskelschwäche, Hypotonie, Bradykardie, feuchtkalte Haut. In schweren Fällen kann es zu Zyanose, Koma, schwerer Atemdepression, Kreislaufkollaps und Herzstillstand kommen
Entzugssyndrome	• Nach einem abrupten Absetzen kann es zum Opiatentzugssyndrom mit folgenden Symptomen kommen: Unruhe, Schlafstörungen, Kopfschmerzen, Schwäche, Tränenfluss, Schwitzen, Obstipation, „Gänsehaut". In schweren Fällen kann es zu Muskelzuckungen, Krämpfen, Übelkeit, Erbrechen, Hypertonie, Tachykardie, erhöhter Körpertemperatur und verstärkter Atemfrequenz kommen • Diese Symptome beginnen in der Regel 24–48 Stunden nach der letzten Dosis (Maximum nach 42 Stunden) und können bis zu 6–7 Wochen anhalten
Maßnahmen	• Erhöhung der Dosis auf früheren Wert; evtl. Gabe von Clonidin
Behandlung von Kindern	• Methadon wurde bei postoperativen Schmerzen bei Kindern angewendet (0,2 mg/Kg); die Wirkung hält länger an als bei Morphin. Das Medikament muss ausgeschlichen werden (um 5–10 % alle 1–2 Tage reduzieren)
Behandlung von älteren Patienten	• Erfahrungen liegen nicht vor
Schwangerschaft	• In der Schwangerschaft sollte eine Dosisanpassung erfolgen: Zwischen den Wochen 14 und 32 sollte eine Dosisreduktion und kurz vor der Geburt eine Erhöhung erfolgen • Entzugssymptome bei Neugeborenen möglich
Stillzeit	• Methadon geht in geringen Mengen in die Muttermilch über. Das Stillen sollte kurz vor der Methadongabe oder 2–6 Stunden nach der Gabe erfolgen
Hinweise für die Pflege	• Methadon muss in ausreichenden Dosen als Erhaltenstherapie verschrieben werden, um einen Rückfall zu verhindern. Eine Langzeitbehandlung kann notwendig sein. Ein kurzzeitiger Abbruch der Behandlung kann zum Rückfall führen • Methadon ist ein Betäubungsmittel und muss gemäß den gesetzlichen Bestimmungen verschrieben werden. Es liegt in flüssiger Form vor und wird mit Orangensaft gemischt. In der Regel erhalten die Patienten das Methadon vom Pflegepersonal in einem Krankenhaus oder in einer Arztpraxis, wobei sie das Medikament in Anwesenheit des Pflegepersonals trinken müssen, unter anderem, um einen illegalen Verkauf des Methadons zu verhindern. Nur stabilisierte Patienten dürfen eine Dosis für mehrere Tage erhalten

Hinweise für Patienten

- Die Methadondosis muss täglich wie verschrieben eingenommen werden. Sie sollten immer eine Karte mit dem Hinweis, dass Sie Methadon vom Arzt erhalten, bei sich tragen
- Geben Sie Ihr Medikament niemals an andere weiter
- Wenn Sie ausnahmsweise eine Ration des Medikaments mit nach Hause nehmen können, bewahren Sie es außerhalb der Reichweite von Kindern auf; Methadon kann für Menschen, die keine Opiate einnehmen, sehr gefährlich sein
- Ausführliche Patienteninformation: siehe Seite 451

Wechselwirkungen

- Tabelle 74. Methadon: Wechselwirkungen

Tabelle 74. Methadon: Wechselwirkungen

Substanzklasse	Beispiel	Wechselwirkungen
Antazida	Al/Mg-Antazida	Verminderte Absorption von Methadon
Antiarrhythmika	Chinidin	Mögliches Risiko einer QT-Zeit-Verlängerung
Antikonvulsiva	Phenytoin, Carbamazepin, Barbiturate	Verminderte Methadonplasmaspiegel durch verstärkten Abbau (um 50% mit Phenytoin); kann zu Opioidentzugssyndrom führen
Antidepressiva		
trizyklische Antidepressiva	Desipramin und Amitriptylin	Desipraminspiegel durch verminderten Abbau über CYP2D6 um etwa 108% erhöht. Schwindelgefühl, Euphorie; möglicherweise wird die euphorisierenden Wirkung des Methadons durch die Antidepressiva verstärkt; es wurde ein Missbrauch der Kombination von Amitriptylin und Methadon beobachtet
SSRI	Fluvoxamin	Um 20–100% erhöhte Methadon-Plasmaspiegel bei Kombination mit Fluvoxamin durch verminderten Abbau
Anästhetika	Pentazocin, Nalbuphin, Butorphanol	Auftreten von Entzugssymptomen durch partiell-antagonistische Wirkungen der Anästhetika
	Morphin	Wirksamkeit des Anästhetikums reduziert; Dosiserhöhung kann erforderlich werden
Antimykotika	Fluconazol	Um 27% erhöhte Maximal- und um 48% erhöhte Talspiegel; Abbau um 24% vermindert
Antipsychotika	Risperidon	Fallberichte über Auslösung eines Entzugssyndroms (Wirkmechanismus unklar)
Antituberkulostatika	Isoniazid	Verminderter Abbau und erhöhte Plasmaspiegel von Methadon
	Rifampizin	Um bis zu 50% verminderte Plasmaspiegel von Methadon durch verstärkten Abbau; Entzugssymptome möglich
	Delavirdin	Methadonplasmaspiegel können durch Enzyminhibition erhöht werden

Fortsetzung nächste Seite

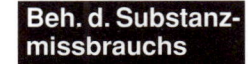

Tabelle 74. Methadon: Wechselwirkungen (Fortsetzung)

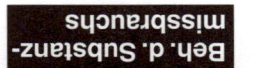

Substanzklasse	Beispiel	Wechselwirkungen
Benzodiazepine	Diazepam, Clonazepam	Erhöhtes Risiko einer Atemdepression
	Diazepam	Bei Kombination mit Methadon wurde ein Opiat-„High" beobachtet
Buprenorphin		Verminderter Abbau des Methadons durch Inhibition von CYP3A4
Disulfiram		Verminderte Methadonclearance
Grapefruitsaft		Verminderter Abbau von Methadon durch Inhibition von CYP3A4 und P-gp
H_2-Antagonist	Cimetidin	Verminderte Methadonclearance
Hypnotika	Zolpidem	Verminderter Abbau von Methadon durch Inhibition von CYP3A4
Johanniskraut		Verminderte Methadon-Plasmaspiegel, Entzugssymptome wurden berichtet
Proteaseinhibitoren	Ritonavir	Unter Ritonavir unterschiedliche Wirkungen auf die Clearance beobachtet
	Amprenavir	AUC, C_{max} und C_{min} von Amprenavir um 30, 27 und 25% vermindert Bei Amprenavir-Abacavir-Kombination Methadonspiegel um durchschnittlich 35% vermindert
	Indinavir	Unterschiedliche Effekte auf die C_{max} von Indinavir Um 40% verminderte AUC von Methadon
	Nelfinavir	Um 53% verminderte AUC des Nelfinavir-Metaboliten (klinische Bedeutung unklar)
	Lopinavir-Ritonavir-Kombination	Um 36% verminderte Methadon-AUC durch verstärkten Abbau (durch Lopinavir verursacht); kann zu Entzugserscheinungen führen
	Ritronavir-Saquinavir-Kombination	Verdrängung des Methadons aus der Plasmabindung und Verminderung der AUC von R- und S-Methadon
Psychostimulans	MDMA	Verminderter Abbau des Methadons durch Inhibition von CYP2D6
Virustatika	Efavirenz Nevirapin	Um bis zu 60% erhöhte Methadonplasmaspiegel und verminderte Gesamtkonzentration (AUC) durch Enzyminduktion; Auftreten von Entzugssymptomen innerhalb von 7–10 Tagen möglich
	Didanosin Stavudin	Verminderte Bioverfügbarkeit der Virustatika durch verstärkten Abbau im Gastrointestinaltrakt durch Methadon (bei Didanosin C_{max} um 66%, AUC um 63% vermindert; bei Stavudin um 44% bzw. 25%)
	Zidovudin (Azidothymidin; AZT)	Verminderter Abbau von AZT durch Methadon (AUC um 43% erhöht)
	Abacavir	Abacavir-Spiegel um 34% vermindert; dies scheint sich aber nicht in einer Veränderung der Clearence auszuwirken Methadon-Plasmaspiegel um 23% erhöht, kann zu Entzugserscheinungen führen

Weiterführende Literatur

American Psychiatric Association. Practice guideline and resources for treatment of patients with substance use disorders, 2nd ed. Am J Psychiatry 2006;163(8 Suppl);1–276. Available from: http://www.psychiatryonline.com/pracGuide/pracGuideTopic_5.aspx (Accessed November 20, 2008)

Zusätzlich empfohlene Literatur

Bomsien S, Skopp G. An in vitro approach to potential methadone metabolic-inhibition interactions. Eur J Clin Pharmacol. 2007;63(9):821–827.

Ehret GB, Desmeules JA, Broers B. Methadone-associated long QT syndrome: Improving pharmacotherapy for dependence on illegal opioids and lessons learned for pharmacology. Expert Opin Drug Saf. 2007;6(3):289–303.

Krantz MJ, Martin J, Stimmel B, et al. QT_c interval screening in methadone treatment: The CSAT Consensus Guideline. Ann Intern Med. 2009;150(6):387–395.

Leavitt SB. Methadone-Drug Interactions, 3rd ed. (November 2005).Available from: http://www.atforum.com/SiteRoot/pages/addiction_resources/Drug_Interactions.pdf

National Institute for Health and Clinical Excellence (NICE). Technology appraisal TA 114: Drug misuse – methadone and buprenorphine: Methadone and buprenorphine for managing opioid dependence. London, UK: NICE, 2007 . Available from: www.nice.org.uk/TA114

Office of Canada's Drug Strategy, Health Canada. Literature review – methadone maintenance treatment. Ottawa, Canada: Health Canada, 2002. Available from: http://www.hc-sc.gc.ca/hl-vs/pubs/adpapd/methadone/index_e.html (Accessed November 21, 2008).

Toombs JD, Kral LA. Methadone treatment for pain states. Am Fam Physician. 2005;71(7):1353–1358.

Buprenorphin

Verfügbare Substanzen

Wirkstoff	Handelsname Deutschland	Handelsname Österreich	Handelsname Schweiz
Buprenorphin	Subutex®	Subutex®	Subutex®
Buprenorphin/Naloxon	Suboxone®	Suboxone®	Suboxone®

Indikationen

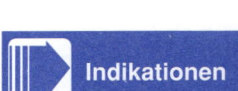

Zugelassene Indikationen:
- Substitutionstherapie bei Opioidabhängigkeit im Rahmen medizinischer, sozialer und psychotherapeutischer Maßnahmen. Nur unter Aufsicht eines Arztes mit Erfahrung in der Behandlung Drogenabhängiger

Weitere Indikationen:
- Buprenorphin führte zu einer deutlichen Abnahme des Kokainmissbrauchs bei Patienten mit kombinierter Opioid-/Kokainabhängkeit
- Wird auch in Kombination mit Naloxon verwendet
- Analgetikum für mittelgradige bis schwere Schmerzzustände

Allgemeine Hinweise

- Subutex® wird in den ersten Tagen der Behandlung besser vertragen
- Um zu verhindern, dass Buprenorphin missbräuchlich in hohen Dosen zerstoßen und intravenös injiziert wird, kann das Präparat Suboxone® verordnet werden, das Naloxon enthält (4 : 1). Naloxon ist bei oraler Gabe praktisch unwirksam; bei missbräuchlicher i. v.-Anwendung kommt seine Wirkung zum Tragen; der „Kick" wird verhindert und es kommt zu Entzugssymptomen
- Buprenorphin vermindert den Missbrauch und das Craving nach Opioiden
- Buprenorphin ist ebenso wirksam wie mittlere Dosen von Methadon. Bei Patienten mit stärkerer körperlicher Abhängigkeit ist Methadon vorzuziehen
- Unter der Therapie wurden Verbesserungen der psychosozialen Anpassung und Integration beobachtet
- Buprenorphin führt wegen der partialagonistischen Aktivität nur zu minimalen Entzugssymptomen

Pharmakologie

- Wenn ein Patient von einer Methadon-Erhaltungstherapie auf Buprenorphin umgestellt werden soll, wird empfohlen, dass die Methadon-Dosis auf 30 mg/Tag vermindert wird, bevor die Buprenorphin-Behandlung angefangen wird, um Entzugssymptome zu vermindern
- Buprenorphin ist ein Partialagonist am μ-Opioidrezeptor und ein κ-Opioidrezeptor-Antagonist (Naloxon ist ein Opioidantagonist)
- Die agonistischen Wirkungen nehmen mit höheren Dosen von Buprenorphin linear zu, bis zur Erreichung eines Plateaus („ceiling effect"). Bei höheren Dosen wirkt Buprenorphin als Antagonist und kann dann Entzugssymptome auslösen (geringeres Risiko einer tödlichen Überdosierung)

Dosierung

- 4–24 mg Buprenorphin sublingual oder 4–24 mg Buprenorphin + 1–6 mg Naloxon/Tag. Wegen der langen Halbwertzeit können die Patienten die Dosis alle 2 Tage erhalten

- Behandlungsphasen:
  - Induktionsphase: Der Patient ist 24 Stunden abstinent von Opioiden und im frühen Stadium des Entzugs. 8 mg Buprenorphin können am 1. Tag sublingual gegeben werden, 16 mg am 2. Tag; am 3. Tag kann die Dosis des 2. Tages fortgesetzt werden
  - Stabilisierungsphase: Patient hat die missbräuchlich verwendete Substanz abgesetzt bzw. stark reduziert und hat kein Cravingverhalten und wenig Nebenwirkungen; die Buprenorphin-Dosis kann in Schritten von 2–4 mg bis zu einem Level erhöht oder erniedrigt werden, das Craving und Entzugserscheinungen vermindert (4–24 mg/Tag)
  - Erhaltungsphase: Der Patient erhält eine gleichbleibende Dosis von Buprenorphin (oder der Kombination) und ist darunter stabilisiert. Möglicherweise ist eine nicht zeitlich begrenzte Erhaltungstherapie notwendig. Bei ausreichender Stabilisierung kann ein Entzug von Buprenorphin erwägt werden

Pharmakokinetik

- Sublinguales Buprenorphin hat eine mittelgradige Bioverfügbarkeit, während im Kombinationspräparat das beigefügte Naloxon eine sehr geringe Bioverfügbarkeit hat und somit kaum wirkt, so dass der opioidagonistische Effekt des Buprenorphins bei sublingualer Gabe dominiert
- Maximale Plasmaspiegel werden nach 3–4 Stunden erreicht; C_{max} und AUC steigen bei Dosiserhöhung linear an
- Buprenorphin wird stark an Plasmaproteine gebunden (96%), vorwiegend an Alpha- und Betaglobulin; Naloxon ist zu 45% Albumin-gebunden
- Buprenorphin wird durch CYP3A4 zu seinem aktiven Metaboliten Norbuprenorphin sowie zu anderen Metaboliten abgebaut; Phase-2-Metabolismus über UGT1A1 und 1A3
- Starker Inhibitor von CYP3A4
- Halbwertzeit von Buprenorphin: 24–60 Stunden (Mittelwert 37 Stunden); Halbwertzeit von Naloxon 1.1 Stunden (Durchschnitt)
- Das Medikament muss bei Patienten mit Leberinsuffizienz vorsichtig verwendet werden. Bei Nierenerkrankung ist keine Dosisanpassung notwendig

Nebenwirkungen

- Die meisten Nebenwirkungen treten vor allen in den ersten 2–3 Tagen der Behandlung auf und sind dosisabhängig. Nach der ersten Dosis kann es zu Entzugssymptomen kommen
- Häufig: Kopfschmerzen, Schlafstörungen, Angst, Übelkeit, gastrointestinale Beschwerden, Obstipation, Schwitzen, Schmerzzustände verschiedener Natur
- Kein Hinweis auf deutliche Verschlechterung kognitiver und psychomotorischer Leistungen
- Erhöhung der Leberenzyme; Fälle von Hepatitis, hepatischer Nekrose oder Leberversagen. Die Leberfunktion sollte kontrolliert werden

Absetzphänomene

- Sehr hohe Dosen können zur Atemdepression führen, die verspätet auftreten und länger anhalten kann als bei anderen Opioiden. Eine Antagonisierung durch Naloxon ist wegen der starken Bindung von Buprenorphin an die Opioidrezeptoren schwierig. Bei chronischer Behandlung und bei Kombination mit Naloxon kann es zu Entzugserscheinungen kommen
- Entzugserscheinungen sind geringer ausgeprägt und treten später auf als bei vollen Opioidantagonisten wie Methadon
- Entzugserscheinungen: Übelkeit, Erbrechen, Diarrhoe, Muskelschmerzen und -krämpfe, Schwitzen, Tränenfluss, laufende Nase, erweiterte Pupillen, Gähnen, Craving, leichtes Fieber, dysphorische Stimmung, Schlaflosigkeit, Reizbarkeit

⚠ Vorsichtsmaßnahmen	• Hohe Dosen von Buprenorphin können bei opioidabhängigen Patienten Entzugssymptome auslösen • Eine chronische Anwendung führt zu einer Opioidabhängigkeit, die sich Entzugserscheinungen nach abrupten Absetzen oder Dosisverminderung zeigen kann • Buprenorphin kann missbräuchlich verwendet werden. Wenn die Sublingual-Tabletten von opioidabhängigen Patienten zerstoßen und injiziert werden, kommt es bis zu einem überwiegenden Effekt des Naloxons, wodurch es zu einem Entzugssyndrom kommen kann • Vorsichtige Anwendung bei Patienten mit Lungenfunktionsstörungen und Lebererkrankungen

☠ Überdosierung	• Buprenorphin ist bei Überdosierungen wegen der geringeren Bioverfügbarkeit und dem Ceiling-Effekt der agonistischen Wirkung sicherer als reine Agonisten
	• Symptome einer Überdosierung: Stecknadelpupillen, Sedierung, Blutdruckabfall. Atemdepression und Todesfälle wurden berichtet, besonders wenn Buprenorphin missbräuchlich intravenös verwendet wurde bzw. bei Kombination mit Alkohol und anderen Opioiden
	• Behandlung: Symptomatisch
	  – Auf Atemdepression achten
	  – Naloxon wirkt möglicherweise nicht gegen die Atemdepression

Behandlung von Kindern und Jugendlichen	• Nicht empfohlen für die Behandlung von Kindern unter 16 Jahren
Behandlung von älteren Patienten	• Keine Daten verfügbar
Schwangerschaft	• In Tierstudien wurden teratogene Effekte beobachtet; entsprechende Wirkungen bei Menschen sind nicht bekannt • Bei Neugeborenen wurden Entzugssymptome 1–8 Tage nach der Geburt berichtet: Hypertonie, Tremor, Erregbarkeit, Erregtheit, Myoklonien, selten Apnoe, Bradykardie, Krampfanfälle. Es wird eine engmaschige Betreuung der Säuglinge empfohlen, einschließlich einer pädiatrischen Untersuchung im Alter von 2 Jahren
Stillzeit	• Buprenorphin geht in die Muttermilch über; beim Stillen ist eine Behandlung mit Buprenorphin nicht empfohlen
Hinweise für die Pflege	• Buprenorphin ist ein Narkotikum; die Abgabe wird kontrolliert • Behandlung: Buprenorphin sollte im Zusammenhang mit Verhaltens- und psychosozialen Therapien erfolgen • Die Tabletten sollten nicht in die Hand genommen werden, sondern direkt von einem Becher in den Mund gereicht werden. Sie sollten unter die Zunge gelegt werden, bis sie sich auflösen (Dauer: 2–10 Minuten). Wenn vor der Einnahme eine Flüssigkeit getrunken wird, kann der Auflösungsprozess beschleunigt werden. Wenn Tabletten gekaut oder geschluckt werden, wird die Wirksamkeit des Medikaments vermindert. Der Patient sollte für mindestens 5 Minuten nichts trinken, damit das Medikament absorbiert werden kann

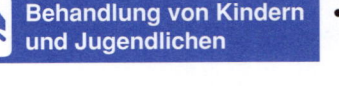

- Weisen Sie den Patienten darauf hin, dass er niemals seine Dosis ohne Absprache mit dem Arzt erhöhen sollte. Höhere Dosen können ein Entzugssyndrom hervorrufen; die missbräuchliche Verwendung kann zur Überdosierung führen
- Kombination von Buprenorphin mit Benzodiazepinen, anderen Schlafmitteln oder Alkohol kann zu einer ausgeprägten ZNS-Dämpfung führen

Hinweise für Patienten
- Ausführliche Patienteninformation: siehe Seite 453

Wechselwirkungen
- Siehe Tabelle 75. Buprenorphin: Wechselwirkungen

Tabelle 75. Buprenorphin: Wechselwirkungen

Substanz	Beispiel	Wirkungen
Antibiotika	Erythromycin	Erhöhter Buprenorphinspiegel durch verminderten Abbau über CYP3A4
Antikonvulsiva	Carbamazepin, Phenytoin, Phenobarbital	Erhöhter Buprenorphinspiegel durch verminderten Abbau über CYP3A4
Antimykotika	Ketoconazol	Erhöhte C_{max} und AUC von Buprenorphin durch verminderten Abbau über CYP3A4
Anxiolytika	Benzodiazepine	Atemdepression, Koma und Todesfälle nach missbräuchlicher intravenöser Gabe oder Überdosierung in Kombination mit Benzodiazepinen
Opioide	Morphin, Meperidin, Fentanyl	Niedrige Buprenorphindosen können die analgetischen Effektwirkungen aufheben. Bei höheren Dosen kommt es zu einer synergistischen Wirkung; erhöhtes Risiko einer ZNS- oder Atemdepression
	Methadon	Kann Entzugserscheinungen auslösen
Proteaseinhibitoren	Ritonavir, Indinavir, Saquinavir	Erhöhte Buprenorphinspiegel durch verminderten Abbau über CYP3A4
Tuberkulostatika	Rifampizin	Verminderter Buprenorphinspiegel durch verstärkten Abbau über CYP3A4
ZNS-dämpfende Substanzen	Alkohol, Antipsychotika	ZNS-Dämpfung; unter der Kombination sind Todesfälle aufgetreten

Weiterführende Literatur

American Psychiatric Association. Practice guideline and resources for treatment of patients with substance use disorders, 2nd ed. Am J Psychiatry 2006;163(8 Suppl); 1–276. Available from: http://www.psychiatryonline.com/pracGuide/pracGuideTopic_5.aspx (Accessed November 20, 2008)

Zusätzlich empfohlene Literatur

Isaac P, Janecek E, Kalvik A, et al. A new treatment for opioid dependence. Pharmacy Connection. 2008;15(1):3237.

Mattick RP, Kimber J, Breen C, et al. Buprenorphine maintenance versus placebo or methadone maintenance for opioid dependence. Cochrane Database of Systematic Reviews 2008, Issue 2. Art. No.: CD002207. DOI: 10.1002/14651858.CD002207.pub3.

National Institute for Health and Clinical Excellence (NICE). Technology appraisal TA 114: Drug misuse – methadone and buprenorphine: Methadone and buprenorphine for managing opioid dependence. London, UK: NICE, 2007 . Available from: www.nice.org.uk/TA114

Substance Abuse and Mental Health Services Administration (SAMHSA). About buprenorphine therapy. Available from: http://buprenorphine.samhsa.gov. Accessed Dec 1, 2008.

Sung S, Conry, JM. Role of buprenorphine in the management of heroin addiction. Ann Pharmacother. 2006;40(3):501–505.

U.S. Food and Drug Adminstration – Center for Drug Evaluation and Research. Subutex (buprenorphine hydrochloride) and Suboxone tablets (buprenorphine hydrochloride and naloxone hydrochloride). Available from: www.fda.gov/cder/drug/infopage/subutex_suboxone. Accessed Dec 1, 2008.

Vareniclin

Verfügbare Substanz

Wirkstoff	Handelsname Deutschland	Handelsname Schweiz	Handelsname Österreich
Vareniclin	Champix®	Champix®	Champix®

Indikationen

Zugelassene Indikationen
- Raucherentwöhnung bei Erwachsenen

Allgemeine Hinweise

- Der Patient sollte sich auf ein Datum festlegen, ab dem er nicht mehr raucht; 1–2 Wochen vor diesem Datum sollte die Behandlung mit Vareniclin begonnen werden
- Die Erfolgsaussichten von Therapien zur Raucherentwöhnung sind besser bei Personen, die motiviert sind, das Rauchen aufzugeben, und die zusätzliche Beratung und Unterstützung erhalten

Pharmakologie

- Vareniclin bindet an nikotinerge Acetylcholinrezeptoren und wirkt dort als partieller Agonist. Nikotin konkurriert mit Vareniclin um die Rezeptorenbindung; Vareniclin hat dabei eine höhere Affinität zu den Rezeptoren
- Dosierung: Beginn mit 0,5 mg/Tag für 3 Tage, dann 2-mal 0,5 mg/Tag für 3 Tage. Tag 8 bis Behandlungsende: 2-mal 1 mg/Tag
- Die Patienten sollten 12 Wochen mit Vareniclin behandelt werden. Bei Patienten, die am Ende der 12 Wochen das Rauchen erfolgreich aufgegeben haben, kann eine weitere Behandlung über 12 Wochen mit 2-mal täglich 1 mg in Erwägung gezogen werden
- Zur Wirksamkeit einer weiteren Behandlung über 12 Wochen bei Patienten, die während der ersten Behandlung das Rauchen nicht aufgeben können und die nach der Behandlung wieder mit dem Rauchen begonnen haben, liegen keine Daten vor
- Bei Therapien zur Raucherentwöhnung ist die Gefahr eines Rückfalls unmittelbar nach Therapieende erhöht
- Für Patienten mit einem hohen Rückfallrisiko kann eine ausschleichende Dosierung erwogen werden

Pharmakokinetik

- Maximale Plasmakonzentrationen werden nach 3–4 Stunden erreicht
- Ein Steady State wird innerhalb von 4 Tagen erreicht
- Die orale Bioverfügbarkeit wird nicht durch Nahrungsaufnahme oder Tageszeit der Einnahme beeinflusst
- Geringe Plasmaproteinbindung (≤ 20 %)
- Vareniclin wird nur in geringem Maße metabolisiert und zu 92 % unverändert mit dem Urin ausgeschieden
- Eliminationshalbwertszeit 24 Stunden
- Patienten mit Leberinsuffizienz: Aufgrund des Fehlens eines signifikanten hepatischen Metabolismus dürfte die Pharmakokinetik von Vareniclin bei Patienten mit Leberinsuffizienz unverändert sein
- Leichte Niereninsuffizienz: unveränderte Pharmakokinetik. Mäßige Niereninsuffizienz: Erhöhung um das 3,1-fache
- Die Pharmakokinetik bei älteren Patienten ist ähnlich wie bei jüngeren erwachsenen Patienten

Beh. d. Substanzmissbrauchs

Nebenwirkungen

1. Nervensystem
- Sehr häufig: Kopfschmerzen
- Häufig: Somnolenz, Schwindelgefühl, Geschmacksstörungen
- Gelegentlich: Tremor, Koordinationsstörungen, Dysarthrie, erhöhter Muskeltonus, Unruhe, Dysphorie, Hypästhesie, Geschmacksverminderung, Lethargie, gesteigerte oder verminderte Libido

2. Herzerkrankungen
- Gelegentlich: Vorhofflimmern, Palpitationen. In Einzelfällen Myokardinfarkt

3. Augenerkrankungen
- Gelegentlich: Skotom, Skleraverfärbungen, Augenschmerzen, Mydriasis, Lichtscheu, Myopie, verstärkter Tränenfluss

4. Erkrankungen des Ohrs und des Labyrinths
- Gelegentlich: Tinnitus

5. Erkrankungen der Atemwege, des Brustraums und des Mediastinums
- Gelegentlich: Luftnot, Husten, Heiserkeit, Rachenschmerzen, Atemwegskongestion, Kongestion der Nasennebenhöhlen, Schleimfluss, Schnarchen

6. Gastrointestinal
- Sehr häufig: Übelkeit
- Häufig: Erbrechen, Obstipation, Diarrhoe, geblähtes Abdomen, Magenbeschwerden, Dyspepsie, Flatulenz, Mundtrockenheit
- Gelegentlich: Hämatemesis melaena, Gastritis, gastroösophageale Refluxerkrankung, Abdominalschmerzen, Stuhlveränderung, Aufstoßen, Stomatitis aphthosa, Zahnfleischschmerzen, belegte Zunge

7. Erkrankungen der Haut und des Unterhautfellgewebes
- Gelegentlich: Ausschlag, Erythem, Pruritus, Akne, Hyperhidrosis, nächtliche Schweißausbrüche
- Einzelfälle: Schwerwiegende Hautreaktionen, einschließlich Stevens-Johnson-Syndrom und Erythema multiforme, Angioödeme

8. Skelettmuskulatur, Bindegewebs- und Knochenerkrankungen
- Gelegentlich: Gelenksteife, Muskelspasmen, Brustbeinschmerzen, Osteochondritis

9. Erkrankungen der Nieren und Harnwege
- Gelegentlich: Glykosurie, Nykturie, Polyurie

10. Erkrankungen der Geschlechtsorgane und der Brustdrüse
- Gelegentlich: Mennorrhagie, vaginaler Ausfluss, sexuelle Funktionsstörungen

11. Allgemeine Erkrankungen	• Häufig: Müdigkeit. Gelegentlich: Brustschmerzen, Fieber, Kältegefühl, Schwäche, Störung des Schlaf-Wach-Rhythmus, Unwohlsein, Zyste
12. Veränderungen der Laborwerte	• Gelegentlich: Erhöhter Blutdruck, ST-Streckensenkung, erniedrigte T-Welle, erhöhte Herzfrequenz, normale Leberfunktionstests, Thrombozytopenie, Gewichtszunahme, anormales Sperma, erhöhtes c-reaktives Protein, erniedrigtes Kalzium im Blut

Entzugssyndrom
- Keine Daten verfügbar

Vorsichtsmaßnahmen
- Vareniclin sollte sofort abgesetzt werden, falls Agitiertheit, depressive Stimmung, Verhaltensstörungen, Denkstörungen oder Suizidgedanken auftreten. Eine depressive Stimmungslage, selten mit Suizidgedanken oder Suizidversuchen, kann ein Symptom des Nikotinentzugs sein. Darüber hinaus wurde eine Raucherentwöhnung – mit oder ohne Arzneimitteltherapie – mit einer Verschlechterung von psychiatrischen Grunderkrankungen (wie Depressionen) in Verbindung gebracht
- Die Sicherheit und Wirksamkeit bei Patienten mit schwerwiegenden psychiatrischen Erkrankungen, wie Schizophrenie, bipolaren Störungen und Depressionen wurde nicht untersucht. Bei diesen Patienten ist besondere Vorsicht angebracht
- Am Ende der Behandlung ging das Absetzen von Vareniclin bei bis zu 3 % der Patienten mit einer Zunahme von Reizbarkeit, Verlangen nach Rauchen, Depressionen oder Schlaflosigkeit einher
- Einzelfallberichte über Überempfindlichkeitsreaktionen (Angioödeme, Schwellungen im Gesicht, im Mundbereich, im Hals und der Extremitäten)
- In seltenen Fällen wurden lebensbedrohliche Angioödeme beobachtet, die aufgrund respiratorischer Beeinträchtigung eine sofortige medizinische Versorgung notwendig machten. Bei derartigen Symptomen muss die Behandlung sofort abgebrochen werden. Es liegen Berichte über seltene, jedoch schwerwiegende Hautreaktionen, wie Stevens-Johnson-Syndrom oder Erythema multiforme vor. Bei Anzeichen eines Hautauschlags oder einer Hautreaktion muss die Behandlung sofort abgebrochen werden und medizinische Beratung in Anspruch genommen werden

Überdosierung
- Erfahrungen liegen nicht vor
- Bei Patienten mit terminaler Niereninsuffizienz war Vareniclin dialysierbar. Es gibt jedoch keine Erfahrungen zur Dialysierbarkeit nach einer Überdosierung

Kontraindikationen
- Überempfindlichkeit gegen den Wirkstoff oder einen der sonstigen Bestandteile

Behandlung von Kindern und Jugendlichen
- Anwendung bei Kindern und Jugendlichen unter 18 Jahren wird aufgrund ungenügender Daten zur Sicherheit und Wirksamkeit nicht empfohlen

Beh. d. Substanzmissbrauchs

Behandlung von älteren Patienten

- Bei älteren Patienten ist keine Dosisanpassung erforderlich; da bei älteren Patienten jedoch eine Störung der Nierenfunktion wahrscheinlicher ist, sollte der verschreibende Arzt den Nierenfunktionsstatus berücksichtigen

Schwangerschaft

- Erfahrungen liegen nicht vor; daher sollte Vareniclin während der Schwangerschaft nicht angewendet werden

Stillzeit

- Es ist nicht bekannt, ob Vareniclin in die Muttermilch übergeht; aufgrund von Tierversuchen ist davon auszugehen

Bedienung von Maschinen, Verkehrstüchtigkeit

- Vareniclin kann einen geringen bis mäßigen Einfluss auf die Verkehrstüchtigkeit und die Fähigkeit zum Bedienen von Maschinen haben. Es kann Schwindelgefühle und Schläfrigkeit verursachen
- Die Patienten sollen angewiesen werden, kein Auto zu fahren, keine komplexen Maschinen zu bedienen oder andere potenziell gefährliche Tätigkeiten auszuüben, bis feststeht, ob dieses Arzneimittel die Durchführung dieser Tätigkeit beeinträchtigt

Hinweise für die Pflege

- Bei Patienten, die an einer Raucherentwöhnung teilnehmen, kann es zu depressiven Verstimmungen bis hin zu Suizidgedanken und Suizidversuchen kommen

Hinweise für Patienten

- Wenn Sie versuchen, das Rauchen aufzugeben, kann es zu Angst, Stimmungsschwankungen, Depression und Suizidgedanken kommen. Wenden Sie sich dann an einen Arzt
- Wenn es zu einer Schwellung im Gesicht oder im Hals kommt, wenden Sie sich sofort an einen Arzt
- Bei Hautausschlag wenden Sie sich sofort an einen Arzt
- Das Medikament kann das Reaktionsvermögen beeinträchtigen

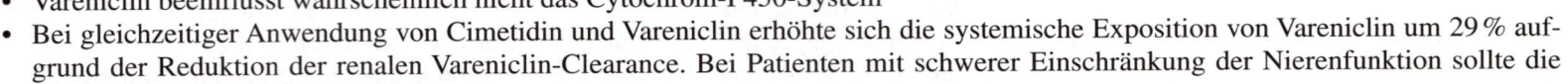

Wechselwirkungen

- Klinisch relevante Wechselwirkungen mit anderen Arzneimitteln sind nicht bekannt
- Vareniclin beeinflusst wahrscheinlich nicht das Cytochrom-P450-System
- Bei gleichzeitiger Anwendung von Cimetidin und Vareniclin erhöhte sich die systemische Exposition von Vareniclin um 29 % aufgrund der Reduktion der renalen Vareniclin-Clearance. Bei Patienten mit schwerer Einschränkung der Nierenfunktion sollte die gleichzeitige Gabe unterbleiben
- Vareniclin hat keinen Einfluss auf die Steady State-Pharmakokinetik von Bupropion
- Bei gleichzeitiger Anwendung von Vareniclin und Nikotinersatztherapie kann es zu Hypotonie, Übelkeit, Kopfschmerzen, Erbrechen, Schwindel, Dyspepsie und Müdigkeit kommen

NEUE, NICHT ETABLIERTE BEHANDLUNGSFORMEN BEI PSYCHISCHEN ERKRANKUNGEN

Biochemische Theorien zur Ätiologie verschiedener psychischer Störungen haben Studien mit verschiedenen Substanzen stimuliert, die Neurotransmitter beeinflussen können und somit eine Rolle in der Behandlung dieser Erkrankungen spielen könnten. Einige Medikamente, die in der Regel zur Behandlung medizinischer Erkrankungen eingesetzt werden, erwiesen sich in der Behandlung psychischer Störungen als erfolgreich.

In diesem Kapitel werden neue Behandlungsformen psychischer Erkrankungen besprochen, deren Wirksamkeit in den speziellen Indikationen noch nicht durch eine ausreichende Anzahl kontrollierter Studien belegt worden ist. Als Grundregel muss gelten, dass nicht etablierte Therapieformen Patienten mit anderweitig eindeutig therapieresistenten Störungen vorbehalten sein sollten. Der behandelnde Arzt sollte beachten, dass es möglicherweise medizinrechtliche Probleme bei der Verordnung von Medikamenten in nicht zugelassenen Indikationen geben kann.

Tabelle 76. Nicht etablierte Behandlungsformen: Übersicht

	Angststörungen/ PTSD	Depression	Bipolare affektive Störung	Manie	Schizophrenie	Demenz	Dissoziales Verhalten/ Aggressivität	ADHS	Abhängigkeit
Allopurinol				partiell/syn.	partiell/syn.	vorläuf.			
GABAerge-Substanz/ Antikonvulsiva									
Phenytoin	vorläuf.	vorläuf.					widerspr./ vorläuf.		
Tiagabin	widerspr.								
Vigabatrin	vorläuf.								
Betablocker, z. B. Propranolol, Atenolol, Pindolol	widerspr.	+/syn./widerspr.			widerspr./ syn.		+		
Bromocriptin		+			widerspr./ syn.				
Cyproheptadin					widerspr.				
Guanfacin								+	

Fortsetzung nächste Seite

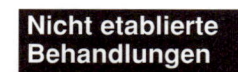

Nicht etablierte Behandlungen

Nicht etablierte Behandlungen

Tabelle 76. Nicht etablierte Behandlungsformen: Übersicht (Fortsetzung)

	Angststörungen/ PTSD	Depression	Bipolare affektive Störung	Manie	Schizophrenie	Demenz	Dissoziales Verhalten/ Aggressivität	ADHS	Abhängigkeit
Modafinil		vorläuf./syn.						+	
Östrogen/Progesteron		+/syn.				vorläuf.	+		vorläuf. (Kokain)
Pramipexol			+/syn.						
Prazosin	vorläuf.								
Schilddrüsenhormone	vorläuf./syn.	syn.	widerspr./ syn.						
Selegilin					widerspr./ vorläuf.	vorläuf.		+	
Testosteron		vorläuf./syn. widerspr.							
Tramadol	vorläuf.								

+ = Wirkung nachgewiesen, widerspr. = widersprüchliche Ergebnisse, partiell = partielle Besserung, syn. = synergistischer Effekt, vorläuf. = vorläufige Daten, PTBS = Posttraumatische Belastungsstörung, ADHS = Aufmerksamkeitsdefizit-Hyperaktivitätsstörung

Adrenerge Substanzen

Betablocker, z. B. Propranolol

Betablocker haben membranstabilisierende, GABA-mimetische und serotoninantagonistische Eigenschaften

Antisoziales Verhalten/Aggression

- Dosis bei Propranolol: 80–960 mg/Tag
- Wirkungseintritt nach bis zu 8 Wochen
- Eventuell bei Verhaltensstörungen mit Gewalttätigkeit, Reizbarkeit und Aggression wirksam
- Kann bei aggressivem Verhalten bei Kindern und Jugendlichen mit organischen Psychosyndromen wirksam sein
- Positive Wirkungen wurden auch bei Nadolol (40–160 mg/Tag), Pindolol (10–60 mg/Tag) und Metoprolol (100–200 mg/Tag) beobachtet
- Reboundphänomene (aggressive Durchbrüche) nach dem Absetzen sind möglich; daher ausschleichend absetzen

Literatur

Fleminger S, Greenwood RJ, Oliver DL. Pharmacological management for agitation and aggression in people with acquired brain injury. Cochrane Database Syst Rev. 2006 Oct 18;(4):CD003299.

Peskind ER, Tsuang DW, Bonner LT, et al. Propranolol for disruptive behaviors in nursing home residents with probable or possible Alzheimer disease: A placebo-controlled study. Alzheimer Dis Assoc Disord. 2005;19(1):23–28.

Angststörungen/PTBS/Zwangsstörungen

- Propranolol-Dosierung: bis zu 320 mg/Tag
- Kann somatische oder vegetativ bedingte Symptome und Bühnenangst (z. B. Tremor, Palpitationen) bessern. Nicht wirksam bei sozialer Phobie und Panikstörung. Eventuell wirksam bei posttraumatischer Belastungsstörung
- Pindolol (2,5–7,5 mg/Tag) kann bei Zwangsstörung das Ansprechen auf SSRI verbessern

Literatur

Davidson JR. Pharmacotherapy of social anxiety disorder: What does the evidence tell us? J Clin Psychiatry. 2006;67(Suppl.12):S20–S26.

Debiec J, LeDoux JE. Disruption of reconsolidation but not consolidation of auditory fear conditioning by noradrenergic blockade in the amygdala. Neuroscience. 2004;129:267–272.

Glannon W. Psychopharmacology and Memory. J Med Ethics. 2006;32(2):74–78.

Pitman RK, Sanders KM, Zusman RM, et al. Pilot study of secondary prevention of posttraumatic stress disorder with propranolol. Biol Psychiatry. 2002;51(2):189–192.

Vaiva G, Ducrocq F, Jezequel K, et al. Immediate treatment with propranolol decreases posttraumatic stress disorder two months after trauma. Biol Psychiatry. 2003;54(9):947–949.

Depression

- Pindolol (5 HT_{1A}-Blocker): Dosierung 2-mal 2,5 mg bis 3-mal 5 mg
- Nach einer Metaanalyse kann Pindolol das Ansprechen auf Antidepressiva beschleunigen; es erhöht aber nicht die Wirksamkeit der SSRIs bei Patienten, die auf bisherige Therapien nicht ansprachen. Die Daten sind widersprüchlich, da die mangelnde Wirksamkeit in manchen Studien dosisbedingt gewesen sein kann oder auf einer unzureichenden 5-HT_{1A}-Rezeptorbesetzung beruhten
- Mit Betablockern kann eine durch SSRI verursachte Akathisie behandelt werden

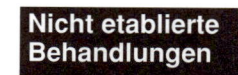

Nicht etablierte Behandlungen

Nicht etablierte Behandlungen

Literatur

Artigas F, Adell A, Celada P. Pindolol augmentation of antidepressant response. Curr Drug Targets. 2006;7(2):139–147.

Ballesteros J, Callado LF. Effectiveness of pindolol plus serotonin uptake inhibitors in depression: A meta-analysis of early and late outcomes from randomised controlled trials. J Affect Disord. 2004;79:137–147.

Brousse G, Schmitt A, Chereau I, et al. [Interest of the use of pindolol in the treatment of depression: review] [Article in French]. Encephale. 2003;29(4.1):338–350.

Schizophrenie

- Dosis: Propranolol 120–640 mg/Tag; Pindolol 15 mg/Tag
- Kann zur Behandlung von aggressivem Verhalten bei schizophrenen Patienten eingesetzt werden. Nach Fallberichten konnte Nadolol psychotische Symptome und extrapyramidale Nebenwirkungen bei aggressiven schizophrenen Patienten bessern. Pindolol verminderte die Anzahl und die Schwere von aggressiven Handlungen
- Kann bei akuter Schizophrenie wirksam sein; kann die Plasmaspiegel der Antipsychotika erhöhen; widersprüchliche Ergebnisse
- Schizophrene Negativsymptome wurden in einigen Fällen gebessert
- Die Wirksamkeit kann im Zusammenhang mit der Besserung einer neuroleptikainduzierten Akathisie stehen. Eine Besserung von tardiven Akathisien wurde berichtet
- Wenn Beta-Blocker mit Clozapin kombiniert werden, können additive Effekte auf Gewichtszunahme und Serumlipide auftreten
- In Fallberichten kam es zu einer Enzephalopathie bei Propranolol-Dosen von über 1.000 mg

Literatur

Baymiller SP, Ball P, McMahon RP, et al. Serum glucose and lipid changes during the course of clozapine treatment: the effect of concurrent beta-adrenergic antagonist treatment. Schizophr Res. 2003;59(1):49–57.

Caspi N, Modai I, Barak P, et al. Pindolol augmentation in aggressive schizophrenic patients: a double-blind crossover randomized study. Int Clin Psychopharmacol. 2001;16(2):111–115.

Guanfacin

Antihypertensivum; α_2-Agonist

ADHS

- Dosis 0,5–9 mg/Tag
- Kinder metabolisieren Guanfacin schneller als Erwachsene; daher sind häufigere Gaben erforderlich (2- bis 3-mal/Tag)
- Kann bei Patienten, die auf andere Medikamente nicht ansprachen, bei Patienten mit starker Impulsivität, Aggression und Hyperaktivität oder bei Patienten mit komorbiden Ticstörungen sinnvoll sein
- Eine retrospektive Übersicht über 80 Fälle zeigte Wirkungen auf Hyperaktivität, Unaufmerksamkeit, Schlafstörungen und Tics bei 24 % der Kinder im Alter von 3–18 Jahren mit tiefgreifenden Entwicklungsstörungen
- Möglicherweise bei Erwachsenen mit AHDS wirksam
- Nach Einzelfallberichten kann eine Manie auftreten
- Nach dem Absetzen Entzugssymptome möglich
- Häufige Nebenwirkungen: Müdigkeit, mittelgradige Blutdrucksenkungen und verminderte Pulsrate

Literatur

Posey DJ, McDougle CJ. Guanfacine and guanfacine extended release: Treatment for ADHD and related disorders. CNS Drug Rev. 2007;13(4):465–474.

Posey DJ, Puntney JI, Sasher TM, et al. Guanfacine treatment of hyperactivity and inattention in pervasive developmental disorders: A retrospective analysis of 80 cases. J Child Adolesc Psychopharmacol. 2004;14(2):233–241.

Scahill L, Chappell PB, Kim YS, et al. A placebo-controlled study of guanfacine in the treatment of children with tic disorders and attention deficit hyperactivity disorder. Am J Psychiatry. 2001;158(7):1067–1074.

Taylor FB, Russo J. Comparing guanfacine and dextroamphetamine for the treatment of adult attention-deficit/hyperactivity disorder. J Clin Psychopharmacol. 2001;21(2):223–228.

Schilddrüsenhormone — Modulieren adrenerge Rezeptorfunktionen, erhöhen die Effektivität vorhandener Katecholamine und verstärken deren Abbau

PTBS

- Dosis: Liothyronin (Trijodthyronin; T3) 0,025 mg/Tag
- Nach offener Studie Besserung von Unruhe und depressiven Symptomen bei 4 von 5 Patienten mit PTBS

Literatur

Agid O, Shalev AY, Lerer B. Triiodothyronine augmentation of selective serotonin reuptake inhibitors in posttraumatic stress disorder. J Clin Psychiatry. 2001;62(3):169–173.

Friedman MJ, Wang S, Jalowiec JE, et al. Thyroid hormone alterations among women with posttraumatic stress disorder due to childhood sexual abuse. Biol Psychiatry. 2005;57(10):1186–1192.

Depression

- Dosierung: Liothyronin (Trijodthyronin; T3): 0,005–0,05 mg/Tag; L-Thyroxin: 0,15–0,5 mg/Tag
- Bei therapierefraktärer Depression können Schilddrüsenhormone die Wirkung der Antidepressiva potenzieren. Eine positive Wirkung wurde in bis zu 60 % von therapierefraktären Patienten innerhalb der ersten 2 Wochen beobachtet
- Eine Metaanalyse von 8 Studien (davon 4 Doppelblindstudien) mit T_3-Augmentation zeigte bei Patienten, die auf eine Behandlung mit trizyklischen Antidepressiva nicht angesprochen hatten, eine absolute Responserate von 23 %. Die Evidenz für die Wirksamkeit einer Augmentation einer SSRI-Behandlung ist dagegen begrenzter und widersprüchlich
- Es wurde vermutet, dass die Verabreichung von T_3 einen subklinischen Hypothyreoidismus bessert und so eine antidepressive Wirkung nur vorgetäuscht wird
- Vorübergehende Nebenwirkungen: Schwitzen, Zittern, Nervosität, Angst, Tachykardie
- Kann zur Exazerbation einer Manie führen

Literatur

Abraham G, Milev R, Lawson JS. T3 augmentation of SSRI resistant depression. J Affect Disord. 2006;91(2–3):211–215.

Cooper-Kazaz R, Apter JT, Cohen R, et al. Combined treatment with sertraline and liothyronine in major depression: A randomized, double-blind, placebo-controlled trial. Arch Gen Psychiatry. 2007;64(6):679–688.

Cooper-Kazaz R, Lerer B. Efficacy and safety of triiodothyronine supplementation in patients with major depressive disorder treated with specific serotonin reuptake inhibitors. Int J Neuropsychopharmacol. 2008;11(5):685–699.

Iosifescu DV, Nierenberg AA, Mischoulon D, et al. An open study of triiodothyronine augmentation of selective serotonin reuptake inhibitors in treatment-resistant major depressive disorder. J Clin Psychiatry. 2005;66(8):1038–1042.

Nicht etablierte Behandlungen

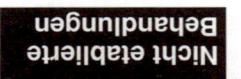

Lojko D, Rybakowski JK. L-thyroxine augmentation of serotonergic antidepressants in female patients with refractory depression. J Affect Disord. 2007;103(1–3):253–256.

Nierenberg AA, Fava M, Trivedi MH, et al. A comparison of lithium and T3 augmentation following two failed medication treatments for depression: a STAR*D report. Am J Psychiatry. 2006;163(9):1519–1530.

Sawka AM, Gerstein HC, Marriott MJ, et al. Does a combination regimen of thyroxine (T4) and 3,5,3¢-triiodothyronine improve depressive symptoms better than T4 alone in patients with hypothyroidism? Results of a double-blind, randomized, controlled trial. J Clin Endocrinol Metab. 2003;88(10):4551–4555.

Sintzel F, Mallaret M, Bouquerol T. [Potentializing of tricyclics and serotoninergics by thyroid hormones in resistant depressive disorders] [Article in French]. Encephale. 2004;30(3):267–275.

Bipolare affektive Störung

- Dosierung: L-Thyroxin: 0,3–0,5 mg/Tag
- Widersprüchliche Ergebnisse
- Möglicherweise beruht die Wirkung auf der Behandlung eines klinisch nicht apparenten Hypothyreoidismus
- Kann bei rapid cycling die Symptomatik bessern und die Intervalle verlängern (weibliche Patienten)

Literatur

Bauer M, Berghöfer A, Bschor T, et al. Supraphysiological doses of L-thyroxine in the maintenance treatment of prophylaxis-resistant affective disorders. Neuropsychopharmacology. 2002;27(4):620–628.

Bauer M, London ED, Silverman DH, et al. Thyroid, brain and mood modulation in affective disorder: insights from molecular research and functional brain imaging. Pharmacopsychiatry. 2003;36(Suppl. 3):S215–S221.

Gyulai L, Bauer M, Garcia-Espana F, et al. Bone mineral density in pre-and post-menopausal women with affective disorder treated with long-term L-thyroxine augmentation. J Affect Disord. 2001;66(2–3):185–191.

Prazosin

α_1-adrenerger Antagonist

PTBS

- Dosis: bis zu 10,5 mg/Tag
- Eine Übersicht über doppelblinde cross-over Studien, offene Studien und Fallberichte legt nahe, dass Prazosin Schlafstörungen und Albträume bei Patienten mit posttraumatischer Belastungsstörung bessern kann
- Wesentliche Nebenwirkung: Blutdrucksenkung

Literatur

Bandelow B, Zohar J, Hollander E, Kasper S, Möller HJ, Allgulander C, Ayuso-Gutierrez J, Baldwin DS, Buenvicius R, Cassano G, et al. World Federation of Societies of Biological Psychiatry (WFSBP) guidelines for the pharmacological treatment of anxiety, obsessive-compulsive and post-traumatic stress disorders – first revision. World J Biol Psychiatry. 2008;9:248–312.

Boehnlein JK, Kinzie JD. Pharmacologic reduction of CNS noradrenergic activity in PTSD: The case for clonidine and prazosin. J Psychiatr Pract. 2007;13(2):72–78.

Dierks MR, Jordan JK, Sheehan AH. Prazosin treatment of nightmares related to posttraumatic stress disorder. Ann Pharmacother. 2007;41(6):1013–1017.

Taylor HR, Freeman MK, Cates ME. Prazosin for treatment of nightmares related to posttraumatic stress disorder. Am J Health Syst Pharm. 2008;65(8):716–722.

Taylor FB, Lowe K, Thompson C, et al. Daytime prazosin reduces psychological distress to trauma specific cues in civilian trauma posttraumatic stress disorder. Biol Psychiatry. 2006;59(7):577–581.

Dopaminerge Substanzen

Bromocriptin

Für Bromocriptin wird ein biphasischer Effekt angenommen. In niedrigen Dosen wird an den präsynaptischen Autorezeptoren die dopaminerge Übertragung gehemmt; in hohen Dosen wirkt Bromocriptin als postsynaptischer Dopamin-Rezeptoragonist

Depression

- Dosis: 2,5–60 mg/Tag (Dosen bis zu 220 mg/Tag wurden angewendet)
- Wirkungseintritt nach 4–14 Tagen
- Einige Doppelblindstudien zeigten positive Wirkungen. Bromocriptin kann bei Patienten, die sich unter SSRI besserten, depressive Rezidive abmildern. Bis zu 57 % der therapieresistenten Patienten besserten sich in offenen Studien
- Nach Fallberichten in der Augmentationstherapie mit trizyklischen Antidepressiva wirksam. Ein SSRI-induziertes apathisches Syndrom kann durch Bromocriptin gebessert werden
- Fälle einer Hypomanie wurden beobachtet

Literatur

Nierenberg AA, Dougherty D, Rosenbaum JF. Dopaminergic agents and stimulants as antidepressant augmentation strategies. J Clin Psychiatry. 1998;59(Suppl 5):60–63.

Wada T, Kanno M, Aoshima T, et al. Dose-dependent augmentation effect of bromocriptine in a case with refractory depression. Prog Neuropsychopharmacol Biol Psychiatry. 2001;25(2):457–462.

Modafinil

Psychostimulans mit schwacher Affinität zum Dopaminwiederaufnahme-Transporter; wirkt eventuell durch Verminderung der GABA- und Verstärkung der Glutamatausschüttung

Depression

- Dosis 100–400 mg/Tag
- Kann die Wirkung von Antidepressiva verstärken (innerhalb von 1–2 Wochen bei therapieresistenten Patienten, besonders bei Antriebsmangel). Eine positive Wirkung wurde bei bis zu 60 % der therapierefraktären Patienten innerhalb der ersten 2 Wochen beobachtet
- Eine Metaanalyse von 8 Studien (davon 4 Doppelblindstudien) mit T_3-Augmentation zeigte eine absolute Responserate von 23 %
- Niedriges Missbrauchspotenzial
- Induziert CYP1A2, 2B6 und 3A4; kann die Plasmakonzentration von Medikamenten vermindern, die durch diese Enzyme abgebaut werden

Literatur

DeBattista C, Doghramji K, Menza MA, et al. Adjunct modafinil for the short-term treatment of fatigue and sleepiness in patients with major depressive disorder: a preliminary double-blind, placebocontrolled study. J Clin Psychiatry. 2003;64(9):1057–1064.

Dunlop BW, Crits-Christoph P, Evans DL, et al. Coadministration of modafinil and a selective serotonin reuptake inhibitor from the initiation of treatment of major depressive disorder with fatigue and sleepiness: A double-blind, placebo-controlled study. J Clin Psychopharmacol. 2007;27(6):614–619.

Fava M, Thase EM, DeBattista C, et al. Modafinil augmentation of selective serotonin reuptake inhibitor therapy in MDD partial responders with persistent fatigue and sleepiness. Ann Clin Psychiatry. 2007;19(3):153–159.

Fava M, Thase ME, DeBattista C. A multicenter, placebo-controlled study of modafinil augmentation in partial responders to selective serotonin reuptake inhibitors with persistent fatigue and sleepiness. J Clin Psychiatry. 2005;66(1):85–93.

Nicht etablierte Behandlungen

Frye MA, Grunze H, Suppes T, et al. A placebo-controlled evaluation of adjunctive modafinil in the treatment of bipolar depression. Am J Psychiatry. 2007;164(8): 1242–1249. Lam JY, Freeman MK, Cates ME. Modafinil augmentation for residual symptoms of fatigue in patients with a partial response to antidepressants. Ann Pharmacother. 2007;41(6):1005–1012.

Lundt L. Modafinil treatment in patients with seasonal affective disorder/winter depression: An open-label pilot study. J Affect Disord. 2004;81(2):173–178.

Ninan PT, Hassman HA, Glass SJ, et al. Adjunctive modafinil at initiation of treatment with a selective serotonin reuptake inhibitor enhances the degree and onset of therapeutic effects in patients with major depressive disorder and fatigue. J Clin Psychiatry. 2004;65(3):414–420.

Price CS, Taylor FB. A retrospective chart review of the effects of modafinil on depression as monotherapy and as adjunctive therapy. Depress Anxiety. 2005;21(4): 149–153.

Schwartz TL, Azhar N, Cole K, et al. An open-label study of adjunctive modafinil in patients with sedation related to serotonergic antidepressant therapy. J Clin Psychiatry. 2004;65(9):1223–1227.

Stahl SM, Zhang L, Damatarca C, et al. Brain circuits determine destiny in depression: a novel approach to the psychopharmacology of wakefulness, fatigue, and executive dysfunction in major depressive disorder. J Clin Psychiatry. 2003;64(Suppl 14):6–17.

Vaishnavi S, Gadde K, Alamy S, et al. Modafinil for atypical depression: Effects of open-label and double-blind discontinuation treatment. J Clin Psychopharmacol. 2006;26(4):373–378.

ADHS

- Dosis 100–450 mg in aufgeteilten Dosen
- Positive Ergebnisse in offenen und doppelblinden Studien bei Kindern im Alter von 5–15 Jahren. Kann Hyperaktivität, Impulsivität oder oppositionelles Verhalten bessern. Kann alternativ verwendet werden, wenn das Auftreten von Gewichtsverlust die Anwendung von Psychostimulanzien einschränkt
- Ein gutes Ansprechen wurde in einem doppelblinden placebokontrollierten Vergleich von Modafinil (Durchschnittsdosis 206,8 mg/Tag) mit Dextroamphetamin bei Erwachsenen beobachtet

Literatur

Amiri S, Mohammadi MR, Nouroozinejad GH, et al. Modafinil as a treatment for attention-deficit/hyperactivity disorder in children and adolescents: A double blind, randomized clinical trial. Prog Neuropsychopharmacol Biol Psychiatry. 2008;32(1):145–149.

Ballon JS, Feifel D. A systematic review of modafinil: Potential, clinical uses and mechanisms of action. J Clin Psychiatry. 2006;67(4):554–566.

Biederman J, Pliszka SR. Modafinil improves symptoms of attention-deficit/hyperactivity disorder across subtypes in children and adolescents. J Pediatr. 2008;152(3): 394–399.

Biederman J, Swanson JM, Wigal SB, et al. Efficacy and safety of modafinil film-coated tablets in children and adolescents with attention-deficit/hyperactivity disorder: results of a randomized, double-blind, placebo-controlled, flexible-dose study. Pediatrics. 2005;116(6):e777–e784.

Castells X, Casas M, Vidal X, et al. Efficacy of central nervous system stimulant treatment for cocaine dependence: A systematic review and meta-analysis of randomized controlled clinical trials. Addiction. 2007;102(12):1871–1887.

Swanson JM, Greenhill LL, Lopez FA, et al. Modafinil film-coated tablets in children and adolescents with attention-deficit/hyperactivity disorder: Results of a randomized, double-blind, placebo-controlled, fixed-dose study followed by abrupt discontinuation. J Clin Psychiatry. 2006;67(1):137–147.

Kokainabhängigkeit

- Dosis: 200–400 mg
- Nach einer Übersicht und Metaanalyse über die Behandlung der Kokainabhängigkeit mit Psychostimulanzien gibt es widersprüchliche Ergebnisse hinsichtlich der Fähigkeit des Modafinils, die mit dem Kokainmissbrauch einhergehende Euphorie zu mindern
- Das Verlangen nach Kokain und Entzugserscheinungen wurden nicht gebessert

Literatur

Dackis CA, Kampman KM, Lynch KG, et al. A double-blind, placebo-controlled trial of modafinil for cocaine dependence. Neuropsychopharmacology. 2005; 30(1):205–211.

Dackis CA, O'Brien C. Glutamatergic agents for cocaine dependence. Ann N Y Acad Sci. 2003;1003:328–345.

Pramipexol

D$_2$/D$_3$-Dopamin-Rezeptorantagonist; neuroprotektiv; verbessert Schlafarchitektur

Depression

- Dosis: 0, 375–3 mg/Tag
- Nach einigen offenen und doppelblinden Studien bei bi- und unipolarer Depression wirksam; als Monotherapie oder in Kombination mit TZAs oder SSRIs. Hohe Effektstärke (0,6–1,1); niedrige Rate für Umschläge in Manie bei bipolaren Patienten (1 % Manie, 5 % Hypomanie)
- Nach Doppelblindstudie 60 % Besserung bei Bipolar-II-Patienten bei Zugabe zur Lithiumtherapie
- Nach vorläufigen Daten kann die Augmentation einer Antidepressivatherapie durch Pramipexol therapierefraktäre Patienten bessern
- Häufig: Übelkeit, Sedierung

Literatur

Aiken CB. Pramipexole in psychiatry: A systematic review of the literature. J Clin Psychiatry. 2007;68(8):1230–1236.

Goldberg JF, Burdick KE, Endick CJ. Preliminary randomized, double-blind, placebo-controlled trial of pramipexole added to mood stabilizers for treatment-resistant bipolar depression. Am J Psychiatry. 2004;161(3):564–566.

Zarate CA, Payne JL, Singh J, et al. Pramipexole for bipolar II depression: a placebo-controlled proof of concept study. Biol Psychiatry. 2004;56(1):54–60.

Nicht etablierte Behandlungen

Nicht etablierte Behandlungen

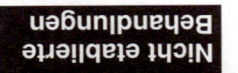

GABAerge Substanzen

Phenytoin

Antikonvulsivum; membranstabilisierend, 5-HT-potenzierende und GABA-agonistische Eigenschaften

Dissoziales Verhalten/ Aggressivität

- Dosierung: 100–600 mg/Tag
- Widersprüchliche Ergebnisse hinsichtlich der Beeinflussung emotionaler Labilität, Impulsivität, Reizbarkeit und Aggressivität (als Monotherapie oder in Kombination mit Neuroleptika). Höhere Dosen können Verhaltensstörungen verschlimmern. Bessere Behandlungserfolge bei impulsiv-aggressivem Verhalten

Literatur

Stanford MS, Helfritz LE, Conklin SM, et al. A comparison of anticonvulsants in the treatment of impulsive aggression. Exp Clin Psychopharmacol. 2005;13(1):72–77.
Stanford MS, Houston RJ, Mathias CW, et al. A double-blind placebo-controlled crossover study of phenytoin in individuals with impulsive aggression. Psychiatry Res. 2001;103(2–3):193–203.

Depression

- Nach einer Doppelblindstudie zum Vergleich von Phenytoin (200–400 mg/Tag) mit Fluoxetin (bis zu 20 mg/Tag) bei Depressionen waren beide Medikamente gleich wirksam; die Studie hatte aber keine ausreichende Teststärke

Literatur

Nemets B, Bersudsky Y, Belmaker RH. Controlled double-blind trial of phenytoin vs. fluoxetine in major depressive disorder. J Clin Psychiatry. 2005;66(5):586–590.

PTBS

- Nach einer offenen Studie mit 9 Patienten signifikante Besserung der PTBS-Symptome, aber keine Besserung von Depressionen und Ängsten

Literatur

Bremner JD, Mletzko T, Welter S, et al. Treatment of posttraumatic stress disorder with phenytoin: An open-label pilot study. J Clin Psychiatry. 2004;65(11):1559–1564.

Tiagabin

Antikonvulsivum; selektiver GABA-Wiederaufnahmehemmer

Angststörungen und PTBS

- Dosis: bis 16 mg/Tag
- Widersprüchliche Ergebnisse in offenen Studien zur generalisierten Angststörung, Panikstörung und PTBS
- Häufige Nebenwirkungen: Schwindel, Kopfschmerzen, Übelkeit, Müdigkeit

Literatur

Connor KM, Davidson JR, Weisler RH, et al. Tiagabine for posttraumatic stress disorder: Effects of open-label and double-blind discontinuation treatment. Psychopharmacology (Berl). 2006;184(1):21–25.
Mula M, Pini S, Cassano GB. The role of anticonvulsant drugs in anxiety disorders: A critical review of the evidence. J Clin Psychopharmacol. 2007;27(3):263–272.

Pollack MH, Roy-Byrne PP, Van Ameringen M, et al. J Clin Psychiatry. 2005;66(11):1401–1408.
Pollack MH, Tiller J, Xie F, et al. Tiagabine in adult patients with generalized anxiety disorder: Results from 3 randomized, double-blind, placebo-controlled, parallel-group studies. J Clin Psychopharmacol. 2008;28(3):308–316.
Schwartz TL, Azhar N, Husain J, et al. An open-label study of tiagabine as augmentation therapy for anxiety. Ann Clin Psychiatry. 2005;17(3):167–172.

Depression

- Dosis: 4–20 mg
- Nach einer offenen Studie kann Tiagabin bei Depressionen mit ängstlicher Symptomatik sinnvoll sein

Literatur

Carpenter LL, Schecter JM, Tyrka AR, et al. Open-label tiagabine monotherapy for major depressive disorder with anxiety. J Clin Psychiatry. 2006;67(1):66–71.

Bipolare Störung

- Dosis: bis zu 12 mg/Tag
- 8 von 12 Patienten mit Rapid Cycling, gemischten oder manischen Episoden sprachen in einer offenen Studie auf eine zusätzliche Gabe von Tiagabin (1–8 mg/Tag) an. Nebenwirkungen (z. B. Synkopen, Krampfanfälle) beeinträchtigten die Wirkung

Literatur

Grunze H, Erfurth A, Marcuse A, et al. Tiagabine appears not to be efficacious in the treatment of acute mania. J Clin Psychiatry. 1999;60(11):759–762.
Kaufman KR. Adjunctive tiagabine treatment of psychiatric disorders: Three cases. Ann Clin Psychiatry. 1998;10(4):181–184.
Schaffer LC, Schaffer CB, Howe J. An open case series on the utility of tiagabine as an augmentation in refractory bipolar outpatients. J Affect Dis. 2002;71(1–3):259–263.
Suppes T, Chisholm KA, Dhavale D, et al. Tiagabine in treatment refractory bipolar disorder: a clinical case series. Bipolar Disord. 2002;4(5):283–289.
Vasudev A, MacRitchie K, Rao SNK, et al. Tiagabine in the treatment of acute affective episodes in bipolar disorder: Efficacy and acceptability. Cochrane Database of Systematic Reviews 2006, Issue 3. Art. No.: CD004694. DOI: 10.1002/14651858.CD004694.pub2.
Young AH, Geddes JR, Macritchie K, et al. Tiagabine in the treatment of acute affective episodes in bipolar disorder: Efficacy and acceptability. Cochrane Database Syst Rev. 2006 Jul 19;3:CD004694.

Vigabatrin

Irreversibler GABA-Transaminase-Inhibitor

Angststörungen/PTSD

- Dosis: 250–500 mg/Tag
- Nach vorläufigen Daten wurden Symptome einer Panikstörung und Schreckhaftigkeit und Schlafstörungen bei einer PTBS gebessert

Literatur

MacLeod AD. Vigabatrin and posttraumatic stress disorder. J Clin Psychopharmacol. 1996;16(2):190–191.
Zwanzger P, Baghai T, Boerner RJ, et al. Anxiolytic effects of vigabatrin in panic disorder. J Clin Psychopharmacol. 2001;21(5):539–540.

Nicht etablierte Behandlungen

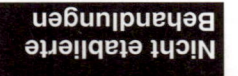

Serotoninantagonisten

Cyproheptadin	**5-HT$_{2A}$- und 5-HT$_{2C}$-Antagonist**

Schizophrenie

- Dosierung: 2–24 mg/Tag
- Mögliche Wirkung bei schizophrener Negativsymptomatik bei Kombination mit einem typischen Neuroleptikum (widersprüchliche Daten)
- Eventuell positiver Effekt bei Clozapin-Entzugssyndrom; möglicherweise im Zusammenhang mit einer Stabilisierung einer gestörten Schlafarchitektur
- Nach vorläufigen Studien bei Neuroleptika-induzierter Akathisie wirksam

Literatur

Akhondzadeh S, Mohammadi MR, Amini-Nooshabadi H, et al. Cyproheptadine in treatment of chronic schizophrenia: A double-blind, placebo-controlled study. J Clin Pharm Ther. 1999;24(1):49–52.

Chaudhry IB, Soni SD, Hellewell JS, et al. Effects of the 5-HT antagonist cyproheptadine on neuropsychological function in chronic schizophrenia. Schizophr Res. 2002;53(1–2):17–24.

Fischel T, Hermesh H, Aizenberg D, et al. Cyproheptadine versus propranolol for the treatment of acute neuroleptic-induced akathisia: A comparative double-blind study. J Clin Psychopharmacol. 2001;21(6):612–615.

Opioid-Agonist

Tramadol	**Atypisches, zentralwirksames Opioid-Analgetikum mit μ-Rezeptor-Aktivität; schwacher Noradrenalin- und Serotoninwiederaufnahmehemmer**

Zwangsstörung

- Dosis: im Mittel 254 mg/Tag
- Nach einer offenen Studie kann Tramadol in der Behandlung therapieresistenter Zwangsstörungen hilfreich sein

Literatur

Koran LM, Aboudjaoude E, Bullock KD, et al. Double-blind treatment with oral morphine in treatment-resistant obsessive-compulsive disorder. J Clin Psychiatry. 2005;66(3):353–359.

Hormone

Östrogene/Progesteron

Östrogene erhöhen die zentrale Bioverfügbarkeit von Noradrenalin, Serotonin und Acetylcholin. Sie können die Zahl der Bindungsstellen für Antidepressiva in den Thrombozyten erhöhen und vermindern die Dopaminkonzentration im limbischen System. Die chronische Gabe erhöht die Dichte dopaminerger Rezeptoren und führt zur dopaminergen Hypersensitivität. Östrogene können dopaminagonistische Wirkungen haben. Progesteron erhöht die serotonerge Aktivität. Chronische Östrogengabe verstärkt die Aktivität von Progesteron im ZNS

Dissoziales Verhalten/Aggressivität

- Dosierung: konjugierte Östrogene 0,625–3,75 mg/Tag; Diethylstilboestrol 1–2 mg/Tag; transdermales Östrogen 100 µg/Tag
- Wurde bei älteren demenzkranken Männern mit aggressivem Verhalten angewendet (widersprüchliche Daten)
- Bei niedrigen Dosen sind feminisierende Effekte und das Thromboserisiko minimal. Periphere Ödeme traten auf

Literatur

Eriksson CJP, von der Pahlen B, Sarkola T, et al. Oestradiol and human male alcohol-related aggression. Alcohol Alcohol. 2003;38(6):589–596.
Hall KA, Keks NA, O'Connor DW. Transdermal estrogen patches for aggressive behavior in male patients with dementia: A randomized, controlled trial. Int Psychogeriatr 2005;17(2):165–178.
Shelton PS, Brooks VG. Estrogen for dementia-related aggression in elderly men. Ann Pharmacother. 1999;33(7–8):808–812.

Depression

- Dosierung: transdermales Östrogen 100 µg/Tag, konjugierte Östrogene 0,625 mg/Tag für 21 Tage, gefolgt von Progesteron 5 mg/Tag
- Kann als Monotherapie bei postmenopausalen Frauen mit leichten oder mittleren Depressionen wirksam sein
- Widersprüchliche Daten hinsichtlich einer Kombination mit Antidepressiva bei therapierefraktären weiblichen Patienten (besseres Ansprechen bei postmenopausalen Frauen). Kann das Ansprechen auf Antidepressiva beschleunigen
- Die maximale Wirkung kann, u. U. erst nach 4 Wochen eintreten
- Östradiol-Pflaster (100 µg/Tag) und sublinguales 17β-Östradiol waren bei schweren post-partum-Depressionen wirksam (Daten widersprüchlich)

Literatur

Ahoka A, Kaukoranta J, Wahlbeck K, et al. Estrogen deficiency in severe postpartum depression: successful treatment with sublingual physiologic 17beta-estradiol: a preliminary study. J Clin Psychiatry. 2001;62(5):332–336.
Cohen LS, Soares CN, Poitras JR, et al. Short-term use of estradiol for depression in perimenopausal and postmenopausal women: a preliminary report. Am J Psychiatry. 2003;160(8):1519–1522.
Kumar R, McIvor RJ, Davies RA, et al. Estrogen administration does not reduce the rate of recurrence of affective psychosis after childbirth. J Clin Psychiatry. 2003;64(2):112–118.
Morgan ML, Cook IA, Rapkin AJ, et al. Estrogen augmentation of antidepressants in perimenopausal depression: a pilot study. J Clin Psychiatry. 2005;66(6):774–780.
Rasgon NL, Altshuler LL, Fairbanks LA, et al. Estrogen replacement therapy in the treatment of major depressive disorder in perimenopausal women. J Clin Psychiatry. 2002;63(Suppl 7):45–48.
Rasgon NL, Dunkin J, Fairbanks L, et al. Estrogen and response to sertraline in postmenopausal women with major depressive disorder: A pilot study. J Psychiatr Res. 2007;41(3–4):338–343.

Nicht etablierte Behandlungen

Nicht etablierte Behandlungen

Demenz

- Östrogen verbessert die cholinerge Aktivität, vermindert Zellverluste, verbessert den Blutfluss und reduziert Cholesterin
- Studien lassen einen protektiven Einfluss einer Östrogentherapie auf das Alter bei Beginn einer Alzheimer-Erkrankung vermuten. Bei Gedächtnis und Aufmerksamkeit wurden Verbesserungen gesehen. Frauen, die langfristig Östrogene eingenommen hatten, hatten das geringste Risiko. Die Daten sind jedoch widersprüchlich, da nach neueren Studien vermutet wird, dass Östrogen und Progesteron bei Frauen über 65 das Risiko für Demenz erhöhen und einen kognitiven Abbau nicht verhindern können

Literatur

Asthana S, Baker LD, Craft S, et al. High-dose estradiol improves cognition for women with AD: results of a randomized study. Neurology. 2001;57(4):605–612.

Burkhardt MS, Foster JK, Laws SM, et al. Oestrogen replacement therapy may improve memory functioning in the absence of APOE epsilon4. J Alzheimers Dis. 2004;6(3):221–228.

Farquhar C, Marjoribanks J, Lethaby A, et al. Long term hormone therapy for perimenopausal and postmenopausal women. Cochrane Database Syst Rev. 2005 Jul 20;3:CD004143.

MacLennan AH, Henderson VW, Paine B, et al. Hormone therapy, timing of initiation, and cognition in women aged older than 60 years: The REMEMBER pilot study. Menopause. 2006;13(1):28–36.

Rapp SR, Espeland MA, Shumaker SA, et al. Effect of estrogen plus progestin on global cognitive function in postmenopausal women: the Women's Health Initiative Memory Study: a randomized controlled trial. JAMA. 2003;289(20):2663–2672.

Resnick SM, Maki PM, Rapp SR, et al. Effects of combination estrogen plus progestin hormone treatment on cognition and affect. J Clin Endocrinol Metab. 2006;91(5):1802–1810.

Testosteron

Depression

- Testosteronkonzentrationen (gesamt, frei und bioverfügbar) waren bei depressiven Männern über 45 erniedrigt
- Dosis: 400 mg i. m. alle 2 Wochen; Testosteron-Transdermal-Gel 1 % (10 mg/Tag)
- Nach vorläufigen Daten kann Testosteron bei Männern mit normalen Testosteronwerten, bei denen eine SSRI-Behandlung nicht wirksam war, als Augmentationsstrategie angewendet werden
- Testosteron-Transdermal-Gel konnte in einer Doppelblindstudie mit Männern mit erniedrigten Testosteronwerten die psychischen und somatischen Symptome einer Depression bessern
- Negative Ergebnisse in einer Doppelblindstudie bei hypogonadalen Männern mit Depression

Literatur

Dikobe AM, van Staden CW, Reif S, et al. Deficient testosterone levels in men above 45 years with major depressive disorder – an age-matched case control study. SAJP. 2007;13(3):96–100.

McIntyre RS, Mancini D, Eisfeld BS, et al. Calculated bioavailable testosterone levels and depression in middle-aged men. Psychoneuroendocrinology. 2006;31(9): 1029–1035.

Pope HG, Cohane GH, Kanayama G, et al. Testosterone gel supplementation for men with refractory depression: a randomized, placebo-controlled trial. Am J Psychiatry. 2003;160(1):105–111.

Seidman SN. The aging male: androgens, erectile dysfunction, and depression. J Clin Psychiatry. 2003;64(Suppl 10):31–37.

Seidman SN, Roose SP. The sexual effects of testosterone replacement in depressed men: Randomized, placebo-controlled clinical trial. J Sex Marital Ther. 2006;32(3):267–273.

Shores MM, Sloan KL, Matsumoto AM, et al. Increased incidence of diagnosed depressive illness in hypogonadal older men. Arch Gen Psychiatry. 2004;61(2):162–167.

Verschiedene Substanzen

Allopurinol

Xanthinoxidase-Hemmer, der möglicherweise die Konzentration von Adenosin, einem Neuromodulator dopaminerger und glutamaterger Systeme, erhöht. Hat eventuell wegen seiner antioxidativen Eigenschaften neuroprotektive Effekte

Schizophrenie/Manie

- Dosis 1- bis 2-mal 300 mg
- Nach Doppelblindstudien und Fallserien kann die Augmentation eines Antipsychotikums mit Allopurinol zur einer Besserung positiver Symptome bei therapierefraktären Patienten führen
- Nach randomisierten Doppelblindstudien ist eine Allopurinol-Lithium-Kombination besser wirksam als Lithium/Placebo (niedrigere Young Mania Rating Scale-Werte in der 3. und 4. Woche)
- Nach vorläufigen Daten kann Allopurinol bei aggressiven Patienten mit neurologischen Störungen oder Demenz hilfreich sein
- Bei 3 % der Patienten traten Hautausschläge auf. Berichte über frühe Leukozytose, Eosinophilie und erhöhte Aminotransferase liegen vor

Literatur

Brunstein MG, Ghisolfi ES, Ramos FLP, et al. A clinical trial of adjuvant allopurinol therapy for moderately refractory schizophrenia. J Clin Psychiatry. 2005;66:213–219.
Lara DR, Cruz MRS, Xavier F, et al. Allopurinol for the treatment of aggressive behaviour in patients with dementia. Int Clin Psychopharmacol. 2003;18(1):53–55.
Machado-Vieira R, Soares JC, Lara DR et al. A double-blind, randomized, placebo-controlled 4-week study on the efficacy and safety of the purinergic agents allopurinol and dipyridamole adjunctive to lithium in acute bipolar mania. J Clin Psychiatry. 2008 69(8)1237–1245.

Selegilin

Selektiver MAO_B-Hemmer, möglicherweise in höherer Dosierung nicht mehr selektiv. Stimuliert die Produktion von Nitritoxyd, erhöht Katecholamine und wirkt adrenerg

ADHS

- In offenen und placebokontrollierten Crossover-Studien wurde eine positive Wirkung bei ADHS und Tic-Erkrankungen beobachtet
- Wirkt möglicherweise hauptsächlich auf Aufmerksamkeitsstörungen

Literatur

Akhondzadeh S, Tavakolian R, Davari-Ashtiani R, et al. Selegiline in the treatment of attention deficit hyperactivity disorder in children: A double blind and randomized trial. Prog Neuropsychopharmacol Biol Psychiatry. 2003;27(5):841–845
Mohammadi MR, Ghanizadeh A, Alaghbandrad J, et al. Selegiline in comparison with methylphenidate in attention deficit hyperactivity disorder children and adolescents in a double-blind, randomized clinical trial. J Child Adolesc Psychopharmacol. 2004;14(3):418–425.
Rubinstein S, Malone MA, Roberts W, et al. Placebo-controlled study examining effects of selegiline in children with attention-deficit/hyperactivity disorder. J Child Adolesc Psychopharmacol. 2006;16(4):404–415.

Demenz

- Dosis: 5 mg/Tag
- Widersprüchliche Daten; nach einer Metaanalyse bessert Selegilin bei Patienten mit Alzheimer-Demenz das Gedächtnis und die kognitiven Funktionen, nicht aber Verhaltensstörungen und Einschränkungen der täglichen Aktivitäten. Kann die Progression der

Nicht etablierte Behandlungen

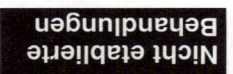

Alzheimer-Demenz moderat verlangsamen. Die Wirkung könnte auf eine Reduktion freier Radikale oder anderer Neurotoxine zurückgehen

- Die Kombination mit Vitamin E 2000 IU/Tag kann das Ansprechen verstärken. Bei Kombination mit Donepezil wurden synergistische Wirkungen beobachtet
- Das Medikament wird gut vertragen; wenige Nebenwirkungen (vorwiegend Benommenheit oder orthostatische Hypotension)

Literatur

Birks J, Flicker L. Selegiline for Alzheimer's disease. Cochrane Database Syst Rev. 2003;1:CD000442.

Thomas T. Monoamine oxidase-B inhibitors in the treatment of Alzheimer's disease. Neurobiol Aging. 2000;21(2):343–348.

Tsunekawa H, Noda Y, Mouri A, et al. Synergistic effects of selegiline and donepezil on cognitive impairment induced by amyloid beta (25–35). Behav Brain Res. 2008;190(2):224–232.

Wilcock GK, Birks J, Whitehead JGE, et al. The effect of selegiline in the treatment of people with Alzheimer's disease: a meta-analysis of published trials. Int J Geriatr Psychiatry. 2002;17(2):175–183.

Schizophrenie

- Nach einem Fallbericht und offenen Studien führte eine Augmentation eines Antipsychotikums mit niedrig dosiertem Selegilin zu einer Verbesserung negativer Symptome; Doppelblindstudien zeigten dagegen widersprüchliche Ergebnisse

Literatur

Amiri A, Noorbala AA, Nejatisafa AA, et al. Efficacy of selegiline add on therapy to risperidone in the treatment of the negative symptoms of schizophrenia: A double-blind randomized placebo-controlled study. Human Psychopharmacol. 2008;23(2):79–86.

Fohey KD, Hieber R, Nelson LA. The role of selegiline in the treatment of negative symptoms associated with schizophrenia. Ann Pharmacother. 2007;41(5):851–856.

PHYTOPHARMAKA

Allgemeine Hinweise

- Für Phytopharmaka gelten in Deutschland nicht die gleichen strengen gesetzlichen Regelungen für die Medikamentenzulassung wie für andere Pharmaka. Wirksamkeitsnachweise in Form von Doppelblindstudien liegen nicht immer vor; für toxikologische Untersuchungen bestehen weniger strenge Vorschriften
- Da es sich bei Phytopharmaka nicht um chemisch definierte Substanzen handelt, kann es Unterschiede bei der Extraktion geben, so dass eine ähnliche Qualitätskontrolle wie bei anderen Pharmaka nicht möglich ist. Die Produkte können durch andere Pflanzen oder Chemikalien verunreinigt sein
- Manche der hier aufgeführten Substanzen sind in Form von Nahrungsergänzungsmitteln verfügbar; auch hier gelten die genannten Einschränkungen hinsichtlich der mangelnden Daten zur Verträglichkeit

Für die folgenden Phytopharmaka bzw. Nahrungsergänzungsmittel liegen kontrollierte Untersuchungen zur Wirksamkeit vor, die allerdings z. T. methodische Mängel aufweisen:

- Ginkgo biloba
- Inositol
- Omega-3-Fettsäuren
- Johanniskraut (*Hypericum perforatum*)
- Melatonin (siehe Seite 220)
- Baldrian (*Valeriana edulis* und *Valeriana officinalis*)
- Vitamine C, E und B$_6$

Ginkgo biloba

Aktive Ginkgolide aus den Nüssen und Blättern des ältesten Laubbaums der Welt, des Ginkgo-Baums. Standardisierte Produkte enthalten Flavon-Glykoside (24 %) und Terpenoide (6 %). Die aktiven Substanzen sollen zu einer Vasodilatation und zu einem verstärkten Blutfluss in Kapillargefäßen und Endarterien führen, antioxidative Eigenschaften haben (freie-Radikal-Fänger) oder die cholinerge Transmission durch eine Acetylcholinesterasehemmung fördern

Verfügbare Präparationen	Handelsnamen Deutschland	Handelsnamen Österreich	Handelsnamen Schweiz
	Duogink®, Gingobeta®, gingko von ct®, Ginkgo Stada®, Ginkgopur®, Kaveri®, Rökan®, Tebonin®	Ceremin®, Tebofortan®, Teborin®	Demonataur® Gingko, Geriaforce®, Gingosol®, Oxivel Ginkgo-Dragées®, Oxivel Ginkgo-Tonic®, Symfona N®, Tanakene®, Tebofortin®, Valverde®

Phytopharmaka

Alzheimer-Demenz

- Dosis: 120–240 mg/Tag in verteilten Dosen; für eine wirksame Therapie ist eine Behandlung über 1–3 Monate notwendig
- Einige kontrollierte Studien weisen darauf hin, dass Ginkgo-Extrakte die Durchblutung fördern, Thrombosen vermindern und kognitive Leistungen bei Demenz, chronischer zerebrovaskulärer Insuffizienz und Hirntraumata verbessern können. Besserungen ergaben sich bei Gedächtnis, Konzentration, Ermüdbarkeit, Angst und depressiver Verstimmung (widersprüchliche Daten)
- Nach einer Metaanalyse und randomisierten kontrollierten Studien zeigten sich Besserungen des Gedächtnisses bei Alzheimer- und vaskulärer Demenz; widersprüchliche Daten
- Nebenwirkungen (selten): Ängstlichkeit, Nervosität, emotionale Labilität, Depression, Kopfschmerzen, Schwindel, Herzrasen, gastrointestinale Beschwerden, Kontaktdermatitis. Spontanes Auftreten von Hämatomen und Blutungen wurden beobachtet. Sehr hohe Dosen können Unruhe, Diarrhoe, Übelkeit und Erbrechen auslösen. Krampfanfälle wurden berichtet (Ginkgo kann GABA-Spiegel senken)
- Kann die Thrombozytenaggregation hemmen; Vorsicht bei einer gleichzeitiger Behandlung mit Antikoagulanzien, nicht steroidalen Antiphlogistika oder Acetylsalizylsäure, Wirkungsverstärkung und Blutungsneigung möglich
- Wechselwirkungen: hemmt CYP2C9 und 2C19; kann mit Medikamenten Wechselwirkungen haben, die über diese Isoenzyme verstoffwechselt werden. Reduziert Omeprazolspiegel um 42 %. Hemmt den Abbau von Warfarin. Potenziert die Wirkungen von Medikamenten, die die Krampfschwelle senken

Literatur

Birks J, Grimley EJ. Cochrane Database Syst Rev. 2002;4:CD 003120.
Mazza M, Capuano A, Bria P, et al. Eur J Neurol. 2006;13(9):981–985.
Mintzer JE. J Clin Psychiatry. 2003;64 Suppl 9:S18–S22.
Scott GN, Elmer GW. Am J Health Syst Pharm. 2002;59(4):339–347.
Scott GN. Pharmacist's Letter 2005;21:210910.
Solomon PR, Adams F, Silver A, et al. JAMA. 2002;288(7):835–840.

Schizophrenie

- Dosis: 3-mal 120 mg/Tag
- Nach einer Doppelblindstudie kann Ginkgo die Wirkung von Haloperidol auf positive und negative Symptome bei therapierefraktären Patienten verstärken und EPS abmildern

Literatur

Atmaca M, Tezcan E, Kuloglu M, et al. Psychiatry Clin Neurosci. 2005;59(6):652–656

Angststörungen

- Nach einer Doppelblindstudie besserte ein Ginkgo-Extrakt Angstsymptome bei Patienten mit generalisierter Angststörung oder Anpassungsstörungen

Literatur

Woelk H, Arnoldt KH, Kieser M, Hoerr R. Ginkgo biloba special extract EGb 761® in generalized anxiety disorder and adjustment disorder with anxious mood: A randomized, double-blind, placebo-controlled trial. J Psychiatr Res. 2007;41(6):472–80.

Inositol

Isomer der Glucose; Präkursor des Phosphatinisitol-second-messenger-Systems, das Bestandteil verschiedener Rezeptoren (z. B. α_1- oder 5-HT$_2$-Rezeptoren) ist

Angst- und Zwangsstörung

- 6–18 mg/Tag
- Nach einer Doppelblindstudie bei Panikstörung wirksam
- Nach vorläufigen Daten bei Phobien, Zwangsstörung und Trichotillomanie wirksam
- Kann bei Kindern ADHD-Symptome verstärken

Literatur

Carley PD, et al. Metab Brain Dis. 2004;19(1–2):125–134.
Palatnik A, Frolov K, Fux M, et al. J Clin Psychopharmacol. 2001;21(3):335–339.
Seedat S, Stein D, Harvey B. J Clin Psychiatry. 2001;62(1):60–61.

Omega-3-Fettsäuren

Omega-3-Fettsäuren sind in Fischölen (z. B. in Makrelen, Heilbutt oder Lachs), grünen blättrigen Gemüsesorten, Nüssen, und in Leinsamen- oder Rapsöl enthalten. Sie sollen die Membranzusammensetzung an Neuronensynapsen und die Signalübertragung oder die Monoaminoxidase beeinflussen können. Zu den Omega-3-Fettsäuren gehören Arachidon- (AA), Eicosapentaen- (EPA) und Docosahexaensäure (DHA)

Bipolare Störung/ Depression

- Nach vorläufigen Doppelblindstudien hatten Patienten mit einer bipolaren Störung, die zu ihrer üblichen Medikation Fischölpräparate einnahmen, längere Remissionsphasen als Placebo-behandelte Patienten
- Nach epidemiologischen Daten gibt es einen Zusammenhang zwischen dem Konsum von Meeresfrüchten und einer geringeren Lebenszeitprävalenz von Depressionen oder Bipolar-I- und Bipolar-II-Störungen
- Nach einer Metaanalyse randomisierter Studien können Omega-3-Fettsäuren (insbesondere EPA und DHA) bei unipolaren Depressionen und bipolaren Störungen von Nutzen sein
- Nach Fallberichten kam es nach der Einnahme von Omega-3-Fettsäuren-haltigen Nahrungsergänzungsmitteln zu Hypomanie, Manie oder gemischten Episoden

Literatur

Freeman MP, Hibbeln JR, Wisner KL, et al. J Clin Psychiatry. 2006;67(12):1954–1967.
Hibbeln JR. Lancet 1998;351:1213.
Int Drug Ther Newsl. 2000;35(10):73.
Noaghiul S, Hibbeln JR. Am J Psychiatry. 2003;160(12):2222–2227.
Osher Y, Bersudsky Y, Belmaker RH. J Clin Psychiatry. 2005;66(6):726–729.
Pomerantz JM. Drug Benefit Trends. 2001;13(6):2–3.

Schizophrenie

- Vorläufige Daten lassen auf einen Zusammenhang zwischen einem starken Konsum von Omega-3-Fettsäuren und geringer ausgeprägten Symptomen einer Schizophrenie schließen; eine Metaanalyse kam allerdings zum Schluss, dass die bisherigen Ergebnisse widersprüchlich sind. Es wird angenommen, dass Ethyleicosapentanoat die Phospholipase A_2 hemmt, die bei Schizophrenen hyperaktiv zu sein scheint, und möglicherweise für die bei Schizophrenen gefundene Depletion von Arachnoidsäure und roten Zellphospholipiden verantwortlich ist
- Nach Fallberichten kam es zu Verbesserungen der PANSS-Scores (einer Skala für Symptome einer Schizophrenie)
- Berichte über Besserung einer tardiven Dyskinesie
- Eine Mischung aus EPA und DHA (180:120 mg) und den Vitaminen E und C (400 IU:500 mg) 2 x täglich für 4 Monate besserte den psychopathologischen Befund bei Schizophrenen signifikant
- Nach einer Übersicht über Doppelblindstudien kann Ethyleicosapentanoat (2 g/Tag) die Wirkung von Clozapin bei therapierefraktären Patienten augmentieren

Literatur

Arvindakshan M, Ghate M, Ranjekar PK, et al. Schizophr Res. 2003;62(3):195–204.
Emsley R, Myburgh C, Oosthuizen P, et al. Am J Psychiatry. 2002;159(9):1596–1598.
Fenton WS, Dickerson F, Boronow J, et al. Am J Psychiatry. 2001;158(12):2071–2074.
Freeman MP, Hibbeln JR, Wisner KL, et al. J Clin Psychiatry. 2006;67(12):1954–1967.
Kontaxakis VP, Ferentinos PP, Havaki-Kontaxakis BJ, et al. Eur Psychiatry. 2005;20:409–415.
Peet M, Horrobin DF, Study Group E-EM. J Psychiatr Res. 2002;36(1):7–18.
Pomerantz JM. Drug Benefit Trends. 2001;13(6):2–3.

Alzheimer-Demenz

- Daten zeigen einen Zusammenhang zwischen einem ausgeprägten Konsum ungesättigter Fettsäuren und einem verminderten Risiko für kognitive Leistungseinbußen

Literatur

Kalmijn S, Launer LJ, Ott A, et al. Ann Neurol. 1997;42:776–782.
Morris MC, Evans DA, Bienias JL, et al. Arch Neurol. 2003;60(7):940–946.
Pomerantz JM. Drug Benefit Trends. 2001;13(6):2–3.
Solfrizzi V, Colacicco AM, Introno AD, et al. Neurobiol Aging. 2006;27(11):1694–1704.

ADHS

- Verabreicht in Form von Efamol (Nachtkerzenöl) oder DHA
- Es wird vermutet, dass ein Mangel an hochungesättigten Fettsäuren mit Verhaltens- und Lernstörungen bei ADHS im Zusammenhang steht. Nach einer Hypothese kann Efamol einen Zinkmangel beheben oder bessern
- Widersprüchliche Ergebnisse bei Doppelblindvergleichen mit Psychostimulanzien (D-Amphetamin); auch Augmentationsstudien waren inkonsistent

Literatur

Arnold LE, Pinkham SM, Votolato N. J Child Adolesc Psychopharmacol. 2000;10(2):111–117.
Hirayama S, Hamazaki T, Terasawa K. Eur J Clin Nutr. 2004;58(3):467–473
Richardson AJ, Puri BK. Prog Neuropsychopharmacol Biol Psychiatry. 2002;26(2):233–239.
Voigt R, Llorente A, Jensen C, et al. J Pediatr. 2001;139(2):189–196.

Johanniskraut (Hypericum perforatum)

Trocken- und Fluidextrakte des Johanniskrauts (Hypericum perforatum). Johanniskrautextrakte enthalten mehrere hundert verschiedene Substanzen. Es ist nicht bekannt, welche dieser Substanzen antidepressiv wirkt. Die Extrakte werden auf Hypericin standardisiert; nach neueren Untersuchungen ist aber Hypericin wahrscheinlich nicht für die antidepressive Wirkung verantwortlich

Depression

- Zugelassene Indikation: Depressionen, depressive Verstimmungszustände
- Ein mäßig ausgeprägter Effekt bei leichten und mittelschweren Depressionen wurde in Doppelblindstudien gezeigt, die allerdings z. T. methodische Mängel aufweisen. Manche methodisch saubere Studien zeigten keinen Unterschied zu Placebo. Eine Metaanalyse zeigte eine Wirkung bei leichten und mittleren Depressionen. Zur Langzeitwirkung und Wirkung bei schweren Depressionen liegen keine Daten vor
- Folgende Inhaltsstoffe werden mit einer antidepressiven Wirkung in Verbindung gebracht: Naphthodianthron, Hypericum, Hyperforin und andere Flavonoide
- Der Wirkmechanismus ist noch unbekannt. Als mögliche Wirkmechanismen werden diskutiert: Monoaminooxidasehemmung oder Monoamin-Wiederaufnahmehemmung, Beeinflussung von Noradrenalin-, Serotonin-5-HT$_{1A}$-, Dopamin- oder GABA-Rezeptoren
- Siehe auch Seite 380, Tabelle 77. Johanniskrautpräparate: Übersicht
- Verfügbare Arzneimittel enthalten auf unterschiedliche Weise gewonnene Extrakte. Studien zur Dosisfindung liegen bisher nicht vor; daher können verlässliche Angaben zu optimalen Dosierungen nicht gemacht werden. Als Maßstab für die Wirkstärke wird derzeit der Gehalt an Gesamthypericin herangezogen
- Zur Pharmakokinetik und Bioverfügbarkeit der unterschiedlichen Extrakte sind keine Daten vorhanden
- Nebenwirkungen: Photosensibilität (insbesondere bei hellhäutigen Personen), gastrointestinale Beschwerden, allergische Reaktionen, Müdigkeit, Unruhe, Schwindel, Mundtrockenheit, Sedierung (selten)
- Kontraindiziert bei bekannter Photosensibilität, Schwangerschaft, Stillzeit, kardiovaskulären Erkrankungen, Phäochromozytom
- Vorsichtig dosieren bei Kombination mit Beruhigungs-, Schlaf- oder Schmerzmitteln (evtl. verstärkende Wirkung). Vorsicht: beim gleichzeitigen Gebrauch mit Antihypertonika kann es zur Verstärkung der Blutdrucksenkung kommen
- Wechselwirkungen: Da Hinweise für eine MAO-hemmende Wirkung bestehen, sollten tyraminhaltige Nahrungsmittel, Sympathikomimetika oder serotonerge Medikamente vermieden werden. Induziert die Isoenzyme CYP3A4 und 1A2 sowie den P-Glykoprotein-Transporter. Nach zwei Fallberichten kann die Plasmakonzentration von Cyclosporin so vermindert werden, dass es zu Abstoßungsreaktionen kommt. Kann die Plasmaspiegel von Indinavir (um 37 %; AUC), Digoxin (25 %; AUC), Theophyllin, Amitriptylin und Warfarin reduzieren. Kann zu Blutungen und Schwangerschaft bei der Behandlung mit oralen Kontrazeptiva führen. Weitere Interaktionen mit Medikamenten, die durch diese Enzyme abgebaut werden, möglich. Kann eventuell den Serotoninspiegel im Gehirn erhöhen; es liegen Fallberichte über eine Serotoninsyndrom bei Kombination mit serotonergen Medikamenten vor
- Im Allgemeinen sollten Kinder unter 12 Jahren nicht mit Johanniskrautextrakten behandelt werden
- Ausreichende Erfahrungen über die Anwendung beim Menschen liegen nicht vor. Daher strenge Indikationsstellung in der Schwangerschaft
- Es ist nicht bekannt, ob Wirkstoffe in die Muttermilch übergehen
- Vorsicht bei Patienten mit bekannter Alkoholabhängigkeit, einige Präparate enthalten als Auszugsmittel Äthanol

Phytopharmaka

Literatur

Findling RL, McNamara NK, O'Riordan MA, et al. J Am Acad Child Adolesc Psychiatry. 2003;42(8):908–914.

Gelenberg AJ (Ed.). Biol Ther in Psychiatry. 2000;23(6):22–24.

Hammerness P, Basch E, Ulbricht C, et al. Psychosomatics. 2003;44(4):271–282.

Hypericum Depression Trial Study Group. JAMA. 2002;287(4):1807–1814.

Knuppel L, Linde K. J Clin Psychiatry. 2004;65(11):1470–1479.

Muller WE. Pharmacol Res. 2003;47(2):101–109.

Scott GN, Elmer GW. Am J Health Syst Pharm. 2002;59(4):339–347.

Shelton RC, Keller MB, Gelenberg AJ, et al. JAMA. 2001;285:1978–1986.

Stevinson C, Ernst E. BJOG. 2000;107(7):870–876.

Szegedi A, Kohnen R, Dienel A, et al. BMJ. 2005;330(7490):503.

Woelk H. Br Med J. 2000;321:536–539.

Tabelle 77. Johanniskrautpräparate: Übersicht

Präparat	Extraktart	Darreichungsform	Gesamthypericin	Dosierung
Aristoforat®	Trockenextrakt	1 Kps.	250 µg	1- bis 2-mal 1–2 Kps.
Cesradyston® 200 Kps.	Trockenextrakt 200 mg	1 Kps.	240 mg	2- bis 4-mal 1 Kps.
Cesradyston® 200 Tropfen	Fluidextrakt 200 mg	1 ml Lsg.	200 mg	2-mal 1 ml
Divinal® Seda	Trockenextrakt	1 Kps.	300 µg	3-mal 1 Kps.
Esbericum® forte Drg.	Trockenextrakt 250 mg	1 Drg.	500 mg	2-mal 1 Drg.
Esbericum® Kps.	Trockenextrakt	1 Kps.	250	1- bis 2-mal 1–2 Kps.
Hewepsychon® uno	Trockenextrakt	1 Drg.	300 µg	1- bis 3-mal 1 Drg.
Hyperforat®	Trockenextrakt	1 Drg.	50 µg	3-mal 2 Drg.
Hyperforat®	Fluidextrakt	1 ml Lsg.	200 µg	2- bis 3-mal 20–30 Trpf.
Hyperforat®	Fluidextrakt	1 ml Inj.-Lsg.	500 µg	1–2 ml i. m./i. v.
Hyperiplant®	Trockenextrakt 300 mg	1 Tbl.	300 mg	2- bis 3-mal 1 Tbl.
Jarsin® Drg.	Trockenextrakt 300 mg	1 Drg.	300 mg	3-mal 1 Drg.
Jarsin® 300 Drg.	Trockenextrakt 300 mg	1 Drg.	900 mg	3-mal 1 Drg.
Kira®	Trockenextrakt	1 Drg.	300 µg	3-mal 1 Drg.
Kneipp Pflanzendrg. Johanniskr. 300®	Trockenextrakt	1 Drg.	300 µg	3- bis 4-mal 1–2 Drg.
Neuroplant forte®	Trockenextrakt	1 Kps.	500 µg	2-mal 1 Kps.

Präparat	Extraktart	Darreichungsform	Gesamthypericin	Dosierung
Neurotisan®	Trockenextrakt	1 Drg.	300 µg	2- bis 3-mal 1 Drg.
Psychatrin® N	Trockenextrakt	1 Drg.	250–250 µg	3-mal 1 Drg.
Psychatrin®	Fluidextrakt	1 ml Lsg.	300–500 µg	3-mal 20 Trpf.
Psychotonin® forte N	Trockenextrakt	1 Kps.	500 µg	2-mal 1 Kps.
Psychotonin® M Tinktur	alkohol. Auszug 1 ml	1 ml Lsg.	240 mg	3-mal 20–30 Trpf.
Remotiv®	Trockenextrakt 250 mg	1 Drg.	500 mg	2-mal 1 Drg.
Rephahyval®	Trockenextrakt	1 Tbl.	250 µg	3-mal 1–2 Tbl.
Turineurin®	Trockenextrakt	1 Kps.	138 µg	3-mal 1 Kps.

Baldrian

Extrakt aus den Wurzeln, Rhizomen und Ausläufern der Pflanze *Valeriana officinalis*. Die Bestandteile, denen eine sedierende Eigenschaft zugeschrieben werden, sind die Valepotriate, Sequisterpene (z. N. Valerensäure) und Pyridinalkaloide. Die relativen Proportionen dieser Bestandteile unterscheiden sich zwischen den Spezies. Die aktiven Bestandteile sollen an zentralen GABA-Rezeptoren binden sowie eine ZNS-Dämpfung und Muskelrelaxation hervorrufen

Verfügbare Substanz

Wirkstoff	Handelsnamen Deutschland	Handelsnamen Österreich	Handelsnamen Schweiz
Valeriana officinalis	Baldrian-Dispert®, Baldrianetten®, Baldrian-Phyton®, Baldriansedon Mono®, Nervipan®, Regivital-Baldrian®, Sedalint-Baldrian Valdispert®, Valmane®, Kneipp-Baldrian®, Kneipp-Baldrian-Pflanzensaft®, Hewedormir®, Recvalysat-Bürger®	Baldrian-Dispert®, Baldrian-Dragees AMA®, Baldrian „Drei Herzblätter"-Dragees®, Baldrian „Merckle"-Tropfen®, Baldrianetten®	Baldrisedon®, Noctaval®, ReDormin®, Valverde®, Zeller Schlaf-Syrup®

Schlafstörungen

- Dosis: 200 bis 1200 mg/Tag, Regeldosis 400–900 mg/Tag
- Einige placebokontrollierte Studien zeigten Besserungen der Schlafqualität, Verminderung der Schlaflatenz und Verminderung der Aufwachperioden. Einige Studien zeigte keine nachweisbare Wirkung. Die Wirksamkeit bei Frauen und Personen unter 40 Jahren war besonders ausgeprägt. Eine systematische Übersicht der klinischen Studien kam zu dem Schluss, dass Baldrian eine gering ausgeprägte schlaffördernde Wirkung hat, dass aber endgültige Schlüsse wegen des Fehlens guter Studien nicht möglich sind

Phytopharmaka

Phytopharmaka

- Eine doppelblinde Cross-Over-Studie mit Polysomnographie über 4 Nächte zeigte für zwei Baldrianpräparate (*V. edulis* und *V. officinalis*) einen verlängerten REM-Schlaf und verkürzte Stadien I und II; *V. edulis* verminderte auch die Wachphasen
- Nach vorläufigen Daten bei stressinduzierter Insomnie wirksam
- Nach vorläufigen Daten Besserung der Schlaflatenz und -qualität bei hyperaktiven Kindern
- Nebenwirkungen (selten): Übelkeit, Erregbarkeit, Sehstörungen, Kopfschmerzen, morgendliche Lethargie, Juckreiz und lebhafte Träume bei höherer Dosierung. Leberfunktionsstörungen wurden berichtet. Bei Patienten mit anamnestisch bekannter Leberinsuffizienz mit Vorsicht anwenden; regelmäßige Leberfunktionstests werden empfohlen. Vier Fälle von Hepatotoxizität wurden mit einem Baldrianprodukt beobachtet
- Kann die Wirkungen anderer ZNS-dämpfender Pharmaka verstärken
- Entzugssymptome (auch Delir) wurden nach abruptem Absetzen nach chronischer Anwendung beobachtet

Literatur

Stevinson C, Ernst E. Valerian for insomnia: A systematic review of randomized clinical trials. Sleep Med. 2000;1:91–99.
Bent S, Padula A, Moore D, et al. Am J Med. 2006;119(12):1005–1012.
Francis AJ, Dempster RJ. Phytomedicine. 2002;9(4):273–279.
Herrera-Arellano A, Luna-Villegas G, Cuevas-Uriostegui L, et al. Planta Med. 2001;67(8):695–699.
Poyares DR, Guilleminault C, Ohayon MM, et al. Prog Neuropsychopharmacology Biol Psychiatry. 2002;26(3):539–545.

Vitamine

Schizophrenie

- Es wird nach Fallberichten vermutet, dass Ascorbinsäure (Vitamin C) in Dosen bis 8 mg/Tag dopaminantagonistisch wirkt und die Wirkung von Antipsychotika verstärken kann (auch verminderter Abbau des Antipsychotikums möglich)
- Nach Berichten können Vitamin-E-Dosen von 600 IU/Tag akute EPS bei neuroleptikabehandelten Patienten bessern. Vitamin E in Dosen bis 1600 IU/Tag soll durch antioxidative Eigenschaften Spätdyskinesien bessern (widersprüchliche Daten). Keine Besserung psychotischer Symptome. Eine Mischung aus EPA und DHA (180:120 mg) und Vitaminen E und C (400 IU:500 mg) 2 x täglich für 4 Monate besserte den psychopathologischen Befund bei Schizophrenen signifikant
- Vitamin B_6 (2000 IU/Tag) wirkt als Antioxidans und freie-Radikale-Fänger. Nach einer Doppelblindstudie konnte Vitamin B_6 in Dosen bis zu 400 mg/Tag neuroleptikabedingte Spätdyskinesien und Parkinsonsymptome bessern. Eine Besserung psychotischer Symptome wurde nicht beobachtet. Nach einer Doppelblindstudie wurde durch Vitamin B_6 in einer Dosis von 2x 600 mg/Tag eine akute neuroleptikabedingte Akathisie gebessert

Literatur

Adler LA, Edson R, Lavori P, et al. Biol Psychiatry. 1998;43:868–872.
Arvindakshan M, Ghate M, Ranjekar PK, et al. Schizophr Res. 2003;62(3):195–204.
Dorfman-Etrog P, Hermesh H, Prilipko L, et al. Eur Neuropsychopharmacology. 1999;9(6):475–477.
Int Drug Ther Newsletter. 1999;34(1):3.
Lerner V, Bergman J, Statsenko N, et al. J Clin Psychiatry. 2004;65(11):1550–1554.
McGrath J, Soares-Weiser K. Cochrane Database Syst Rev. 2001;4:CD000209.
Michael N, Sourgens H, Arolt V, et al. Neuropsychobiology. 2002;46 Suppl 1:28–30.
Miodownik C, Cohen H, Kotler M, et al. Harefuah. 2003;142(8–9):592–596, 647.

Alzheimer-Demenz

- Es konnte gezeigt werden, dass Vitamin E den mit Beta-Amyloid-Proteinen assoziierten Zelltod reduziert
- Es gibt widersprüchliche Erkenntnisse in Hinblick darauf, ob die Einnahme von Antioxidantien das Risiko, an einer Alzheimer-Demenz zu erkranken, mindern kann. Bei Personen, die Vitamin C und E mit oder ohne zusätzliche Multivitaminpräparate einnahmen, wurde eine geringere Prävalenz gefunden
- Vitamin E (2000 IU/Tag) soll die Progression von mittelgradigen Alzheimer-Erkrankungen wegen seiner antioxidativen Wirkungen an den Neuronen verlangsamen; eine Besserung kognitiver Funktionen wurde nicht gesehen
- Unter einer Kombination von mindestens 1000 IU/Tag mit Donepezil oder Selegilin (bis zu 5 mg/Tag) wurde ein signifikant geringerer kognitiver Abbau beobachtet

Literatur

Campbell J, et al. On Pharmacists Association. 2003;2(3):23–28.
Klatte ET, Scharre DW, Nagaraja HN, et al. Alzheimer Dis Assoc Disord. 2003;17(2):113–116.
Sano M. J Clin Psychiatry. 2003;64 Suppl 9:23–28; Zandi PP. Arch Neurol. 2004;61:82–88.

Weiterführende Literatur

Facts and Comparisons. The Review of Natural Products (updated loose-leaf binder). Facts and Comparisons Publ., St. Louis, MO.
Manber R, Allen JJB, Morris MM. Alternative treatments for depression: Empirical support and relevance to women. J Clin Psychiatry. 2002;63(7):628–640.
Pies R. Adverse neuropsychiatric reactions to herbal and over-the-counter „antidepressants." J Clin Psychiatry. 2002;61(11):815–820.
Scott GN, Elmer GW. Update on natural product-drug interactions. Am J Health Syst Pharm. 2002;59(4):339–347.

Patienteninformationen

Dieses Kapitel enthält Patienteninformationen über häufig angewendete Psychopharmaka. Diese Informationsbögen können nicht das ärztliche Gespräch ersetzen, aber eventuell die Compliance und die Sicherheit der Behandlung verbessern helfen. Sie sind ebenfalls kein Ersatz für die Gebrauchsinformationen der jeweiligen Medikamente. Der Arzneimittelmarkt ist ständigen Veränderungen unterworfen. Dadurch können sich Änderungen der Patientenempfehlungen ergeben.

Die Autoren nehmen Rückmeldungen und Verbesserungsvorschläge der Leser gerne an.

Inhalt

Patienteninformation: Selektive Serotonin-Wiederaufnahmehemmer (SSRI) 385

Patienteninformation: Selektive Serotonin- und Noradrenalin-wiederaufnahmehemmer (SNRI) 387

Patienteninformation: Reboxetin 389

Patienteninformation: Trizyklische Antidepressiva 391

Patienteninformation: Mirtazapin 393

Patienteninformation: Trazodon 395

Patienteninformation: Moclobemid 397

Patienteninformation: Irreversibler Monoaminooxidase-Hemmer (MAOH) Tranylcypromin 399

Patienteninformation: Bupropion 402

Patienteninformation: Agomelatin 404

Patienteninformation: Elektrokonvulsionstherapie (EKT) 406

Patienteninformation: Lichttherapie 408

Patienteninformation: Repetitive transkranielle Magnetstimulation (rTMS) 409

Patienteninformation: Antipsychotika (Neuroleptika) 410

Patienteninformation: Clozapin 413

Patienteninformation: Antiparkinsonmittel 416

Patienteninformation: Buspiron 418

Patienteninformation: Pregabalin 420

Patienteninformation: Opipramol 422

Patienteninformation: Schlaf- und Beruhigungsmittel 424

Patienteninformation: Melatonin 426

Patienteninformation: Lithium 428

Patienteninformation: Carbamazepin 431

Patienten information: Valproinsäure (Valproat) 433

Patienteninformation: Psychostimulanzien 435

Patienteninformation: Atomoxetin 437

Patienteninformation: Antidementiva 439

Patienteninformation: Triebdämpfende Arzneimittel 441

Patienteninformation: Disulfiram 443

Patienteninformation: Acamprosat 445

Patienteninformation: Clonidin 447

Patienteninformation: Naltrexon 449

Patienteninformation: Methadon 451

Patienteninformation Buprenorphin 453

Patienteninformation: Selektive Serotonin-Wiederaufnahmehemmer (SSRI)

Der Name Ihres Medikaments lautet _____

Anwendung

SSRI werden zur Behandlung verschiedener psychischer Erkrankungen angewendet:
- Depressionen; depressive Phasen im Rahmen einer manisch-depressiven Erkrankung (bipolare affektive Störung)
- Panikstörung
- Generalisierte Angststörung
- Zwangsstörung
- Soziale Phobie
- Bulimie

Diese Medikamente helfen auch bei Dysthymie, posttraumatischer Belastungsstörung, prämenstrueller Verstimmung und impulsiven Verhaltensstörungen.

Wie schnell beginnt das Medikament zu wirken?

Antidepressiva verbessern Schlaf und Appetit und steigern den Antrieb ca. innerhalb einer Woche; die Verbesserung der depressiven Stimmungslage kann allerdings 2 bis 6 Wochen dauern. **Ohne Rücksprache mit Ihrem Arzt sollten Sie nie die Dosis erhöhen oder das Medikament einfach absetzen, da Antidepressiva bis zu ihrem Wirkungseintritt Zeit brauchen.** Eine Besserung bei Zwangsstörung, Panikstörung, generalisierter Angststörung, sozialer Phobie und Bulimie tritt ebenfalls erst nach einiger Zeit auf.

Wie lange sollte das Medikament eingenommen werden?

Es wird empfohlen, nach einer ersten Phase einer Depression die antidepressive Behandlung für mindestens ein Jahr fortzuführen; dadurch wird das Risiko eines Rückfalls gesenkt. Danach wird der Arzt die Dosis langsam vermindern und beobachten, ob wieder depressive Symptome auftreten; ist dies nicht der Fall, kann die Medikamenteneinnahme allmählich beendet werden. Bei manchen Patienten, die bereits mehrere depressive Episoden erlitten haben, sollte das Medikament auf unbestimmte Zeit weitergegeben werden. Eine Langzeitbehandlung wird manchmal für die Zwangserkrankung, die Panikstörung, die soziale Phobie, die generalisierte Angststörung und die Bulimie empfohlen.

Nebenwirkungen

Alle Arzneimittel können auch unerwünschte Wirkungen haben. Meist sind sie nicht schwerwiegend und treten auch nicht bei allen Behandelten auf. Die meisten Nebenwirkungen bessern sich mit der Zeit oder verschwinden ganz. Sollte eine Nebenwirkung länger bestehen, sprechen Sie mit Ihrem Arzt über geeignete Maßnahmen.

Häufige Nebenwirkungen, die Sie Ihrem Arzt beim nächsten Besuch mitteilen sollten:
- Antriebssteigerung oder Unruhe: Einige Menschen können sich für einige Tage nach dem Beginn der Behandlung nervös fühlen oder Schlafschwierigkeiten bekommen. Teilen Sie dies Ihrem Arzt mit; er wird Ihnen eventuell raten, die Medikamente morgens einzunehmen.
- Müdigkeit und Antriebsmangel: Diese Symptome bessern sich mit der Zeit. Sie können durch andere Medikamente, die ebenfalls müde machen, verstärkt werden. Bleibt die Müdigkeit länger bestehen, vermeiden Sie Tätigkeiten wie Autofahren oder Bedienen gefährlicher Maschinen.
- Kopfschmerzen: Diese treten in der Regel nur vorübergehend auf und können bei Bedarf mit Schmerzmitteln (Aspirin®, Paracetamol) behandelt werden.
- Übelkeit oder Sodbrennen: Nehmen Sie Ihre Medikamente zusammen mit den Mahlzeiten ein.
- Sexuelle Störungen: Sprechen Sie mit Ihrem Arzt, da dies eine Dosisanpassung erforderlich machen kann.
- Albträume: Nehmen Sie das Medikament nicht nach 17:00 Uhr ein.
- Appetitverlust.

Seltene Nebenwirkungen, bei deren Auftreten Sie **sofort** Ihren Arzt verständigen sollten:
- Halsschmerzen, Mundschleimhautentzündungen oder gestörte Wundheilung
- Hautausschlag oder Juckreiz, Gesichtsschwellung

- Ungewöhnliche blaue Flecken oder Blutungen
- Übelkeit, Erbrechen, Appetitverlust, Antriebsmangel, Schwäche, Fieber oder grippeähnliche Symptome
- Gelbliche Verfärbung der Augen oder der Haut; dunkel gefärbter Urin
- Unfähigkeit zum Wasserlassen (länger als 24 Stunden)
- Kribbelgefühl in den Händen oder Füßen, starke Muskelzuckungen
- Starke Unruhe oder Erregung
- Umschlag der Stimmung (Glücksgefühle, Erregung, Reizbarkeit, sehr kurze Schlafdauer)

Benachrichtigen Sie Ihren Arzt **so früh wie möglich,** falls Ihre Periode ausbleibt oder Sie eine **Schwangerschaft** vermuten.

Wechselwirkungen mit anderen Medikamenten

Da SSRI die Wirkung anderer Medikamente beeinträchtigen oder ihrerseits durch andere Medikamente beeinflusst werden können, besprechen Sie die zusätzliche Einnahme von anderen Medikamenten, einschließlich der nicht rezeptpflichtigen Medikamente wie z. B. Grippemittel, mit Ihrem Arzt oder Apotheker. Teilen Sie jedem Arzt oder Zahnarzt, den Sie aufsuchen, mit, dass Sie ein Antidepressivum einnehmen.

Vorsichtsmaßnahmen

1. Steigern oder verringern Sie die verordnete Dosis nicht ohne Rücksprache mit Ihrem Arzt.
2. Nehmen Sie Ihr Medikament zusammen mit den Mahlzeiten oder mit Wasser, Milch, Orangen- oder Apfelsaft ein. Vermeiden Sie Grapefruitsaft, da dieser die Wirkung des Medikaments abschwächen kann.
3. Dieses Medikament kann das Reaktionsvermögen so weit verändern, dass die Fähigkeit zur aktiven Teilnahme am Straßenverkehr, zum Bedienen von Maschinen oder zum Arbeiten ohne sicheren Halt beeinträchtigt wird. Vermeiden Sie diese Tätigkeiten, wenn Sie sich müde oder verlangsamt fühlen. Dieses Medikament verstärkt die Wirkung von Alkohol, so dass Symptome wie Müdigkeit, Schwindel und Verwirrtheit verstärken können.
4. Beenden Sie nicht plötzlich die Medikamenteneinnahme, da dies zu Entzugssymptomen wie Muskelschmerzen, Schüttelfrost, Kribbelgefühlen in Händen und Füßen, Übelkeit, Erbrechen und Müdigkeit führen kann.
5. Berichten Sie Ihrem Arzt über auffällige Veränderungen Ihrer Stimmung oder Ihres Verhaltens.
6. Da dieses Medikament mit Medikamenten, die Ihr Zahnarzt Ihnen verschreibt, in Wechselwirkung treten kann, teilen Sie ihm den Namen Ihres Medikamentes mit.
7. Bewahren Sie Ihre Medikamente in einem sauberen, trockenen Raum bei Zimmertemperatur auf. Arzneimittel für Kinder unzugänglich aufbewahren.

Zögern Sie nicht, Ihren Arzt oder Apotheker anzusprechen, wenn Sie Fragen zu Ihrem Medikament haben.

Patienteninformation: Selektive Serotonin- und Noradrenalinwiederaufnahmehemmer (SNRI)

Der Name Ihres Medikaments lautet _____

Es gehört zu einer Klasse von Antidepressiva, die selektive Serotonin- und Noradrenalinwiederaufnahmehemmer (SNRI) genannt werden.

Anwendung

SNRIs werden hauptsächlich in der Behandlung von Depressionen und depressiven Phasen im Rahmen einer manisch-depressiven Erkrankung (bipolare affektive Störung) sowie bei der generalisierten Angststörung, bei der Sozialphobie und bei der Panikstörung eingesetzt. SNRIs helfen eventuell auch beim prämenstruellem Syndrom, bei Schmerzsyndromen, sowie bei einer „Aufmerksamkeitsdefizit-Hyperaktivitätsstörung" (ADHS) bei Kindern. Fragen Sie Ihren Arzt, wenn Sie sich nicht sicher sind, warum Sie das Medikament einnehmen.

Wie schnell beginnt das Medikament zu wirken?

SNRIs verbessern Schlaf und Appetit und steigert den Antrieb ungefähr innerhalb einer Woche; die Verbesserung der depressiven Stimmungslage oder der Angstsymptome kann allerdings 4 bis 6 Wochen dauern. **Da Antidepressiva bis zu ihrem Wirkungseintritt Zeit brauchen, sollten Sie nie ohne Rücksprache mit Ihrem Arzt die Dosis erhöhen oder das Medikament einfach absetzen.** Eine Besserung bei Panikstörungen und Sozialphobie tritt ebenfalls allmählich innerhalb einiger Wochen auf.

Wie lange sollte das Medikament eingenommen werden?

Dies hängt von der Krankheit ab, unter der Sie leiden, und davon, wie es Ihnen geht. Es wird empfohlen, nach der ersten Phase einer Depression die antidepressive Behandlung für mindestens ein Jahr fortzuführen; dadurch wird das Risiko eines Rückfalls gesenkt. Danach wird der Arzt die Dosis langsam vermindern und beobachten, ob depressive Symptome auftreten. Ist dies nicht der Fall, kann die Medikamenteneinnahme allmählich beendet werden.

Bei manchen Patienten, die bereits mehrere depressive Episoden erlitten haben, sollte das Medikament auf unbestimmte Zeit weitergegeben werden. Beenden Sie nicht einfach die Einnahme, wenn es Ihnen besser geht, ohne mit Ihrem Arzt zu sprechen. Eine Langzeitbehandlung wird manchmal für die generalisierte Angststörung, die Panikstörung und die Bulimie empfohlen.

Nebenwirkungen

Alle Arzneimittel können auch unerwünschte Wirkungen haben. Meist sind sie nicht schwerwiegend und treten auch nicht bei allen Behandelten auf. Die meisten Nebenwirkungen bessern sich mit der Zeit oder verschwinden ganz. Sollte eine Nebenwirkung länger bestehen, sprechen Sie mit Ihrem Arzt über geeignete Maßnahmen.

Häufige Nebenwirkungen, die Sie Ihrem Arzt beim nächsten Besuch mitteilen sollten:
- Antriebssteigerung oder Erregung: Einige Menschen können sich für einige Tage nach dem Beginn der Behandlung nervös fühlen oder Schlafstörungen bekommen. Teilen Sie dies Ihrem Arzt mit; er wird Ihnen eventuell raten, die Medikamente morgens einzunehmen.
- Kopfschmerzen: Diese treten in der Regel nur vorübergehend auf und können bei Bedarf mit Schmerzmitteln (Aspirin®, Paracetamol) behandelt werden.
- Übelkeit oder Sodbrennen: Nehmen Sie Ihre Medikamente zusammen mit den Mahlzeiten ein.
- Mundtrockenheit: Saure Bonbons und zuckerfreies Kaugummi können die Speichelproduktion anregen. Versuchen Sie, süße, kalorienhaltige Getränke zu vermeiden. Trinken Sie Wasser und putzen Sie Ihre Zähne regelmäßig.
- Verstopfung: Nehmen Sie mehr Ballaststoffe (z. B. Salate, Weizenkleie) und viel Flüssigkeit zu sich. In schwereren Fällen kann ein Abführmittel notwendig sein. Wenn dies nicht hilft, sollten Sie Ihren Arzt oder Apotheker um Rat fragen.
- Schwitzen: Eventuell schwitzen Sie mehr als gewöhnlich; häufiges Duschen, Deodorants und Talkum-Puder können hilfreich sein.
- Blutdruckerhöhung: Durch dieses Medikament kann eine leichte Blutdruckerhöhung hervorgerufen werden. Falls Sie Medikamente gegen zu hohen Blutdruck einnehmen, sprechen Sie darüber mit Ihrem Arzt, da diese Medikamente eventuell neu eingestellt werden müssen.
- Sexuelle Störungen: Sprechen Sie darüber mit Ihrem Arzt.

Seltene Nebenwirkungen, bei deren Auftreten Sie **sofort** Ihren Arzt verständigen sollten:

- Anhaltende, sehr starke Kopfschmerzen
- Halsschmerzen, Mundschleimhautentzündungen oder gestörte Wundheilung
- Hautausschlag oder Juckreiz, Gesichtsschwellung
- Übelkeit, Erbrechen, Durchfall, Appetitverlust, Antriebsmangel, Schwäche, Fieber oder grippeähnliche Symptome
- Gelbliche Verfärbung der Augen oder der Haut; dunkel gefärbter Urin
- Kribbelgefühl in den Händen oder Füßen, schwere Muskelzuckungen
- Schwere Unruhe oder Erregung
- Umschlag der Stimmung (Glücksgefühle, Erregung, Reizbarkeit, sehr kurze Schlafdauer)
- Herzrasen, Pulsrasen

Benachrichtigen Sie Ihren Arzt **so früh wie möglich,** falls Ihre Periode ausbleibt oder Sie eine **Schwangerschaft** vermuten oder wenn Sie planen schwanger zu werden oder wenn Sie stillen.

Was sollten Sie tun, wenn Sie eine Medikamenteneinnahme vergessen haben?

Wenn Sie Ihre Gesamtdosis des Medikaments normalerweise morgens einnehmen und dies länger als 6 Stunden vergessen haben, NEHMEN SIE NICHT am nächsten Morgen die vergessene Dosis ein, sondern setzen Sie Ihren Einnahmeplan am nächsten Tag regulär fort.

Wenn Sie das Medikament normalerweise auf mehrere Dosen am Tag verteilt einnehmen und eine davon vergessen haben, nehmen Sie die vergessene Dosis dann ein, wenn Sie sich daran erinnern, und setzen dann Ihren normalen Einnahmeplan fort.

Wechselwirkungen mit anderen Medikamenten

Da Antidepressiva die Wirkung anderer Medikamente beeinträchtigen oder ihrerseits durch andere Medikamente beeinflusst werden können, teilen Sie die zusätzliche Einnahme von anderen Medikamenten Ihrem Arzt oder Apotheker mit, einschließlich der nicht rezeptpflichtigen Medikamente wie z.B. Grippemittel. Informieren Sie jeden Arzt oder Zahnarzt, den Sie aufsuchen, dass Sie ein Antidepressivum einnehmen.

Vorsichtsmaßnahmen

1. Steigern oder verringern Sie Ihre Dosis nicht ohne Rücksprache mit Ihrem Arzt.
2. Kauen Sie keine Tabletten in Retardform; nehmen Sie diese im Ganzen ein.
3. Dieses Medikament kann das Reaktionsvermögen so weit verändern, dass die Fähigkeit zur aktiven Teilnahme am Straßenverkehr, zum Bedienen von Maschinen oder zum Arbeiten ohne sicheren Halt beeinträchtigt wird. Vermeiden Sie diese Tätigkeiten, wenn Sie sich müde oder verlangsamt fühlen.
4. Dieses Medikament verstärkt die Wirkung von Alkohol, so dass sich Symptome wie Müdigkeit, Schwindel und Verwirrtheit verstärken können.
5. Beenden Sie nicht plötzlich die Medikamenteneinnahme, da dies zu Entzugssymptomen wie Muskelschmerzen, Schüttelfrost, Kribbelgefühlen in Händen und Füßen, Übelkeit, Erbrechen und Müdigkeit führen kann.
5. Berichten Sie Ihrem Arzt über auffällige Veränderungen Ihrer Stimmung oder Ihres Verhaltens.
6. Da dieses Medikament mit Medikamenten, die Ihr Zahnarzt Ihnen verschreibt, in Wechselwirkung treten kann, teilen Sie ihm den Namen Ihres Medikamentes mit.
7. Bewahren Sie Ihre Medikamente in einem sauberen, trockenen Raum bei Zimmertemperatur auf. Arzneimittel für Kinder unzugänglich aufbewahren.

Zögern Sie nicht, Ihren Arzt oder Apotheker anzusprechen, wenn Sie Fragen zu Ihrem Medikament haben.

Patienteninformation: Reboxetin

Der Name Ihres Medikaments lautet _____

Es wird als selektiver Noradrenalinwiederaufnahmehemmer bezeichnet.

Anwendung

Reboxetin wird in der Behandlung von Depressionen und depressiven Phasen im Rahmen einer manisch-depressiven Erkrankung (bipolare affektive Störung) eingesetzt.

Wie schnell beginnt das Medikament zu wirken?

Reboxetin verbessert Schlaf, Appetit und Antrieb ungefähr innerhalb einer Woche; die Verbesserung der depressiven Stimmungslage kann allerdings 2 bis 6 Wochen dauern. **Da Antidepressiva bis zu ihrem Wirkungseintritt Zeit brauchen, sollten Sie nie ohne Rücksprache mit Ihrem Arzt die Dosierung erhöhen oder das Medikament einfach absetzen.**

Wie lange sollte das Medikament eingenommen werden?

Es wird empfohlen, nach der ersten Phase einer Depression die antidepressive Behandlung für mindestens ein Jahr fortzuführen; dadurch wird das Risiko eines Rückfalls gesenkt. Danach wird der Arzt die Dosierung langsam reduzieren und beobachten, ob depressive Symptome auftreten. Ist dies nicht der Fall, kann die Medikamenteneinnahme allmählich beendet werden.

Bei manchen Patienten, die bereits mehrere depressive Episoden erlitten haben, sollte das Medikament auf unbestimmte Zeit weitergegeben werden.

Nebenwirkungen

Alle Arzneimittel können auch unerwünschte Wirkungen haben. Meist sind sie nicht schwerwiegend und treten auch nicht bei allen Behandelten auf. Die meisten Nebenwirkungen bessern sich mit der Zeit oder verschwinden ganz. Sollte eine Nebenwirkung länger bestehen, sprechen Sie mit Ihrem Arzt über geeignete Maßnahmen.

Häufige Nebenwirkungen, die Sie Ihrem Arzt beim nächsten Besuch mitteilen sollten:
- Schlaflosigkeit (Nehmen Sie die letzte Dosis nicht nach 17:00 Uhr ein).
- Mundtrockenheit: Saure Bonbons und zuckerfreies Kaugummi können die Speichelproduktion anregen. Versuchen Sie, süße, kalorienhaltige Getränke zu vermeiden. Trinken Sie Wasser und putzen Sie Ihre Zähne regelmäßig.
- Verstopfung: hier kann ballaststoffhaltige Nahrung (z. B. Salate, Weizenkleie) helfen. Außerdem sollten Sie viel trinken. In schwereren Fällen kann ein Abführmittel notwendig sein. Wenn dies nicht hilft, sollten Sie Ihren Arzt oder Apotheker um Rat fragen.
- Schwitzen: Eventuell schwitzen Sie mehr als gewöhnlich; häufiges Duschen, Deodorants und Talkum-Puder können hilfreich sein.
- Herzrasen
- Schwindel: Stehen Sie langsam aus dem Liegen oder Sitzen auf; hängen Sie Ihre Beine für ein paar Minuten über die Bettkante, bevor Sie aufstehen. Setzen Sie sich oder legen Sie sich hin, wenn der Schwindel bestehen bleibt oder Sie sich schwach fühlen.

Seltene Nebenwirkungen, bei deren Auftreten Sie **sofort** Ihren Arzt verständigen sollten:
- Beschwerden beim Wasserlassen

Benachrichtigen Sie Ihren Arzt **so früh wie möglich,** falls Ihre Periode ausbleibt oder Sie eine **Schwangerschaft** vermuten.

Was sollten Sie tun, wenn Sie eine Medikamenteneinnahme vergessen haben?

Wenn Sie Ihre Gesamtdosis des Medikaments normalerweise morgens einnehmen und dies länger als 6 Stunden vergessen haben, NEHMEN SIE NICHT am nächsten Morgen die vergessene Dosis ein, sondern setzen Sie Ihren Einnahmeplan am nächsten Tag regulär fort.
Wenn Sie das Medikament normalerweise auf mehrere Dosen am Tag verteilt einnehmen und eine davon vergessen haben, nehmen Sie die vergessene Dosis dann ein, wenn Sie sich daran erinnern und setzen dann Ihren normalen Einnahmeplan fort.

Wechselwirkungen mit anderen Medikamenten

Da Antidepressiva die Wirkung anderer Medikamente beeinträchtigen oder ihrerseits durch andere Medikamente beeinflusst werden können, teilen Sie die zusätzliche Einnahme von anderen Medikamenten mit Ihrem Arzt oder Apotheker mit, einschließlich der nicht rezeptpflichtigen Medikamente wie z. B. Grippemittel. Informieren Sie jeden Arzt oder Zahnarzt, den Sie aufsuchen, dass Sie ein Antidepressivum einnehmen.

Vorsichtsmaßnahmen

1. Steigern oder verringern Sie Ihre Dosis nicht ohne Rücksprache mit Ihrem Arzt.
2. Obwohl Reboxetin nicht müde macht, kann es, u. U. das Reaktionsvermögen so weit verändern, dass die Fähigkeit zur aktiven Teilnahme am Straßenverkehr, zum Bedienen von Maschinen oder zum Arbeiten ohne sicheren Halt beeinträchtigt wird. Vermeiden Sie diese Tätigkeiten, wenn Sie sich müde oder verlangsamt fühlen.
3. Da dieses Medikament mit Medikamenten, die Ihr Zahnarzt Ihnen verschreibt, in Wechselwirkung treten kann, teilen Sie ihm den Namen Ihres Medikamentes mit.
4. Bewahren Sie Ihre Medikamente in einem sauberen, trockenen Raum bei Zimmertemperatur auf. Arzneimittel für Kinder unzugänglich aufbewahren.

Zögern Sie nicht, Ihren Arzt oder Apotheker anzusprechen, wenn Sie Fragen zu Ihrem Medikament haben.

Patienteninformation: Trizyklische Antidepressiva

Der Name Ihres Medikaments lautet _____

Anwendung

Trizyklische Antidepressiva werden hauptsächlich in der Behandlung der schweren Depression und der Depression im Rahmen einer manisch-depressiven Erkrankung (bipolaren Störung) eingesetzt.

Einige Medikamente dieser Klasse sind auch bei verschiedenen anderen Erkrankungen wie der Zwangsstörung, Panikstörung, generalisierten Angststörung, Bulimie, der Behandlung chronischer Schmerzzustände (z. B. Migräne) und bei Bettnässen wirksam.

Wie schnell beginnt das Medikament zu wirken?

Antidepressiva verbessern Schlaf und Appetit und steigern den Antrieb ungefähr innerhalb einer Woche. Die Verbesserung der depressiven Stimmungslage kann allerdings 2 bis 6 Wochen dauern.

Besserungen bei Zwangsstörung, Panikstörung, generalisierter Angststörung, Bulimie, Schmerzen und Bettnässen treten ebenfalls allmählich auf.

Wie lange sollte das Medikament eingenommen werden?

Es wird empfohlen, nach der ersten Phase einer Depression die antidepressive Behandlung für mindestens ein Jahr fortzuführen; dadurch wird das Risiko eines Rückfalls gesenkt. Danach wird der Arzt die Dosis langsam vermindern und beobachten, ob depressive Symptome auftreten. Ist dies nicht der Fall, kann die Medikamenteneinnahme allmählich beendet werden.

Bei manchen Patienten, die bereits mehrere depressive Phasen erlitten haben, sollte die Medikation auf unbestimmte Zeit weitergegeben werden. Eine Langzeitbehandlung wird oft für die Zwangsstörung, Panikstörung und Bulimie sowie für die Therapie von Schmerzen und Bettnässen empfohlen.

Nebenwirkungen

Alle Arzneimittel können auch unerwünschte Wirkungen haben. Meist sind sie nicht schwerwiegend und treten auch nicht bei allen Behandelten auf. Die meisten Nebenwirkungen bessern sich mit der Zeit oder verschwinden ganz. Sollte eine Nebenwirkung länger bestehen, sprechen Sie mit Ihrem Arzt über geeignete Maßnahmen.

Häufige Nebenwirkungen, die Sie Ihrem Arzt beim nächsten Besuch mitteilen sollten:
- Müdigkeit und Antriebsmangel: Diese Symptome bessern sich mit der Zeit. Sie können durch andere Medikamente, die ebenfalls müde machen, verstärkt werden. Bleibt die Müdigkeit länger bestehen, vermeiden Sie Tätigkeiten wie Autofahren oder Bedienen gefährlicher Maschinen.
- Antriebssteigerung oder Erregung: Einige Menschen können sich für einige Tage nach dem Beginn der Behandlung nervös fühlen oder Schlafschwierigkeiten bekommen. Teilen Sie dies Ihrem Arzt mit; er wird Ihnen eventuell raten, die Medikamente morgens einzunehmen.
- Verschwommensehen: Dies tritt üblicherweise zu Beginn der Behandlung auf und ist meistens vorübergehend. Das Lesen kann durch helles Licht oder größere Leseentfernung verbessert werden; eventuell kann auch ein Vergrößerungsglas genutzt werden. Fragen Sie Ihren Arzt, falls das Problem fortbesteht.
- Mundtrockenheit: Saure Bonbons und zuckerfreies Kaugummi können die Speichelproduktion anregen; versuchen Sie, süße, kalorienhaltige Getränke zu vermeiden. Trinken Sie Wasser und putzen Sie Ihre Zähne regelmäßig.
- Verstopfung: hier kann ballaststoffhaltige Nahrung (z. B. Salate, Weizenkleie) helfen. Außerdem sollten Sie viel trinken. In schwereren Fällen kann ein Abführmittel notwendig sein. Wenn dies nicht hilft, sollten Sie Ihren Arzt oder Apotheker um Rat fragen.
- Kopfschmerzen: Diese treten in der Regel nur vorübergehend auf und können bei Bedarf mit Schmerzmitteln (Aspirin®, Paracetamol) behandelt werden.
- Übelkeit oder Sodbrennen: Nehmen Sie Ihre Medikamente zusammen mit den Mahlzeiten ein.

- Schwindel: Stehen Sie langsam aus dem Liegen oder Sitzen auf; hängen Sie Ihre Beine für ein paar Minuten über die Bettkante, bevor Sie aufstehen. Setzen Sie sich oder legen Sie sich hin, wenn der Schwindel bestehen bleibt oder Sie sich schwach fühlen. Wenn der Schwindel nicht besser wird, benachrichtigen Sie Ihren Arzt.
- Schwitzen: Eventuell schwitzen Sie mehr als gewöhnlich; häufiges Duschen, Deodorants und Talkum-Puder können hilfreich sein.
- Muskelzittern, -zucken: Sprechen Sie mit Ihrem Arzt, da dies eine Dosisanpassung erforderlich machen kann.
- Sexuelle Störungen: Sprechen Sie darüber mit Ihrem Arzt.
- Albträume: Nehmen Sie das Medikament nicht nach 17:00 Uhr ein.

Seltene Nebenwirkungen, bei deren Auftreten Sie **sofort** Ihren Arzt verständigen sollten, können sein:
- Halsschmerzen, Mundschleimhautentzündungen oder gestörte Wundheilung
- Hautausschlag oder Juckreiz, Gesichtsschwellung
- Übelkeit, Erbrechen, Appetitverlust, Antriebsmangel, Schwäche, Fieber oder grippeähnliche Symptome
- Gelbliche Verfärbung der Augen oder der Haut; dunkel gefärbter Urin
- Harnverhalt (länger als 24 Stunden)
- Stuhlverhalt (länger als 2 bis 3 Tage)
- Kribbelgefühle in den Händen oder Füßen, schwere Muskelzuckungen
- Umschlag der Stimmung (Glücksgefühle, Erregung, Reizbarkeit, sehr kurze Schlafdauer)

Benachrichtigen Sie Ihren Arzt **so früh wie möglich,** falls Ihre Periode ausbleibt oder Sie eine **Schwangerschaft** vermuten.

Was sollten Sie tun, wenn Sie eine Medikamenteneinnahme vergessen haben?

Wenn Sie Ihre Gesamtdosis des Antidepressivums normalerweise abends einnehmen und dies einmal vergessen haben, nehmen Sie nicht am nächsten Morgen die vergessene Dosis ein, sondern setzen Sie Ihren Einnahmeplan den nächsten Tag regulär fort.

Wenn Sie das Medikament normalerweise auf mehrere Dosen am Tag verteilt einnehmen und eine davon vergessen haben, nehmen Sie die vergessene Dosis dann ein, wenn Sie sich daran erinnern, und setzen dann Ihren normalen Einnahmeplan fort.

Wechselwirkungen mit anderen Medikamenten

Da Antidepressiva die Wirkung anderer Medikamente beeinträchtigen oder ihrerseits durch andere Medikamente beeinflusst werden können, besprechen Sie die zusätzliche Einnahme von anderen Medikamenten, einschließlich der nicht rezeptpflichtigen Medikamente wie z. B. Grippemittel, mit Ihrem Arzt oder Apotheker. Informieren Sie jeden Arzt oder Zahnarzt, den Sie aufsuchen, dass Sie ein Antidepressivum einnehmen.

Vorsichtsmaßnahmen

1. Steigern oder verringern Sie Ihre Dosis nicht ohne Rücksprache mit Ihrem Arzt.
2. Nehmen Sie Ihr Medikament zusammen mit Mahlzeiten oder Wasser, Milch, Orangen- oder Apfelsaft ein. Vermeiden Sie Grapefruitsaft, da dadurch die Wirkung des Medikamentes abgeschwächt werden kann.
3. Dieses Medikament kann das Reaktionsvermögen so weit verändern, dass die Fähigkeit zur aktiven Teilnahme am Straßenverkehr, zum Bedienen von Maschinen oder zum Arbeiten ohne sicheren Halt beeinträchtigt wird. Vermeiden Sie diese Tätigkeiten, wenn Sie sich müde oder verlangsamt fühlen. Dieses Medikament verstärkt die Wirkung von Alkohol, so dass sich Symptome wie Müdigkeit, Schwindel und Verwirrtheit verstärken können.
4. Vermeiden Sie es, sich extremer Hitze und Feuchtigkeit (z. B. Sauna) auszusetzen, da durch das Medikament die Temperaturregulationsfähigkeit des Körpers gestört werden kann.
5. Beenden Sie nicht plötzlich Ihre Medikamenteneinnahme, da dies zu Entzugssymptomen wie Muskelschmerzen, Schüttelfrost, Kribbelgefühl in Händen und Füßen, Übelkeit, Erbrechen und Müdigkeit führen kann.
6. Berichten Sie Ihrem Arzt über auffällige Veränderungen Ihrer Stimmung oder Ihres Verhaltens.
7. Da dieses Medikament mit Medikamenten, die Ihr Zahnarzt Ihnen verordnet, in Wechselwirkung treten kann, teilen Sie ihm den Namen Ihres Medikamentes mit.
8. Bewahren Sie Ihre Medikamente in einem sauberen, trockenen Raum bei Zimmertemperatur auf. Arzneimittel für Kinder unzugänglich aufbewahren.

Zögern Sie nicht, Ihren Arzt oder Apotheker anzusprechen, wenn Sie Fragen zu Ihrem Medikament haben.

Patienteninformation: Mirtazapin

Der Name Ihres Medikaments lautet _____

Es wird als NaSSA (Noradrenalin- und spezifischer Serotoninantagonist) bezeichnet.

Anwendung

Mirtazapin wird in der Behandlung von Depressionen und depressiven Phasen im Rahmen einer manisch-depressiven Erkrankung (bipolaren affektiven Störung) eingesetzt.

Wie schnell beginnt das Medikament zu wirken?

Mirtazapin verbessert Schlaf, Appetit und Antrieb ungefähr innerhalb einer Woche; die Verbesserung der depressiven Stimmungslage kann allerdings 2 bis 6 Wochen dauern. **Da Antidepressiva bis zu ihrem Wirkungseintritt Zeit brauchen, sollten Sie nie ohne Rücksprache mit Ihrem Arzt die Dosierung erhöhen oder das Medikament einfach absetzen.**

Wie lange sollte das Medikament eingenommen werden?

Es wird empfohlen, nach der ersten Phase einer Depression die antidepressive Behandlung für mindestens ein Jahr fortzuführen; dadurch wird das Risiko eines Rückfalls gesenkt. Danach wird der Arzt die Dosierung langsam reduzieren und beobachten, ob depressive Symptome auftreten. Ist dies nicht der Fall, kann die Medikamenteneinnahme allmählich beendet werden.

Bei manchen Patienten, die bereits mehrere depressive Episoden erlitten haben, sollte das Medikament auf unbestimmte Zeit weitergegeben werden.

Nebenwirkungen

Alle Arzneimittel können auch unerwünschte Wirkungen haben. Meist sind sie nicht schwerwiegend und treten auch nicht bei allen Behandelten auf. Die meisten Nebenwirkungen bessern sich mit der Zeit oder verschwinden ganz.

Sollte eine Nebenwirkung länger bestehen, sprechen Sie mit Ihrem Arzt über geeignete Maßnahmen.

Häufige Nebenwirkungen, die Sie Ihrem Arzt beim nächsten Besuch mitteilen sollten:
- Müdigkeit oder Benommenheit (Sie sollten nicht die Dosis verringern, ohne den Arzt zu fragen, da dadurch die Wirkung in Frage gestellt werden kann, ohne dass die Müdigkeit geringer wird)
- Mundtrockenheit: Saure Bonbons und zuckerfreies Kaugummi können die Speichelproduktion anregen. Versuchen Sie, süße, kalorienhaltige Getränke zu vermeiden. Trinken Sie Wasser und putzen Sie Ihre Zähne regelmäßig.
- Verstärkter Appetit oder Gewichtszunahme: Achten Sie darauf, nicht unkontrolliert zu essen. Versuchen Sie, Nahrungsmittel mit hohem Kohlehydrat- oder Fettgehalt zu vermeiden (z. B. Kuchen und Süßwaren).

Seltene Nebenwirkungen, bei deren Auftreten Sie **sofort** Ihren Arzt verständigen sollten:
- Umschlag der Stimmung mit Glücksgefühlen, Erregung oder Reizbarkeit oder eine sehr kurze Schlafdauer
- „Blackouts" oder Krampfanfälle
- Muskelzuckungen
- Schwellungen z. B. der Füße und damit verbundene Gewichtszunahme
- Halsschmerzen, Mundschleimhautentzündungen oder gestörte Wundheilung
- Hautausschlag oder Juckreiz, Gesichtsschwellung
- Gelbliche Verfärbung der Augen oder der Haut; dunkel gefärbter Urin

Benachrichtigen Sie Ihren Arzt **so früh wie möglich,** falls Ihre Periode ausbleibt oder Sie eine **Schwangerschaft** vermuten.

Was sollten Sie tun, wenn Sie eine Medikamenteneinnahme vergessen haben?

Wenn Sie Ihre Gesamtdosis des Medikaments normalerweise morgens einnehmen und dies länger als 6 Stunden vergessen haben, NEHMEN SIE NICHT am nächsten Morgen die vergessene Dosis ein, sondern setzen Sie Ihren Einnahmeplan am nächsten Tag regulär fort.

Wenn Sie das Medikament normalerweise auf mehrere Dosen am Tag verteilt einnehmen und eine davon vergessen haben, nehmen Sie die vergessene Dosis dann ein, wenn Sie sich daran erinnern und setzen dann Ihren normalen Einnahmeplan fort.

Wechselwirkungen mit anderen Medikamenten

Da Antidepressiva die Wirkung anderer Medikamente beeinträchtigen oder ihrerseits durch andere Medikamente beeinflusst werden können, teilen Sie die zusätzliche Einnahme von anderen Medikamenten mit Ihrem Arzt oder Apotheker mit, einschließlich der nicht rezeptpflichtigen Medikamente wie z.B. Grippemittel. Informieren Sie jeden Arzt oder Zahnarzt, den Sie aufsuchen, dass Sie ein Antidepressivum einnehmen.

Vorsichtsmaßnahmen

1. Steigern oder verringern Sie Ihre Dosis nicht ohne Rücksprache mit Ihrem Arzt.

2. Dieses Medikament kann das Reaktionsvermögen so weit verändern, dass die Fähigkeit zur aktiven Teilnahme am Straßenverkehr, zum Bedienen von Maschinen oder zum Arbeiten ohne sicheren Halt beeinträchtigt wird. Vermeiden Sie diese Tätigkeit, wenn Sie sich müde oder verlangsamt fühlen.

3. Dieses Medikament verstärkt die Wirkung von Alkohol, so dass sich Symptome wie Müdigkeit, Schwindel und Verwirrtheit verstärken können.

4. Beenden Sie nicht plötzlich die Medikamenteneinnahme, da dies zu Entzugssymptomen wie Schwindel, Kopfschmerzen oder Unwohlsein führen kann.

5. Berichten Sie Ihrem Arzt über ungewöhnliche Stimmungs- oder Verhaltensänderungen.

6. Da dieses Medikament mit Medikamenten, die Ihr Zahnarzt Ihnen verschreibt, in Wechselwirkung treten kann, teilen Sie ihm den Namen Ihres Medikamentes mit.

7. Bewahren Sie Ihre Medikamente in einem sauberen, trockenen Raum bei Zimmertemperatur auf. Arzneimittel für Kinder unzugänglich aufbewahren.

Zögern Sie nicht, Ihren Arzt oder Apotheker anzusprechen, wenn Sie Fragen zu Ihrem Medikament haben.

Patienteninformation: Trazodon

Der Name Ihres Medikaments lautet _____

Anwendung

Trazodon ist ein Mittel zur Behandlung von Depressionen bzw. von depressiven Phasen innerhalb einer manisch-depressiven Erkrankung (auch „bipolare affektive Störung" genannt). Das Mittel kann auch bei anderen Erkrankungen, wie z.B. bei „Dysthymie" (langanhaltende, leichtere depressive Verstimmung), beim prämenst-ruellen Syndrom oder bei impulsiven Verhaltensstörungen angewendet werden, obwohl es nicht für diese Anwendungen zugelassen ist.

Wann tritt die Wirkung des Medikaments ein?

Antidepressiva können Schlafstörungen, Appetitverlust oder Energiemangel innerhalb einer Woche bessern. Allerdings kann es sein, dass sich die Depression erst nach 2 bis 6 Wochen bessert. Da die Wirkung der Antidepressiva erst nach einigen Wochen einsetzt, sollten Sie niemals die Dosis vermindern, erhöhen oder das Medikament absetzen, ohne dies vorher mit Ihrem Arzt besprochen zu haben. Auch die Besserung der Symptome eines prämenstruellen Syndroms oder der impulsiven Verhaltensstörung tritt erst nach und nach ein.

Wie lange sollten Sie Ihr Medikament einnehmen?

Es wird empfohlen, dass die Antidepressiva nach einer ersten depressiven Episode für mindestens ein Jahr weitergenommen werden. Dadurch sinkt das Risiko, dass die Krankheit erneut auftritt. Der Arzt wird dann die Dosis langsam vermindern und genau überwachen, ob Symptome einer Depression wieder auftauchen. Wenn dies nicht der Fall ist, kann das Mittel abgesetzt werden. Bei manchen Patienten, die sehr viele depressive Episoden hatten, werden die Antidepressiva manchmal über Jahre verordnet.

Nebenwirkungen

Alle Arzneimittel können auch unerwünschte Wirkungen haben. Meist sind sie nicht schwerwiegend und treten auch nicht bei allen Behandelten auf. Die meisten Nebenwirkungen bessern sich mit der Zeit oder verschwinden ganz.

Sollte eine Nebenwirkung länger bestehen, sprechen Sie mit Ihrem Arzt über geeignete Maßnahmen.

Die folgenden **häufig oder gelegentlich** auftretenden Nebenwirkungen sollten Sie mit Ihrem Arzt beim nächsten Besuch besprechen:
- Schläfrigkeit, Antriebsarmut: Diese Symptome bessern sich mit der Zeit. Wenn Sie noch andere Medikamente einnehmen, die müde machen, wird es zu einer gegenseitigen Verstärkung dieser Wirkung kommen. Das Medikament kann das Reaktionsvermögen so weit verändern, dass die Fähigkeit zur aktiven Teilnahme am Straßenverkehr, zum Bedienen von Maschinen oder zum Arbeiten ohne sicheren Halt beeinträchtigt wird.
- Antriebssteigerung oder Unruhe: Manche Patienten fühlen sich nach der Tabletteneinnahme nervös und haben Schwierigkeiten einzuschlafen.
- Kopfschmerzen: Diese treten nur zeitweilig auf und können durch Kopfschmerzmittel (z.B. Aspirin®) behandelt werden, wenn es notwendig erscheint.
- Übelkeit oder Magenbeschwerden: Wenn diese Symptome auftreten, sollten Sie das Medikament mit der Nahrung einnehmen.
- Muskelzittern oder Muskelzuckungen: teilen Sie dies Ihrem Arzt mit, denn möglicherweise muss die Dosis reduziert werden.
- Sexuelle Störungen (selten): besprechen Sie dieses Problem mit Ihrem Arzt
- Mundtrockenheit: saure Lutschbonbons und zuckerfreies Kaugummi können den Speichelfluss fördern. Vermeiden Sie süße, stark kalorienhaltige Getränke. Trinken Sie öfter einen kleinen Schluck Wasser und putzen Sie sich die Zähne regelmäßig.
- Appetitverlust

Seltene Nebenwirkungen, die Sie Ihrem Arzt **sofort** mitteilen sollten:
- Mundschleimhautentzündungen
- Ausschlag, Juckreiz, geschwollenes Gesicht
- Ungewöhnliches Auftreten von blauen Flecken oder Blutungen
- Übelkeit, Erbrechen, Appetitverlust, Antriebsarmut, Schwäche, Fieber oder grippeähnliche Symptome
- Gelbliche Verfärbung der Augen oder der Haut, dunkler Urin
- Kribbelgefühle in den Händen und Füßen, starke Muskelzuckungen
- Starke Unruhe oder Erregung

- Umschlag der Stimmung (Glücksgefühle, Erregung, Reizbarkeit, sehr kurze Schlafdauer)
- langanhaltende und ungewöhnliche Peniserektionen

Benachrichtigen Sie Ihren Arzt **so früh wie möglich,** falls Ihre Periode ausbleibt oder Sie eine **Schwangerschaft** vermuten.

Was sollten Sie tun, wenn Sie einmal die Einnahme Ihres Medikamentes vergessen haben?

Wenn Sie vergessen haben, Ihr Medikament morgens einzunehmen und es auch in den nächsten sechs Stunden nicht eingenommen haben, lassen Sie bitte die vergessene Gabe weg und fahren Sie am nächsten Tag mit dem üblichen Schema fort. **Bitte verdoppeln Sie nicht die Dosis.** Wenn Sie ein Arzneimittel mehrmals am Tag nehmen müssen, nehmen Sie bitte die vergessene Dosis dann ein, wenn Sie sich daran erinnern und setzen Sie das Schema regulär fort.

Wechselwirkungen mit anderen Medikamenten

Da Trazodon die Wirkung anderer Arzneimittel beeinflussen oder umgekehrt durch andere Arzneimittel beeinflusst werden kann, sprechen Sie bitte jedesmal mit Ihrem Arzt oder Apotheker, bevor Sie andere Medikamente einnehmen (einschließlich der rezeptfreien Medikamente). Sie sollten jeden Arzt oder Zahnarzt, den Sie aufsuchen, informieren, dass Sie ein Antidepressivum einnehmen.

Vorsichtsmaßnahmen

1. Erhöhen oder vermindern Sie niemals die Dosis, ohne Ihren Arzt zu fragen.
2. Nehmen Sie das Arzneimittel mit den Mahlzeiten oder mit Wasser, Milch, Orangen- oder Apfelsaft ein. Vermeiden Sie Grapefruitsaft, da er die Wirkung des Medikaments beeinflussen kann.
3. Das Medikament kann das Reaktionsvermögen so weit verändern, dass die Fähigkeit zur aktiven Teilnahme am Straßenverkehr, zum Bedienen von Maschinen oder zum Arbeiten ohne sicheren Halt beeinträchtigt wird.
4. Dieses Medikament kann die Wirkung von Alkohol verstärken, wodurch Schläfrigkeit, Schwindelgefühl oder Benommenheit noch verstärkt werden können.
5. Setzen Sie das Medikament nicht plötzlich ab, da es sonst zu Absetzsymptomen kommen kann, wie Muskelschmerzen, Kälteschauern, Kribbelgefühlen in den Händen oder Füßen, Übelkeit, Erbrechen oder Schwindel.
6. Teilen Sie Ihrem Arzt alle Veränderungen Ihrer Stimmung oder Ihres Verhaltens mit.
7. Dieses Medikament kann mit anderen Medikamenten, die Ihr Zahnarzt Ihnen verschreibt, Wechselwirkungen haben. Teilen Sie daher auch Ihrem Zahnarzt mit, welches Medikament Sie einnehmen.
8. Bewahren Sie Ihr Medikament an einem sauberen und trockenen Ort bei Raumtemperatur auf. Arzneimittel für Kinder unzugänglich aufbewahren.

Wenn Sie Fragen zu diesem Medikament haben, zögern Sie bitte nicht, Ihren Arzt oder Apotheker zu fragen.

Patienteninformation: Moclobemid

Der Name Ihres Medikaments lautet _____

Es handelt sich dabei um einen „reversiblen Hemmer der Monoaminooxidase A" (RIMA).

Anwendung

Moclobemid wird hauptsächlich in der Behandlung von schweren Depressionen und depressiven Phasen im Rahmen einer manisch-depressiven Erkrankung (bipolar-affektiven Störung) und Sozialphobie eingesetzt, außerdem bei Dysthymie und Frühjahr/Herbst-Depression.

Wie schnell beginnt das Medikament zu wirken?

Moclobemid verbessert Schlaf und Appetit und steigert den Antrieb ungefähr innerhalb einer Woche. Die Verbesserung der depressiven Stimmungslage kann allerdings 2 bis 6 Wochen dauern. Sie sollten daher nicht die Dosis verringern oder erhöhen oder das Medikament absetzen, ohne einen Arzt zu fragen. Besserungen bei Frühjahr/Herbst-Depression und Sozialphobie treten ebenfalls allmählich auf.

Wann sollte das Medikament eingenommen werden?

Moclobemid wird meistens zweimal täglich eingenommen, morgens und abends. Nehmen Sie das Medikament nach den Mahlzeiten ein, um das Auftreten von Nebenwirkungen zu vermeiden. Wenn Sie einmal eine Mahlzeit auslassen, sollten Sie das Medikament trotzdem einnehmen, aber danach für mindestens eine Stunde keine große Mahlzeit zu sich nehmen. Die letzte Einnahme sollte nicht nach 17:00 Uhr stattfinden.

Wie lange sollte das Medikament eingenommen werden?

Es wird empfohlen, nach der ersten Phase einer Depression die antidepressive Behandlung für mindestens ein Jahr fortzuführen; dadurch wird das Risiko eines Rückfalls gesenkt. Danach wird der Arzt die Dosis langsam vermindern und beobachten, ob wieder depressive Symptome auftreten; ist dies nicht der Fall, kann die Medikamenteneinnahme allmählich beendet werden. Bei Kranken, die bereits mehrere depressive Episoden erlitten haben, sollte das Medikament auf unbestimmte Zeit weitergegeben werden.

Nebenwirkungen

Alle Arzneimittel können auch unerwünschte Wirkungen haben. Meist sind sie nicht schwerwiegend und treten auch nicht bei allen Behandelten auf. Die meisten Nebenwirkungen bessern sich mit der Zeit oder verschwinden ganz. Sollte eine Nebenwirkung länger bestehen, sprechen Sie mit Ihrem Arzt über geeignete Maßnahmen.

Häufige Nebenwirkungen, die Sie Ihrem Arzt beim nächsten Besuch mitteilen sollten:
- Antriebssteigerung oder Unruhe: Einige Menschen können sich für einige Tage nach dem Beginn der Behandlung nervös fühlen oder Schlafstörungen bekommen. Teilen Sie dies Ihrem Arzt mit. Er wird Ihnen eventuell raten, die Medikamente morgens und nachmittags (statt abends) einzunehmen.
- Kopfschmerzen: Diese treten in der Regel nur vorübergehend auf und können bei Bedarf mit Schmerzmitteln (Aspirin®, Paracetamol) behandelt werden. Falls die Kopfschmerzen andauern oder sehr beunruhigend sind, suchen Sie Ihren Arzt auf.
- Schwindel: Stehen Sie langsam aus dem Liegen oder Sitzen auf. Hängen Sie Ihre Beine für ein paar Minuten über die Bettkante, bevor Sie aufstehen. Setzen Sie sich oder legen Sie sich hin, wenn der Schwindel bestehen bleibt oder Sie sich schwach fühlen. Wenn der Schwindel sich nicht bessert, benachrichtigen Sie Ihren Arzt.
- Übelkeit oder Sodbrennen: Nehmen Sie das Medikament zusammen mit den Mahlzeiten ein.
- Schwitzen: Eventuell schwitzen Sie mehr als gewöhnlich. Häufiges Duschen, Deodorants und Talkum-Puder können hilfreich sein.

Seltene Nebenwirkungen, bei deren Auftreten Sie **sofort** Ihren Arzt verständigen sollten:
- Anhaltende, pulsierende Kopfschmerzen
- Halsschmerzen, Mundschleimhautentzündungen oder gestörte Wundheilung

- Hautausschlag oder Juckreiz, Gesichtsschwellung
- Übelkeit, Erbrechen, Appetitverlust, Antriebsmangel, Schwäche, Fieber oder grippeähnliche Symptome
- Gelbliche Verfärbung der Augen oder der Haut; dunkel gefärbter Urin
- Schwere Unruhe oder Erregung
- Umschlag der Stimmung (Glücksgefühle, Erregung, Reizbarkeit, sehr kurze Schlafdauer)

Benachrichtigen Sie Ihren Arzt **so früh wie möglich,** falls Ihre Periode ausbleibt oder Sie eine **Schwangerschaft** vermuten.

Die Behandlung mit Moclobemid erfordert KEINE spezielle Diät, wie das bei anderen Monoaminoxidasehemmern nötig ist. Trotzdem sollten Sie das Essen großer Mengen alten überreifen Käses oder von Hefeextrakten vermeiden. Die Symptome einer Blutdrucksteigerung, die auftreten kann, zeigen sich meistens plötzlich. Achten Sie daher auf folgende Zeichen:
- Starke, pulsierende Kopfschmerzen, die am Hinterkopf beginnen und nach vorn ausstrahlen. Oft sind diese Kopfschmerzen von Übelkeit und Erbrechen begleitet
- Nackensteifheit
- Herzklopfen, schneller Herzschlag, Brustschmerzen
- Schwitzen, kalte und feuchte Haut
- Erweiterte Pupillen
- Plötzliches, unerklärliches Nasenbluten

Wenn diese Symptome auftreten, **benachrichtigen Sie sofort Ihren Arzt;** wenn Ihnen das nicht möglich ist, suchen Sie die Notfallabteilung des nächstgelegenen Krankenhauses auf.

Moclobemid sollte immer nach den Mahlzeiten eingenommen werden, um etwaige nahrungsabhängige Nebenwirkungen (wie z. B. Kopfschmerzen) zu vermeiden.

Was sollten Sie tun, wenn Sie eine Medikamenteneinnahme vergessen haben?

Wenn Sie die Gesamtdosis Ihres Antidepressivums morgens einnehmen und dies länger als 6 Stunden vergessen haben, überspringen Sie die vergessene Einnahmeund setzen Sie Ihr normales Einnahmeschema am nächsten Tag fort. **Verdoppeln Sie nicht die Dosis.**

Wenn Sie das Medikament auf mehrere Dosen am Tag verteilt einnehmen und eine davon vergessen haben, nehmen Sie die vergessene dann ein, wenn Sie sich daran erinnern, und setzen dann Ihren normalen Einnahmeplan fort.

Wechselwirkungen mit anderen Medikamenten

Da Antidepressiva die Wirkung anderer Medikamente beeinträchtigen oder ihrerseits durch andere Medikamente beeinflusst werden können, teilen Sie die zusätzliche Einnahme von anderen Medikamenten Ihrem Arzt oder Apotheker mit, einschließlich der nicht rezeptpflichtigen Medikamente wie z. B. Grippemittel. Informieren Sie jeden Arzt oder Zahnarzt, den Sie aufsuchen, dass Sie ein Antidepressivum einnehmen.

Vorsichtsmaßnahmen

1. Steigern oder verringern Sie Ihre Dosis nicht ohne Rücksprache mit Ihrem Arzt.
2. Beenden Sie nicht plötzlich Ihre Medikamenteneinnahme, da dies zu Entzugssymptomen wie Muskelschmerzen, Schüttelfrost, Kribbelgefühl in Händen und Füßen, Übelkeit, Erbrechen und Müdigkeit führen kann.
3. Berichten Sie Ihrem Arzt über auffällige Veränderungen Ihrer Stimmung oder Ihres Verhaltens.
4. Da dieses Medikament mit Medikamenten, die Ihr Zahnarzt Ihnen verordnet, in Wechselwirkung treten kann, teilen Sie ihm den Namen Ihres Medikamentes mit.
5. Bewahren Sie Ihre Medikamente in einem sauberen, trockenen Raum bei Zimmertemperatur auf. Arzneimittel für Kinder unzugänglich aufbewahren

Zögern Sie nicht, Ihren Arzt oder Apotheker anzusprechen, wenn Sie Fragen zu Ihrem Medikament haben.

Patienteninformation: Irreversibler Monoaminooxidase-Hemmer (MAOH) Tranylcypromin

Der Name Ihres Medikaments lautet _____

Anwendung

Ihr Medikament wird hauptsächlich bei Depressionen und bei depressiven Phasen einer manisch-depressiven Störung (bipolar-affektiven Erkrankung) eingesetzt. Es ist außerdem für die Behandlung atypischer Depressionen, sozialer Phobie, Dysthymie und Zwangserkrankungen geeignet.

Wie schnell beginnt das Medikament zu wirken?

MAO-Hemmer verbessern den Schlaf, den Appetit und den Antrieb schon meistens in der ersten Woche nach Einnahme. Der Einfluss auf die anderen Symptome einer Depression kann z. T. erst 2 bis 6 Wochen nach der ersten Einnahme des Medikamentes spürbar sein. Da Antidepressiva eine gewisse Zeit bis Wirkungseintritt benötigen, sollten Sie die eingenommene Dosis nicht ohne Rücksprache mit Ihrem behandelnden Arzt verändern oder die Medikament absetzen. Die Besserung bei atypischen Depressionen, Panikstörungen und Zwangserkrankungen treten ebenfalls nach und nach ein.

Wie lange sollte das Medikament eingenommen werden?

Bei einer erstmals aufgetretenen Depression wird meist eine sechsmonatige Therapie empfohlen; dies verhindert in der Regel einen Rückfall. Danach wird Ihr Arzt die Dosis in der Regel langsam vermindern und gleichzeitig sorgfältig auf eventuell wiederkehrende Symptome einer Depression achten. Wenn diese nicht auftreten, kann das Medikament langsam absetzt werden. Patienten, die schon mehrere Depressionen durchgemacht haben, wird oft eine ständige Weiterbehandlung empfohlen. Die Langzeitbehandlung ist im Allgemeinen bei atypischen Depressionen, Angsterkrankungen oder sozialer Ängsten, bei Verstimmungen, Panikstörungen oder Zwangserkrankungen angezeigt.

Nebenwirkungen

Alle Arzneimittel können auch unerwünschte Wirkungen haben. Meist sind sie nicht schwerwiegend und treten auch nicht bei allen Behandelten auf. Die meisten Nebenwirkungen bessern sich mit der Zeit oder verschwinden ganz. Sollte eine Nebenwirkung länger bestehen, sprechen Sie mit Ihrem Arzt über geeignete Maßnahmen.

Häufige Nebenwirkungen, die Sie bei Ihrem nächsten Besuch mit Ihrem Arzt besprechen sollten:

- Müdigkeit und Antriebsmangel: Diese Symptome bessern sich meist mit der Zeit. Andere Medikamente, die müde machen, können bei gleichzeitiger Einnahme das Symptom verstärken. Fahren Sie kein Auto und bedienen Sie keine Maschinen, wenn die Müdigkeit anhält.
- Antriebssteigerung oder Unruhe: Manche Patienten fühlen sich in den ersten Tagen nervös oder haben Schlafstörungen. Teilen Sie dies Ihrem Arzt mit. Eventuell wird er Ihnen empfehlen, die Medikation eher morgens oder nachmittags als abends einzunehmen.
- Kopfschmerzen: Diese treten in der Regel nur vorübergehend auf und können bei Bedarf mit Schmerzmitteln (Aspirin®, Paracetamol) behandelt werden. Sollten die Kopfschmerzen nicht zurückgehen oder Sie stark beeinträchtigen, wenden Sie sich an Ihren Arzt.
- Schwindel: Stehen Sie langsam aus dem Liegen oder Sitzen auf. Bleiben Sie einige Zeit an der Bettkante sitzen, bevor Sie aufstehen. Setzen Sie sich oder legen Sie sich hin, wenn der Schwindel bestehen bleibt oder Sie sich schwach fühlen. Wenn der Schwindel nicht besser wird, benachrichtigen Sie Ihren Arzt.
- Übelkeit oder Sodbrennen: Nehmen Sie Ihre Medikamente zusammen mit den Mahlzeiten ein.
- Mundtrockenheit: Saure Bonbons und zuckerfreies Kaugummi können die Speichelproduktion anregen. Versuchen Sie, süße, kalorienhaltige Getränke zu vermeiden. Trinken Sie Wasser und pflegen Sie Ihre Zähne regelmäßig.
- Verschwommensehen: Dies tritt üblicherweise zu Beginn der Behandlung auf und kann 1 bis 2 Wochen andauern. Das Lesen kann durch eine helle Lampe oder eine gewisse Entfernung zum Buch verbessert werden. Evtl. kann auch ein Vergrößerungsglas benutzt werden. Sprechen Sie mit Ihrem Arzt, falls das Symptom fortbesteht.
- Verstopfung: hier kann ballaststoffhaltige Nahrung (z. B. Salate, Weizenkleie) helfen. Außerdem sollten Sie viel trinken. In schwereren Fällen kann ein Abführmittel notwendig sein. Wenn dies nicht hilft, sollten Sie Ihren Arzt oder Apotheker um Rat fragen.

- Muskelzittern, -zucken: Sprechen Sie mit Ihrem Arzt, da dies eine Dosisanpassung erforderlich machen kann.
- Schwitzen: Eventuell schwitzen Sie mehr als gewöhnlich; Duschen, Deodorants und Talkum-Puder können hilfreich sein.
- Appetitverlust

Gelegentlich auftretende Nebenwirkungen, bei deren Auftreten Sie **sofort** Ihren Arzt verständigen sollten:
- Ungewöhnlich starke Kopfschmerzen
- Halsschmerzen, Mundschleimhautentzündungen oder gestörte Wundheilung
- Hautausschlag oder Juckreiz, Gesichtsschwellung
- Übelkeit, Erbrechen, Appetitverlust, Lethargie, Schwäche, Fieber oder grippeähnliche Symptome
- Gelbliche Verfärbung der Augen oder der Haut; dunkel gefärbter Urin
- Harnverhalt (länger als 24 Stunden)
- Starke Unruhe
- Umschlag der Stimmung (Glücksgefühle, Erregung, Reizbarkeit, sehr kurze Schlafdauer)

Benachrichtigen Sie Ihren Arzt **so früh wie möglich,** falls Ihre Periode ausbleibt oder Sie eine **Schwangerschaft** vermuten.

Vorsichtshinweis

Bestimmte Nahrungsmittel und Medikamente enthalten Stoffe, die durch das Enzym Monoaminooxidase abgebaut werden. Da das Medikament dieses Enzym hemmt, können sich diese Stoffe im Körper anreichern und zu erhöhtem Blutdruck führen. In schwereren Fällen kann es auch zu einer Blutdruckkrise kommen. Nachfolgend finden Sie eine Auflistung der Nahrungsmittel und Inhaltsstoffe, die vermieden werden sollen. Vermeiden Sie die daher folgende Nahrungsmittel:
- Alle reifen oder gealterten Käsesorten (Brie, Camembert, Schimmelkäse, Gouda, Roquefort, Gorgonzola, Cheddar, etc.)
- Bohnen (besonders Fava-Bohnen)
- Hefeextrakt
- fermentierte Wurstsorten (Salami, Mortadella, u. a.)
- getrockneter Salzfisch (Stockfisch, bacalão)
- Sauerkraut
- Sojasauce, Sojabohnenzubereitungen, Tofu
- Fassbier, auch alkoholfreies

Zwischen dem Absetzen der Medikation und dem Verzehr der obigen Nahrungsmittel sollten Sie 14 Tage verstreichen lassen.

Bei den folgenden Nahrungsmitteln wurden in Einzelfällen Blutdrucksteigerungen festgestellt. Nehmen Sie daher zuerst geringe Mengen zu sich, um einschätzen zu können, wie Sie auf diese reagieren:
- Matjes, geräucherter Fisch, Kaviar, Schnecken, Fischkonserven, Krabbenpaste
- Mozzarella, Parmesan, Emmentaler, Feta, Münster, Gruyère
- saure Sahne, Joghurt
- Fleischzartmacher
- Rotwein, Flaschenbier, Sherry, Champagner
- Tee, Kaffee, Cola
- Fleischextrakte
- Würstchen
- überreife Früchte, Avocados, Himbeeren, Bananen, Pflaumen, Rosinen
- asiatische Lebensmittel
- Spinat, überreife Tomaten, Auberginen
- Nüsse

Folgende Nahrungsmittel können in frischer Form ohne Bedenken eingenommen werden:
- Hüttenkäse, Frischkäse, Ricotta
- frische Leber, frisches Fleisch
- hochprozentige Alkoholika in angemessener Menge
- Sojamilch
- Worcester-Sauce
- Brot aus Hefe- bzw. Sauerteig

Vergewissern Sie sich, dass alle Nahrungsmittel frisch sind, ordnungsgemäß aufbewahrt werden (Kühlschrank) und in angemessener Zeit nach dem Kauf verzehrt werden. Vermeiden Sie Saucen und Suppen in Restaurants.

Da MAO-Hemmer durch rezeptfreie Medikamente beeinflusst werden können, nehmen Sie die folgenden Medikamente nicht ohne Rücksprache mit Ihrem Arzt oder Apotheker ein:
- Erkältungs- und Hustenmittel
- Schmerzmittel
- Schlafmittel
- Diätmittel (z. B. Optifast®)

Ohne Bedenken können Sie folgende Medikamente einnehmen:
- Acetylsalizylsäure (Aspirin®), Ibuprofen
- Mittel, die die Magensäure binden
- Halsschmerzmittel

Um eine plötzlich auftretende Blutdrucksteigerung erkennen zu können, achten Sie auf folgende Symptome:
- Anhaltende, pochende Kopfschmerzen, die am Hinterkopf beginnen und nach vorne ausstrahlen. Oftmals sind diese Kopfschmerzen von Übelkeit und Erbrechen begleitet
- Nackensteifheit
- Herzklopfen, schneller Herzschlag, Brustschmerzen
- Schwitzen, kalte und feuchte Haut
- Vergrößerte Pupillen
- Plötzliches, unerklärliches Nasenbluten

Sollten mehrere dieser Symptome auftreten, informieren Sie **sofort** einen Arzt oder einen Notfalldienst.

Was Sie unternehmen sollten, wenn Sie Ihre Medikation einmal vergessen haben

Wenn Sie die Gesamtdosis Ihres Antidepressivums normalerweise morgens einnehmen und dies länger als 6 Stunden vergessen haben, überspringen Sie die vergessene Einnahme und setzen Sie Ihr übliches Einnahmeschema am nächsten Tag fort. **Verdoppeln Sie nicht die Dosis.**

Wenn Sie das Medikament normalerweise auf mehrere Einzeldosen am Tag verteilt einnehmen und eine davon vergessen haben, nehmen Sie die vergessene dann ein, wenn Sie sich daran erinnern, und setzen dann Ihren üblichen Einnahmeplan fort.

Wechselwirkungen mit anderen Medikamenten

Da Antidepressiva die Wirkung anderer Medikamente beeinflussen oder ihrerseits durch andere Medikamente beeinflusst werden können, besprechen Sie die zusätzliche Einnahme von anderen Medikamenten (einschließlich der rezeptfreien Medikamente wie z. B. Grippemittel) mit Ihrem Arzt oder Apotheker. Informieren Sie jeden Arzt oder Zahnarzt, den Sie aufsuchen, dass Sie ein Antidepressivum einnehmen.

Vorsichtsmaßnahmen

1. Steigern Sie Ihre Dosis nicht ohne Rücksprache mit Ihrem Arzt.
2. Besprechen Sie die zusätzliche Einnahme von anderen Medikamenten (einschließlich der rezeptfreien Medikamente wie z. B. Grippemittel) mit Ihrem Arzt oder Apotheker.
3. Dieses Medikament kann das Reaktionsvermögen so weit verändern, dass die Fähigkeit zur aktiven Teilnahme am Straßenverkehr, zum Bedienen von Maschinen oder zum Arbeiten ohne sicheren Halt beeinträchtigt wird. Vermeiden Sie diese Tätigkeiten, wenn Sie sich müde oder verlangsamt fühlen.
4. Beenden Sie nicht plötzlich Ihre Medikamenteneinnahme, da dies zu Entzugssymptomen wie Muskelschmerzen, Schüttelfrost, Kribbeln in Händen und Füßen, Übelkeit, Erbrechen und Müdigkeit führen kann.
5. Berichten Sie Ihrem Arzt über auffällige Veränderungen Ihrer Stimmung oder Ihres Verhaltens.
6. Da dieses Medikament mit Medikamenten, die Ihr Zahnarzt Ihnen verordnet, in Wechselwirkung treten kann, teilen Sie ihm den Namen Ihres Medikamentes mit.
7. Bewahren Sie Ihre Medikamente in einem sauberen, trockenen Raum bei Zimmertemperatur auf. Arzneimittel für Kinder unzugänglich aufbewahren.

Haben Sie Fragen zu Ihrem Medikament, dann sprechen Sie mit Ihrem Arzt oder Apotheker.

Patienteninformation: Bupropion

Bupropion gehört zu einer Antidepressivagruppe, die selektive Noradrenalin-Dopamin-Wiederaufnahmehemmer (NDRI) genannt werden.

Anwendung

- Bupropion wird hauptsächlich in der Behandlung von Depressionen bzw. Depressionen im Rahmen einer manisch depressiven Erkrankung (bipolaren Störung) angewendet. Es ist auch als Mittel zur Raucherentwöhnung zugelassen.
- Obwohl es für die folgenden Anwendungsbereiche nicht zugelassen, ist, war Bupropion bei Kindern und Erwachsenen mit Aufmerksamkeits-Hyperaktivitätsstörung (ADHS) wirksam. Außerdem wurde es als zusätzliches Medikament angewendet, um die Wirkungen anderer Antidepressiva zu verstärken. Fragen Sie Ihren Arzt, wenn Sie sich nicht sicher sind, warum Sie dieses Medikament einnehmen.

Wie schnell beginnt das Medikament zu wirken?

- Bupropion wird 1-mal am Tag gegeben. Innerhalb 1 Woche beginnen sich Schlaf, Appetit und Energie zu bessern. Die Symptome einer Depression bessern sich möglicherweise erst nach 4 bis 6 Wochen. Da Antidepressiva eine längere Zeit brauchen, bis sie wirken, sollten Sie nicht die Dosis vermindern oder erhöhen oder die Einnahme beenden, ohne mit ihrem Arzt zu sprechen. Die Besserung bei der Raucherentwöhnung tritt innerhalb von 6 Wochen ein.

Wie lange sollten Sie das Medikament einnehmen?

- Die Behandlungsdauer hängt von der Art der Krankheit ab und von ihrer Besserung ab.
- Nach einer ersten Phase einer Depression wird empfohlen, Antidepressiva für mindestens 1 Jahr weiter einzunehmen. Dieses vermindert das Risiko, wieder krank zu werden. Der Arzt wird dann die Dosis langsam reduzieren und darauf achten, ob eventuell erneut Symptome einer Depression auftreten. Wenn dies nicht der Fall ist, kann das Medikament langsam abgesetzt werden.
- Bei Menschen, die mehrere Phasen einer Depression hatten, sollte die antidepressive Behandlung unter Umständen unbegrenzt weitergeführt werden.

- Setzen Sie das Medikament nicht ab, wenn es Ihnen besser geht, ohne mit Ihrem Arzt zu sprechen.
- Die Verwendung von Bupropion zur Raucherentwöhnung wird als einmalige Behandlung über eine Zeit von 6 Wochen durchgeführt.

Welche Nebenwirkungen können auftreten?

- Nebenwirkungen können mit allen Medikamenten auftreten. In der Regel sind sie nicht schwerwiegend und treten nicht bei allen Patienten auf. Nebenwirkungen können manchmal auftreten, bevor die positiven Wirkungen des Medikaments bemerkt werden. Wenn Sie annehmen, dass Sie unter einer Nebenwirkung leiden, sprechen Sie mit ihrem Arzt oder Apotheker, da sie Ihnen helfen können, die Nebenwirkungen zu vermindern oder mit ihnen umzugehen.

Häufig auftretende Nebenwirkungen, die Sie Ihrem Arzt berichten sollten, wenn Sie ihn das nächste Mal aufsuchen:
- Unruhe, Antriebssteigerung: Manche Patienten leiden in den ersten Tagen der Behandlung unter Nervosität und Schlafstörungen. Sprechen Sie mit ihrem Arzt; er wird Ihnen möglicherweise empfehlen, das Medikament morgens zu nehmen.
- Lebhafte Träume/Albträume: Diese können zu Beginn der Behandlung auftreten.
- Kopfschmerzen: Diese können durch Schmerzmedikamente (z. B. Aspirin, Paracetamol) behandelt werden. Wenn die Kopfschmerzen länger bestehen oder sehr stark sind, sprechen Sie mit Ihrem Arzt.
- Muskelzittern, Muskelzucken: Sprechen Sie mit Ihrem Arzt. In diesem Fall ist möglicherweise eine Dosisänderung erforderlich
- Übelkeit, Sodbrennen: Nehmen Sie das Medikament mit den Mahlzeiten ein.
- Appetitverlust.
- Mundtrockenheit: Saure Bonbons oder zuckerfreies Kaugummi können den Speichelfluss verstärken. Trinken Sie nicht süße Getränke wie Cola, denn dies kann zu Karies und Gewichtszunahme führen. Trinken Sie Wasser und putzen Sie Ihre Zähne regelmäßig.
- Schwitzen: Es kann verstärktes Schwitzen auftreten. Abhilfe: Häufiges Duschen, Gebrauch von Deodorantien und Talkumpuder.

- Bluthochdruck: Ein geringer Anstieg des Blutdrucks kann mit diesem Medikament auftreten. Wenn Sie Medikamente gegen hohen Blutdruck einnehmen, sprechen Sie mit Ihrem Arzt, denn die Dosis dieser Medikamente muss eventuell angepasst werden.

Seltene Nebenwirkungen, die Sie ihrem Arzt sofort mitteilen sollten:
- Lang anhaltende starke Kopfschmerzen
- Krampfanfälle; diese können bei höheren Dosen auftreten. Wenn es zu einem Krampfanfall gekommen ist, sollten Sie das Medikament absetzen und ihren Arzt informieren
- Brustschmerzen, Luftnot
- Wunde Stellen im Mund, am Rachen oder am Gaumen
- Hautausschläge oder Jucken, Gesichtsschwellung
- Übelkeit, Erbrechen, Appetitverlust, Müdigkeit, Schwäche, Fieber oder grippeähnliche Symptome
- Muskelschmerzen, Empfindlichkeit oder Gelenkschmerzen in Verbindung mit Fieber und Hautausschlag
- Gelbliche Verfärbungen der Augen oder der Haut, dunkler Urin
- Kribbelgefühl in den Händen und Füßen, schwere Muskelzuckungen
- Starke Erregung, Unruhe, Reizbarkeit oder Selbstmordgedanken
- Stimmungsumschwung in einen ungewöhnlichen Zustand der Freude, Erregung, Reizbarkeit mit stark verkürztem Schlaf
- Informieren Sie Ihren Arzt sofort, wenn Ihre Monatsblutung ausgefallen ist oder Sie vermuten, dass Sie schwanger sind. Dies gilt auch, wenn Sie planen, schwanger zu werden oder stillen

Kann dieses Medikament mit anderen kombiniert werden?

Da Antidepressiva die Wirkungen anderer Medikamente verändern können bzw. durch andere Medikamente beeinflusst werden können, fragen Sie erst Ihren Arzt oder Apotheker, bevor Sie andere Medikamente einnehmen. Dies gilt auch für verschreibungspflichtige Medikamente wie Erkältungsmittel oder pflanzliche Präparate. Informieren Sie jeden Arzt oder Zahnarzt, dass Sie ein Antidepressivum einnehmen.

Vorsichtsmaßnahmen

1. Verändern Sie nicht Dosis und setzen Sie das Medikament nicht ab, ohne Ihren Arzt zu fragen.
2. Kauen oder zerstoßen Sie die Tabletten nicht, sondern schlucken Sie sie ganz herunter.
3. Wenn der Arzt Sie angewiesen hat, die Tablette in der Mittel durchzubrechen, tun Sie das erst kurz vor Einnahme der Tablette. Werfen Sie die zweite Hälfte weg, es sei denn, Sie können sie innerhalb der nächsten 24 Stunden verwenden (bewahren Sie dann die halbe Tablette in einem geschlossenen Behältnis geschützt vor Licht auf).
4. Setzen Sie das Medikament nicht plötzlich ab, da es zu Entzugssymptomen kommen kann, wie Muskelschmerzen, Kälteschauer, Kribbelgefühle in den Händen oder Füßen, Übelkeit, Erbrechen oder Schwindel.
5. Teilen Sie Ihrem Arzt jeden Stimmungsumschwung und auffällige Verhaltensänderungen mit.
6. Informieren Sie Ihren Arzt über alle Medikamente, die Sie außerdem noch einnehmen. Dies gilt für alle Medikamente, die Sie von Ärzten bekommen, sowie für Medikamente, die Sie rezeptfrei in der Apotheke gekauft haben, sowie pflanzliche Präparate.
7. Dieses Medikament kann mit anderen Medikamenten, die Ihr Zahnarzt verschrieben hat, Wechselwirkungen haben; daher informieren Sie ihn über alle Medikamente, die Sie einnehmen.
8. Sie sollten keinen Alkohol trinken oder ihn nur in Maßen trinken, wenn Sie Bupropion einnehmen. Das Risiko von Krampfanfällen ist erhöht, wenn Sie viel Alkohol trinken oder plötzlich damit aufhören.
9. Bewahren Sie Ihr Medikament in einer trockenen, sauberen Umgebung bei Raumtemperatur und normaler Luftfeuchtigkeit auf. Bewahren Sie alle Medikament außerhalb der Reichweite von Kindern auf.

Wenn Sie irgendwelche Fragen über dieses Medikament haben, fragen Sie bitte Ihren Arzt, einen Apotheker oder das Pflegepersonal.

Patienteninformation: Agomelatin

Der Name Ihres Medikaments lautet _____

Es gehört zu einer Klasse von Antidepressiva, die Melatoninagonisten genannt werden.

Anwendung

Agomelatin wird zur Behandlung von Depressionen eingesetzt.

Wie schnell beginnt das Medikament zu wirken?

Bis Sie eine Besserung zu spüren beginnen, kann eine gewisse Zeit vergehen. Das Arzneimittel braucht eine gewisse Zeit, um seine volle Wirksamkeit zu erreichen; in manchen Fällen kann dies Wochen dauern. Üblicherweise tritt bereits eine Wirkung bezüglich des Einschlafens innerhalb der ersten Woche auf. **Da Antidepressiva bis zu ihrem Wirkungseintritt Zeit brauchen, sollten Sie nie ohne Rücksprache mit Ihrem Arzt die Dosis erhöhen oder das Medikament einfach absetzen.**

Wie lange sollte das Medikament eingenommen werden?

Es wird empfohlen, nach der ersten Phase einer Depression die Behandlung für mindestens ein Jahr fortzuführen. Dadurch wird das Risiko eines Rückfalls gesenkt. Danach wird der Arzt die Dosis langsam vermindern und beobachten, ob depressive Symptome auftreten. Ist dies nicht der Fall, kann die Medikamenteneinnahme allmählich beendet werden. Bei manchen Patienten, die bereits mehrere depressive Episoden erlitten haben, sollte das Medikament auf unbestimmte Zeit weitergegeben werden.

Nebenwirkungen

Alle Arzneimittel können auch unerwünschte Wirkungen haben. Meist sind sie nicht schwerwiegend und treten auch nicht bei allen Behandelten auf. Die meisten Nebenwirkungen bessern sich mit der Zeit oder verschwinden ganz. Sollte eine Nebenwirkung länger bestehen, sprechen Sie mit ihrem Arzt über geeignete Maßnahmen.

Häufige Nebenwirkungen, die Sie Ihrem Arzt beim nächsten Besuch mitteilen sollten:
- Kopfschmerzen, Migräne: Diese treten in der Regel nur zeitweilig auf und können durch Kopfschmerzmittel behandelt werden (z.B. Aspirin®), wenn es notwendig erscheint.
- Schwindel: Stehen Sie langsam aus dem Liegen oder Sitzen auf; hängen Sie ihre Beine für ein paar Minuten über die Bettkante, bevor Sie aufstehen. Setzen Sie sich, oder legen Sie sich hin, wenn der Schwindel bestehen bleibt oder Sie sich schwach fühlen. Wenn der Schwindel nicht besser wird, benachrichtigen Sie Ihren Arzt.
- Schläfrigkeit, Müdigkeit.
- Schwitzen: Duschen, Deodorants oder Talkum-Puder können helfen.
- Schlaflosigkeit.
- Angst.
- Erhöhung der Leberenzyme (regelmäßige Kontrollen erforderlich!).
- Bauchschmerzen, Übelkeit, Erbrechen: Wenn diese Beschwerden auftreten, sollten Sie das Medikament zusammen mit der Nahrung einnehmen.
- Verstopfung: Hier kann ballaststoffhaltige Nahrung (z.B. Salate, Weizenkleie) helfen. Außerdem sollten Sie viel trinken. In schweren Fällen kann ein Abführmittel notwendig sein. Wenn dies nicht hilft, sollten Sie Ihren Arzt oder Apotheker um Rat fragen.

Seltene Nebenwirkungen, die Sie Ihrem Arzt **sofort** mitteilen sollten:
- Ausschlag, Juckreiz, geschwollenes Gesicht.
- Starke Unruhe oder Erregung.
- Umschlag der Stimmung (Glücksgefühle, Erregung, Reizbarkeit, sehr kurze Schlafdauer).
- Gelbliche Verfärbung der Augen oder der Haut; dunkel gefärbter Urin.
- Suizidgedanken.

Benachrichtigen Sie Ihren Arzt **so früh wie möglich**, falls Ihre Periode ausbleibt oder Sie eine **Schwangerschaft** vermuten.

Was sollten Sie tun, wenn Sie eine Medikamenteneinnahme vergessen haben?

Falls Sie eine Dosis ausgelassen haben, warten Sie einfach ab und nehmen Sie die nächste Tablette zur gewohnten Zeit ein. Sie sollten nicht versuchen, die ausgelassene Dosis durch die Einnahme einer zusätzlichen Dosis auszugleichen.

Ändern Sie nicht von sich aus die verschriebene Dosierung.

Wechselwirkungen mit anderen Medikamenten

Da Antidepressiva die Wirkung anderer Medikamente beeinträchtigen oder ihrerseits durch andere Medikamente beeinflusst werden können, teilen Sie die zusätzliche Einnahme von anderen Medikamenten Ihrem Arzt oder Apotheker mit, einschließlich der nicht rezeptpflichtigen Medikamente, wie z. B. Grippemittel. Informieren Sie jeden Arzt oder Zahnarzt, dass Sie ein Antidepressivum einnehmen.

Vorsichtsmaßnahmen

1. Steigern oder verringern Sie die Dosis nicht ohne Rücksprache mit Ihrem Arzt.
2. Gegebenenfalls sind regelmäßig in bestimmten Abständen die Leberenzyme zu kontrollieren (zu Beginn, nach 6, 12 und 24 Wochen).
3. Dieses Medikament kann das Reaktionsvermögen so weit verändern, dass die Fähigkeit zur aktiven Teilnahme am Straßenverkehr, zum Bedienen von Maschinen oder zum Arbeiten ohne sicheren Halt beeinträchtigt wird. Vermeiden Sie diese Tätigkeiten, wenn Sie sich müde oder verlangsamt fühlen.
4. Dieses Medikament kann die Wirkung von Alkohol verstärken, so dass Sie den Konsum von Alkohol meiden sollten.
5. Berichten Sie Ihrem Arzt über Veränderungen Ihrer Stimmung oder Ihres Verhaltens.
6. Da dieses Medikament mit Medikamenten, die Ihr Zahnarzt Ihnen verschreibt, in Wechselwirkungen treten kann, teilen Sie ihm den Namen des Medikaments mit.
7. Bewahren Sie Ihre Medikamente in einem sauberen, trockenen Raum bei Zimmertemperatur auf. Arzneimittel für Kinder unzugänglich aufbewahren.

Zögern Sie nicht, Ihren Arzt oder Apotheker anzusprechen, wenn Sie Fragen zu Ihrem Medikament haben.

Patienteninformation: Elektrokonvulsionstherapie (EKT)

Anwendung

Die EKT wird in der Regel in der Behandlung sehr schwerer Depressionen angewendet. Sie ist ebenfalls bei manischen Phasen im Rahmen einer manischdepressiven Erkrankung und bei einigen Patienten mit Schizophrenie wirksam.

Wie wird EKT durchgeführt?

Vor der EKT-Behandlung wird der Patient mit einem Narkosemittel, das mit einer Spritze verabreicht wird, in den Schlaf versetzt. Außerdem wird ein Mittel verabreicht, das die Muskeln während der EKT-Behandlung ruhigstellt.

Bei der EKT wird über zwei Metallplatten, die an der Schädeloberfläche angelegt werden, ein kleiner Stromstoß verabreicht. Bei der einseitigen EKT werden die Platten auf einer Seite des Kopfes, bei der zweiseitigen auf beiden Seiten angelegt. Wenn der elektrische Strom durch das Gehirn fließt, kommt es zu einem Krampfanfall, der zwischen 20 und 90 Sekunden dauert. Von der Gabe des Narkosemittels an gerechnet dauert die gesamte Prozedur etwa 10 Minuten. Während der Narkose wird Sauerstoff verabreicht, und der Patient wird ständig durch einen Arzt überwacht. Die Behandlung ist nicht mit Schmerzen verbunden. Der elektrische Stromstoß und der Krampfanfall wird vom Patienten nicht bemerkt.

Wie funktioniert die EKT?

Wie auch bei anderen medizinischen Behandlungen ist der genaue Wirkmechanismus der EKT nicht bekannt. Man nimmt an, dass die EKT auf bestimmte Botenstoffe wirkt, die für die Nervenübertragung im Gehirn zuständig sind. Dabei ist die Wirkung der EKT auf die Vorgänge im Gehirn möglicherweise ähnlich wie bei den Medikamenten. Die Wirkung kann aber rascher und stärker eintreten. Die Behandlung kann einige biochemische Veränderungen im Gehirn bessern, die durch die Krankheit verursacht sind.

Wie wirksam ist EKT?

Studien, die die Wirksamkeit der EKT und der medikamentösen Therapie bei Depressionen verglichen haben, konnten zeigen, dass EKT eine sehr wirksame Behandlung für Depressionen ist; dies gilt insbesondere für Patienten, die auf eine medikamentöse Therapie nicht angesprochen haben. Die Gesamtzahl der für eine komplette Wirkung erforderlichen Behandlungen variiert zwischen 6 und 20. Dies hängt von der Diagnose des Patienten und von dem Ansprechen auf die Therapie ab. Bei manchen Patienten kann eine Wirkung schon bereits nach 3 Behandlungen eintreten; dennoch ist es erforderlich, eine komplette Behandlung durchzuführen, um eine vollständige und dauerhafte Wirkung zu erreichen. Bei manchen Patienten ist es erforderlich, die Behandlung in gewissen Abständen zu wiederholen, um eine dauerhafte Besserung zu erreichen.

Wie sicher ist die EKT-Behandlung? Welche Nebenwirkungen können auftreten?

Die EKT gilt als eine sichere Behandlung, wenn sie nach modernen Standards durchgeführt wird. Es konnte gezeigt werden, dass die EKT-Behandlung auch bei älteren Patienten und während der Schwangerschaft sicher ist, wenn eine ausreichende Überwachung gewährleistet wird. Manche Nebenwirkungen können auftreten:

- Gedächtnis: eine häufige Nebenwirkung nach der EKT ist ein gewisser Gedächtnisverlust. Die Besserung dieses Gedächtnisverlustes beginnt einige Wochen nach der Behandlung und ist in der Regel nach 6 bis 9 Monaten abgeschlossen. Bei wenigen Patienten kann es zu einem kompletten Verlust des Gedächtnisses für bestimmte Ereignisse kommen, insbesondere für diejenigen in den Wochen vor und nach der Behandlung. Kurz nach der EKT kann es auch zu Lern- und Erinnerungsstörungen kommen. Die Lern- und Gedächtnisfunktion wird jedoch spätestens in einigen Monaten wieder völlig hergestellt. Nur bei sehr wenigen Patienten kommt es zu schweren Gedächtnisproblemen, die monate- oder jahrelang anhalten können
- Verwirrtheit: bei manchen Patienten kommt es zu einer kurzen Verwirrtheitsperiode nach dem Aufwachen aus der Narkose

- Kopfschmerzen sind häufig, aber selten schwerwiegend
- Muskelschmerzen sind in der Regel vorübergehend
- Ein Anstieg des Pulses und des Blutdrucks können während der Behandlung auftreten und einige Minuten anhalten. Während der EKT-Behandlung werden Temperatur, Puls, Blutdruck und EKG überwacht
- Verlängerte Krampfdauer: dies tritt selten ein; die Krampfaktivität wird während der Behandlung durch ein EEG überwacht. In seltenen Fällen kann es zu einem spontanen Krampfanfall nach der EKT kommen
- Folgeschäden (z.B. gebrochene Zähne) oder Knochenbrüche treten sehr selten auf
- Das Risiko eines Todesfalls ist gering (2 bis 4 auf 100.000 Behandlungen) und entspricht dem Risiko einer Vollnarkose

Was muss ich sonst noch über EKT wissen?

1. Lassen Sie sich von Ihrem Arzt genau die Vorgänge bei der EKT-Behandlung erklären.
2. In den letzten 8 Stunden vor der Behandlung sollten Sie wegen der Narkose nicht essen oder trinken
3. Es kann sein, dass Sie bestimmte Medikamente, die Sie regelmäßig einnehmen, vor der EKT-Behandlung einnehmen dürfen. Besprechen Sie dies mit Ihrem Arzt
4. Falls Sie Medikamente einnehmen müssen (z.B. für Bluthochdruck), die nach Auskunft Ihres Arztes vor der EKT eingenommen werden müssen, sollten Sie diese nur mit einer sehr geringen Menge Wasser schlucken

Patienteninformation: Lichttherapie

Anwendung

Die Lichttherapie wird bei einer bestimmten Depressionsform angewendet, die als „jahreszeitlich bedingte affektive Störung" bezeichnet wird. Dabei handelt es sich um die Depressionen, die vorwiegend in den dunklen Jahreszeiten auftreten. Die Lichttherapie wird auch beim prämenstruellen Syndrom und bei manchen Schlafstörungen angewendet.

Wie wird die Lichttherapie angewendet?

Es gibt verschiedene Lichttherapiegeräte auf dem Markt. Diese Geräte haben in der Regel eine Lichtstärke von bis zu 10.000 Lux. Es ist sehr wichtig, dass das UV-Licht durch das Gerät ausgefiltert wird. Das Gerät wird in der Regel für die Dauer von 20 bis 60 Minuten täglich während der Jahreszeit angewendet, in der Sie typischerweise jahreszeitlich bedingte Depressionen haben. Ihr Arzt wird Ihnen mitteilen, wann Sie mit der Lichttherapie beginnen und ob Sie sie am frühen Morgen oder am Abend anwenden. Es ist nicht notwendig, direkt in das Licht zu sehen. Sie können während der Lichttherapie lesen, essen oder andere Aktivitäten durchführen.

Wie wirkt die Lichttherapie?

Wie auch bei anderen medizinischen Behandlungen, ist der genaue Wirkmechanismus der Lichttherapie noch nicht bekannt. Manche Theorien gehen davon aus, dass die Lichttherapie über das Hormon Melatonin, das den Tag-Nacht-Rhythmus steuert, wirkt oder dass die Lichttherapie die „innere Uhr" des Körpers neu einstellt.

Wie wirksam ist die Lichttherapie?

Bei Studien, in denen die Lichttherapie und medikamentöse Therapie verglichen wurden, konnte gezeigt werden, dass die Lichttherapie eine sehr wirksame Methode für die jahreszeitlich bedingte affektive Störung ist. Bei den meisten Patienten tritt die Besserung der Symptome bei täglicher Anwendung nach 1 bis 3 Wochen ein.

Wie sicher ist die Lichttherapie, welche Nebenwirkungen können auftreten?

Die Lichttherapie wird als eine sichere Methode angesehen. Studien über 6 Jahre konnten keine Augenschäden durch die Lichttherapie nachweisen. Da das UV-Licht bei den Geräten herausgefiltert wird, treffen die schädlichen Auswirkungen einer Sonnenbank-Bestrahlung nicht für die Lichttherapie zu. Folgende Nebenwirkungen können auftreten.
- Übelkeit: bei schwerer Übelkeit kann ein Medikament gegen Übelkeit vor der Lichttherapie eingenommen werden
- Kopfschmerzen können durch Schmerzmittel behandelt werden
- Ein Jucken oder Stechen in den Augen kann zu Beginn der Behandlung auftreten und verschwindet mit der Zeit. Wenn Sie diese Nebenwirkung als störend empfinden, sollten Sie sich weiter von der Lichtquelle wegsetzen oder weniger Zeit vor der Lichtquelle verbringen
- Hauterscheinungen können bei Menschen mit empfindlicher Haut (z. B. bei Blonden und Rothaarigen) auftreten. Sie sollten die Dauer der Lichtbehandlung vermindern und dann nur langsam steigern
- Nervosität: wenn dies auftritt, sollten sie Ihren Arzt verständigen. Wenn Ihnen Ihre Stimmung ungewöhnlich gut (oder zu gut) erscheint, sollten Sie Ihren Arzt verständigen, bevor Sie die Behandlung fortsetzen

Was muss ich noch über die Lichttherapie wissen?

1. Die Lichttherapie sollte unter Überwachung eines Arztes angewendet werden
2. Lassen Sie sich von Ihrem Arzt erklären, wie, wann und wie lange sie die Lichttherapie anwenden
3. Eine übertriebene Verwendung der Lichttherapie ist nicht anzuraten. Da es bei manchen Medikamenten zu Lichtempfindlichkeit kommen kann, sollten Sie Ihrem Arzt mitteilen, welche Medikamente Sie einnehmen. Dies gilt auch für rezeptfreie Medikamente und pflanzliche Präparate (wie z. B. Johanniskraut)

Patienteninformation: Repetitive transkranielle Magnetstimulation (rTMS)

Anwendung

Die rTMS wird vorwiegend bei Patienten mit Depressionen angewendet

Wie wird die rTMS durchgeführt?

Eine isolierte Magnetspule wird über den Kopf gehalten, ohne ihn zu berühren, und von einem elektrischen Strom durchflossen. Dieser Strom erzeugt ein magnetisches Feld, das zur Stimulation des Gehirns führt. Eine Narkose ist für diese Behandlung nicht erforderlich. Die Methode wird in der Regel zwischen 15 und 45 Minuten lang angewendet und über 10 bis 20 Tage täglich wiederholt.

Wie funktioniert rTMS?

Wie auch bei anderen medizinischen Behandlungen ist der genaue Wirkmechanismus der rTMS noch nicht bekannt. Man geht davon aus, dass die rTMS bestimmte Botenstoffe (z.B. Serotonin und Dopamin) beeinflusst, die wichtig für eine ausgeglichene Stimmung sind.

Wie wirksam ist die rTMS?

Die rTMS ist zurzeit noch als eine experimentelle Methode zu bezeichnen. Studien, die die Wirksamkeit von rTMS und anderen Behandlungen für Depressionen verglichen haben (z.B. die Elektrokonvulsionstherapie) konnten zeigen, dass rTMS bei einigen Patienten mit Depressionen wirksam war. Bei den meisten Patienten tritt die Besserung nach einigen Anwendungen ein.

Wie sicher ist rTMS, welche Nebenwirkungen können auftreten?

rTMS wird als sichere Behandlungsmethode angesehen. Wie bei allen Behandlungen können jedoch Nebenwirkungen auftreten:
- Kopfschmerzen: diese können mit Kopfschmerzmitteln behandelt werden
- Schmerzen an der Stelle der Anwendung bei besonders starker Stimulation: dies sollten Sie Ihrem Arzt mitteilen
- Vorübergehende Einschränkung des Hörvermögens: benutzen Sie Ohrstopfen
- Verschlimmerung einer Depression oder Auftreten einer „Hypomanie" (übertrieben gute Stimmung): sprechen Sie sofort mit Ihrem Arzt, wenn dies auftritt
- Bei der Anwendung einer besonders starken Stimulation sind in seltenen Einzelfällen Krampfanfälle aufgetreten
- Die Langzeiteffekte der rTMS sind nicht bekannt. Da aber die magnetische Feldstärke der rTMS der eines Kernspintomographen entspricht, geht man davon aus, dass die Anwendung nicht gefährlich ist, da bei Menschen, die in ihrem Arbeitsfeld magnetischen Feldern eines Kernspintomographen ausgesetzt sind, keine Gesundheitsschäden bekannt sind

Was muss ich noch über rTMS wissen?

1. Bitten Sie ihren Arzt, Ihnen die Vorgänge bei der rTMS genau zu erklären
2. Teilen Sie Ihrem Arzt mit, welche Medikamente Sie einnehmen. Dies gilt auch für rezeptfreie und pflanzliche Präparate. Manche Medikamente können das Risiko von Krampfanfällen bei der intensiven Anwendung von rTMS steigern

Patienteninformation: Antipsychotika (Neuroleptika)

Der Name Ihres Medikaments lautet _____

Anwendung

Dieses Medikament wird hauptsächlich in der Behandlung von akuten oder chronischen Psychosen eingesetzt. Dazu gehören Schizophrenie, Manie, wahnhafte Störungen und organische Psychosen. Es kann auch zur Rückfallverhinderung bei bipolaren Störungen eingesetzt werden. Es gibt zusätzlich noch mehrere andere Anwendungsbereiche (z. B. Angst- und Unruhezustände, Schlafstörungen, Tourette-Syndrom, impulsives und aggressives Verhalten etc.).

Welche Symptome bessern sich durch dieses Medikament?

Folgende Symptome können sich durch das Medikament bessern:
- Halluzinationen (z. B. Stimmenhören, merkwürdige Gerüche oder Körpergefühle)
- Wahnhafte Überzeugungen (z. B. als ob man verfolgt oder gejagt würde; als ob Fremde über einen sprechen)
- Ungeordnetes Denken (Schwierigkeiten, einen Gedanken zu fassen) oder zu schnelles Denken
- Reizbarkeit, Unruhe, Erregung, extrem gehobene oder gereizte Stimmung
- Angstzustände, Schlafstörungen

Einige Neuroleptika können auch bei Symptomen wie sozialem Rückzug, Interessenverlust und Antriebsminderung helfen.

Wie schnell beginnt das Medikament zu wirken?

Manche Wirkungen des Medikaments können schon innerhalb kurzer Zeit eintreten. So kann es innerhalb von Minuten oder Stunden zu einer Besserung von Unruhe, Erregung, psychotischer Angst und anderen Symptomen kommen. Manche Symptome bessern sich aber erst nach längerer Zeit. So kann es manchmal 2 bis 8 Wochen dauern, bis sich Symptome wie Halluzinationen oder Wahnvorstellungen bessern.

Ohne Rücksprache mit Ihrem Arzt sollten Sie nie die Dosis erhöhen oder das Medikament einfach weglassen, da Neuroleptika bis zu ihrem Wirkungseintritt Zeit brauchen.

Wie lange sollte dieses Medikament eingenommen werden?

Es wird empfohlen, dass nach der ersten Episode einer Psychose die neuroleptische Behandlung für 1 bis 2 Jahre fortgeführt werden sollte; dadurch wird das Risiko eines erneuten Ausbruchs der Krankheit gesenkt.

Manchen Patienten, bei denen die psychotische Krankheit mehrere Jahre besteht, sollte das Medikament auf unbestimmte Zeit weitergegeben werden. Der Arzt wird von Zeit zu Zeit die Dosis neu einstellen, um die Notwendigkeit einer weiteren Behandlung festzulegen.

Zubereitungsformen der Neuroleptika

Neuroleptika sind in verschiedenen Darreichungsformen verfügbar:
- Schnell wirksame Injektionen: Sie werden gegeben, wenn der Patient stark leidet, um die Symptome rasch unter Kontrolle zu bringen.
- Tropfen: Für Patienten, die Schwierigkeiten haben, Tabletten zu schlucken.
- Tabletten: Die am häufigsten angewendete Darreichungsform.
- Langwirksame (Depot-)Injektion: Geeignet für Patienten, die stabil auf ein Neuroleptikum eingestellt sind. Eine Injektion wird je nach Depotmedikament alle 2 bis 3 Tage bis alle 4 Wochen gegeben. Dies ist eine Erleichterung für den Patienten, da er nicht ständig an seine Tabletteneinnahme denken muss, und senkt erwiesenermaßen das Risiko einer erneuten Erkrankung.

Nebenwirkungen

Alle Arzneimittel können auch unerwünschte Wirkungen haben. Meist sind sie nicht schwerwiegend und treten auch nicht bei allen Behandelten auf. Die meisten Nebenwirkungen bessern sich mit der Zeit oder verschwinden ganz. Sollte eine Nebenwirkung länger bestehen, sprechen Sie mit Ihrem Arzt über geeignete Maßnahmen.

Nebenwirkungen, die Sie **sofort Ihrem Arzt mitteilen** sollten:
- Muskelkrämpfe, Steifheit der Gliedmaßen, starkes Zittern. Diese Symptome können mit Antiparkinsonmitteln behandelt werden (z. B. Akineton®, u. a.)
- Spätdyskinesien können bei einigen Patienten auftreten, die mit Neuroleptika behandelt werden, besonders bei jahrelanger Behandlung. Dazu gehören unwillkürliche Bewegungen bestimmter Muskeln, z. B. der Lippen und

der Zunge, manchmal auch der Hände, des Halses und anderer Körperteile. Diese Bewegungen werden zunächst im Lauf der Jahre mehr, stabilisieren sich aber dann und bessern sich bei vielen Patienten auch wieder. Bei einigen wenigen Patienten können sie noch schlimmer werden. Ein Absetzen des Medikaments beim Auftreten von Spätdyskinesien oder der Wechsel auf ein atypisches Neuro-leptikum erhöht die Wahrscheinlichkeit, dass diese Nebenwirkungen mit der Zeit verschwinden. Dies muss gegen das Risiko des erneuten Rückfalls abgewogen werden.

Häufige Nebenwirkungen, die Sie Ihrem Arzt beim nächsten Besuch mitteilen sollten:
- Müdigkeit und Antriebsmangel: Diese Symptome bessern sich mit der Zeit. Sie können durch andere Medikamente, die ebenfalls müde machen, verstärkt werden. Bleibt die Müdigkeit länger bestehen, vermeiden Sie Tätigkeiten wie Autofahren oder Bedienen gefährlicher Maschinen.
- Schwindel: Stehen Sie langsam aus dem Liegen oder Sitzen auf; hängen Sie Ihre Beine für ein paar Minuten über die Bettkante, bevor Sie aufstehen. Setzen Sie sich oder legen Sie sich hin, wenn der Schwindel bestehen bleibt oder Sie sich schwach fühlen. Wenn sich der Schwindel nicht bessert, benachrichtigen Sie Ihren Arzt.
- Mundtrockenheit: Saure Bonbons und zuckerfreies Kaugummi können die Speichelproduktion anregen; versuchen Sie, süße, kalorienhaltige Getränke zu vermeiden. Trinken Sie Wasser und putzen Sie Ihre Zähne regelmäßig.
- Verschwommensehen: Dies tritt manchmal zu Beginn der Behandlung auf und kann 1 bis 2 Wochen andauern. Das Lesen kann durch eine helle Lampe oder eine größere Entfernung verbessert werden. Eventuell kann auch ein Vergrößerungsglas benutzt werden. Fragen Sie Ihren Arzt, falls das Problem fortbesteht.
- Verstopfung: hier kann ballaststoffhaltige Nahrung (z. B. Salate, Weizenkleie) helfen. Außerdem sollten Sie viel trinken. In schwereren Fällen kann ein Abführmittel notwendig sein. Wenn dies nicht hilft, sollten Sie Ihren Arzt oder Apotheker um Rat fragen.
- Verstopfte Nase: Erhöhen Sie die Luftfeuchtigkeit. Zeitweiser Gebrauch eines abschwellenden Nasensprays (z. B. Otriven®) kann hilfreich sein.
- Gewichtszu- oder -abnahme: Achten Sie darauf, nicht unkontrolliert zu essen. Es kann sein, dass Sie ein starkes Verlangen nach Kohlenhydraten (z. B. Süßigkeiten, Kartoffeln, Reis, Nudeln) bemerken. Versuchen Sie, Nahrungsmittel mit einem hohen Fettgehalt zu vermeiden (z. B. Kuchen und Süßwaren).
- Übelkeit oder Sodbrennen: Nehmen Sie Ihre Medikamente zusammen mit den Mahlzeiten ein.

- Spannungsgefühl in den Brüsten, Flüssigkeitsabsonderung aus den Brüsten oder ausbleibende Menstruation.

Seltene Nebenwirkungen, die Sie Ihrem Arzt **sofort** berichten sollten, sind, u. a.:
- Hautausschlag oder Juckreiz
- Ungewöhnlich starke Kopfschmerzen, anhaltende Müdigkeit oder Benommenheit, Übelkeit, Erbrechen, Appetitverlust, Antriebsmangel, Schwäche, Fieber oder grippeähnliche Symptome
- Halsschmerzen, Mundschleimhautentzündungen oder gestörte Wundheilung
- Gelbliche Verfärbung der Augen oder der Haut; dunkel gefärbter Urin
- Harnverhalt (länger als 24 Stunden)
- Stuhlverhalt (länger als 2 bis 3 Tage)
- Fieber mit Muskelsteifheit
- Plötzliche Schwäche, Taubheitsgefühle (Gesicht, Arme, Beine), Sprachstörungen

Benachrichtigen Sie Ihren Arzt **so früh wie möglich,** falls Ihre Periode ausbleibt oder Sie eine **Schwangerschaft** vermuten.

Was sollten Sie tun, wenn Sie eine Medikamenteneinnahme vergessen haben?

Wenn Sie Ihre Gesamtdosis des Neuroleptikums normalerweise abends einnehmen und dies einmal vergessen haben, nehmen Sie nicht am nächsten Morgen die vergessene Dosis ein, sondern setzen Sie Ihren Einnahmeplan den nächsten Tag regulär fort.

Wenn Sie das Medikament normalerweise auf mehrere Dosen am Tag verteilt einnehmen und eine davon vergessen haben, nehmen Sie die vergessene Dosis dann ein, wenn Sie sich daran erinnern, und setzen dann Ihren normalen Einnahmeplan fort.

Wechselwirkungen mit anderen Medikamenten

Da Neuroleptika die Wirkung anderer Medikamente beeinträchtigen oder ihrerseits durch andere Medikamente beeinflusst werden können, besprechen Sie die zusätzliche Einnahme von anderen Medikamenten mit Ihrem Arzt oder Apotheker, einschließlich der nicht rezeptpflichtigen Medikamente wie z. B. Grippemittel. Informieren Sie jeden Arzt oder Zahnarzt, den Sie aufsuchen, dass Sie ein Neuroleptikum einnehmen.

Vorsichtsmaßnahmen

1. Verringern oder steigern Sie Ihre Dosis nicht ohne Rücksprache mit Ihrem Arzt.
2. Nehmen Sie Ihr Medikament zusammen mit Mahlzeiten oder Wasser, Milch oder Orangensaft ein. Vermeiden Sie Apfel- oder Grapefruitsaft, da dadurch die Wirkung des Medikaments abgeschwächt werden kann.
3. Dieses Medikament kann das Reaktionsvermögen so weit verändern, dass die Fähigkeit zur aktiven Teilnahme am Straßenverkehr, zum Bedienen von Maschinen oder zum Arbeiten ohne sicheren Halt beeinträchtigt wird. Vermeiden Sie diese Tätigkeiten, wenn Sie sich müde oder verlangsamt fühlen.
4. Dieses Medikament verstärkt die Wirkung von Alkohol, so dass sich Wirkungen wie Müdigkeit, Schwindel und Verwirrtheit steigern können.
5. Setzen Sie sich nicht extremer Hitze und Feuchtigkeit (z. B. Sauna) aus, dadurch das Medikament die dem Körper eigene Temperaturregulationsfähigkeit gestört sein kann.
6. Mittel gegen erhöhte Magensäure (Antazida, z. B. Maaloxan® etc.) behindern die Aufnahme dieses Medikamentes im Magen und setzen dadurch seine Wirkung herab. Nehmen Sie daher das Antazidum mindestens 2 Stunden vor oder 1 Stunde nach dem Neuroleptikum ein.
7. Einige Patienten können schon bei geringer Sonneneinstrahlung einen schweren Sonnenbrand bekommen. Vermeiden Sie die direkte Sonne, tragen Sie schützende Kleidung und benutzen Sie Sonnenschutzcremes.
8. Übermäßiger Genuss koffeinhaltiger Getränke (Kaffee, Tee, Coca-Cola) kann Angst und Erregung hervorrufen und so den positiven Wirkungen Ihres Medikaments entgegenwirken.
9. Zigarettenrauchen kann den Blutspiegel des Neuroleptikums herabsetzen.
10. Setzen Sie das Medikament nicht plötzlich ab, da dies zu Entzugssymptomen wie Übelkeit, Müdigkeit, Schwitzen, Kopfschmerzen, Schlafstörungen, Unruhe und Zittern und außerdem zu einem Wiederauftreten der psychotischen Symptome führen kann.
11. Bewahren Sie Ihre Medikamente in einem sauberen, trockenen Raum bei Zimmertemperatur auf. Arzneimittel für Kinder unzugänglich aufbewahren.

Zögern Sie nicht, Ihren Arzt oder Apotheker anzusprechen, wenn Sie Fragen zu Ihrem Medikament haben.

Patienteninformation: Clozapin

Der Name Ihres Medikaments lautet _____

Clozapin gehört zu der Medikamentengruppe der Neuroleptika (Antipsychotika).

Anwendung

Dieses Medikament wird hauptsächlich in der Behandlung von akuten oder chronischen Schizophrenien angewendet. Oft wird es bei Patienten angewendet, bei denen andere Neuroleptika nicht gewirkt haben. Clozapin ist auch bei anderen psychotischen Störungen wirksam (z. B. Psychosen bei Morbus Parkinson), bei organischen Psychosen oder impulsivem und aggressivem Verhalten. Für diese Anwendungsgebiete ist Clozapin jedoch nicht zugelassen, kann aber in begründeten Fällen vom Arzt verordnet werden.

Welche Symptome bessern sich durch dieses Medikament?

Symptome einer Psychose zeigen sich bei verschiedenen Patienten ganz unterschiedlich. Die folgenden Symptome können sich unter Neuroleptika bessern:
- Halluzinationen (z. B. Stimmen hören, Geruchswahrnehmungen, ungewöhnliche Körpergefühle)
- Wahnideen, die sich oft als Verfolgungswahn äußern (z. B. dass Sie jemand verfolgt oder beobachtet oder dass andere Menschen über Sie reden)
- Verworrene Gedanken (Schwierigkeiten, sich auf einen Gedanken zu konzentrieren) oder Gedankenrasen
- Reizbarkeit, Erregung, gehobene Stimmung
- Clozapin kann auch Symptome wie sozialen Rückzug, Antriebsmangel und Interessenverlust bessern

Wann tritt die Wirkung des Medikaments ein?

Clozapin bessert Erregungzustände innerhalb einiger Tage, die Stimmungsveränderungen innerhalb von 2 Wochen und die Denkstörungen innerhalb von 6 bis 8 Wochen. Stimmenhören (Halluzinationen) bessert sich innerhalb von 2 bis 8 Wochen. Bei manchen Patienten tritt die Besserung unter Clozapin erst nach einigen Monaten ein. Da das Medikament eine gewisse Zeit braucht, bis die Wirkung einsetzt, sollten Sie nicht die Dosis erhöhen oder vermindern oder das Medikament absetzen, ohne dies mit Ihrem Arzt zu besprechen.

Wie lange sollten Sie das Medikament einnehmen?

Manche Patienten, die seit mehreren Jahren unter einer psychotischen Erkrankung leiden, sollten Clozapin mehrere Jahre, möglicherweise unbegrenzt einnehmen. Der Arzt wird von Zeit zu Zeit die Dosis verändern, abhängig von den Blutwerten oder von dem Behandlungserfolg.

Warum sind bei der Behandlung mit Clozapin Blutkontrollen notwendig?

Eine seltene Nebenwirkungen, die bei weniger als 1 % der Behandelten auftritt, ist die sogenannte **Agranulozytose**. Bei dieser Nebenwirkung wird die Zahl der weißen Blutkörperchen vermindert, wodurch der Körper Infektionserkrankungen weniger gut bekämpfen kann. Dies kann schwerwiegende Folgen haben. Wenn die Agranulozytose früh erkannt wird, kann sie durch Absetzen des Clozapins gebessert werden. Es ist daher notwendig, die Zahl der weißen Blutkörperchen in gewissen Abständen zu überprüfen (in den ersten 18 Wochen wöchentlich, später 4-wöchentlich), um festzustellen, bei welchen Patienten ein Risiko für eine Agranulozytose besteht.

Nebenwirkungen

Alle Arzneimittel können auch unerwünschte Wirkungen haben. Meist sind sie nicht schwerwiegend und treten auch nicht bei allen Behandelten auf. Die meisten Nebenwirkungen bessern sich mit der Zeit oder verschwinden ganz. Sollte eine Nebenwirkung länger bestehen, sprechen Sie mit Ihrem Arzt über geeignete Maßnahmen.

Häufige oder **gelegentlich** auftretende Nebenwirkungen, die Sie mit Ihrem Arzt bei Ihrem nächsten Besuch besprechen sollten:
- Benommenheit oder Antriebsmangel: Diese Symptome bessern sich mit der Zeit. Die gleichzeitige Gabe anderer Arzneimittel, die ebenfalls Benommenheit verursachen, können zu einer Verstärkung des Symptoms führen. Vermeiden Sie das Autofahren und das Bedienen gefährlicher Maschinen, wenn die Benommenheit weiter besteht.
- Schwindel: Vermeiden Sie rasches Aufstehen. Bevor Sie aufstehen, sollten Sie die Beine einige Minuten über den Bettrand hängen. Wenn der Schwin-

del weiter besteht, sollten Sie sich hinsetzen. Wenn der Schwindel nicht besser wird, sollten Sie einen Arzt verständigen.

- Mundtrockenheit: Saure Bonbons oder zuckerfreies Kaugummi können den Speichelfluss erhöhen. Vermeiden Sie süße, stark kalorienhaltige Getränke. Trinken Sie Wasser und putzen Sie Ihre Zähne regelmäßig.
- Sehstörungen: Dieses Symptom tritt manchmal zu Beginn der Behandlung auf und kann 1 bis 2 Wochen anhalten. Sollte Sie dies beim Lesen stören, sollten Sie bei hellem Licht lesen oder das Buch etwas weiter weg halten. Auch eine Lupe kann hilfreich sein. Wenn das Symptom länger anhält, sollten Sie Ihren Arzt fragen.
- Verstopfung: Hier kann ballaststoffhaltige Nahrung (z. B. Salate, Weizenkleie) helfen. Außerdem sollten Sie viel trinken. In schwereren Fällen kann ein Abführmittel notwendig sein. Wenn dies nicht hilft, sollten Sie Ihren Arzt oder Apotheker um Rat fragen.
- Verstärkter Speichelfluss: Dies tritt oft nachts auf. Legen sie ein Handtuch auf Ihr Kopfkissen. Wenn dies häufig während der Wachzeiten auftritt, besprechen Sie dies mit Ihrem Arzt.
- Gewichtszunahme: Kontrollieren Sie Ihre Nahrungsaufnahme. Möglicherweise haben Sie ein Verlangen nach Kohlehydraten (z. B. Süßigkeiten, Kartoffeln, Reis, Nudeln). Vermeiden Sie Nahrungsmittel mit hohem Fettgehalt (z. B. Kuchen und Torten).
- Übelkeit und Sodbrennen: Wenn dies auftritt, sollten Sie Ihr Arzneimittel während des Essens einnehmen.

Seltene Nebenwirkungen, die Sie Ihrem Arzt **sofort** mitteilen sollten:

- Halsschmerzen, Mundschleimhautentzündungen oder gestörte Wundheilung
- Antriebsmangel, Schwäche, Fieber, grippeähnliche Symptome oder andere Zeichen einer Entzündung
- Hautausschlag oder Juckreiz
- Ungewöhnliche Kopfschmerzen
- „Blackouts" oder Krampfanfälle
- Starker Schwindel oder Ohnmachtsanfälle
- Häufiges Wasserlassen oder Verlust der Blasenkontrolle
- Gelbfärbung der Augen oder der Haut, Dunkelfärbung des Urins
- Beschleunigter Herzschlag
- Ausbleiben des Stuhlganges für mehr als 2 bis 3 Tage
- Verschlechterung einer Zwangsstörung
- Spätdyskinesien – dies ist eine Nebenwirkung, die bei manchen Patienten auftreten kann, die Neuroleptika erhalten haben (meistens mehrere Jahre lang). Das Risiko bei Clozapin ist recht gering; Clozapin kann sogar in manchen Fällen zur Besserung der Spätdyskinesien führen. Unter einer Spätdyskinesie versteht man unfreiwillige Bewegungen bestimmter Muskeln, meistens der Lippen und der Zunge, seltener der Hände, des Halses oder anderer Körperteile.

Verständigen Sie bitte **sofort** Ihren Arzt, wenn Ihre Periode ausgeblieben ist oder wenn Sie den Verdacht haben, dass Sie **schwanger** sind.

Was sollten Sie tun, wenn Sie einmal die Einnahme Ihres Medikamentes vergessen haben?

Wenn Sie Ihre Gesamtdosis Ihres Neuroleptikums vor dem Zubettgehen einnehmen sollten und es vergessen haben, nehmen Sie bitte nicht am nächsten Morgen diese Dosis ein, sondern setzen Sie das normale Schema am nächsten Abend fort. Wenn Sie das Medikament mehrmals am Tag einnehmen sollen, nehmen Sie bitte die vergessene Dosis dann ein, wenn Sie sich daran erinnern, und setzen Sie dann das reguläre Schema fort. **Bitte verdoppeln Sie nicht die Dosis.**

Wechselwirkungen mit anderen Medikamenten

Da Clozapin die Wirkung anderer Arzneimittel verändern kann oder umgekehrt durch andere Arzneimittel beeinflusst werden kann, sprechen Sie bitte jedesmal mit Ihrem Arzt oder Apotheker, bevor Sie andere Medikamente einnehmen (einschließlich der rezeptfreien Medikamente). Sie sollten jeden Arzt oder Zahnarzt, den Sie aufsuchen, informieren, dass Sie ein Neuroleptikum einnehmen.

Vorsichtsmaßnahmen

1. Erhöhen oder vermindern Sie niemals die Dosis, ohne Ihren Arzt zu fragen.
2. Nehmen Sie das Arzneimittel mit den Mahlzeiten oder mit Wasser, Milch, Orangensaft ein. Vermeiden Sie Grapefruitsaft, da er die Wirkung des Medikaments beeinflussen kann.
3. Das Medikament kann das Reaktionsvermögen so weit verändern, dass die Fähigkeit zur aktiven Teilnahme am Straßenverkehr, zum Bedienen von Maschinen oder zum Arbeiten ohne sicheren Halt beeinträchtigt wird.
4. Dieses Medikament kann die Wirkung von Alkohol verstärken, wodurch Schläfrigkeit, Schwindelgefühl oder Benommenheit noch verstärkt werden können.

5. Vermeiden Sie extreme Hitze oder Feuchtigkeit (z. B. Sauna), da dies Medikament die Fähigkeit Ihres Körpers beeinflussen kann, die Körpertemperatur zu steuern.
6. Antazida (Mittel, die die Magensäure blockieren) können die Aufnahme dieses Medikaments im Magen beeinflussen und somit seine Wirkung vermindern. Um dies zu vermeiden, sollten Sie das Antazidum mindestens 2 Stunden vor oder 1 Stunde nach der Einnahme von Clozapin einnehmen.
7. Der übermäßige Genuss von koffeinhaltigen Getränken (Kaffee, Tee, Cola etc.) kann Angst oder Unruhe hervorrufen und den Blutspiegel Ihres Medikaments beeinflussen.
8. Rauchen kann die Wirkung des Neuroleptikums herabsetzen. Informieren Sie bitte Ihren Arzt, wenn sich Ihre Rauchgewohnheiten deutlich verändert haben.
9. Setzen Sie das Medikament nicht plötzlich ab, da es sonst zu Entzugssymptomen kommen kann, z. B. Übelkeit, Schwindel, Schwitzen, Kopfschmerzen, Schlafstörungen, Unruhe oder Zittern. Außerdem kann es zu einem Wiederauftreten der psychotischen Symptome kommen.
10. Bewahren Sie Ihr Medikament an einem sauberen und trockenen Ort bei Raumtemperatur auf. Arzneimittel für Kinder unzugänglich aufbewahren.

Wenn Sie Fragen zu diesem Medikament haben, zögern Sie bitte nicht, Ihren Arzt oder Apotheker zu fragen.

Patienteninformation: Antiparkinsonmittel

Der Name Ihres Medikaments lautet _____

Anwendung

Diese Medikamente werden hauptsächlich angewendet, um die folgenden Nebenwirkungen zu behandeln, die einige Menschen bei einer antipsychotischen (neuroleptischen) Therapie bekommen („extrapyramidale Nebenwirkungen"):
- Muskelkrämpfe (z. B. am Hals, den Augen oder der Zunge)
- Steifheit der Muskeln, Zittern oder ein kleinschrittiger Gang
- Unruhe, Unfähigkeit, still zu sitzen, Bewegungsdrang
- Schwäche der Muskeln oder Verlangsamung der Bewegung

Wie schnell beginnt das Medikament zu wirken?

Antiparkinsonmittel können die oben angeführten Nebenwirkungen normalerweise innerhalb einer Stunde bessern. Manchmal müssen sie gespritzt werden, um eine schnellere Wirkung zu erzielen.

Wie lange sollten diese Medikamente eingenommen werden?

Oft wird ein Antiparkinsonmittel während der ersten Zeit der Behandlung mit einem Neuroleptikum (d. h. für 2 bis 3 Wochen) verordnet. Danach wird der Arzt die Dosis des Antiparkinsonmittels vermindern, um zu sehen, ob erneut extrapyramidale Symptome auftauchen. Wenn nicht, wird das Medikament nicht weiter eingenommen. **Ohne Rücksprache mit Ihrem Arzt sollten Sie nie die Dosis erhöhen oder das Medikament einfach weglassen.**

Manche Patienten brauchen die Behandlung mit Antiparkinsonmitteln länger, weil sie empfindlicher für extrapyramidale Nebenwirkungen durch Neuroleptika sind. Manche benötigen diese Behandlung auch nur bei Bedarf (z. B. eine Woche nach einer Depot-Neuroleptika-Injektion).

Nebenwirkungen

Alle Arzneimittel können auch unerwünschte Wirkungen haben. Meist sind sie nicht schwerwiegend und treten auch nicht bei allen Behandelten auf. Die meisten Nebenwirkungen bessern sich mit der Zeit oder verschwin-den ganz. Sollte eine Nebenwirkung länger bestehen, sprechen Sie mit Ihrem Arzt über geeignete Maßnahmen.**

Häufige Nebenwirkungen, die unter einer Behandlung mit Antiparkinsonmitteln auftreten können:
- Mundtrockenheit: Saure Bonbons und zuckerfreies Kaugummi können die Speichelproduktion anregen. Vermeiden Sie süße, stark kalorienhaltige Getränke. Trinken Sie Wasser und putzen Sie Ihre Zähne regelmäßig.
- Verschwommensehen: Dies tritt üblicherweise zu Beginn der Behandlung auf und kann 1 bis 2 Wochen andauern. Das Lesen kann durch helles Licht oder eine gewisse Entfernung verbessert werden; eventuell kann auch ein Vergrößerungsglas benutzt werden. Fragen Sie Ihren Arzt, falls das Problem fortbesteht.
- Verstopfung: Nehmen Sie Ballaststoffe (z. B. Salat, Weizenkleie) und viel Flüssigkeit zu sich. Manchmal ist ein Abführmittel notwendig. Wenn diese Maßnahmen nicht helfen, fragen Sie Ihren Arzt oder Apotheker.
- Müdigkeit und Antriebsmangel: Diese Symptome bessern sich mit der Zeit. Sie können durch andere Medikamente, die ebenfalls müde machen, verstärkt werden. Bleibt die Müdigkeit länger bestehen, vermeiden Sie Tätigkeiten wie Autofahren oder Bedienen gefährlicher Maschinen.
- Übelkeit oder Sodbrennen: Wenn diese Symptome auftreten, nehmen Sie Ihre Medikamente zusammen mit den Mahlzeiten ein.

Weniger häufige Nebenwirkungen, bei deren Auftreten Sie **sofort** Ihren Arzt verständigen sollten:
- Orientierungsstörungen, Verwirrtheit, Verschlechterung der Gedächtnisleistung, Zunahme psychotischer Symptome
- Stuhlverhalt (länger als 2 bis 3 Tage)
- Harnverhalt (länger als 24 Stunden)
- Hautausschlag

Vorsichtsmaßnahmen

1. Benachrichtigen Sie Ihren Arzt **so früh wie möglich,** falls Ihre Periode ausbleibt oder Sie eine **Schwangerschaft** vermuten.
2. Steigern oder verringern Sie die Dosis nicht ohne Rücksprache mit Ihrem Arzt. Sprechen Sie mit Ihrem Arzt oder Apotheker, bevor Sie andere Medi-

kamente einnehmen, einschließlich der rezeptfreien Medikamente. Vermeiden Sie Autofahren oder das Bedienen gefährlicher Maschinen, wenn Sie sich müde oder verlangsamt fühlen.
4. Dieses Medikament verstärkt die Wirkung von Alkohol, so dass Symptome wie Müdigkeit, Schwindel und Verwirrtheit auftreten können.
5. Vermeiden Sie es, sich extremer Hitze und Feuchtigkeit (z. B. Sauna) auszusetzen, da durch das Medikament die Temperaturregulationsfähigkeit gestört sein kann.
6. Bewahren Sie Ihre Medikamente in einem sauberen, trockenen Raum bei Zimmertemperatur auf. Arzneimittel für Kinder unzugänglich aufbewahren.

Wenn Sie Fragen zu diesem Medikament haben, zögern Sie bitte nicht, Ihren Arzt oder Apotheker zu fragen.

Patienteninformation: Buspiron

Der Name Ihres Medikaments lautet _____

Buspiron ist ein Anxiolytikum (angstlösendes Medikament).

Anwendung

Buspiron wird verwendet, um Angststörungen zu behandeln. Angst ist eine Reaktion auf Stress und wird als lebensnotwendig angesehen, andererseits kann Angst Symptom einer seelischen oder körperlichen Erkrankung sein. Es gibt verschiedene Formen der Angsterkrankungen, die auch unterschiedlich behandelt werden.

Obgleich Buspiron für die Behandlung dieser Indikationen nicht zugelassen ist, wird es verwendet, um gesteigerte Reizbarkeit und hyperaktives Verhalten bei sogenannten tiefgreifenden Entwicklungsstörungen bei Kindern zu behandeln. Möglicherweise hat Ihr behandelnder Arzt Buspiron aus einem Grund ausgewählt, der hier nicht aufgelistet ist. Sollten Sie sich nicht sicher sein, weshalb Ihnen Buspiron verschrieben wurde, halten Sie bitte Rücksprache mit Ihrem behandelnden Arzt.

Wann tritt die Wirkung des Medikaments ein?

Buspiron kann zu einer schrittweisen Verbesserung von Angstsymptomen beitragen und führt in der Regel innerhalb von 1 bis 2 Wochen zu einer Reduktion von Unruhe und agitiertem Verhalten. Die volle Wirkung stellt sich in der Regel innerhalb von 3 bis 4 Wochen ein.

Wie lange sollten Sie Ihr Medikament einnehmen?

Damit Buspiron wirken kann, ist eine regelmäßige Einnahme erforderlich. Eine Einnahme lediglich bei Bedarf (z.B. in Zeiten verstärkter Belastung) ist nicht sinnvoll. Nach einem gewissen Behandlungszeitraum wird Ihr behandelnder Arzt möglicherweise die Dosierung reduzieren, um zu überprüfen, ob die Angstsymptomatik wieder auftritt; sollte dies nicht der Fall sein, kann das Medikament nach und nach reduziert und schließlich ganz abgesetzt werden. **Die Buspiron-Dosis sollte nicht eigenmächtig erhöht oder das Medikamente abgesetzt werden, ohne mit dem behandelnden Arzt zu sprechen.**

Nebenwirkungen

Alle Arzneimittel können auch unerwünschte Wirkungen haben. Meist sind sie nicht schwerwiegend und treten auch nicht bei allen Behandelten auf. Die meisten Nebenwirkungen bessern sich mit der Zeit oder verschwinden ganz. Sollte eine Nebenwirkung länger bestehen bleiben, sprechen Sie mit Ihrem Arzt über geeignete Maßnahmen.

Die folgenden **häufig** oder **gelegentlich** auftretenden Nebenwirkungen sollten Sie mit Ihrem Arzt beim nächsten Besuch besprechen:

- Benommenheit oder Antriebsmangel: Diese Symptome bessern sich mit der Zeit. Die gleichzeitige Gabe anderer Arzneimittel, die ebenfalls Benommenheit verursachen, kann zu einer Verstärkung des Symptoms führen. Vermeiden Sie das Autofahren und das Bedienen gefährlicher Maschinen, wenn die Benommenheit weiter besteht.
- Kopfschmerzen: Diese treten nur zeitweilig auf und können durch Kopfschmerzmittel (z.B. Paracetamol) behandelt werden, wenn es notwendig erscheint.
- Übelkeit und Sodbrennen: Wenn dies auftritt, sollten Sie Ihr Arzneimittel während des Essens einnehmen.
- Schwindel: Vermeiden Sie rasches Aufstehen. Bevor Sie aufstehen, sollten Sie die Beine einige Minuten über den Bettrand hängen. Wenn der Schwindel nicht besser wird, sollten Sie einen Arzt verständigen.
- Antriebssteigerung oder Unruhe.
- Kribbeln in Finger oder Zehen.

Seltene Nebenwirkungen, die Sie Ihrem Arzt **sofort** mitteilen sollten:
- Ausgeprägte Unruhe, Nervosität oder Änderungen des Verhaltens.

Berichten Sie Ihrem Arzt so **rasch wie möglich,** wenn Ihre Periode ausgeblieben ist oder wenn Sie den Verdacht haben, dass Sie **schwanger** sind oder versuchen, schwanger zu werden.

Was sollten Sie tun, wenn Sie die Einnahme Ihres Medikaments vergessen haben?

Buspiron wird in der Regel mehrmals am Tag eingenommen. Nehmen Sie bitte die vergessene Dosis dann ein, wenn Sie sich daran erinnern, und setzen Sie dann das reguläre Schema fort. Bitte verdoppeln Sie nicht die Dosis.

Vorsichtsmaßnahmen/Sicherheitshinweise

1. Erhöhen oder vermindern Sie niemals die Dosis ohne Ihren Arzt zu fragen.
2. Nehmen Sie das Arzneimittel mit den Mahlzeiten oder mit Wasser, Milch, Orangensaft ein. Vermeiden Sie Grapefruitsaft, da er die Wirkung des Medikaments beeinflussen kann.
3. Vermeiden Sie den Genuss koffeinhaltiger Getränke (z. B. mehr als 2 Tassen Kaffee oder 3 Tassen Tee oder Cola), da dies die angstmindernden Eigenschaften des Medikaments reduzieren kann.
4. Besprechen Sie die zusätzliche Einnahme anderer Medikamente mit Ihrem Arzt oder Apotheker, einschließlich der rezeptfreien Medikamente, wie z. B. Grippemittel oder pflanzliche Arzneien.
5. Bewahren Sie Ihre Medikamente an einem sauberen trockenen Ort bei Zimmertemperatur auf. Arzneimittel für Kinder unzugänglich aufbewahren.

Wenn Sie Fragen zu diesem Medikament haben, zögern Sie bitte nicht, Ihren Arzt oder Apotheker zu fragen.

Patienteninformation: Pregabalin

Der Name Ihres Medikaments lautet _____

Es gehört zu der Gruppe der Kalziumkanal-Modulatoren.

Anwendung

Pregabalin wird hauptsächlich zur Behandlung von Angsterkrankungen, Nervenschmerzen und als Zusatztherapie bei Epilepsie angewendet.

Wie wird das Medikament dosiert?

Die Gesamtdosis pro Tag beträgt 150 bis 600 mg, verabreicht in zwei bis drei Einzeldosen. In der Regel wird mit 150 mg/Tag begonnen, eventuell auch mit einer niedrigeren Dosis.

Wie schnell beginnt das Medikament zu wirken?

Die Wirkung des Medikaments setzt erst innerhalb weniger Tage ein.

Wie lange sollte das Medikament eingenommen werden?

Bei der Behandlung von Angststörungen wird empfohlen, das Medikament mindestens 6 Monate nach Eintreten einer Besserung weiter einzunehmen. Bei Schmerzzuständen hängt die Behandlungsdauer von der Art der Grunderkrankung ab. Bei der Behandlung einer Epilepsie wird Ihr Arzt Ihnen möglicherweise eine längerdauernde Therapie empfehlen.

Bei Behandlungsende wird Ihr Arzt die Dosis in der Regel langsam vermindern und gleichzeitig sorgfältig auf das Wiederauftreten von Symptomen achten.

Nebenwirkungen

Alle Arzneimittel können auch unerwünschte Wirkungen haben. Meist sind sie nicht schwerwiegend und treten auch nicht bei allen Behandelten auf. Die meisten Nebenwirkungen bessern sich mit der Zeit oder verschwinden ganz. Sollte eine Nebenwirkung länger bestehen, sprechen Sie mit Ihrem Arzt über geeignete Maßnahmen.

Häufige Nebenwirkungen, die Sie bei Ihrem nächsten Besuch mit Ihrem Arzt besprechen sollten:
- Müdigkeit und Antriebsmangel: Diese Symptome bessern sich im Verlauf der weiteren Behandlung. Andere Medikamente, die müde machen, können bei gleichzeitiger Einnahme das Symptom verstärken. Fahren Sie nicht Auto und bedienen Sie keine gefährlichen Maschinen, wenn die Müdigkeit anhält.
- Schwindel: Stehen Sie aus dem Liegen oder Sitzen langsam auf; bleiben Sie für ein paar Minuten an der Bettkante sitzen, bevor Sie aufstehen. Setzen Sie sich oder legen Sie sich hin, wenn der Schwindel bestehen bleibt oder Sie sich schwach fühlen. Wenn der Schwindel sich nicht bessert, benachrichtigen Sie ggf. Ihren Arzt.
- Übelkeit, Erbrechen, Bauchkrämpfe: Nehmen Sie Ihre Medikamente zu den Mahlzeiten ein.
- Gewichtszunahme: Kontrollieren Sie Ihr Essverhalten.

Gelegentlich auftretende Nebenwirkungen, bei deren Auftreten Sie **sofort** Ihren Arzt verständigen sollten:
- Gangunsicherheit, Koordinationsstörungen, verwaschene Sprache: Sprechen Sie mit Ihrem Arzt, da dies eine Dosisanpassung erforderlich machen kann.
- Hautrötung, Hautausschlag, Juckreiz.
- Herzrasen, unregelmäßiger Herzschlag.
- Muskelzuckungen, Muskelsteifheit.
- Störungen beim Wasserlassen.
- Schwellungen (Ödeme).

Nach Absetzen einer Kurzzeit- oder Langzeittherapie wurden bei einigen Patienten Entzugssymptome beobachtet wie Schlafstörungen, Kopfschmerzen, Übelkeit, Durchfall, Grippesymptome, Nervosität, Depressionen, Schmerzen, Schwitzen und Benommenheit. Wenn Ihr Arzt plant, das Medikament abzusetzen, wird er Ihnen empfehlen, das Medikamente nicht abrupt abzusetzen, sondern es langsam auszuschleichen.

Benachrichtigen Sie Ihren Arzt **so früh wie möglich,** falls Ihre Periode ausbleibt oder Sie eine **Schwangerschaft** vermuten.

Was Sie unternehmen sollten, wenn Sie Ihre Medikation einmal vergessen haben

Wenn Sie eine Tabletteneinnahme länger als 3 Stunden vergessen haben, überspringen Sie die vergessene Einnahme und setzen Sie Ihr normales Einnahmeschema am nächsten Tag fort. **Verdoppeln Sie nicht die Dosis.**

Wechselwirkungen mit anderen Medikamenten

Wenn Sie Pregabalin mit anderen Medikamenten zusammen einnehmen, die zu Müdigkeit, Schwindel oder Benommenheit führen können, können sich diese Wirkungen verstärken; dies gilt auch für manche rezeptfreie Medikamente und gleichzeitigen Alkoholgenuss. Informieren Sie jeden Arzt oder Zahnarzt, den Sie aufsuchen, dass Sie Pregabalin einnehmen.

Vorsichtsmaßnahmen

1. Ändern Sie Ihre Dosis nicht ohne Rücksprache mit Ihrem Arzt.
2. Dieses Medikament kann das Reaktionsvermögen so weit verändern, dass die Fähigkeit zur aktiven Teilnahme am Straßenverkehr, zum Bedienen von Maschinen oder zum Arbeiten ohne sicheren Halt beeinträchtigt wird. Vermeiden Sie diese Tätigkeiten, wenn Sie sich müde oder verlangsamt fühlen.
3. Bewahren Sie Ihre Medikamente in einem sauberen, trockenen Raum bei Zimmertemperatur auf. Arzneimittel für Kinder unzugänglich aufbewahren.

Wenn Sie Fragen zu diesem Medikament haben, zögern Sie bitte nicht, Ihren Arzt oder Apotheker zu fragen.

Patienteninformation: Opipramol

Der Name Ihres Medikaments lautet _____

Anwendung

Opipramol wird hauptsächlich in der Behandlung der der generalisierten Angststörung und der somatoformen Störungen eingesetzt.

Wie schnell beginnt das Medikament zu wirken?

Opipramol verbessert Schlaf ungefähr innerhalb einer Woche. Die Verbesserung der Angstsymptome oder der somatoformen Beschwerden kann allerdings 2 bis 6 Wochen dauern.

Wie lange sollte das Medikament eingenommen werden?

Es wird empfohlen, nach Besserung der generalisierten Angststörung bzw. der somatoformen Störungen die Behandlung für mindestens ein Jahr fortzuführen; dadurch wird das Risiko eines Rückfalls gesenkt. Danach wird der Arzt die Dosis langsam vermindern und beobachten, ob erneut Symptome auftreten. Ist dies nicht der Fall, kann die Medikamenteneinnahme allmählich beendet werden.

Nebenwirkungen

Alle Arzneimittel können auch unerwünschte Wirkungen haben. Meist sind sie nicht schwerwiegend und treten auch nicht bei allen Behandelten auf. Die meisten Nebenwirkungen bessern sich mit der Zeit oder verschwinden ganz. Sollte eine Nebenwirkung länger bestehen, sprechen Sie mit Ihrem Arzt über geeignete Maßnahmen.

Häufige Nebenwirkungen, die Sie Ihrem Arzt beim nächsten Besuch mitteilen sollten:

- Müdigkeit und Antriebsmangel: Diese Symptome bessern sich mit der Zeit. Sie können durch andere Medikamente, die ebenfalls müde machen, verstärkt werden. Bleibt die Müdigkeit länger bestehen, vermeiden Sie Tätigkeiten wie Autofahren oder Bedienen gefährlicher Maschinen.
- Antriebssteigerung oder Erregung: Einige Menschen können sich für einige Tage nach dem Beginn der Behandlung nervös fühlen oder Schlafschwierigkeiten bekommen. Teilen Sie dies Ihrem Arzt mit; er wird Ihnen eventuell raten, die Medikamente morgens einzunehmen.
- Verschwommensehen: Dies tritt üblicherweise zu Beginn der Behandlung auf und ist meistens vorübergehend. Das Lesen kann durch helles Licht oder größere Leseentfernung verbessert werden; eventuell kann auch ein Vergrößerungsglas genutzt werden. Fragen Sie Ihren Arzt, falls das Problem fortbesteht.
- Mundtrockenheit: Saure Bonbons und zuckerfreies Kaugummi können die Speichelproduktion anregen; versuchen Sie, süße, kalorienhaltige Getränke zu vermeiden. Trinken Sie Wasser und putzen Sie Ihre Zähne regelmäßig.
- Verstopfung: Hier kann ballaststoffhaltige Nahrung (z. B. Salate, Weizenkleie) helfen. Außerdem sollten Sie viel trinken. In schwereren Fällen kann ein Abführmittel notwendig sein. Wenn dies nicht hilft, sollten Sie Ihren Arzt oder Apotheker um Rat fragen.
- Kopfschmerzen: Diese treten in der Regel nur vorübergehend auf und können bei Bedarf mit Schmerzmitteln (ASS, Paracetamol) behandelt werden.
- Übelkeit oder Sodbrennen: Nehmen Sie das Medikament zusammen mit den Mahlzeiten ein.
- Schwindel: Stehen Sie langsam aus dem Liegen oder Sitzen auf; hängen Sie Ihre Beine für ein paar Minuten über die Bettkante, bevor Sie aufstehen. Setzen Sie sich oder legen Sie sich hin, wenn der Schwindel bestehen bleibt oder Sie sich schwach fühlen. Wenn der Schwindel nicht besser wird, benachrichtigen Sie Ihren Arzt.
- Schwitzen: Eventuell schwitzen Sie mehr als gewöhnlich; häufiges Duschen, Deodorants und Talkum-Puder können hilfreich sein.
- Muskelzittern, -zucken: Sprechen Sie mit Ihrem Arzt, da dies eine Dosisanpassung erforderlich machen kann.
- Sexuelle Störungen: Sprechen Sie darüber mit Ihrem Arzt.

Seltene Nebenwirkungen, bei deren Auftreten Sie **sofort** Ihren Arzt verständigen sollten, können sein:

- Halsschmerzen, Mundschleimhautentzündungen oder gestörte Wundheilung
- Hautausschlag oder Juckreiz, Gesichtsschwellung
- Übelkeit, Erbrechen, Appetitverlust, Antriebsmangel, Schwäche, Fieber oder grippeähnliche Symptome

- Gelbliche Verfärbung der Augen oder der Haut; dunkel gefärbter Urin
- Harnverhalt (länger als 24 Stunden)
- Stuhlverhalt (länger als 2 bis 3 Tage)
- Kribbelgefühle in den Händen oder Füßen, schwere Muskelzuckungen
- Umschlag der Stimmung (Glücksgefühle, Erregung, Reizbarkeit, sehr kurze Schlafdauer)

Benachrichtigen Sie Ihren Arzt **so früh wie möglich,** falls Ihre Periode ausbleibt oder Sie eine **Schwangerschaft** vermuten.

Was sollten Sie tun, wenn Sie eine Medikamenteneinnahme vergessen haben?

Wenn Sie Ihre Gesamtdosis des Medikaments normalerweise abends einnehmen und dies einmal vergessen haben, nehmen Sie nicht am nächsten Morgen die vergessene Dosis ein, sondern setzen Sie Ihren Einnahmeplan den nächsten Tag regulär fort.

Wenn Sie das Medikament normalerweise auf mehrere Dosen am Tag verteilt einnehmen und eine davon vergessen haben, nehmen Sie die vergessene Dosis dann ein, wenn Sie sich daran erinnern, und setzen dann Ihren normalen Einnahmeplan fort.

Wechselwirkungen mit anderen Medikamenten

Da Opipramol die Wirkung anderer Medikamente beeinträchtigen oder seinerseits durch andere Medikamente beeinflusst werden können, besprechen Sie die zusätzliche Einnahme von anderen Medikamenten, einschließlich der nicht rezeptpflichtigen Medikamente wie z. B. Grippemittel, mit Ihrem Arzt oder Apotheker. Informieren Sie jeden Arzt oder Zahnarzt, den Sie aufsuchen, dass Sie Opipramol einnehmen.

Vorsichtsmaßnahmen

1. Steigern oder verringern Sie Ihre Dosis nicht ohne Rücksprache mit Ihrem Arzt.
2. Nehmen Sie Ihr Medikament zusammen mit Mahlzeiten oder Wasser, Milch, Orangen- oder Apfelsaft ein. Vermeiden Sie Grapefruitsaft, da dadurch die Wirkung des Medikamentes abgeschwächt werden kann.
3. Dieses Medikament kann das Reaktionsvermögen so weit verändern, dass die Fähigkeit zur aktiven Teilnahme am Straßenverkehr, zum Bedienen von Maschinen oder zum Arbeiten ohne sicheren Halt beeinträchtigt wird. Vermeiden Sie diese Tätigkeiten, wenn Sie sich müde oder verlangsamt fühlen. Dieses Medikament verstärkt die Wirkung von Alkohol, so dass sich Symptome wie Müdigkeit, Schwindel und Verwirrtheit verstärken können.
4. Vermeiden Sie es, sich extremer Hitze und Feuchtigkeit (z. B. Sauna) auszusetzen, da durch das Medikament die Temperaturregulationsfähigkeit des Körpers gestört werden kann.
5. Berichten Sie Ihrem Arzt über auffällige Veränderungen Ihrer Stimmung oder Ihres Verhaltens.
6. Da dieses Medikament mit Medikamenten, die Ihr Zahnarzt Ihnen verordnet, in Wechselwirkung treten kann, teilen Sie ihm den Namen Ihres Medikamentes mit.
7. Bewahren Sie Ihre Medikamente in einem sauberen, trockenen Raum bei Zimmertemperatur auf. Arzneimittel für Kinder unzugänglich aufbewahren.

Zögern Sie nicht, Ihren Arzt oder Apotheker anzusprechen, wenn Sie Fragen zu Ihrem Medikament haben.

Patienteninformation: Schlaf- und Beruhigungsmittel

Der Name Ihres Medikaments lautet _____

Anwendung

Dieses Medikament wird zur Behandlung von Schlafstörungen (Einschlaf- oder Durchschlafstörungen) eingesetzt. Bei jedem Menschen können einmal Schlafprobleme auftreten, ohne dass dies Zeichen einer Erkrankung ist; länger andauernde Schlafstörungen können jedoch auch Symptom einer körperlichen oder seelischen Erkrankung sein.

Einschlafstörungen treten z. B. auf, wenn Sie während des Tages viel Stress hatten, bei Schmerzen, bei körperlichen Erkrankungen oder beim Wechsel von Tagesgewohnheiten (z. B. lange Flugreisen, Schichtarbeit, Nachtdienst). Jede Erkrankung, die mit Schmerzen oder Atemstörungen verbunden ist (wie z. B. ein Magengeschwür, Asthma, Grippe) kann den Schlaf beeinflussen. Anregende Substanzen, wie z. B. koffeinhaltige Getränke können zu Einschlafstörungen führen; einige Medikamente führen beim Absetzen zu Veränderungen des Schlafmusters (z. B. Antidepressiva oder Neuroleptika). In den meisten Fällen kann der Schlaf auf einfache Weise wieder verbessert werden.

Im Alter kommt es zu einem veränderten Schlafverhalten; generell schlafen ältere Menschen nachts weniger. Erkrankungen wie z. B. Depressionen können den Schlaf negativ beeinflussen.

Benzodiazepine werden auch bei Angsterkrankungen angewendet, außerdem als Muskelrelaxantien, zur Epilepsiebehandlung und bei zahlreichen anderen Erkrankungen.

Wie schnell beginnt das Medikament zu wirken?

Die Wirkung tritt meist innerhalb einer Stunde ein. Da einige Medikamente sehr schnell wirken, sollten sie erst direkt vor dem Zubettgehen eingenommen werden.

Wie lange sollten diese Medikamente eingenommen werden?

Schlafstörungen treten oft nur vorübergehend auf. Meist bessern sich die Symptome, wenn die zugrunde liegende Ursache der Schlafstörung ausgeschaltet wird. Aus diesem Grund werden Schlaf- und Beruhigungsmittel in der Regel nur eine begrenzte Zeit verordnet. Viele Menschen nehmen diese Medikamente bei Bedarf (z. B. bei Schlaflosigkeit), jedoch nicht regelmäßig ein. Nach 2 bis 3 gut durchschlafenen Nächten sollten Sie versuchen, das Medikament schrittweise abzusetzen. Zur Gewöhnung an das Medikament und damit zu einer abnehmenden Wirksamkeit kann es kommen, wenn das Medikament kontinuierlich über einen Zeitraum von ca. 4 Monaten hinaus eingenommen wird. Sollten Sie dieses Medikament schon eine gewisse Zeit eingenommen haben, wird Ihr Arzt die Dosis langsam verringern und gleichzeitig auf erneut auftretende Schlafstörungen achten. Treten diese nicht auf, kann die Dosis des Medikaments meist weiter verringert oder ganz abgesetzt werden. **Verändern Sie die Dosis nicht ohne Rücksprache mit Ihrem Arzt.** Einige Patienten benötigen Schlaf- oder Beruhigungsmittel für einen längeren Zeitraum, z. B. weil sie unter einer besonderen Form der Schlafstörung leiden. Andere brauchen das Medikament nur zeitweise bei Bedarf.

Nebenwirkungen

Alle Arzneimittel können auch unerwünschte Wirkungen haben. Meist sind sie nicht schwerwiegend und treten auch nicht bei allen Behandelten auf. Die meisten Nebenwirkungen bessern sich mit der Zeit oder verschwinden ganz. Sollte eine Nebenwirkung länger bestehen, sprechen Sie mit Ihrem Arzt über geeignete Maßnahmen.

Häufige Nebenwirkungen, die unter einer Behandlung mit Schlaf- und Beruhigungsmittel auftreten können, sind:

- Morgendliche Müdigkeit und Antriebsmangel: Diese Symptome bessern sich meist rasch; informieren Sie sonst Ihren Arzt. Es kann durch andere Medikamente, die benfalls müde machen, verstärkt werden. Bleibt die Müdigkeit länger bestehen, vermeiden Sie Tätigkeiten wie Autofahren oder Bedienen gefährlicher Maschinen
- Bewegungsstörungen, Schwäche, Schwindel: Sprechen Sie mit Ihrem Arzt, da dies eine Änderung der Dosis erforderlich machen kann
- Merkfähigkeitsstörungen, Erinnerungslücken: Teilen Sie dies Ihrem Arzt mit.
- Verwaschene Sprache: Evtl. ist eine Anpassung der Dosis erforderlich
- Übelkeit oder Sodbrennen: Nehmen Sie Ihre Medikamente während der Mahlzeiten ein

- Bitterer Geschmack: Tritt bei einigen Medikamenten auf (z. B. Zopiclon). Vermeiden Sie dann Milch.

Gelegentlich auftretende Nebenwirkungen, bei deren Auftreten Sie **sofort** Ihren Arzt verständigen sollten:
- Orientierungsstörungen, Verwirrtheit, Verschlechterung des Gedächtnisses oder Erinnerungslücken
- Nervosität, Erregung oder andere Verhaltensänderungen
- Gangunsicherheit oder Fallneigung
- Hautausschlag

Benachrichtigen Sie Ihren Arzt **so früh wie möglich,** falls Ihre Periode ausbleibt oder Sie eine **Schwangerschaft** vermuten.

Vorsichtsmaßnahmen

1. Steigern Sie Ihre Dosis nicht ohne Rücksprache mit Ihrem Arzt.
2. Besprechen Sie die zusätzliche Einnahme anderer Medikamente mit Ihrem Arzt oder Apotheker, einschließlich der rezeptfreien Medikamente wie z. B. Grippemittel.
3. Dieses Medikament kann das Reaktionsvermögen so weit verändern, dass die Fähigkeit zur aktiven Teilnahme am Straßenverkehr, zum Bedienen von Maschinen oder zum Arbeiten ohne sicheren Halt beeinträchtigt wird. Vermeiden Sie diese Tätigkeiten, wenn Sie sich müde oder verlangsamt fühlen.
4. Dieses Medikament verstärkt die Wirkung von Alkohol, so dass Müdigkeit, Schwindel oder Verwirrtheit auftreten können.
5. Nehmen Sie das Medikament eine halbe Stunde vor dem Schlafengehen ein. Rauchen Sie dann auch nicht mehr im Bett.
6. Manche Schlaf- und Beruhigungsmittel können bei längerer Einnahme zu Abhängigkeit führen.
7. Setzen Sie das Medikament nicht plötzlich ab, besonders wenn Sie dieses schon einen längeren Zeitraum einnehmen oder eine hohe Dosis verordnet bekommen haben. Schlaf- und Beruhigungsmittel müssen schrittweise abgesetzt werden, um Entzugssymptome zu vermeiden.
8. Vermeiden Sie häufiges Trinken koffeinhaltiger Getränke (mehr als 4 Tassen Kaffee oder 6 Tassen Tee oder 6 Gläser Cola pro Tag), da diese die Wirkung der Medikamente zum Teil aufheben oder vermindern.
9. Bewahren Sie Ihre Medikamente in einem sauberen, trockenen Raum bei Zimmertemperatur auf. Arzneimittel für Kinder unzugänglich aufbewahren.

Einige nicht medikamentöse Einschlafhilfen

1. Vermeiden Sie koffeinhaltige Getränke nach 18 Uhr (auch Schokolade) und große Mahlzeiten einige Stunden vor dem Schlafengehen. Einigen Menschen hilft ein Glas warme Milch vor dem Zubettgehen.
2. Ein Nachmittagsschlaf wirkt sich ungünstig auf dem Nachtschlaf aus.
3. Entspannen Sie sich vor dem Zubettgehen, z. B. durch Lesen, Musik hören oder Baden. Anstrengende Tätigkeiten vor dem Schlafengehen (z. B. Jogging) sollten vermieden werden, sie wirken sich ungünstig auf den Schlaf aus.
4. Gewöhnen Sie sich an feste Wach- und Schlafenszeiten.
5. Legen Sie sich nicht auf das Bett, wenn Sie nicht schlafen wollen.
6. Vermeiden Sie störende Einflüsse wie z. B. ein Telefon im Schlafzimmer. Benutzen Sie Rollos bei zu hellem Außenlicht oder Ohrpfropen bei zu hohem Lärmpegel.
7. Sorgen Sie für eine angenehme Atmosphäre im Bett (angemessene Temperatur), benutzen Sie eine feste Matratze.
8. Es ist kein Grund zur Beunruhigung, wenn Sie von Tag zu Tag unterschiedlich lang schlafen. Je mehr Sorgen Sie sich darüber machen, umso angespannter können Sie werden; dies kann die Einschlafstörungen eher noch verstärken.

Wenn Sie Fragen zu diesem Medikament haben, zögern Sie bitte nicht, Ihren Arzt oder Apotheker zu fragen.

Patienteninformation: Melatonin

Der Name Ihres Medikaments lautet _____

Es gehört zu den natürlich vorkommenden Hormonen der Zirbeldrüse im Gehirn. Melatonin spielt eine Rolle bei der Koordination des Schlafzyklus im Körper und soll schlaffördernd wirken.

Anwendung

Melatonin wird zur Behandlung einer primären Insomnie (Schlafstörung ohne erkennbare körperliche oder psychische Ursachen) eingesetzt.

Wie schnell beginnt das Medikament zu wirken?

Bis Sie eine Besserung zu spüren beginnen, kann eine gewisse Zeit vergehen. Das Arzneimittel braucht eine gewisse Zeit, um seine volle Wirksamkeit zu erreichen; in manchen Fällen kann dies Wochen dauern. Üblicherweise tritt bereits eine Wirkung innerhalb der ersten drei Wochen ein. Während der ersten drei Wochen muss Melatonin durchgehend ohne Pause eingenommen werden.

Wie lange sollte das Medikament eingenommen werden?

Es wird empfohlen, die Dosierung bis zu 13 Wochen aufrechtzuerhalten.

Nebenwirkungen

Alle Arzneimittel können auch unerwünschte Wirkungen haben. Meist sind sie nicht schwerwiegend und treten auch nicht bei allen Behandelten auf. Die meisten Nebenwirkungen bessern sich mit der Zeit oder verschwinden ganz. Sollte eine Nebenwirkung länger bestehen, sprechen Sie mit ihrem Arzt über geeignete Maßnahmen.

Die häufigsten Nebenwirkungen, die Sie Ihrem Arzt beim nächsten Besuch mitteilen sollten:
- Reizbarkeit, Nervosität, Rastlosigkeit.
- Schlaflosigkeit, Albträume.
- Migräne.
- Psychomotorische Hyperaktivität (Ruhelosigkeit mit gesteigerter Aktivität).

- Schwindel, Schläfrigkeit: Stehen Sie langsam aus dem Liegen oder Sitzen auf; hängen Sie ihre Beine für ein paar Minuten über die Bettkante, bevor Sie aufstehen. Setzen Sie sich, oder legen Sie sich hin, wenn der Schwindel bestehen bleibt oder Sie sich schwach fühlen. Wenn der Schwindel nicht besser wird, benachrichtigen Sie Ihren Arzt.
- Bauchschmerzen.
- Verstopfung: Hier kann ballaststoffhaltige Nahrung (z.B. Salate, Weizenkleie) helfen. Außerdem sollten Sie viel trinken. In schweren Fällen kann ein Abführmittel notwendig sein. Wenn dies nicht hilft, sollten Sie Ihren Arzt oder Apotheker um Rat fragen.
- Mundtrockenheit: Saure Lutschbonbons oder zuckerfreies Kaugummi können den Speichelfluss fördern. Vermeiden Sie süße, stark kalorienhaltige Getränke. Trinken Sie viel Wasser und putzen Sie regelmäßig die Zähne.
- Hyperbilirubinämie (erhöhte Blutspiegel von Bilirubin, eines Abbauproduktes der roten Blutkörperchen, die eine Gelbfärbung von Haut und Augen hervorrufen können).
- Vermehrtes Schwitzen: Eventuell schwitzen Sie mehr als gewöhnlich. Häufiges Duschen, Deodorants oder Talkum-Puder können helfen.
- Schwäche.
- Gewichtszunahme.

Seltene Nebenwirkungen, die Sie Ihrem Arzt **sofort** mitteilen sollten:
- Ausschlag, Juckreiz.
- Starke Unruhe oder Erregung.
- Umschlag der Stimmung (Glücksgefühle, Erregung, Reizbarkeit, sehr kurze Schlafdauer).
- Herzschmerzen.

Benachrichtigen Sie Ihren Arzt **so früh wie möglich**, falls Ihre Periode ausbleibt oder Sie eine **Schwangerschaft** vermuten.

Was sollten Sie tun, wenn Sie eine Medikamenteneinnahme vergessen haben?

Falls Sie eine Dosis ausgelassen haben, warten Sie einfach ab und nehmen Sie die nächste Tablette zur gewohnten Zeit ein. Sie sollten nicht versuchen, die ausgelassene Dosis durch die Einnahme einer zusätzlichen Dosis auszugleichen.

Ändern Sie nicht von sich aus die verschriebene Dosierung. Wenn Sie glauben, das Arzneimittel wirke zu schwach oder zu stark, so sprechen Sie mit Ihrem Arzt oder Apotheker bzw. mit Ihrer Ärztin oder Apothekerin.

Wechselwirkungen mit anderen Medikamenten

Da Melatonin die Wirkung anderer Medikamente beeinträchtigen oder die Wirkung durch andere Medikamente beeinflusst werden kann, teilen Sie die zusätzliche Einnahme von anderen Medikamenten Ihrem Arzt oder Apotheker mit, einschließlich der nicht rezeptpflichtigen Medikamente, wie z. B. Grippemittel. Informieren Sie jeden Arzt oder Zahnarzt, dass Sie ein Antidepressivum einnehmen.

Vorsichtsmaßnahmen

1. Steigern oder verringern Sie die Dosis nicht ohne Rücksprache mit Ihrem Arzt.
2. Dieses Medikament kann das Reaktionsvermögen so weit verändern, dass die Fähigkeit zur aktiven Teilnahme am Straßenverkehr, zum Bedienen von Maschinen oder zum Arbeiten ohne sicheren Halt beeinträchtigt wird. Vermeiden Sie diese Tätigkeiten, wenn Sie sich müde oder verlangsamt fühlen.
3. Dieses Medikament kann die Wirkung von Alkohol verstärken, so dass Sie den Konsum von Alkohol meiden sollten.
4. Berichten Sie Ihrem Arzt über Veränderungen Ihrer Stimmung oder Ihres Verhaltens.
5. Da dieses Medikament mit Medikamenten, die Ihr Zahnarzt Ihnen verschreibt, in Wechselwirkungen treten kann, teilen Sie ihm den Namen des Medikaments mit.
6. Bewahren Sie Ihre Medikamente in einem sauberen, trockenen Raum bei Zimmertemperatur auf. Arzneimittel für Kinder unzugänglich aufbewahren.

Zögern Sie nicht, Ihren Arzt oder Apotheker anzusprechen, wenn Sie Fragen zu Ihrem Medikament haben.

Patienteninformation: Lithium

Der Name Ihres Medikaments lautet _____

Mittel zur Verhinderung von Rückfällen bei Patienten mit manisch-depressiven und anderen psychischen Erkrankungen.

Anwendung

Lithium wird hauptsächlich zur Langzeitvorbeugung manisch-depressiver Erkrankungen (bipolar-affektiver Erkrankungen) und zur Behandlung der akuten Manie eingesetzt.

Zusätzlich kann es die Behandlung von Depressionen und Zwangserkrankungen mit Antidepressiva unterstützen. Belegt ist außerdem die Wirksamkeit auch beim Cluster-Kopfschmerz, bei chronischer Aggressivität oder Impulskontrollstörungen.

Wonach richtet sich die Dosis?

Die Dosis ist für jeden Patienten unterschiedlich und richtet sich nach dem Lithiumspiegel. Innerhalb der ersten Behandlungsmonate wird Ihr Arzt Ihren Lithiumspiegel regelmäßig bestimmen lassen. Der bei den meisten Patienten wirksame Lithiumspiegel liegt zwischen 0,6 und 1,2 mmol/l. Zu Beginn kann eine mehrmals tägliche Einnahme des Lithiums erforderlich sein (2- bis 3-mal). Später kann auch die einmal tägliche Gabe ausreichend sein. Auf eine ausreichende Trinkmenge ist zu achten.

Wenn morgens eine Blutabnahme zur Lithiumbestimmung geplant ist, nehmen Sie Ihre Lithiumtablette **nach** der Blutabnahme ein; nur so erhält Ihr Arzt ein aussagefähiges Ergebnis.

Wie schnell beginnt das Medikament zu wirken?

Bei der Rückfallverhütung manisch-depressiver Erkrankungen müssen Sie das Medikament etwa ein halbes Jahr einnehmen, bis ein ausreichender Schutz vorhanden ist.

Bei der Behandlung einer akuten Manie setzt die Wirkung nach 8 bis 14 Tagen ein. Da die Wirkung nicht sofort eintritt, verändern Sie die verordnete Dosis nicht und setzen Sie das Medikament auch nicht ohne Rücksprache mit Ihrem Arzt ab. Die Besserung der Symptome bei Depressionen, Zwangserkrankungen, Aggressivität und Impulsivität tritt ebenso nach einigen Tagen bis Wochen ein.

Wie lange sollten diese Medikamente eingenommen werden?

Patienten, die schon mehrere manische oder depressive Phasen erlitten haben, wird manchmal eine ständige (jahrelange) Weiterbehandlung empfohlen. Die Langzeitbehandlung ist manchmal auch bei atypischen Depressionen, Zwangserkrankungen, Cluster-Kopfschmerz und Verhaltensstörungen mit Aggressivität und Impulsivität angezeigt.

Bei einer erstmals aufgetretenen (akuten) Manie wird meist eine einjährige Therapie empfohlen; dies vermindert in der Regel einen Rückfall. Danach wird Ihr Arzt die Dosis in der Regel langsam vermindern und gleichzeitig sorgfältig auf Symptome einer erneuten Manie achten. Wenn diese nicht auftreten, kann das Medikament langsam abgesetzt werden.

Nebenwirkungen

Alle Arzneimittel können auch unerwünschte Wirkungen haben. Meist sind sie nicht schwerwiegend und treten auch nicht bei allen Behandelten auf. Die meisten Nebenwirkungen bessern sich mit der Zeit oder verschwinden ganz. Sollte eine Nebenwirkung länger bestehen, sprechen Sie mit Ihrem Arzt über geeignete Maßnahmen.

Häufige Nebenwirkungen, die Sie bei Ihrem nächsten Besuch mit Ihrem Arzt besprechen sollten:
- Antriebsmangel und Konzentrationsstörungen: Diese Symptome bessern sich mit der Zeit. Es kann durch andere Medikamente, die ebenfalls müde machen, verstärkt werden. Bleibt die Müdigkeit länger bestehen, vermeiden Sie Tätigkeiten wie Autofahren oder Bedienen gefährlicher Maschinen.

- Übelkeit oder Sodbrennen: Nehmen Sie Ihre Medikamente zusammen mit den Mahlzeiten ein. Wenn Durchfall oder Erbrechen länger als 24 Stunden anhalten, sollten Sie Ihren Arzt verständigen.
- Muskelzittern, -zucken: Sprechen Sie mit Ihrem Arzt, da dies eine Dosisanpassung erforderlich machen kann.
- Sexuelle Störungen: Sprechen Sie mit Ihrem Arzt.
- Gewichtszunahme: Kontrollieren Sie Ihr Essverhalten, vermeiden Sie fetthaltige Speisen (z. B. Kekse, Kuchen).
- Gesteigerter Durst, häufiges Wasserlassen: Sprechen Sie mit Ihrem Arzt.
- Hautveränderungen, wie z. B. trockene Haut, Akne.

Nebenwirkungen, die Sie **sofort** einem Arzt melden sollten, da sie auf einen zu hohen Lithiumspiegel hinweisen könnten:
- Gangunsicherheit
- Sprechstörungen
- Sehstörungen (besonders Doppelbilder)
- Übelkeit, Erbrechen, Bauchschmerzen
- Wässrige Stühle, Durchfälle (mehr als zweimal täglich)
- Ungewöhnliche allgemeine Schwäche
- Zittern (z. B. beim Halten einer Tasse), Muskelzuckungen

Sollten Sie bei Auftreten dieser Symptome Ihren Arzt nicht erreichen können, setzen Sie das Medikament ab. Sollten sich die Beschwerden verschlechtern und sich auch nach 12 Stunden nicht bessern, wenden Sie sich an die nächste Notfallsprechstunde oder an das nächste Krankenhaus. Eine ärztliche Untersuchung und eine Lithiumbestimmung wird die Ursache der Beschwerden meist rasch klären können.

Gelegentlich auftretende Nebenwirkungen, bei deren Auftreten Sie **sofort** Ihren Arzt verständigen sollten:
- Halsschmerzen, Mundschleimhautentzündungen oder gestörte Wundheilung
- Hautausschlag oder Juckreiz, Gesichtsschwellung
- Übelkeit, Erbrechen, Appetitverlust, Antriebsmangel, Schwäche, Fieber oder grippeähnliche Symptome
- Halsschwellung (Kropf)
- Häufiges Wasserlassen und starker Durst

Benachrichtigen Sie Ihren Arzt **so früh wie möglich,** falls Ihre Periode ausbleibt oder Sie eine **Schwangerschaft** vermuten.

Was Sie unternehmen sollten, wenn Sie Ihre Medikation einmal vergessen haben

Wenn Sie die Gesamtdosis des Lithiums in der Regel morgens einnehmen und dies länger als 6 Stunden vergessen haben, überspringen Sie die vergessene Einnahme und setzen Sie Ihr normales Einnahmeschema am nächsten Tag fort. **Verdoppeln Sie nicht die Dosis.**

Wenn Sie das Medikament in der Regel auf mehrere Dosen am Tag verteilt einnehmen und eine davon vergessen haben, nehmen Sie die vergessene Dosis dann ein, wenn Sie sich daran erinnern, und setzen dann Ihren normalen Einnahmeplan fort.

Wechselwirkungen mit anderen Medikamenten

Da Lithium die Wirkung anderer Medikamente beeinträchtigen kann oder seinerseits durch andere Medikamente beeinflusst werden kann, besprechen Sie die zusätzliche Einnahme von anderen Medikamenten (einschließlich der rezeptfreien Medikamente wie z. B. Grippemittel) mit Ihrem Arzt oder Apotheker. Informieren Sie jeden Arzt oder Zahnarzt, den Sie aufsuchen, dass Sie Lithium einnehmen.

Vorsichtsmaßnahmen

1. Steigern Sie die Dosis nicht ohne Rücksprache mit Ihrem Arzt.
2. Dieses Medikament kann das Reaktionsvermögen so weit verändern, dass die Fähigkeit zur aktiven Teilnahme am Straßenverkehr, zum Bedienen von Maschinen oder zum Arbeiten ohne sicheren Halt beeinträchtigt wird. Haben Sie Zweifel, ob Sie ein Fahrzeug führen oder eine Maschine bedienen können, halten Sie Rücksprache mit Ihrem Arzt.
3. Beenden Sie nicht plötzlich Ihre Medikamenteneinnahme, da dies zu Entzugssymptomen wie Angst, Unruhe und emotionaler Labilität führen kann.
4. Berichten Sie Ihrem Arzt über auffällige Veränderungen Ihrer Stimmung oder Ihres Verhaltens.
5. Auf eine ausreichende Flüssigkeitseinnahme ist zu achten.
6. Ändern Sie nicht ihre übliche Salzaufnahme (vermeiden Sie insbesondere salzarme Kost oder salzreduzierte Speisen).
7. Bei Krankheiten, die mit Übelkeit, Erbrechen und Durchfällen einhergehen, sollten Sie auf den Ersatz der verlorenen Flüssigkeit achten. Lassen Sie dann auch ihren Lithiumspiegel außer der Reihe bestimmen.

8. Beachten Sie auch, dass Sie bei heißer Witterung oder bei körperlicher Aktivität stärker schwitzen als sonst (besonders bei heißen Bädern, in der Sauna, Sport). Wasser- und Salzverlust kann zu einem erhöhten Lithiumspiegel im Blut führen.

9. Kapseln oder Tabletten sollten unzerteilt eingenommen werden.

10. Bewahren Sie Ihre Medikamente in einem sauberen, trockenen Raum bei Zimmertemperatur auf. Arzneimittel für Kinder unzugänglich aufbewahren.

Wenn Sie Fragen zu diesem Medikament haben, zögern Sie bitte nicht, Ihren Arzt oder Apotheker zu fragen.

Patienteninformation: Carbamazepin

Der Name Ihres Medikaments lautet _____

Mittel zur Rückfallvorbeugung bei manisch-depressiven Erkrankungen und zur Epilepsiebehandlung.

Anwendung

Carbamazepin wird hauptsächlich zur Langzeitbehandlung oder Rückfallvorbeugung einer manisch-depressiven Störung (bipolar-affektiven Erkrankung), bei der akuten Manie, bei Anfallsleiden und Schmerzsyndromen (besonders der Trigeminus-Neuralgie) angewendet. Außerdem kann es bei durch Alkohol oder Beruhigungs- und Schlafmitteln hervorgerufenen Entzugssymptomen sowie bei chronischer Aggressivität und Impulsivität eingesetzt werden.

Wonach richtet sich die Dosis?

Die Dosis ist für jeden Patienten individuell und richtet sich nach dem Ansprechen des Medikaments und dem Blutspiegel des Carbamazepins. Innerhalb der ersten Behandlungsmonate wird der Arzt Ihren Carbamazepinspiegel regelmäßig bestimmen lassen. Zu Beginn kann eine mehrmals tägliche Einnahme des Carbamazepins erforderlich sein (z. B. 2- bis 3-mal). Später kann auch die einmal tägliche Gabe ausreichend sein.

Wenn morgens eine Blutabnahme zur Carbamazepinbestimmung geplant ist, nehmen Sie Ihre Medikation **nach** der Blutabnahme ein, um das Ergebnis nicht zu verfälschen.

Wie schnell beginnt das Medikament zu wirken?

Die rückfallverhütende Wirkung des Carbamazepin setzt erst nach einigen Monaten ein. Die Besserung einer Manie benötigt bis zu 14 Tagen. Da sich die Wirkung des Carbamazepins nicht immer sofort einstellt, **verändern Sie die verordnete Dosis nicht und setzen Sie das Medikament auch nicht ohne Rücksprache mit Ihrem Arzt ab.**

Die Verbesserung der Symptome bei Anfallsleiden, Schmerzsyndromen, chronischer Aggressivität und Impulsivität wird nicht sofort, sondern auch im Verlauf der regelmäßigen Behandlung eintreten.

Wie lange sollte das Medikament eingenommen werden?

Patienten, die schon mehrere manische oder depressive Episoden erlitten haben, wird eine ständige (jahrelange) Weiterbehandlung empfohlen. Die Langzeitbehandlung ist auch manchmal bei atypischen Depressionen und Verhaltensstörungen mit Aggressivität und Impulsivität notwendig.

Bei einer erstmals aufgetretenen (akuten) Manie wird meist eine einjährige Therapie empfohlen; dies verhindert bei den meisten Patienten einen Rückfall. Danach wird Ihr Arzt die Dosis in der Regel langsam vermindern und gleichzeitig sorgfältig auf Symptome einer erneuten Manie achten. Wenn diese nicht auftreten, kann das Medikament langsam abgesetzt werden.

Nebenwirkungen

Alle Arzneimittel können auch unerwünschte Wirkungen haben. Meist sind sie nicht schwerwiegend und treten auch nicht bei allen Behandelten auf. Die meisten Nebenwirkungen bessern sich mit der Zeit oder verschwinden ganz. Sollte eine Nebenwirkung länger bestehen, sprechen Sie mit Ihrem Arzt über geeignete Maßnahmen.

Häufige Nebenwirkungen, die Sie bei Ihrem nächsten Besuch mit Ihrem Arzt besprechen sollten:
- Müdigkeit und Antriebsmangel: Diese Symptome bessern sich im Laufe der weiteren Behandlung. Andere Medikamente, die müde machen, können bei gleichzeitiger Einnahme die Müdigkeit verstärken. Fahren Sie kein Auto und bedienen Sie keine gefährlichen Maschinen, wenn die Müdigkeit anhält.
- Schwindel: Stehen Sie aus dem Liegen oder Sitzen langsam auf; sitzen Sie für ein paar Minuten an der Bettkante, bevor Sie aufstehen. Setzen Sie sich oder legen Sie sich hin, wenn der Schwindel bestehen bleibt oder Sie sich schwach fühlen. Wenn der Schwindel sich nicht bessert, benachrichtigen Sie Ihren Arzt.
- Gangunsicherheit: Sprechen Sie mit Ihrem Arzt, da dies eine Dosisanpassung erforderlich machen kann.
- Verschwommensehen: Dies tritt üblicherweise zu Beginn der Behandlung auf und kann 1 bis 2 Wochen andauern. Das Lesen kann durch eine helle

Lampe oder eine gewisse Entfernung zum Buch verbessert werden. Evtl. kann auch ein Vergrößerungsglas benutzt werden. Sprechen Sie mit Ihrem Arzt, falls das Symptom fortbesteht.

- Mundtrockenheit: Saure Bonbons und zuckerfreies Kaugummi können die Speichelproduktion anregen; versuchen Sie, süße, stark kalorienhaltige Getränke zu vermeiden. Trinken Sie Wasser und pflegen Sie Ihre Zähne regelmäßig.
- Übelkeit oder Sodbrennen: Nehmen Sie Ihre Medikamente während der Mahlzeiten ein.
- Muskelzittern, -zucken: Sprechen Sie mit Ihrem Arzt, da dies eine Dosisanpassung erforderlich machen kann.
- Sexuelle Störungen: Sprechen Sie mit Ihrem Arzt.
- Gewichtszu- oder -abnahme: Beobachten Sie Ihre Nahrungsaufnahme; vermeiden Sie fetthaltige Speisen (z. B. Kekse, Kuchen).

Gelegentlich auftretende Nebenwirkungen, bei deren Auftreten Sie **sofort** Ihren Arzt verständigen sollten:

- Halsschmerzen, Mundschleimhautentzündungen oder gestörte Wundheilung
- Hautausschlag oder Juckreiz, Gesichtsschwellung
- Übelkeit, Erbrechen, Appetitverlust, Antriebsmangel, Schwäche, Fieber oder grippeähnliche Symptome
- Auftreten von Blutergüssen („blauen Flecken"), Blutungen, Farbveränderungen der Haut
- Verwirrtheit oder Orientierungsstörungen

Benachrichtigen Sie Ihren Arzt **so früh wie möglich,** falls Ihre Periode ausbleibt oder Sie eine **Schwangerschaft** vermuten.

Was Sie unternehmen sollten, wenn Sie Ihre Medikation einmal vergessen haben

Wenn Sie die Gesamtdosis des Carbamazepins normalerweise morgens einnehmen und dies länger als 6 Stunden vergessen haben, überspringen Sie die vergessene Einnahme und setzen Sie Ihr normales Einnahmeschema am nächsten Tag fort. **Verdoppeln Sie nicht die Dosis.**

Wenn Sie das Medikament auf mehrere Dosen am Tag verteilt einnehmen und eine davon vergessen haben, nehmen Sie die Dosis dann ein, wenn Sie sich daran erinnern, und setzen dann Ihren normalen Einnahmeplan fort.

Wechselwirkungen mit anderen Medikamenten

Da Carbamazepin die Wirkung anderer Medikamente beeinträchtigen kann oder seinerseits durch andere Medikamente beeinflusst werden kann, besprechen Sie die zusätzliche Einnahme von anderen Medikamenten (einschließlich der rezeptfreien Medikamente wie z. B. Grippemittel) mit Ihrem Arzt oder Apotheker. Informieren Sie jeden Arzt oder Zahnarzt, den Sie aufsuchen, dass Sie Carbamazepin einnehmen.

Vorsichtsmaßnahmen

1. Steigern Sie Ihre Dosis nicht ohne Rücksprache mit Ihrem Arzt.
2. Nehmen Sie nicht Carbamazepin gleichzeitig mit Grapefruitsaft ein, da der Blutspiegel des Medikaments dadurch verändert werden kann.
3. Sollten Sie eine Carbamazepinlösung einnehmen, mischen Sie diese nicht mit anderen flüssigen Arzneimitteln.
4. Dieses Medikament kann das Reaktionsvermögen so weit verändern, dass die Fähigkeit zur aktiven Teilnahme am Straßenverkehr, zum Bedienen von Maschinen oder zum Arbeiten ohne sicheren Halt beeinträchtigt wird. Vermeiden Sie diese Tätigkeiten, wenn Sie sich müde oder verlangsamt fühlen.
5. Beenden Sie nicht plötzlich Ihre Medikamenteneinnahme, da dies zu Entzugssymptomen wie Angst, Unruhe und Stimmungsschwankungen führen kann.
6. Berichten Sie Ihrem Arzt über auffällige Veränderungen Ihrer Stimmung oder Ihres Verhaltens.
7. Kapseln oder Tabletten sollten im Ganzen heruntergeschluckt werden (nicht zerteilen oder auflösen)
8. Bewahren Sie Ihre Medikamente in einem sauberen, trockenen Raum bei Zimmertemperatur auf. Arzneimittel für Kinder unzugänglich aufbewahren.

Wenn Sie Fragen zu diesem Medikament haben, zögern Sie bitte nicht, Ihren Arzt oder Apotheker zu fragen.

Patienteninformation: Valproinsäure (Valproat)

Der Name Ihres Medikaments lautet _____

Mittel zur Rückfallvorbeugung bei manisch-depressiver Störung, Antiepileptikum.

Anwendung

Valproinsäure wird hauptsächlich bei der Langzeitbehandlung oder Rückfallvorbeugung einer manisch-depressiven Störung (bipolar-affektiven Erkrankung), bei akuter Manie, Epilepsie und Migränekopfschmerzen angewendet. Weiterhin wird es als zusätzliches Medikament bei der Antidepressivabehandlung bei Depressionen, bei der Neuroleptikabehandlung von Schizophrenien und bei Verhaltensstörungen (chronische Aggressivität und Impulsivität) angewendet.

Wonach richtet sich die Dosis?

Die Dosis ist für jeden Patienten individuell und richtet sich nach dem Ansprechen des Medikaments und dem Blutspiegel der Valproinsäure. Innerhalb der ersten Behandlungsmonate wird der Arzt Ihren Valproinsäurespiegel regelmäßig bestimmen lassen. Zu Beginn kann eine mehrmals tägliche Einnahme der Valproinsäure erforderlich sein (2- bis 3-mal). Später kann auch die einmal tägliche Gabe ausreichend sein.

Wenn morgens eine Blutabnahme zur Valproinsäurebestimmung geplant ist, nehmen Sie Ihre Medikation **nach** der Blutabnahme ein, um das Ergebnis nicht zu verfälschen.

Wie schnell beginnt das Medikament zu wirken?

Die rückfallverhütende Wirkung des Medikaments setzt erst nach einigen Monaten ein. Die Wirkung bei akuter Manie setzt nach bis zu 14 Tagen ein. Da sich die Wirkung der Valproinsäure nicht sofort einstellt, **verändern Sie die verordnete Dosis nicht und setzen Sie das Medikament auch nicht ohne Rücksprache mit Ihrem Arzt ab.**

Die Besserung der Symptome bei Anfallsleiden, chronischer Aggressivität und Impulsivität wird nicht sofort, sondern erst im Verlauf der weiteren regelmäßigen Behandlung eintreten.

Wie lange sollte das Medikament eingenommen werden?

Bei einer erstmals aufgetretenen Manie wird meist eine einjährige Therapie empfohlen; dies vermindert in der Regel einen Rückfall in dieser Zeit. Danach wird Ihr Arzt die Dosis in der Regel langsam vermindern und gleichzeitig sorgfältig auf Symptome einer erneuten Manie achten. Wenn diese nicht auftreten, kann das Medikament langsam abgesetzt werden. Patienten, die schon mehrere Episoden einer Manie oder Depression durchgemacht haben, wird eine ständige Weiterbehandlung empfohlen. Die Langzeitbehandlung ist im Allgemeinen bei atypischen Depressionen, Anfallsleiden und Aggressivität/Impulsivität indiziert.

Nebenwirkungen

Alle Arzneimittel können auch unerwünschte Wirkungen haben. Meist sind sie nicht schwerwiegend und treten auch nicht bei allen Behandelten auf. Die meisten Nebenwirkungen bessern sich mit der Zeit oder verschwinden ganz. Sollte eine Nebenwirkung länger bestehen, sprechen Sie mit Ihrem Arzt über geeignete Maßnahmen.

Häufige Nebenwirkungen, die Sie bei Ihrem nächsten Besuch mit Ihrem Arzt besprechen sollten:
- Müdigkeit und Antriebsmangel: Diese Symptome bessern sich im Verlauf der weiteren Behandlung. Andere Medikamente, die müde machen, können bei gleichzeitiger Einnahme das Symptom verstärken. Fahren Sie kein Auto und bedienen Sie keine gefährlichen Maschinen, wenn die Müdigkeit anhält.
- Schwindel: Stehen Sie aus dem Liegen oder Sitzen langsam auf; bleiben Sie für ein paar Minuten an der Bettkante sitzen, bevor Sie aufstehen. Setzen Sie sich oder legen Sie sich hin, wenn der Schwindel bestehen bleibt oder Sie sich schwach fühlen. Wenn der Schwindel sich nicht bessert, benachrichtigen Sie ggf. Ihren Arzt.
- Gangunsicherheit, Koordinationsstörungen: Sprechen Sie mit Ihrem Arzt, da dies eine Dosisanpassung erforderlich machen kann.
- Verschwommensehen: Dies tritt üblicherweise zu Beginn der Behandlung auf und ist meist nur vorübergehend. Das Lesen kann durch eine helle Lampe

oder eine größere Entfernung zum Buch verbessert werden. Evtl. kann auch ein Vergrößerungsglas genutzt werden. Sprechen Sie Ihren Arzt an, falls das Symptom fortbesteht.

- Übelkeit oder Sodbrennen, Erbrechen, Bauchkrämpfe: Nehmen Sie Ihre Medikamente zu den Mahlzeiten ein.
- Muskelzittern, -zucken: Sprechen Sie mit Ihrem Arzt, da dies eine Dosisanpassung erforderlich machen kann.
- Haarausfall
- Gewichtsveränderungen: Beobachten Sie Ihre Nahrungsaufnahme; vermeiden Sie fetthaltige Speisen (z. B. Kekse, Kuchen).
- Veränderungen des Menstruationszyklus

Gelegentlich auftretende Nebenwirkungen, bei deren Auftreten Sie **sofort** Ihren Arzt verständigen sollten:

- Halsschmerzen, Mundschleimhautentzündungen oder gestörte Wundheilung
- Hautausschlag oder Juckreiz, Gesichtsschwellung
- Übelkeit, Erbrechen, Appetitverlust, Antriebsmangel, Schwäche, Fieber oder grippeähnliche Symptome
- Auftreten von Blutergüssen, Blutungen, Farbveränderungen der Haut
- Gelbliche Verfärbung der Augen oder der Haut; dunkel gefärbter Urin
- Augenbewegungsstörungen
- Starker Schwindel

Benachrichtigen Sie Ihren Arzt **so früh wie möglich,** falls Ihre Periode ausbleibt oder Sie eine **Schwangerschaft** vermuten.

Was Sie unternehmen sollten, wenn Sie Ihre Medikation einmal vergessen haben

Wenn Sie die Gesamtdosis der Valproinsäure normalerweise morgens einnehmen und dies länger als 6 Stunden vergessen haben, überspringen Sie die vergessene Einnahme und setzen Sie Ihr normales Einnahmeschema am nächsten Tag fort. **Verdoppeln Sie nicht die Dosis.**

Wenn Sie das Medikament auf mehrere Dosen am Tag verteilt einnehmen und eine davon vergessen haben, nehmen Sie die vergessene dann ein, wenn Sie sich daran erinnern, und setzen dann Ihren normalen Einnahmeplan fort.

Wechselwirkungen mit anderen Medikamenten

Da Valproinsäure die Wirkung anderer Medikamente beeinträchtigen kann oder seinerseits durch andere Medikamente beeinflusst werden kann, besprechen Sie die zusätzliche Einnahme von anderen Medikamenten (einschließlich der rezeptfreien Medikamente wie z. B. Grippemittel) mit Ihrem Arzt oder Apotheker. Informieren Sie jeden Arzt oder Zahnarzt, den Sie aufsuchen, dass Sie Valproinsäure einnehmen.

Vorsichtsmaßnahmen

1. Ändern Sie Ihre Dosis nicht ohne Rücksprache mit Ihrem Arzt.
2. Dieses Medikament kann das Reaktionsvermögen so weit verändern, dass die Fähigkeit zur aktiven Teilnahme am Straßenverkehr, zum Bedienen von Maschinen oder zum Arbeiten ohne sicheren Halt beeinträchtigt wird. Vermeiden Sie diese Tätigkeiten, wenn Sie sich müde oder verlangsamt fühlen.
3. Kapseln oder Tabletten sollten im Ganzen heruntergeschluckt werden. Zerteilen oder lösen Sie diese nicht vor Einnahmen auf; dies könnte zu einem unangenehmen Gefühl an der Mundschleimhaut führen.
4. Sollten Sie eine Valproinsäurelösung einnehmen, mischen Sie diese nicht mit kohlensäurehaltigen Getränken. Der Geschmack kann unangenehm sein, oder es kann zur Reizungen der Mundschleimhaut kommen.
5. Vermeiden Sie die Einnahme von Acetylsalicylsäure und verwandten Mitteln, da der Blutspiegel der Valproinsäure beeinflusst werden kann. Nehmen Sie stattdessen z. B. Ibuprofen.
6. Berichten Sie Ihrem Arzt über auffällige Veränderungen Ihrer Stimmung oder Ihres Verhaltens.
7. Bewahren Sie Ihre Medikamente in einem sauberen, trockenen Raum bei Zimmertemperatur auf. Arzneimittel für Kinder unzugänglich aufbewahren.

Wenn Sie Fragen zu diesem Medikament haben, zögern Sie bitte nicht, Ihren Arzt oder Apotheker zu fragen.

Patienteninformation: Psychostimulanzien

Der Name Ihres Medikaments lautet _____

Anwendung

Psychostimulanzien werden vorwiegend bei der Behandlung der „Aufmerksamkeitsdefizit-Hyperaktivitätsstörung" (ADHS) bei Kindern und in seltenen Fällen bei Erwachsenen verordnet. Diese Medikamente können auch bei Morbus Parkinson, Narkolepsie oder therapieresistenter Depression verordnet werden.

Wann tritt die Wirkung des Medikaments ein?

In der Regel tritt eine gewisse Wirkung der Psychostimulanzien innerhalb der ersten Woche der Behandlung des ADHS ein; die Wirkung nimmt in den nächsten 3 Wochen zu.

Wonach richtet sich die Dosis?

Die Dosis richtet sich nach dem Körpergewicht. Nehmen Sie das Medikament genauso ein, wie es verordnet wurde; erhöhen oder vermindern Sie nicht die Dosis, ohne mit Ihrem Arzt zu sprechen.

Wie lange sollten Sie Ihr Medikament einnehmen?

Psychostimulanzien werden meistens mehrere Jahre lang verordnet. Es kann sein, dass Ihr Arzt sich entscheidet, manchmal „Medikamentenferien" einzuführen, d.h. dass das Medikament z.B. an Wochenenden oder während der Ferien nicht genommen wird.

Nebenwirkungen

Alle Arzneimittel können auch unerwünschte Wirkungen haben. Meist sind sie nicht schwerwiegend und treten auch nicht bei allen Behandelten auf. Die meisten Nebenwirkungen bessern sich mit der Zeit oder verschwinden ganz.

Sollte eine Nebenwirkung länger bestehen, sprechen Sie mit Ihrem Arzt über geeignete Maßnahmen.

Die folgenden **häufig** oder **gelegentlich** auftretenden Nebenwirkungen sollten Sie mit Ihrem Arzt beim nächsten Besuch besprechen:
- Antriebssteigerung, Erregung: Bei einigen Patienten kann es mehrere Tage nach Beginn der Behandlung zu Nervosität und Schlafstörungen kommen. Wenn Sie das Arzneimittel abends einnehmen, wird vielleicht Ihr Arzt die Einnahme früher am Tag vorschlagen.
- Schneller Herzschlag, erhöhter Blutdruck: sprechen Sie mit Ihrem Arzt.
- Kopfschmerzen: Diese treten nur zeitweilig auf und können durch Kopfschmerzmittel (z.B. Aspirin) behandelt werden, wenn es notwendig erscheint. Der Blutdruck sollte überprüft werden.
- Übelkeit und Sodbrennen: Wenn dies auftritt, sollten Sie Ihr Medikament während der Mahlzeiten oder mit Milch einnehmen.
- Mundtrockenheit: Saure Bonbons oder zuckerfreies Kaugummi kann den Speichelfluss verstärken. Vermeiden Sie süße, stark kalorienhaltige Getränke. Trinken Sie Wasser und putzen Sie Ihre Zähne regelmäßig.
- Appetit- oder Gewichtszunahme: Nehmen Sie das Medikament während der Mahlzeiten ein, essen Sie häufiger kleine Mahlzeiten oder trinken Sie stark kalorienhaltige Getränke.
- Sehstörungen: Diese treten in der Regel zu Beginn der Behandlung auf und können 1 bis 2 Wochen anhalten. Wenn Sie beim Lesen Schwierigkeiten haben, sollten Sie bei hellem Licht lesen oder das Buch weiter entfernt halten. Auch eine Lupe könnte helfen. Wenn dieses Symptom länger anhält, sollten Sie Ihren Arzt befragen.
- Haarausfall (meist geringfügig): sprechen Sie mit Ihrem Arzt.
- Psychostimulanzien können bei längerer Einnahme zu Abhängigkeit und einem Verlangen nach Dosissteigerung führen. Besprechen Sie dieses Problem mit Ihrem Arzt.

Seltene Nebenwirkungen, die Sie Ihrem Arzt **sofort** mitteilen sollten:
- Zuckungen, „Tics" oder Bewegungsstörungen
- Schneller oder unregelmäßiger Herzschlag
- Anhaltende klopfende Kopfschmerzen
- Halsschmerzen, Mundschleimhautentzündungen oder gestörte Wundheilung
- Hautausschlag oder Juckreiz, Gesichtsschwellung
- Ungewöhnliches Auftreten von blauen Flecken oder Blutungen, fleckige dunkelrote Verfärbung der Haut

- Übelkeit, Erbrechen, Appetitverlust, Antriebsmangel, Schwäche, Fieber oder grippeähnliche Symptome
- Gelbfärbung der Augen oder der Haut, dunkelgefärbter Urin
- Schwere Erregung oder Unruhe
- Umschlag der Stimmung (Glücksgefühle, Erregung, Reizbarkeit, sehr kurze Schlafdauer)

Die Hüllen des Retard-Präparates Concerta® lösen sich im Körper nicht vollständig auf und werden mit dem Stuhl ausgeschieden; sie können daher manchmal in der Toilette zu sehen sein – dies ist normal.

Berichten Sie Ihrem Arzt so **rasch wie möglich,** wenn Ihre Periode ausgeblieben ist oder wenn Sie den Verdacht haben, dass Sie **schwanger** sind.

Was sollten Sie tun, wenn Sie die Einnahme Ihres Medikaments vergessen haben?

Wenn Sie Ihr Psychostimulans 2- bis 3-mal am Tag einnehmen und eine Dosis länger als 4 Stunden vergessen haben, lassen Sie bitte die vergessene Dosis weg und fahren Sie mit dem normalen Schema fort. **Verdoppeln Sie nicht die Dosis.**

Wechselwirkungen mit anderen Medikamenten

Da Psychostimulanzien die Wirkung anderer Arzneimittel verändern können oder umgekehrt durch andere Arzneimittel beeinflusst werden können, sprechen Sie bitte jedesmal mit Ihrem Arzt oder Apotheker, bevor Sie andere Medikamente einnehmen (einschließlich der rezeptfreien Medikamente). Sie sollten jeden Arzt oder Zahnarzt, den Sie aufsuchen, informieren, dass Sie ein Psychostimulans einnehmen.

Vorsichtsmaßnahmen

1. Erhöhen oder vermindern Sie niemals die Dosis, ohne Ihren Arzt zu fragen.
2. Berichten Sie Ihrem Arzt über auffällige Veränderungen hinsichtlich Schlaf, Essverhalten, Stimmung oder Verhalten.
3. Setzen sie das Medikament nicht plötzlich ab, da dies zu Veränderungen im Verhalten oder der Konzentration führen kann.
4. Das Medikament kann mit Arzneimitteln, die Ihr Zahnarzt verordnet, Wechselwirkungen haben. Informieren Sie daher Ihren Zahnarzt über das Medikament, das Sie einnehmen.
5. Bewahren Sie Ihr Medikament an einem sauberen und trockenen Ort bei Raumtemperatur auf. Arzneimittel für Kinder unzugänglich aufbewahren.

Wenn Sie Fragen zu diesem Medikament haben, zögern Sie bitte nicht, Ihren Arzt oder Apotheker zu fragen.

Patienteninformation: Atomoxetin

Der Name Ihres Medikaments lautet _____

Es wird als selektiver Noradrenalin-Wiederaufnahmehemmer bezeichnet.

Anwendung

Atomoxetin wird in der Behandlung der „Aufmerksamkeitsdefizit-Hyperaktivitätsstörung" (ADHS) bei Kindern und Erwachsenen eingesetzt.

Wann tritt die Wirkung des Medikaments ein?

Ein Therapieeffekt auf die Symptome der ADHS ist bei in der Regel innerhalb der ersten Behandlungswochen zu verzeichnen, wobei die Wirkung langsam zunimmt.

Wonach richtet sich die Dosis?

Atomoxetin ist in Kapseln verschiedener Stärken verfügbar; die Dosis wird basierend auf dem Körpergewicht des Patienten errechnet. Die Kapseln werden ein- oder wahlweise zweimal täglich zu den Mahlzeiten oder auch nüchtern eingenommen. Erhöhen Sie oder reduzieren Sie niemals die Dosis, ohne zuvor Rücksprache mit Ihrem Arzt gehalten zu haben.

Wie lange sollten Sie Ihr Medikament einnehmen?

Atomoxetin wird in der Regel über einen Zeitraum von mehreren Monaten bis hin zu mehreren Jahren verschrieben.

Nebenwirkungen

Alle Arzneimittel können auch unerwünschte Wirkungen haben. Meist sind sie nicht schwerwiegend und treten auch nicht bei allen Behandelten auf. Die meisten Nebenwirkungen bessern sich mit der Zeit oder verschwinden ganz. Sollte eine Nebenwirkung länger bestehen, sprechen Sie mit Ihrem Arzt über geeignete Maßnahmen.

Die folgenden **häufig** oder **gelegentlich** auftretenden Nebenwirkungen sollten Sie mit Ihrem Arzt beim nächsten Besuch besprechen:
- Gesteigerte Ängstlichkeit, gesteigerte Erregbarkeit. Manche Behandelten verspüren eine gesteigerte Nervosität oder entwickeln Schlafstörungen innerhalb weniger Tage nach Beginn der Medikamenteneinnahme.
- Kopfschmerz. Dieser ist in den meisten Fällen vorübergehend und kann in der Regel mit Schmerzmitteln (z. B. Paracetamol) insofern erforderlich, behandelt werden.
- Übelkeit, abdominelle Beschwerden, Erbrechen. Falls nicht bereits erfolgt, Medikament zu den Mahlzeiten einnehmen; falls die Symptomatik fortbesteht, Rücksprache mit dem Arzt halten.
- Appetitverlust, Gewichtsverlust. Häufigere kleinere Mahlzeiten mehrmals am Tag einnehmen.
- Benommenheit und Müdigkeit. Dieses Problem verschwindet in der Regel im Behandlungsverlauf. Die gleichzeitige Anwendung weiterer Medikamente, die zu Benommenheit führen können, verstärkt dieses Problem. Die Teilnahme am Straßenverkehr oder das Bedienen gefährlicher Maschinen sollten vermieden werden, falls die Benommenheit anhält.
- Mundtrockenheit. Saure Bonbons, zuckerfreies Kaugummi oder zuckerfreie Drops können den Speichelfluss anregen; zuckerhaltige, hochkalorische Getränke sollten vermieden werden. Trinken Sie Wasser und putzen Sie regelmäßig Ihre Zähne.
- Kreislaufprobleme. Stehen Sie langsam aus dem Liegen oder Sitzen auf. Hängen Sie Ihre Beine für ein paar Minuten über die Bettkante, bevor Sie aufstehen. Setzen oder legen Sie sich hin, wenn der Schwindel bestehen bleibt oder Sie sich schwach fühlen. Bei Fortbestehen des Problems sollten Sie Ihren Arzt verständigen.
- Störungen der Merkfähigkeit. Halten Sie Rücksprache mit Ihrem Arzt.

Seltene Nebenwirkungen, die Sie Ihrem Arzt **sofort** mitteilen sollten:
- Schneller oder unregelmäßiger Herzschlag.
- Ausschlag, Quaddeln, Jucken, Entzündungen von Mund oder Nasen-Rachenraum, Blutungen, Auftreten von Verfärbungen der Haut, Fieber oder grippeartige Symptome mit Übelkeit, Erbrechen, Appetitverlust, Schwächegefühl und Müdigkeit.

Aus: Bandelow, B., Bleich, S. & Kropp, S.: Handbuch Psychopharmaka © 2012 Hogrefe Verlag, Göttingen

- Gelbliche Verfärbung der Augen oder der Haut; Dunkelfärbung des Urins.
- Starke Unruhe, Ruhelosigkeit und Reizbarkeit.
- **Ungewöhnlich stark ausgeprägter lang anhaltender Stimmungswechsel mit ungewöhnlicher Freude, Hochstimmung, Erregung, Antriebssteigerung oder ausgeprägten Schlafstörungen.**

Berichten Sie Ihrem Arzt so **rasch wie möglich,** wenn Ihre Periode ausgeblieben ist oder wenn Sie den Verdacht haben, dass Sie **schwanger** sind.

Was sollten Sie tun, wenn Sie die Einnahme Ihres Medikaments vergessen haben?

Sollten Sie Atomoxetin mehr als einmal täglich einnehmen und Sie haben die Einnahme um mehr als 6 Stunden verpasst, sollten Sie wie gewohnt mit Ihrem Behandlungsplan fortfahren. Nehmen Sie nicht am nächsten Morgen die vergessene Dosis ein (Dosis nicht verdoppeln!). Sollten Sie den üblichen Einnahmezeitpunkt lediglich um wenige Stunden verpasst haben, nehmen Sie die vergessene Dosis dann ein, wenn Sie sich daran erinnern und setzen Sie daraufhin Ihren normalen Einnahmeplan fort.

Wechselwirkungen mit anderen Medikamenten

Da Atomoxetin die Wirksamkeit anderer Medikamente beeinflussen kann oder durch die Einnahme anderer Medikamente beeinflusst werden kann, sollten Sie Rücksprache mit Ihrem Arzt oder Apotheker halten, bevor Sie weitere Medikamente einnehmen. Dies gilt auch für freiverkäufliche Medikamente wie z. B. Erkältungsmittel und pflanzliche Arzneien. Informieren Sie stets Ihren Arzt oder Zahnarzt, dass Sie Atomoxetin einnehmen.

Vorsichtsmaßnahmen/Sicherheitshinweise

1. Berichten Sie Ihrem Arzt, falls sich während der Behandlung mit Atomoxetin Veränderungen in Ihrem Ernährungs- und Schlafverhalten einstellen oder sich Ihre Stimmung und Antrieb deutlich verändern.
2. Verändern Sie nicht die Dosis, ohne Rücksprache mit Ihrem behandelnden Arzt gehalten zu haben.
3. Beachten Sie beim Führen von Maschinen oder Teilnahme am Straßenverkehr, dass Atomoxetin die Anzeichen von Müdigkeit maskieren kann.
4. Trinken Sie keinen Alkohol während der Behandlung mit Atomoxetin.
5. Dieses Medikament kann Wechselwirkungen mit Medikamenten verursachen, die Ihnen von Ihrem Zahnarzt verabreicht werden. Teilen Sie ihm daher mit, dass Sie Atomoxetin einnehmen.
6. Aufbewahrung an einem sauberen, trockenen Ort bei Raumtemperatur. Bewahren Sie alle Medikamente außerhalb der Reichweite von Kindern auf.

Wenn Sie Fragen zu diesem Medikament haben, zögern Sie bitte nicht, Ihren Arzt oder Apotheker zu fragen.

Patienteninformation: Antidementiva

Der Name Ihres Medikaments lautet _____

Anwendung

Antidementiva sind Arzneimittel, die hauptsächlich bei der Behandlung von geringgradigen und mittelschweren Formen der Alzheimer-Demenz und anderen Demenzformen eingesetzt werden.

Wann tritt die Wirkung ein?

Eine Verbesserung der Konzentration und Aufmerksamkeit kann nach mehreren Wochen eintreten. Da das Arzneimittel einige Zeit braucht, bis die Wirkung einsetzt, sollten Sie die Dosis weder erhöhen noch vermindern, ohne dies mit Ihrem Arzt zu besprechen.

Wonach richtet sich die Dosis?

Um Nebenwirkungen zu vermeiden, wird mit einer niedrigen Dosis begonnen. Die Dosis wird dann nach einigen Wochen erhöht, wenn eine minimale Besserung beobachtet wird.

Wie lange sollten Sie dieses Arzneimittel einnehmen?

Antidementiva werden in der Regel über einige Jahre eingenommen.

Nebenwirkungen

Alle Arzneimittel können auch unerwünschte Wirkungen haben. Meist sind sie nicht schwerwiegend und treten auch nicht bei allen Behandelten auf. Die meisten Nebenwirkungen bessern sich mit der Zeit oder verschwinden ganz. Sollte eine Nebenwirkung länger bestehen, sprechen Sie mit Ihrem Arzt über geeignete Maßnahmen.

Die folgenden **häufig** oder **gelegentlich** auftretenden Nebenwirkungen sollten Sie mit Ihrem Arzt beim nächsten Besuch besprechen:
- Antriebssteigerung, Erregbarkeit: Einige Tage nach Beginn der Behandlung kann es zu Nervosität oder Schlafstörungen kommen. Wenn Sie das Arzneimittel abends einnehmen, wird der Arzt möglicherweise die letzte Gabe früher am Tag anordnen
- Kopfschmerzen: Diese treten nur zeitweilig auf und können durch Kopfschmerzmittel (z. B. Aspirin) behandelt werden, wenn es notwendig erscheint
- Übelkeit, Erbrechen, Sodbrennen: Wenn diese Symptome auftreten, können Sie das Arzneimittel während der Mahlzeiten oder mit Milch einnehmen
- Durchfall, Verstopfung, Blähungen
- Appetitmangel, Gewichtsverlust: Abhilfe: Nehmen Sie das Medikament nach den Mahlzeiten, essen Sie häufiger kleinere Mahlzeiten oder trinken Sie Getränke mit hohem Kaloriengehalt
- Muskelschmerzen oder -krämpfe: Wenn notwendig, können diese Symptome mit Schmerzmitteln behandelt werden
- Verstopfte Nase
- Hitzewallungen, Gesichtsrötungen

Seltene Nebenwirkungen, die Sie Ihrem Arzt **sofort** melden sollten:
- Gelbfärbung der Augen oder Haut, dunkelgefärbter Urin
- Halsschmerzen, Mundschleimhautentzündungen oder gestörte Wundheilung
- Hautausschlag, Juckreiz, Gesichtsschwellung
- Übelkeit, Erbrechen, Appetitverlust, Antriebsmangel, Schwäche, Fieber, grippeähnliche Symptome
- Schwere Erregungs- oder Unruhezustände

Was sollten Sie tun, wenn Sie einmal die Einnahme Ihres Medikamentes vergessen haben?

Wenn Sie die Gesamtdosis am Morgen einnehmen sollten und über sechs Stunden lang vergessen haben, lassen Sie die vergessene Dosis weg und setzen Sie das normale Einnahmeschema am nächsten Tag fort. **Verdoppeln Sie nicht die**

Dosis. Wenn Sie das Medikament mehrmals am Tag einnehmen, nehmen Sie die vergessene Dosis dann, wenn Sie sich wieder daran erinnert haben, und fahren Sie mit dem regulären Schema fort.

Wechselwirkungen mit anderen Medikamenten

Da die Medikamente die Wirkung anderer Arzneimittel verändern können oder umgekehrt durch andere Arzneimittel beeinflusst werden können, sprechen Sie bitte jedesmal mit Ihrem Arzt oder Apotheker, bevor Sie andere Arzneimittel einnehmen (einschließlich der rezeptfreien Medikamente). Sie sollten jeden Arzt oder Zahnarzt, den Sie aufsuchen, informieren, dass Sie ein Antidementivum einnehmen.

Vorsichtsmaßnahmen

1. Erhöhen der vermindern Sie niemals die Dosis, ohne Ihren Arzt zu fragen.
2. Berichten Sie Ihrem Arzt über auffällige Veränderungen hinsichtlich Schlaf, Essverhalten, Stimmung oder Verhalten.
3. Setzen Sie das Medikament nicht plötzlich ab, da dies zu Veränderungen im Verhalten oder Konzentrationsstörungen führen kann.
4. Dieses Medikament kann mit anderen Medikamenten, die Ihr Arzt Ihnen verschreibt, Wechselwirkungen haben. Teilen Sie daher auch Ihrem Zahnarzt mit, welches Medikament Sie einnehmen.
5. Bewahren Sie das Medikament an einem sauberen und trockenen Ort bei Raumtemperatur auf. Arzneimittel für Kinder unzugänglich aufbewahren.

Wenn Sie Fragen zu diesem Medikament haben, zögern Sie bitte nicht, Ihren Arzt oder Apotheker zu fragen.

Patienteninformation: Triebdämpfende Arzneimittel

Der Name Ihres Medikaments lautet _____

Anwendung

Dieses Medikament wird vorwiegend zur Dämpfung des sexuellen Triebes eingesetzt.

Wann tritt die Wirkung des Medikaments ein?

Dieses Medikament beeinflusst die Bildung des Hormons Testosteron im Körper. Die Wirkung auf den sexuellen Trieb tritt nach einigen Wochen ein. Wenn Sie das Medikament in Tablettenform einnehmen, sollten Sie niemals die Dosis vermindern, erhöhen oder das Medikament absetzen, ohne dies vorher mit Ihrem Arzt besprochen zu haben.

Wonach richtet sich die Höhe der Dosis?

Das Medikament ist in Tablettenform und als langwirksame Depotspritze verfügbar. Bei der Tablettenform wird die Dosis schrittweise erhöht, bis eine ausreichende Wirkung eingetreten ist. Die erforderliche Dosis kann entweder durch Ihre Angaben oder durch einen Testosterontest ermittelt werden.

Wie lange sollten Sie das Medikament einnehmen?

Das Medikament wird in der Regel für mehrere Jahre verordnet.

Nebenwirkungen

Alle Arzneimittel können auch unerwünschte Wirkungen haben. Meist sind sie nicht schwerwiegend und treten auch nicht bei allen Behandelten auf. Die meisten Nebenwirkungen bessern sich mit der Zeit oder verschwinden ganz. Sollte eine Nebenwirkung länger bestehen, sprechen Sie mit Ihrem Arzt über geeignete Maßnahmen.

Häufige oder gelegentlich auftretende Nebenwirkungen, die Sie Ihrem Arzt beim nächsten Besuch mitteilen sollten:

- Schwitzen, Hitzewallungen
- Impotenz
- Muskelschmerzen oder Muskelkrämpfe: diese können, wenn notwendig, mit Schmerzmitteln behandelt werden
- Brustvergrößerung
- Verminderung der Körperbehaarung
- Antriebsmangel, depressive Verstimmung
- Nervosität, Schlaflosigkeit

Seltene Nebenwirkungen, die Sie **sofort** Ihrem Arzt melden sollten:
- Gelbfärbung der Augen oder der Haut, Dunkelfärbung des Urins
- Mundschleimhautentzündungen
- Hautrötung oder Juckreiz, Gesichtsschwellung
- Übelkeit, Erbrechen, Appetitverlust, Antriebsmangel, Schwäche, Fieber, grippeähnliche Symptome
- Einschränkung der geistigen oder körperlichen Leistungsfähigkeit
- Schwellungen oder Schmerzen in den Beinen

Was sollten Sie tun, wenn Sie einmal die Einnahme Ihres Medikamentes vergessen haben?

Wenn Sie Ihr Medikament normalerweise morgens einnehmen müssen und es mehr als 6 Stunden vergessen haben, lassen Sie die vergessene Dosis weg und fahren Sie am nächsten Tag mit dem normalen Schema fort. **Verdoppeln Sie nicht die Dosis.** Wenn Sie eine Depotspritze bekommen und die fällige Injektion vergessen haben, sprechen Sie möglichst bald mit Ihrem Arzt und versuchen Sie, so rasch wie möglich diese Injektion nachzuholen.

Wechselwirkungen mit anderen Medikamenten

Da Ihr Medikament die Wirkung anderer Arzneimittel verändern kann oder umgekehrt durch andere Arzneimittel beeinflusst werden kann, sprechen Sie bitte jedesmal mit Ihrem Arzt oder Apotheker, bevor Sie andere Arzneimittel einnehmen (einschließlich der rezeptfreien Medikamente). Sie sollten jeden Arzt oder Zahnarzt, den Sie aufsuchen, informieren, dass Sie dieses Medikament einnehmen.

Vorsichtsmaßnahmen

1. Erhöhen oder vermindern Sie niemals die Dosis, ohne Ihren Arzt zu fragen.
2. Wenn Sie das Medikament eigenmächtig absetzen oder die Dosis vermindern, kann die durch das Medikament verursachte Dämpfung des Sexualtriebs aufgehoben werden. Dies kann, u. U. schwerwiegende Folgen haben; es kann zu Straftaten kommen.
3. Berichten Sie Ihrem Arzt über auffällige Veränderungen hinsichtlich Schlaf, Essverhalten, Stimmung oder Verhalten.
4. Dieses Medikament kann mit anderen Medikamenten, die Ihr Zahnarzt Ihnen verschreibt, Wechselwirkungen haben. Teilen Sie daher auch Ihrem Zahnarzt mit, welches Medikament Sie einnehmen.
5. Bewahren Sie das Medikament an einem sauberen und trockenen Ort bei Raumtemperatur auf. Arzneimittel für Kinder unzugänglich aufbewahren.

Wenn Sie Fragen zu diesem Medikament haben, zögern Sie bitte nicht, Ihren Arzt oder Apotheker zu fragen.

Patienteninformation: Disulfiram

Der Name Ihres Medikaments lautet _____

Anwendung

Disulfiram wird als Entwöhnungsmittel bei Alkoholmissbrauch oder -abhängigkeit angewendet.

Wann tritt die Wirkung des Medikaments ein?

Disulfiram beeinflusst den Abbau des Alkohols im Körper, wodurch eine chemische Substanz (Acetaldehyd) entsteht. Daher kommt es zu einem unangenehmen Gefühl, wenn sie Alkohol einnehmen. Dieses unangenehme Gefühl beginnt ca. 10 bis 20 Minuten nach der Einnahme von Alkohol und hält bis zu 2 Stunden an. Es kommt zu folgenden Symptomen: Hautrötung, Erstickungsgefühl, Übelkeit, Erbrechen, Herzrasen und Blutdrucksenkung mit Schwindelgefühl.

Wie lange sollten Sie das Medikament einnehmen?

Disulfiram wird in der Regel für eine längere Zeit verordnet, um Alkoholrückfälle zu vermeiden. Erhöhen oder vermindern Sie nicht die Dosis, ohne Ihren Arzt zu fragen.

Nebenwirkungen

Alle Arzneimittel können auch unerwünschte Wirkungen haben. Meist sind sie nicht schwerwiegend und treten auch nicht bei allen Behandelten auf. Die meisten Nebenwirkungen bessern sich mit der Zeit oder verschwinden ganz. Sollte eine Nebenwirkung länger bestehen, sprechen Sie mit Ihrem Arzt über geeignete Maßnahmen.

Häufige oder **gelegentliche** Nebenwirkungen, die Sie Ihrem Arzt beim nächsten Besuch mitteilen sollten:
- Benommenheit, Antriebsmangel, Depression: Diese Symptome bessern sich mit der Zeit. Wenn Sie andere Medikamente einnehmen, die ebenfalls benommen machen, kann es zu einer gegenseitigen Wirkungsverstärkung kommen. Vermeiden Sie das Autofahren oder Bedienen gefährlicher Maschinen, wenn diese Benommenheit länger anhält.
- Antriebssteigerung, Erregung: Bei manchen Patienten können einige Tage nach Beginn der Behandlung Nervosität und Schlafstörungen auftreten.
- Kopfschmerzen: Diese treten nur zeitweilig auf und können durch Kopfschmerzmittel (z. B. Aspirin®) behandelt werden, wenn es notwendig erscheint.
- Hautrötung: Verständigen Sie Ihren Arzt.
- Knoblauchähnlicher Geschmack im Mund.

Seltene Nebenwirkungen, die Sie Ihrem Arzt **sofort** mitteilen sollten:
- Gelbfärbung der Augen oder der Haut, dunkel gefärbter Urin
- Halsschmerzen, Mundschleimhautentzündungen oder gestörte Wundheilung
- Hautrötung oder Juckreiz, Gesichtsschwellung
- Übelkeit, Erbrechen, Appetitverlust, Antriebsmangel, Schwäche, Fieber oder grippeähnliche Symptome

Was sollten Sie tun, wenn sie einmal die Einnahme Ihres Medikamentes vergessen haben?

Wenn Sie vergessen haben, Ihr Medikament morgens einzunehmen und es auch in den nächsten 6 Stunden nicht eingenommen haben, lassen Sie bitte die vergessene Gabe weg und fahren Sie am nächsten Tag mit dem üblichen Schema fort. **Bitte verdoppeln Sie nicht die Dosis.**

Wechselwirkungen mit anderen Medikamenten

Da Disulfiram die Wirkung anderer Arzneimittel verändern kann oder umgekehrt durch andere Arzneimittel beeinflusst werden kann, sprechen Sie bitte jedesmal mit Ihrem Arzt oder Apotheker, bevor Sie andere Arzneimittel einnehmen (einschließlich der rezeptfreien Medikamente). Sie sollten jeden Arzt oder Zahnarzt, den Sie aufsuchen, informieren, dass Sie Disulfiram einnehmen.

Vorsichtsmaßnahmen

1. Vermindern oder erhöhen Sie nicht die Dosis, ohne Ihren Arzt zu fragen.
2. Berichten Sie Ihrem Arzt über auffällige Veränderungen hinsichtlich Schlaf, Essverhalten, Stimmung oder Verhalten.
3. Vermeiden Sie alle Nahrungsmittel oder Medikamentenlösungen, die Alkohol enthalten, z. B. auch Stärkungsmittel, Hustensäfte, Mundspülungen oder alkoholhaltige Soßen.
4. Auch 24 Stunden nach der Einnahme kann noch eine unangenehme Reaktion auftreten. Auch die Verwendung von alkoholhaltigen Einreibungen oder Lösungsmitteln (z. B. Aftershave) kann die Reaktion auslösen.
5. Tragen Sie eine Karte bei sich, auf der der Name des Medikamentes steht.
6. Bewahren Sie das Medikament an einem sauberen und trockenen Ort bei Raumtemperatur auf. Arzneimittel für Kinder unzugänglich aufbewahren.

Wenn Sie Fragen zu diesem Medikament haben, zögern Sie bitte nicht, Ihren Arzt oder Apotheker zu fragen.

Patienteninformation: Acamprosat

Anwendung

Acamprosat wird hauptsächlich in der Behandlung der Alkoholabhängigkeit verwendet, wobei es das Verlangen nach Alkohol reduziert und Rückfälle verhindern kann.

Wie rasch wirkt das Medikament?

- Acamprosat wird in der Regel verschrieben, nachdem der Patient vom Alkohol entzogen ist.
- Es ist nicht wirksam, wenn der Pat. weiter trinkt, und hilft nicht gegen Symptome eines Alkoholentzugs.
- Acamprosat vermindert das Verlangen nach Alkohol.
- Es wurde in wissenschaftlichen Studien gezeigt, dass die Abstinenz erhalten werden kann, wenn Acamprosat im Rahmen eines umfassenden Behandlungsprogramms, das beratende und unterstützende Gespräche beinhaltet, planmäßig eingenommen wird.

Wie lange sollten Sie dieses Medikament einnehmen?

Acamprosat wird normalerweise für eine Phase von mehreren Monaten verordnet, um Personen zu helfen, die alkoholabstinent bleiben wollen. Erhöhen oder verminderten Sie nicht die Dosis, ohne dies mit Ihrem Arzt zu besprechen.

Welche Nebenwirkungen können auftreten?

Nebenwirkungen können mit allen Medikamenten auftreten. In der Regel sind sie nicht schwerwiegend und treten nicht bei Jedem auf. Die Nebenwirkungen können manchmal auftreten, bevor die positiven Wirkungen des Medikaments bemerkt werden. Wenn Sie vermuten, dass Sie unter Nebenwirkungen leiden, sprechen Sie mit ihrem Arzt oder Apotheker, sie können Ihnen helfen, die Nebenwirkungen zu vermindern oder damit umzugehen.

Häufige Nebenwirkungen, die sie Ihrem Arzt beim nächsten Besuch mitteilen sollten:

- Magenprobleme, Übelkeit, Blähungen, Durchfall: Wenn diese Symptome auftreten, wird der Arzt möglicherweise die Dosis anpassen.
- Kopfschmerzen: Dies tritt in der Regel nur zeitweilig auf und kann durch Kopfschmerztabletten (ASS, Paracetamol oder Ibuprofen) behandelt werden. Wenn die Kopfschmerzen länger anhalten und sehr schwerwiegend sind, sollten Sie einen Arzt informieren.
- Verstärkte Angst oder Schlafstörungen: Manche Patienten leiden in den ersten Tagen nach Beginn der Behandlung unter Nervosität oder Schlafstörungen.
- Juckreiz, Hautausschlag.

Seltene Nebenwirkungen, die Sie ihrem Arzt sofort mitteilen sollten:
- Starke Angst, auffällige Veränderungen der Stimmung oder des Verhaltens, Selbstmordgedanken.
- Teilen Sie ihrem Arzt sofort mit, wenn die Monatsblutung ausgefallen ist und Sie vermuten, dass Sie schwanger sind. Dies gilt auch, wenn sie planen, schwanger zu werden oder zu stillen.

Was sollten Sie tun, wenn Sie die Einnahme des Medikaments vergessen haben?

Wenn Sie das Medikament 3-mal am Tag mit den Mahlzeiten einnehmen und eine Dosis länger als 2 Stunden vergessen haben, lassen Sie bitte diese verpasste Dosis weg und setzen Sie die Einnahme in der nächsten planmäßigen Einnahme fort.

Kann dieses Medikament gleichzeitig mit anderen Medikamenten verwendet werden?

Da Acamprosat die Wirkung anderer Medikamente verändern kann oder durch andere Medikamente in seiner Wirkung beeinflusst werden kann, kontaktieren Sie bitte Ihren Arzt oder Apotheker, bevor Sie weitere Medikamente einnehmen. Dies gilt auch für nicht verschreibungspflichtige Medikamente wie Erkältungsmittel oder pflanzliche Präparate.

Informieren Sie jeden Arzt oder Zahnarzt, dass Sie Acamprosat einnehmen.

Vorsichtsmaßnahmen

1. Dieses Medikament kann geistige Leistungsfähigkeit und Reaktionszeit verändern, wenn Sie fahren oder an gefährlichen Maschinen arbeiten. Vermeiden Sie diese Tätigkeit, wenn Sie sich schläfrig oder benommen fühlen.
2. Ändern Sie nicht die Dosis und setzen Sie das Medikament nicht plötzlich ab, ohne dies vorher mit Ihrem Arzt zu besprechen.
3. Wenn Sie während der Behandlung wieder damit beginnen, Alkohol zu trinken, nehmen Sie trotzdem weiter Acamprosat ein und informieren Sie ihren Arzt so früh wie möglich.
4. Berichten Sie Ihrem Arzt über alle auffälligen Änderungen Ihres Stimmung und Ihres Verhaltens
5. Bewahren Sie das Medikament in einer sauberen, trockenen Umgebung bei Raumtemperatur auf. Entfernen Sie alle Medikamente aus der Reichweite von Kindern.

Wenn Sie Fragen zu diesem Medikament haben, fragen Sie Ihren Arzt, Apotheker oder das Pflegepersonal.

Patienteninformation: Clonidin

Der Name Ihres Medikaments lautet _____

Anwendung

Clonidin wird gelegentlich in der Behandlung von Alkoholentzugsproblemen, der „Aufmerksamkeitsdefizit-Hyperaktivitätsstörung" (ADHS) sowie bei Tic-Störungen bei Kindern und Jugendlichen eingesetzt. Clonidin hat sich darüber hinaus zur Verbesserung von Problemverhaltensweisen bei Kindern und Jugendlichen mit so genannten tiefgreifenden Entwicklungsstörungen und bei aggressiv-impulsiven Verhaltensweisen bei Störungen des Sozialverhaltens erwiesen. Möglicherweise hat Ihr behandelnder Arzt Clonidin aus einem an dieser Stelle nicht aufgeführten Grund ausgewählt. Wenn Sie sich nicht sicher sein sollten, weshalb Ihnen Clonidin verschrieben wird, halten Sie bitte Rücksprache mit Ihrem behandelnden Arzt.

Wann tritt die Wirkung des Medikaments ein?

In der Regel stellt sich bereits in der ersten Behandlungswoche eine bemerkbare Wirkung auf ADHS-Symptome ein; häufig nimmt die Wirkung in den ersten 3 Behandlungswochen zu.

Wonach richtet sich die Dosis?

Clonidin ist in Tablettenform verfügbar. Die Dosierung richtet sich nach dem Körpergewicht. Tabletten müssen in der Regel mehrmals täglich eingenommen werden.

Erhöhen Sie oder reduzieren Sie niemals die Dosis, ohne zuvor Rücksprache mit Ihrem Arzt gehalten zu haben.

Wie lange sollten Sie Ihr Medikament einnehmen?

In der Regel wird Clonidin über einen Zeitraum von mehreren Monaten bis hin zu mehreren Jahren eingenommen.

Nebenwirkungen

Alle Arzneimittel können auch unerwünschte Wirkungen haben. Meist sind sie nicht schwerwiegend und treten auch nicht bei allen Behandelten auf. Die meisten Nebenwirkungen bessern sich mit der Zeit oder verschwinden ganz. Sollte eine Nebenwirkung länger bestehen bleiben, sprechen Sie mit Ihrem Arzt über geeignete Maßnahmen.

Die folgenden **häufig** oder **gelegentlich** auftretenden Nebenwirkungen sollten Sie mit Ihrem Arzt beim nächsten Besuch besprechen:
- Müdigkeit und Antriebsmangel: Diese Symptome bessern sich mit der Zeit, sie können durch andere Medikamente, die ebenfalls müde machen, verstärkt werden. Bleibt die Müdigkeit länger bestehen, vermeiden Sie Tätigkeiten wie Autofahren oder Bedienen gefährlicher Maschinen.
- Mundtrockenheit: Saure Bonbons und zuckerfreies Kaugummi können die Speichelproduktion anregen; versuchen Sie süße, kalorienhaltige Getränke zu vermeiden. Trinken Sie Wasser und putzen Sie regelmäßig Ihre Zähne.
- Kreislaufprobleme: Stehen Sie langsam aus dem Liegen oder Sitzen auf. Lassen Sie Ihre Beine für ein paar Minuten über die Bettkante hängen, bevor Sie aufstehen. Setzen oder legen Sie sich hin, wenn die Kreislaufprobleme bestehen bleibt oder Sie sich schwach fühlen. Bei Fortbestehen des Problems Arzt verständigen.
- Kopfschmerzen: Diese treten in der Regel nur vorübergehend auf und können bei Bedarf mit Schmerzmitteln (Paracetamol) behandelt werden.
- Gesteigerte Ängstlichkeit, agitiertes Verhalten oder gesteigerte Erregbarkeit: Manche Menschen können sich für einige Tage nach dem Beginn der Behandlung nervös fühlen oder Schlafschwierigkeiten entwickeln. Teilen Sie dies Ihrem Arzt mit.
- Störungen der Merkfähigkeit: Teilen Sie dies Ihrem behandelnden Arzt mit.

Seltene Nebenwirkungen, die Sie Ihrem Arzt **sofort** mitteilen sollten:
- Schneller oder unregelmäßiger Herzschlag.
- Hautausschlag oder Juckreiz, Gesichtsschwellung.

- Halsschmerzen, Mundschleimhautentzündung oder gestörte Wundheilung, ungewöhnliche blaue Flecken, Blutungen, Übelkeit, Erbrechen, Appetitlosigkeit, Schläfrigkeit, Schwächegefühl, Fieber oder grippeartige Symptome.
- Gelbverfärbung von Augen und Haut; dunkel bis bräunlich verfärbter Urin.
- Stark ausgeprägte Ruhelosigkeit, Reizbarkeit und erregtes Verhalten.

Berichten Sie Ihrem Arzt so **rasch wie möglich,** wenn Ihre Periode ausgeblieben ist oder wenn Sie den Verdacht haben, dass Sie **schwanger** sind.

Was sollten Sie tun, wenn Sie die Einnahme Ihres Medikaments vergessen haben?

Wenn Sie Clonidin normalerweise auf mehrere Dosen am Tag verteilt einnehmen und eine davon vergessen haben, nehmen Sie die vergessene Dosis dann ein, wenn Sie sich daran erinnern und setzen Sie dann Ihren normalen Einnahmeplan fort. **Nehmen Sie die vergessene Dosis nicht zu einem späteren Zeitpunkt zusätzlich ein (keine Verdopplung der Dosis).**

Wechselwirkungen mit anderen Medikamenten

Da Clonidin die Wirkung anderer Medikamente beeinflussen kann oder von anderen Medikamenten beeinflusst werden kann, teilen Sie die zusätzliche Einnahme von anderen Medikamenten Ihrem Arzt oder Apotheker mit, einschließlich der nicht rezeptpflichtigen Medikamente, wie z. B. Grippemittel. Informieren Sie jeden Arzt oder Zahnarzt, den Sie aufsuchen, dass Sie Clonidin einnehmen.

Vorsichtsmaßnahmen/Sicherheitshinweise

1. Steigern oder verringern Sie Ihre Dosis nicht ohne Rücksprache mit Ihrem behandelnden Arzt.
2. Dieses Medikament kann das Reaktionsvermögen soweit verändern, dass die Fähigkeit zur aktiven Teilnahme am Straßenverkehr, zum Bedienen von Maschinen oder zum Arbeiten ohne sicheren Halt beeinträchtigt wird. Vermeiden Sie diese Tätigkeiten, wenn Sie sich müde oder verlangsamt fühlen.
3. Dieses Medikament verstärkt die Wirkung von Alkohol, so dass sich Symptome wie Müdigkeit, Schwindel und Verwirrtheit verstärken können.
4. Beenden Sie nicht plötzlich die Medikamenteneinnahme, da dies zu Entzugssymptomen wie Schlaflosigkeit und Blutdruckveränderungen (Anstieg) führen kann.
5. Berichten Sie Ihrem Arzt über ungewöhnliche Stimmungs- oder Verhaltensänderungen.
6. Bewahren Sie Ihre Medikamente an einem sauberen, trockenen Ort bei Raumtemperatur auf. Medikamente stets außerhalb der Reichweite von Kindern aufbewahren.

Wenn Sie Fragen zu diesem Medikament haben, zögern Sie bitte nicht, Ihren Arzt oder Apotheker zu fragen.

Patienteninformation: Naltrexon

Der Name Ihres Medikaments lautet _____

Anwendung

Naltrexon wird hauptsächlich bei Alkohol- oder Opiatabhängigkeit angewendet. Naltrexon wird außerdem bei Verhaltensstörungen, Impulskontrollstörungen oder Zwangsstörungen eingesetzt, obwohl für diese Anwendungsgebiete keine Zulassung besteht.

Wann tritt die Wirkung des Medikaments ein?

Naltrexon vermindert das Verlangen nach Alkohol oder Opiaten. Es unterdrückt nicht die Entzugserscheinungen, die bei Opiatabhängigen auftreten können, und sollte bei niemandem angewendet werden, der in den letzten 10 Tagen Opiate eingenommen hat. Diese Patienten müssen ein Entgiftungsprogramm absolvieren, bevor sie mit der Naltrexonbehandlung anfangen. Die Behandlung wird mit einer niedrigen Dosis begonnen und bis zum gewünschten Wirkungseintritt gesteigert. Die Wirkung tritt rasch ein (innerhalb 1 Stunde).

Wie lange sollten Sie das Medikament einnehmen?

Naltrexon wird in der Regel für eine gewisse Zeit verordnet, um Rückfälle zu vermeiden. Bei der Behandlung von Verhaltens-, Impulskontroll- oder Zwangsstörungen wird Naltrexon in der Regel für eine längere Zeit verordnet. Erhöhen oder vermindern Sie nicht die Dosis, ohne mit Ihrem Arzt zu sprechen.

Nebenwirkungen

Alle Arzneimittel können auch unerwünschte Wirkungen haben. Meist sind sie nicht schwerwiegend und treten auch nicht bei allen Behandelten auf. Die meisten Nebenwirkungen bessern sich mit der Zeit oder verschwinden ganz. Sollte eine Nebenwirkung länger bestehen, sprechen Sie mit Ihrem Arzt über geeignete Maßnahmen.

Die folgenden **häufig** oder **gelegentlich** auftretenden Nebenwirkungen sollten sie mit Ihrem Arzt beim nächsten Besuch besprechen:
- Benommenheit, Antriebsmangel, Verwirrtheit, Depression: Diese Symptome bessern sich mit der Zeit. Wenn Sie andere Medikamente einnehmen, die zu Benommenheit führen, kann es zu einer Wirkungsverstärkung kommen. Vermeiden Sie Autofahren oder das Bedienen gefährlicher Maschinen, wenn die Benommenheit länger anhält.
- Nervosität, Angst, Schlafstörung: Bei einigen Patienten kann es einige Tage nach Beginn der Behandlung zu Nervosität oder Schlafstörungen kommen.
- Kopfschmerzen: Diese treten nur zeitweilig auf und können durch Kopfschmerzmittel (z. B. Aspirin®) behandelt werden, wenn es notwendig erscheint.
- Muskel- oder Gelenkschmerzen: Diese können mit Schmerzmitteln behandelt werden.
- Bauchschmerzen oder -krämpfe, Übelkeit oder Erbrechen: Wenn dies eintritt, können Sie das Medikament mit Nahrung oder Milch einnehmen.
- Gewichtsabnahme.

Seltene Nebenwirkungen, die Sie **sofort** Ihrem Arzt mitteilen sollten:
- Gelbfärbung der Augen oder der Haut, Dunkelfärbung des Urins
- Halsschmerzen, Mundschleimhautentzündungen oder gestörte Wundheilung
- Hautrötung oder Juckreiz, Gesichtsschwellung
- Übelkeit, Erbrechen, Appetitverlust, Antriebsmangel, Schwäche, Fieber oder grippeähnliche Symptome

Was sollten Sie tun, wenn Sie einmal die Einnahme Ihres Medikaments vergessen haben?

Wenn Sie in der Regel Ihr Medikament morgens einnehmen und Sie es mehr als 6 Stunden vergessen haben, lassen sie die vergessene Dosis weg und fahren Sie am nächsten Tag mit dem regulären Schema fort. **Verdoppeln sie bitte nicht die Dosis.** Wenn Sie das Medikament mehrmals am Tag einnehmen, nehmen Sie die vergessene Dosis, wenn sie sich wieder daran erinnern, und fahren Sie dann mit dem regulären Schema fort.

Wechselwirkungen mit anderen Medikamenten

Da Naltrexon die Wirkung anderer Medikamente verändern kann oder durch andere Arzneimittel beeinflusst werden kann, sprechen Sie jedesmal mit Ihrem Arzt oder Apotheker, bevor Sie andere Mittel einnehmen (einschließlich der rezeptfreien Medikamente). Sie sollten jeden Arzt oder Zahnarzt, den Sie aufsuchen, informieren, dass Sie Naltrexon einnehmen.

Vorsichtsmaßnahmen

1. Die Naltrexoneinnahme darf erst begonnen werden, wenn Sie mindestens 10 Tage lang keine Drogen eingenommen haben.
2. Opiatabhängigkeit: Durch die längere Naltrexon-Einnahme hat sich Ihr Körper von den Opiaten entwöhnt. Wenn Sie die Naltrexonbehandlung abbrechen und ein Opiat in der gleichen Dosis zu sich nehmen, wie Sie es vor der Naltrexonbehandlung getan haben, kann sich dies wie eine extreme Überdosis auswirken. **Dies kann zu schwerwiegenden Gesundheitsschäden oder zum Tod führen.**
3. Erhöhen oder vermindern Sie nicht die Dosis, ohne dies mit Ihrem Arzt zu besprechen.
4. Berichten Sie Ihrem Arzt über auffällige Veränderungen hinsichtlich Schlaf, Essverhalten, Stimmung oder Verhalten.
5. Tragen Sie eine Karte bei sich, auf der der Name des eingenommenen Medikaments steht.
6. Bewahren Sie Ihr Medikament an einem sauberen und trockenen Ort bei Raumtemperatur auf. Arzneimittel für Kinder unzugänglich aufbewahren.

Wenn Sie Fragen zu diesem Medikament haben, zögern Sie bitte nicht, Ihren Arzt oder Apotheker zu fragen.

Patienteninformation: Methadon

Der Name Ihres Medikaments lautet _____

Anwendung

Methadon wird hauptsächlich als Ersatzmedikament in der Behandlung einer Opiatabhängigkeit bei Patienten, die eine Erhaltungstherapie wünschen, angewendet. Es unterdrückt die Entzugssymptome sowie das Verlangen nach Opiaten.

Wann tritt die Wirkung des Medikaments ein?

Methadon blockiert das Verlangen nach Opiaten sowie die Entzugssymptome sofort. Methadon wird mit einer niedrigen Dosis begonnen, dann wird die Dosis, abhängig von der Wirkung, schrittweise bis zu einer Erhaltungsdosis gesteigert. Es wird dann einmal täglich verordnet.

Warum wird Methadon einmal täglich angewendet?

Methadon ist ein Betäubungsmittel; der Vertrieb und die Anwendung wird durch gesetzliche Bestimmungen geregelt. Es wird in der Regel als Flüssigkeit, mit Orangensaft vermischt, verabreicht. Die meisten Patienten erhalten Methadon täglich von einem Arzt oder dem Pflegepersonal und müssen den Inhalt der Flasche in Anwesenheit des Pflegepersonals einnehmen, um zu vermeiden, dass die Metha-dondosis an Dritte weitergegeben wird.

Einige Patienten, die sich unter der Methadongabe stabilisiert haben, erhalten die Erlaubnis, einmal pro Woche eine Verschreibung über die für bis zu 7 Tagen benötigte Menge ausgehändigt zu bekommen und eigenverantwortlich einzunehmen.

Wie lange sollten Sie das Medikament einnehmen?

Die Dauer der Methadoneinnahme ist bei den Patienten sehr unterschiedlich und hängt von einer Anzahl von Faktoren ab, wie z. B. Fortschritte in der Behandlung. Die meisten Patienten erhalten Methadon für mehrere Monate, manche für mehrere Jahre. Jede Dosisverminderung sollte schrittweise erfolgen. Es konnte gezeigt werden, dass Methadon für Patienten mit illegalem Opiatmissbrauch sehr hilfreich sein kann und ihre soziale Stabilität erhalten kann.

Nebenwirkungen

Alle Arzneimittel können auch unerwünschte Wirkungen haben. Meist sind sie nicht schwerwiegend und treten auch nicht bei allen Behandelten auf. Die meisten Nebenwirkungen bessern sich mit der Zeit oder verschwinden ganz. Sollte eine Nebenwirkung länger bestehen, sprechen Sie mit Ihrem Arzt über geeignete Maßnahmen.

Die folgenden **häufig** oder **gelegentlich** auftretenden Nebenwirkungen sollten Sie mit Ihrem Arzt beim nächsten Besuch besprechen:

- Antriebsmangel, Verwirrtheit, Depression: Diese Symptome bessern sich mit der Zeit. Andere Medikamente, die zu Benommenheit führen können, können diese Wirkungen verstärken. Vermeiden Sie Autofahren und das Bedienen gefährlicher Maschinen, wenn die Benommenheit länger anhält.
- Antriebssteigerung, Schlaflosigkeit: Bei einigen Patienten kann es wenige Tage nach Beginn der Behandlung zu Nervosität oder Schlafstörungen kommen.
- Schwindel, Benommenheit oder Schwäche: Diese Symptome bessern sich mit der Zeit.
- Gelenk- und Muskelschmerzen: Kurzfristige Anwendung von Schmerzmitteln kann hier helfen.
- Übelkeit und Erbrechen: Nehmen Sie bitte Ihr Medikament nach den Mahlzeiten ein.
- Appetitverlust, Gewichtsverlust: Einnahme des Medikaments nach den Mahlzeiten, häufigere kleinere Mahlzeiten oder Trinken stark kalorienhaltiger Getränke können Abhilfe schaffen.
- Sexuelle Störungen: Sprechen Sie mit Ihrem Arzt.
- Schwitzen, Hautrötung: Häufiges Duschen, die Anwendung von Deodorants oder Talkumpuder können hilfreich sein.
- Verstopfung: Nehmen Sie ballaststoffreiche Nahrung zu sich (z. B. Salate, Weizenkleie) und trinken Sie viel Flüssigkeit. In manchen Fällen muss ein

Abführmittel genommen werden. Wenn diese Mittel nicht helfen, sollten Sie Ihren Arzt oder Apotheker um Rat fragen.

Seltene Nebenwirkungen, bei denen Sie Ihren Arzt **sofort** verständigen müssen:
- Gelbfärbung der Augen oder der Haut, Dunkelfärbung des Urins
- Halsschmerzen, Mundschleimhautentzündungen oder gestörte Wundheilung
- Hautrötung oder Juckreiz, Gesichtsschwellung
- Übelkeit, Erbrechen, Appetitverlust, Antriebsarmut, Schwäche, Fieber oder grippeähnliche Symptome

Was sollten Sie tun, wenn Sie die Einnahme Ihres Medikamentes vergessen haben?

Es ist wichtig, dass das Medikament einmal pro Tag ungefähr zur gleichen Zeit eingenommen wird. Das Auslassen einer Dosis kann zu Entzugssymptomen führen, die sich als Unruhe, Schlaflosigkeit, Übelkeit, Erbrechen, Kopfschmerzen, vermehrtem Schwitzen, Verstopfung, Gänsehaut, Bauchkrämpfen, Muskel- und Knochenschmerzen äußern können.

Wechselwirkungen mit anderen Medikamenten

Da Methadon die Wirkung anderer Arzneimittel verändern kann oder umgekehrt durch andere Arzneimittel beeinflusst werden kann, sprechen Sie bitte jedesmal mit Ihrem Arzt oder Apotheker, bevor Sie andere Medikamente ein-

nehmen (einschließlich der rezeptfreien Medikamente). Sie sollten jeden Arzt oder Zahnarzt, den Sie aufsuchen, informieren, dass Sie ein Methadon einnehmen.

Die gleichzeitige Einnahme anderer Drogen oder Alkohol kann schwerwiegende Gesundheitsschäden zur Folge haben. Beachten Sie auch, dass die Einnahme weiterer Drogen während einer Methadonbehandlung zur Beendigung der Methadonverordnung führt.

Vorsichtsmaßnahmen

1. Geben Sie niemals Methadon an Dritte weiter.
2. Wenn Sie in Ausnahmefällen Methadon mit nach Hause nehmen dürfen, bewahren Sie es für Kinder unzugänglich auf. Methadon kann für Menschen, die keine Opiate einnehmen, sehr gefährlich sein.
3. Berichten Sie Ihrem Arzt über auffällige Veränderungen hinsichtlich Schlaf, Essverhalten, Stimmung oder Verhalten.
4. Tragen Sie eine Karte mit dem Namen des Medikaments bei sich.

Wenn Sie Fragen zu diesem Medikament haben, zögern Sie bitte nicht, Ihren Arzt oder Apotheker zu fragen.

Patienteninformation: Buprenorphin

Anwendung

Buprenorphin wird hauptsächlich als Ersatzmedikament in der Behandlung einer Opioid- (Betäubungsmittel-) Abhängigkeitsbehandlung bei Patienten verwendet, die eine Erhaltungstherapie wünschen. Es unterdrückt das Verlangen nach Opioiden und kann den Entzugsprozess unterstützen.

Buprenorphin ist ein Teil eines umfassenden Behandlungsprogramms, das in der Regel auch Verhaltenstherapie und Beratungen umfasst.

Wie wird es verabreicht?

- Buprenorphin ist in 2 verschiedenen Darreichungsformen verfügbar: Subutex®, eine Schmelztablette, die Buprenorphin enthält, sowie Suboxone®, eine Kombination aus Buprenorphin und Naloxon als Schmelztablette. Der Arzt wird entscheiden, welche Zubereitung für Sie am besten geeignet ist.
- Buprenorphin ist ein Betäubungsmittel; die Verabreichung unterliegt dem Betäubungsmittelgesetz.

Wie rasch beginnt das Medikament zu wirken?

Buprenorphin wirkt mit einer 1-mal täglichen Gabe, nachdem Sie mindestens 12 bis 24 Stunden abstinent von Opioiden waren und sich im frühen Stadium des Entzugs befinden. Die Dosis wird durch den Arzt bestimmt und wird einmal pro Tag gegeben. Legen Sie die Tablette unter die Zunge und lassen Sie sie zergehen; dies dauert 2 bis 10 Minuten. Kauen oder schlucken Sie die Tabletten nicht, denn dies könnte zu einer Wirkungsabschwächung führen. Eine weitere Anpassung der Dosis wird bestimmt durch Ihr Ansprechen auf die Behandlung bestimmt; d. h. durch eine Abnahme des Verlangens nach Drogen bzw. Ihrer Entzugssymptome. Innerhalb der ersten 2 Wochen sollte das Medikament seine Wirkung zeigen.

Wie lange müssen Sie das Medikament einnehmen?

- Die Dauer der Buprenorphin-Behandlung ist unterschiedlich und hängt von einer Zahl von Faktoren ab, vor allem von dem Erfolg der Therapie. Die meisten Patienten erhalten Buprenorphin für mehrere Monate, während manche es auch jahrelang erhalten. Jede Dosisverminderung sollte unter Aufsicht eines Arztes sehr langsam erfolgen.
- Es wurde gezeigt, dass die Einnahme von Buprenorphin den Patienten hilft, den Missbrauch illegaler Betäubungsmittel zu vermeiden und ihren Sozialstatus zu verbessern.

Welche Nebenwirkungen können auftreten?

Nebenwirkungen können bei allen Medikamenten auftreten. In der Regel sind sie nicht schwerwiegend und treten nicht bei allen Patienten auf. Nebenwirkungen können manchmal auftreten, bevor die positiven Wirkungen des Medikaments bemerkt werden. Wenn Sie annehmen, dass Sie unter einer Nebenwirkung leiden, sprechen Sie mit ihrem Arzt oder Apotheker, da sie Ihnen helfen können, die Nebenwirkungen zu vermindern oder mit ihnen besser umzugehen.

Häufig auftretende Nebenwirkungen, die Sie Ihrem Arzt berichten sollten, wenn Sie ihn das nächste Mal aufsuchen:
- Gesteigerter Antrieb, Schlaflosigkeit: Bei manchen Personen kommt es in den ersten Tagen der Behandlung zu Nervosität und Schlafstörungen.
- Übelkeit, Magenbeschwerden: Wenn dies auftritt, sollten Sie das Medikament nach dem Essen einnehmen.
- Benommenheit: Diese Nebenwirkung bessert sich mit der Zeit. Wenn Sie andere Medikamente einnehmen, kann dies zu einer Verstärkung des Problems führen. Vermeiden Sie Autofahren oder das Bedienen von gefährlichen Maschinen, wenn diese Benommenheit auftritt.
- Verstopfung: Trinken Sie viel Wasser und nehmen Sie ausreichend Ballaststoffe zu sich (z. B. Früchte, Gemüse oder Getreide). Manche Patienten nehmen Abführmittel ein. Wenn diese Mittel nicht wirken, sprechen Sie mit ihrem Arzt oder Apotheker.
- Schwitzen: Es kann zu häufigem Schwitzen kommen. Abhilfe: Häufiges Duschen, Anwendung von Deodorantien und Talkumpuder.
- Gelenk- und Muskelschmerzen: Nehmen Sie nicht opioidhaltige Schmerzmittel ein (wie z. B. ASS oder Ibuprofen).

Seltene Nebenwirkungen, die Sie Ihrem Arzt sofort mitteilen sollten:
- Schwindel, Benommenheit oder Verwirrtheit.
- Verlangsamte oder schwere Atmung.

- Gelbliche Verfärbung der Augen oder der Haut, dunkler Urin.
- Wunde Stellen im Mund, am Gaumen oder im Rachen.
- Hautausschläge oder Jucken, Gesichtsschwellung.
- Symptome wie Übelkeit, Erbrechen, Appetitverlust, die gleichzeitig mit Müdigkeit, Schwäche, fiebrigem Gefühl und grippeähnlichen Symptomen auftreten.
- **Berichten Sie Ihrem Arzt sofort, wenn Ihre Monatsblutung ausgefallen ist oder Sie vermuten, dass sie schwanger sind. Dies gilt auch, wenn Sie planen, schwanger zu werden oder stillen.**

Was sollten Sie tun, wenn Sie die Einnahme des Medikaments vergessen haben?

- Wenn Sie eine Dosis vergessen haben, nehmen Sie sie so früh wie möglich ein. Wenn bereits der Zeitpunkt für die nächste Dosis fast erreicht ist, lassen Sie die verpasste Dosis weg und kehren Sie zu Ihrem üblichen Einnahmeschema zurück. Nehmen Sie niemals 2 Dosen auf einmal, ohne mit Ihrem Arzt Rücksprache zu halten.
- Verpasste Dosen, aber auch außerplanmäßige Einnahmen können zu Entzugssymptomen führen wie: Übelkeit, Erbrechen, Durchfall, Muskelschmerzen oder Krämpfe, Schwitzen, Tränenfluss, laufende Nase, erweiterte Pupillen, Gähnen, Verlangen nach Betäubungsmitteln, leichtes Fieber, Reizbarkeit und Schlafstörung. Wenn Sie eine Kombination dieser Symptome haben, sollten Sie sofort Ihren Arzt informieren oder die Notfallnummer eines örtlichen Krankenhauses wählen.

Kann dieses Medikament mit anderen Medikamenten eingenommen werden?

- Da Buprenorphin die Wirkung anderer Medikamente verändern kann oder durch diese beeinflusst werden kann, halten Sie jedes Mal Rücksprache mit Ihrem Arzt oder Apotheker, bevor Sie andere Medikamente einnehmen. Dies gilt auch für nicht verschreibungspflichtige Medikamente wie Erkältungsmittel oder pflanzliche Präparate. Informieren Sie Ihren Arzt oder Zahnarzt, dass Sie dieses Medikament einnehmen.
- Es ist wichtig, dass Sie für Notfälle immer einen Zettel bei sich tragen, auf dem steht, dass Sie Buprenorphin einnehmen.
- Trinken Sie keinen Alkohol oder nehmen Sie keine Schlaf- oder Beruhigungsmittel, während Sie Buprenorphin einnehmen (es sei denn, der Arzt hat sie verordnet). Dies kann zu schwerwiegenden Nebenwirkungen führen.

Vorsichtsmaßnahmen

1. Geben Sie niemals Ihr Medikament an andere weiter und bewahren Sie es außerhalb der Reichweite von Kindern auf, am besten in einem verschlossenen Schrank. Buprenorphin kann für andere Personen giftig sein.
2. Ändern Sie nicht die Dosis und setzen Sie das Medikament nicht plötzlich, ohne mit Ihrem Arzt Rücksprache zu halten.
3. Buprenorphin kann zu einer Abhängigkeit führen, so dass man Entzugssymptome bekommen kann, wenn man das Medikament plötzlich absetzt.
4. Buprenorphin kann bei Überdosierungen zu Todesfällen führen; das gilt auch für die intravenöse Injektion.
5. Buprenorphin kann zu Benommenheit führen. Wenn Sie sich benommen oder verlangsamt fühlen, sollten Sie nicht Autofahren, gefährliche Maschinen bedienen oder Aufgaben durchführen, die Ihre ständige Aufmerksamkeit erfordern.
6. Teilen Sie Ihrem Arzt mit, wenn Sie planen, schwanger zu werden.

Wenn Sie irgendwelche Fragen zu Ihrem Medikament haben, fragen Sie bitte Ihren Arzt, Apotheker oder das Pflegepersonal.

ANHANG

Zusätzlich empfohlene Literatur

Bandelow B, Heise CA, Banaschewski T, Rothenberger A. Handbuch Psychopharmaka für das Kindes- und Jugendalter. Göttingen: Hogrefe, 2006.

Bezchlibnyk-Butler KZ, Virani AS. Clinical Handbook of Psychotropic Drugs for Children and Adolescents (2nd ed.). Cambridge, MA: Hogrefe & Huber, 2007.

Flockhart DA. Drug interactions: Cytochrome P-450 drug-interaction table. Indiana University School of Medicine. Available from: http://medicine.iupui.edu/flockhart/table.htm. (Accessed December 1, 2008).

Human P450 Metabolism Database: www.gentest.com/human_p450_database/srchh450.asp (Dec. 2003).

Lesher BA. Pharmacogenomics: An update. Pharmacist's Letter/Practitioner's Letter. 2005;21(7): 210701.

Misra M, Papakostas GI, Klibanski A. Effects of psychiatric disorders and psychotropic medications on prolactin and bone metabolism. J Clin Psychiatry. 2004;65(12):1607–1618.

Oesterheld JR, Osser DN, Sandson NB. P450, UGT and P-gp drug interactions. Available from: www.mhc.com/Cytochromes/. (January 2004) (Accessed December 1, 2008).

Pies RW. Pharmacological approaches to psychotropic-induced weight loss. Int Drug Ther Newsletter. 2002;37(7):49–53.

Posey DJ. Practical pharmacotherapeutic management of autism: A review and update of commonly prescribed drugs. Int Drug Ther Newsletter. 2002;37(1):1–6.

Ramshaw L, Roberge J (eds.). Psychiatric medications: A practical guide to psychotropics. Toronto: Linacre, 2001

Robinson GE. Women and psychopharmacology. Medscape Women's Health Journal. 2002;7(1): 1–8.

Virani AS, Bezchlibnyk-Butler KZ, Jeffries JJ. Clinical Handbook of Psychotropic Drugs (18th ed.). Cambridge, MA: Hogrefe & Huber, 2009.

Glossar

5-HT	5-Hydroxytryptamin, Serotonin
ADHS	Aufmerksamkeitsdefizit-Hyperaktivitätsstörung (*engl.:* Attention deficit hyperactivity disorder/ ADHD)
Agranulozytose	Starke Abnahme der Granulozyten ($< 500/mm^3$)
Akathisie	Bewegungsunruhe, ständiger Positionswechsel, Unfähigkeit zum Entspannen (sog. Trippelmotorik)
Akinese	Bewegungslosigkeit, Bewegungsstarre
Alopezie	Haarausfall
Amenorrhö	Ausbleiben der Regelblutung
Anorexie	Unterernährung durch mangelnden Appetit
anticholinerg	Zentrale und periphere Symptome aufgrund Acetylcholinrezeptorblockade
Anti-Craving-Mittel	Medikament, das das Verlangen nach Suchtmitteln abschwächen kann
Antiemetika	Medikamente gegen Übelkeit und Erbrechen
Arrhythmie	Unregelmäßiger Herzschlag
Arteriosklerose	Verkalkung, Verhärtung und Fibrosierung von arteriellen Blutgefäßen
Arthralgie	Gelenkschmerzen
Ataxie	Störung der Koordination von Bewegungsabläufen
AUC	Area under curve = Fläche unter der Kurve
Augmentation	Kombination eines Antidepressivums mit einem anderen Psychopharmakon bei Nichtwirksamkeit der Monotherapie
Ballismus	Extrapyramidales Syndrom mit Hyperkinesien, die vorwiegend die proximale Extremitätenmuskulatur betreffen

Binge-eating	Essanfälle im Rahmen einer Bulimie oder bei binge-eating disorder (übermäßigem Essen)
Bipolar-I-Störung	Manisch-depressive Erkrankung
Bipolar-II-Störung	Affektive Störung mit rezidivierenden Depressionen und hypomanischen Episoden
Blepharospasmus	Lidkrampf, Krampf des M. orbicularis oculi
Bradykardie	Pathologisch reduzierte Herzfrequenz
Bruxismus	Zähneknirschen
Carbohydrate craving	Verlangen nach kohlehydratreicher Nahrung (z.B. Schokolade, Kuchen)
Chorea	Extrapyramidales Syndrom mit Hyperkinesien und allgemeiner Hypotonie der Muskulatur
Choreoathetose	Kombination von choreatischen und athetotischen Hyperkinesien
Compliance	Befolgen therapeutischer Anweisungen durch den Patienten
Coryza	Erkältung, Schnupfen
Craving	Verlangen, Gier (z.B. nach Alkohol)
Dermatitis	Hautentzündung
Diplopie	Doppeltsehen
Dysarthrie	Sprechstörung
Dysmnesie	fehlerhafte bzw. verzerrte Erinnerung
Dysphagie	Schluckstörung
Dyskinesie	Motorische Fehlfunktionen mit abnormen Bewegungen
Dystonie	Muskelverkrampfungen
Ebstein-Syndrom	Herzfehlbildung mit Deformierung und Insuffizienz der Trikuspidalklappe

EEG	Elektroenzephalogramm
EKG	Elektrokardiogramm
EKT	Elektrokonvulsionstherapie
Emesis	Erbrechen
endokrin	in den Blutkreislauf Stoffe absondernd
Endogene Depression	Älterer Ausdruck für „schwere Depression mit oder ohne psychotische Symptomatik" bzw. „mittelgradige Depression mit somatischem Syndrom" nach ICD-10
Enuresis	Bettnässen
epigastrisch	das obere Abdomen betreffend
EPS	Extrapyramidalmotorische Symptome
Exazerbation	Zunahme oder Wiederaufflammen von Krankheitssymptomen
extrapyramidal	Betrifft Kerne des ZNS, die in der Nähe der Pyramidenbahn gelegen sind
extrapyramidalmotorische Nebenwirkungen	neurologische Nebenwirkungen der Neuroleptika (z. B. Zittern, Starrheit, Zungenschlundkrämpfe)
Faszikulationen	Unwillkürliche Muskelzuckungen
Fibrose	Bindegewebsneu- und -mehrbildung
Flush	Hautrötung mit Hitzegefühl, infolge erhöhter Serotonin-Ausschüttung oder bei Disulfiram-Alkohol-Reaktion
FSH	Follikel-stimulierendes Hormon
GABA	Gammaaminobuttersäure (inhibitorischer Neurotransmitter)
Galaktorrhoe	Milchfluss
Gilles-de-la-Tourette-Syndrom	Syndrom mit Tics (Schnaufen, Räuspern, Spucken, Schnalzen), unmotivierten Wutausbrüchen, Koprolalie und Echolalie
Glaukom	Grüner Star (Erhöhung des Augeninnendruckes)
glomerulär	Betrifft kleine Blutgefäße der Niere, die als Filter bei der Urinausscheidung dienen

Gynäkomastie	Brustschwellung/-wachstum
Histologie	Gewebekunde, mikroskopische Anatomie
HPA-Achse	*engl.* Hypothalamus-pituitary-adrenal axis = Hypothalamus-Hypophysen-Nebennierenrinden-Achse
Hyperkalzämie	Erhöhung des Kalziumspiegels im Blut
Hyperkinese	Steigerung der Bewegungsaktivität
Hyperparathyreodismus	Erhöhte Parathormonbildung
Hyperreflexie	Steigerung der Muskelreflexe
Hyperthyreose	Schilddrüsenüberfunktion
Hypertonie	Bluthochdruck
hypnotisch	schlafinduzierend
Hypothyreose	Schilddrüsenunterfunktion
Hypotonie	Blutdrucksenkung
Induration	Gewebeverhärtung
Katalepsie	Verharren in einer bestimmten Körperhaltung
Kataplexie	Tonus-Verlust-Syndrom, affektiver Tonusverlust (z. B. bei Narkolepsie)
Katecholamine	Biogene Amine (z. B. Noradrenalin, Serotonin, Dopamin)
Kindling	Entwicklung einer Epilepsie durch adaptive Veränderungen der Neuronen aufgrund wiederholter elektrischer Entladungen
Kortex	Graue Substanz der Hirnrinde
LDH	Laktatdehydrogenase
LH	Luteinisierendes Hormon
LH-RH	Luteinisierendes Hormon-Releasing-Hormon
Libido	Sexualtrieb
Leukopenie	Erniedrigung der weißen Blutzellen
Leukozytose	Erhöhung der weißen Blutzellen
MAOH	Monoaminooxidase-Hemmer
Miosis	Pupillenverengung

Myalgie	Muskelschmerzen
Mydriasis	Pupillenerweiterung
Narkolepsie	Syndrom mit imperativen Schlafanfällen
Negativsymptomatik	Symptome einer Schizophrenie wie Affektverflachung, Antriebsmangel, Leistungsminderung, sozialer Rückzug, Apathie, u. a.
Nephritis	Nierenentzündung
Non-response	Nichtansprechen auf eine Behandlung
Nystagmus	Ruckartige Augenbewegungen
Ödem	Gewebsschwellung durch Flüssigkeitsansammlung
okzipital	den Hinterkopf betreffend
Ophthalmoplegie	Lähmung des äußeren Augenmuskels
orthostatische Dysregulation	Blutdruckabfall beim Aufstehen
Papillenödem	Schwellung/Ödem des N. opticus
Parästhesie	Kribbeln, Missempfindungen besonders der distalen Extremitäten
Parkinsonismus	Extrapyramidales Syndrom mit Tremor, Akinese und Rigor
perioral	um den Mund herum
peripher	die Nervenbahnen außerhalb des ZNS betreffend
Petechien	Hautblutungen
Photophobie	Lichtempfindlichkeit
Polydipsie	Gesteigerter Durst
Polyurie	Harnausscheidung über 2000 ml pro Tag
Positivsymptomatik	Symptome einer floriden Psychose wie Wahn, akustische Halluzinationen, Misstrauen, Aggressivität
Priapismus	Abnorme, schmerzhafte, kontinuierliche Peniserektion
Prostatahypertrophie	Vergrößerung der Vorsteherdrüse
Pruritus	Juckreiz

psychomotorische Erregung	gesteigerte körperliche Aktivität oder Unruhe aufgrund einer seelischen Störung
Psychose	Seelische Störung mit Wahn und anderen Symptomen
PTSD	*engl.* posttraumatic stress disorder – posttraumatische Belastungsstörung
PTT	partial thromboplastin time (partielle Thromboplastinzeit)
Pylorus	Magenpförtner
Rabbit-Syndrom	Periorale Zuckungen oder Zittern der Unterlippe, neuroleptikainduziert
Rebound	Wiederkehren der Symptome nach Absetzen der Behandlung, wobei die Symptomatik stärker sein kann als vor der Behandlung
Response	Ansprechen auf die Therapie
SAD	*engl.* Seasonal Affective Disorder – jahreszeitlich bedingte affektive Störung, die mit Depressionsschüben, vor allem im Frühjahr und Herbst, einhergeht
Schizophrenie	Psychische Störung, häufig mit Wahn, Halluzinationen und anderen Symptomen
SDAT	Senile Demenz vom Alzheimer-Typ
Sedativa	Beruhigungsmittel
Sedierung	Beruhigung, Müdigkeit
Serotoninsyndrom	Krankheitsbild, das durch einen erhöhten Serotoninstoffwechsel, z. B. nach einer Überdosis eines serotonergen Medikaments oder durch Kombination solcher Medikamente, entsteht; Symptome: Orientierungsstörungen, Verwirrtheit, Unruhe, Tremor, Myoklonien, Hyperreflexie, Muskelfaszikulationen, Schüttelfrost, Ataxie, Hyperaktivität
SIADH	Syndrom der inadäquaten ADH-Sekretion (*engl.* syndrome of inappropriate secretion of anti-diuretic hormone, Schwartz-Bartter-Syndrom) mit Hyponatriämie, Hypokaliämie, Hypernatriurie, Hyperkaliurie, Ödemen, verminderter Aldosteron- und vermehrter 17-Ketosteroid-Ausscheidung

Sialorrhoe	Verstärkter Speichelfluss	**Torsade de pointes**	Herzrhythmusstörung, evtl. lebensbedrohlich
SNRI	Selektiver Noradrenalinwiederaufnahmehemmer (*engl.* selective noradrenaline reuptake inhibitor)	**Torticollis**	Spasmus der Hals-/Nackenmuskulatur, führt zum Schiefhalten des Kopfes
Somnambulismus	Schlafwandeln	**Tourette-Syndrom**	siehe Gilles-de-la-Tourette-Syndrom
SSRI	Selektiver Serotoninwiederaufnahmehemmer (*engl.* selective serotonin reuptake inhibitor)	**TRH**	*engl.* Thyreotropin-Releasing Hormone
		Trismus	Kiefersperre, tonischer Krampf der Kaumuskulatur
Stevens-Johnson-Syndrom	allergisch bedingter Hautausschlag mit hohem Fieber und Schleimhautveränderungen	**TSH**	*engl.* Thyroid stimulating hormone
		TZA	Trizyklisches Antidepressivum
Tachykardie	Herzfrequenzanstieg über 100 Herzschläge pro Minute	**Vasokonstriktion**	Gefäßverengung
Tachyphylaxie	Toleranzentwicklung und Wirkabschwächung bei längerer Gabe eines Medikaments	**Wernicke-Korsakow-Syndrom**	Syndrom mit Verwirrtheit, Ataxie, Ophthalmoplegie, Gedächtnisstörungen, Konfabulationen
Therapeutischer Index	Verhältnis der mittleren letalen zur mittleren wirksamen Dosis		
Tinnitus	Ohrgeräusch	**ZNS**	Zentrales Nervensystem

Index der Medikamente

Handelsnamen sind kursiv gedruckt und durch ® gekennzeichnet

A

Abilify® 133
Acamprosat 3, 310, 332, 337, 338, 339, 340, 342, 384, 445, 446
Adderall® 260, 268, 269
Adderall XR® 260, 268
Adekin® 168
Adepend® 340
Adumbran® 192
Agomelatin 3, 18, 68, 69, 70, 90, 92, 94, 384, 404
AH3®N 209
Akineton® 122, 168, 410
Allium Plus® 300
Alprazolam 19, 124, 176, 192, 194, 197, 199, 200, 201, 202, 203, 251, 311, 336
Amanta® 168
Amantadin 10, 11, 40, 65, 95, 129, 130, 131, 140, 142, 168, 169, 170, 171, 172, 173, 294, 320
Amantadin-ratiopharm® 168
Amineurin® 36
Amioxid-neuraxpharm® 36
Amisulprid 115, 117, 121, 126, 129, 144, 145, 149, 153, 161, 162, 163, 188
Amitriptylin 18, 36, 37, 38, 41, 42, 46, 47, 83, 90, 92, 93, 107, 110, 123, 129, 176, 193, 231, 250, 252, 266, 289, 325, 336, 347, 379
Amitriptylin-beta® 36
Amitriptylin-CT® 36
Amitriptylinneuraxpharm® 36
Amitriptylinoxid 36, 90, 92
Amitriptylin-Sandoz Syneudon® 36
Amixx® 168
Amphetamin-Resinkomplex 260
Anafranil® 36, 91

Androbas® 50 mg 302
Androcur® 302
Androcur®-Depot 302
Antabus® 332, 333
Antabuse® 332, 333
Antelepsin® 168
Anticholinergika 30, 66, 76, 83, 122, 123, 168, 170, 172, 174, 188, 289, 294
Anxiolit® 192
Apertia® 7
Aponal® 36, 91
Apydan extent® 234
Apydan Extent® 234
Ardeyceryl P® 296
Aricept® 285
Ariclaim® 25
Aripiprazol 115, 133, 134, 143, 145, 149, 153, 160, 161, 162, 163, 224
Arminol® 136
Artane® 168
Arterosan Plus® 300
Asenapin 115, 126, 128, 131, 143, 145, 149, 153, 161, 162
Atarax® 209
Atomoxetin 3, 259, 260, 274, 275, 276, 277, 282, 384, 437, 438
Atosil® 136
Aurobemid® 73
Aurorix® 73, 91
Aviligen® 296
Axura® 293

B

Baldrian-Dispert® 381
Baldrian-Dragees AMA® 381
Baldrian „Drei Herzblätter"-Dragees® 381
Baldrianetten® 381
Baldrian „Merckle"-Tropfen® 381
Baldrian-Phyton® 381
Baldriansedon Mono® 381

Baldrisedon® 381
Benocten® 168, 209
Benperidol 115, 135, 136, 143, 149
Benperidol-neuraxpharm® 135
Benzamid 115, 126
Benzamide 136, 137, 145
Benzatropin 129, 155, 168, 169, 172, 174
Benzisothiazolylpiperazin 115, 126, 145
Benzisoxazolderivat 126
Bespar® 181
Betadorm® 209
Beta-Tablinen® 168
Bikalm® 209
Biperiden 30, 122, 155, 168, 169, 170, 172, 174, 289
Biperiden-Abbott® 168
Biperiden-neuraxpharm® 168
Biperidin-ratiopharm® 168
Biphetamine® 260
Bornaprin 168
Bromazepam 19, 192, 202, 203
Bromperidol 115, 135, 136, 143, 149
Brotizolam 192, 202, 203
Buprenorphin 3, 324, 332, 348, 350, 351, 352, 353, 384, 453, 454
Bupropion 18, 30, 46, 61, 62, 63, 64, 65, 66, 67, 76, 83, 84, 90, 92, 94, 96, 110, 259, 282, 332, 358, 384, 402, 403
Buronil® 135
Buspar® 181
Buspiron 3, 10, 11, 19, 76, 84, 89, 95, 124, 176, 181, 182, 183, 184, 190, 282, 310, 320, 384, 418, 419
Buteridol® 135
Butyrophenone 135

C

Calmaben® 209
Campral® 332, 337

Carba® 233
Carbabeta® 233
Carbadura® 233
Carbaflux® 233
Carbagamma® 233
Carbamazepin 19, 23, 24, 39, 46, 53, 57, 60, 66, 84, 89, 101, 105, 124, 134, 157, 159, 180, 197, 200, 213, 223, 224, 226, 228, 231, 234, 235, 236, 237, 238, 239, 240, 241, 242, 243, 244, 245, 246, 247, 248, 249, 250, 251, 252, 253, 254, 255, 256, 266, 281, 282, 289, 310, 320, 325, 347, 353, 384, 431, 432
Carbamazepin-ABC® 233
Carbamazepin AL® 233
Carbamazepin AZU® 233
Carbamazepin Heumann® 233
Carbamazepin-neuraxpharm® 233
Carbamazepin-ratiopharm® 233
Carbamazepin-RPh® 233
Carbamazepin STADA® 233
Carbamazepin-TEVA® 233
carba von ct® 233
Carbium® 233
Catanidin® 278
Catapresan® 95, 259, 278
Cerebroforte® 296
Cerebryl® 296
Ceremin® 300, 375
Cerepar N® 296
Champix® 332, 355
Chloraldurat® 209
Chloralhydrat 22, 190, 209, 211, 212, 213, 214, 311
Chlorazin® 135
Chlordiazepoxid 36, 193, 194, 200, 201, 202, 203, 253, 310, 336
Chlorpromazin 21, 66, 115, 116, 119, 121, 123, 124, 125, 135, 138, 139, 140, 141, 143, 144, 145, 149, 152, 314, 320, 324, 342

Chlorprothixen 115, 136, 137, 138, 144, 146, 149, 176
Chlorprothixen Holsten® 136
Chlorprothixen-neuraxpharm® 136
Ciatyl-Z® 136
Cipralex® 7, 91
Cipram® 7
Cipramil® 7, 91
Circadin® 220
Circanol® 300
Circo-Maren® 300
Cisordinol® 136
CitaLich® 7
Citalogamma® 7
Citalon® 7
Citalopram 7, 8, 9, 11, 12, 13, 14, 15, 16, 17, 18, 19, 20, 23, 24, 46, 76, 88, 91, 92, 93, 114, 123, 181
Citalopram AbZ® 7
Citalopram AL® 7
citalopram-biomo® 7
Citalopram-CT® 7
Citalopram-HEXAL® 7
Citalopram-neuraxpharm® 7
Citalopram-ratiopharm® 7
Citalopram STADA® 7
Clidinii bromidum 193
Clobazam 193, 202, 251
Clomethiazol 190, 209, 210, 211, 212, 213, 214, 215, 216, 217, 218, 219, 310, 311
Clomicalm® 36
Clomipramin 18, 36, 37, 38, 40, 41, 42, 44, 46, 47, 48, 75, 76, 83, 88, 91, 92, 93, 176, 181
Clomipramin-CT® 36
Clomipramin-neuraxpharm® 36
Clomipramin-ratiopharm® 36
Clomipramin Sandoz® 36
Clonazepam 10, 39, 42, 79, 95, 110, 124, 155, 168, 169, 172, 174, 193, 194, 195, 196, 197, 198, 200, 201, 202, 204, 231, 251, 253, 348
Clonidin 3, 12, 40, 46, 52, 53, 60, 71, 95, 102, 123, 129, 151, 214, 259, 263, 266, 278, 279, 280, 281, 324, 340, 346, 384, 447, 448

Clonidin Ratiopharm® 259, 278
Clonistada® 259, 278
Clopixol® 136
Closin® 136
Clothiapin 136, 137, 144, 149
Clozapin 21, 22, 23, 24, 35, 37, 60, 66, 84, 98, 105, 110, 115, 117, 118, 119, 120, 121, 122, 123, 124, 125, 126, 127, 128, 129, 130, 131, 132, 143, 144, 145, 149, 154, 155, 157, 158, 159, 160, 161, 162, 163, 201, 224, 232, 252, 253, 278, 336, 362, 370, 378, 384, 413, 414, 415
Clozapin-hexal® 126
Co-dergocrin (Dihydroergotoxin) 300
Cogentin® 168
Cogentinol® 168
Concerta® 259, 260, 262, 269, 436
Consta® 126, 147, 148
Convulex® 233
Convulsofin® 233
Curandrom® 302
Cuxabrain® 296
Cyclandelat 300
Cymbalta® 25, 91
Cyproacetat beta 302
Cyproteron 302, 303, 304, 305
Cyproteron TAD® 302

D

Dacoren® 300
Dalmadorm® 193
D-Amphetamin (Dexamphetamin, Dextroamphetamin) 259
Dapotum® 135
DCCK® 300
Decentan® 135
Defluina® 300
Dehydrobenzperidol® 135
Deleptin® 233
Demetrin® 193
Demonataur® Gingko 375
Demonatur® 300
Depakine® 233
Deroxat® 7, 91

Desipramin 18, 30, 38, 46, 47, 66, 76, 83, 89, 200, 208, 213, 259, 280, 281, 314, 320, 325, 336, 347
Desoxyn® 260
Dexamin® 259
Dexedrine® 260
Dexedrine®*Spansules* 260
Dexmethylphenidat 260, 262, 263, 267, 268, 269, 270, 271, 281
Dextroamphetamin 31, 67, 259, 260, 262, 268, 366
Dextroamphetamin/Amphetaminsalze 260
DextroStat® 260
Diazepam 19, 22, 23, 44, 66, 95, 102, 105, 124, 155, 168, 169, 172, 174, 176, 184, 193, 194, 195, 196, 197, 198, 199, 200, 201, 202, 203, 204, 212, 253, 308, 310, 314, 320, 325, 336, 338, 348
Dibenzodiazepin 115, 126
Dibenzothiazepin 115, 126
Dibenzothiazepine 136, 137, 145
Dibenzothiepine 136, 137
Dibondrin® 209
Dikalium-clorazepat 193
Diphenhydramin 155, 168, 169, 171, 172, 173, 176, 190, 192, 209, 212, 213, 214, 215, 216, 217, 218, 219, 266, 267, 289
Diphenylbutylpiperidine 115, 135, 137, 145
Dipiperon® 135
Distraneurin® 209
Disulfiram 3, 23, 84, 124, 200, 311, 314, 320, 325, 332, 333, 334, 335, 336, 337, 339, 348, 384, 443, 444, 457
Dixeran® 36, 91
Dobacen® 168
Dociton® 168
Dogmatil® 136
Dolestan® 168, 209
Dominal® 136
Dominal forte® 136
Donepezil 10, 284, 285, 286, 287, 288, 289, 290, 291, 292, 374, 383
Doneurin® 36
Dorlotil® 209

Dormicum® 192
Doxepin 36, 37, 41, 42, 45, 48, 91, 92, 93, 250, 324
Doxepin AL® 36
Doxepin beta® 36
doxepin-biomo® 36
Doxepin-Holsten® 36
Doxepin neuraxpharm® 36
Doxepin-ratiopharm® 36
Doxepin Sandoz® 36
Doxe TAD® 36
Doxylamin 190, 209, 215, 216, 217, 218, 219
Droperidol 115, 135, 137, 144, 149
Duloxetin 25, 26, 27, 28, 29, 30, 31, 91, 92, 94
Duogink® 300, 375
dura-cebrol® 300

E

Ebixa® 293
Edronax® 32, 91
Efectin® 25
Efektolol® 168
Efexor® 25, 91
Elbrol® 168
Elcrit® 126
Elmendos® 233
Elontril® 61, 90, 259
Encephabol® 296
Ennos® 7
Entumin® 136
Equasym® 259, 260
Equilibrin® 36, 90
Ergenyl® 233
ergobel® 300
Ergocalm® 192
Ergodesit® 300
Ergotox® 300
Escitalopram 7, 8, 9, 13, 14, 15, 16, 17, 18, 19, 20, 21, 23, 24, 46, 76, 91, 92, 93, 114, 176, 188
espa-lepsin® 233
espa-valept® 233
Eunerpan® 135

Eusedon mono® 136
Exelon® 285

F

Felicium® 7
Felixsan® 7
Fevarin® 7, 91
Finlepsin® 233
Flox-ex® 7
Floxyfral® 7, 91
Fluanxol® 136
FLUCTIN® 7
Fluctine® 7, 91
Fluninoc® 192
Flunitrazepam 192, 202, 205
Fluocim® 7
FluoxeLich® 7
Fluoxetin 7, 8, 9, 10, 11, 12, 13, 14, 15, 16,
    17, 18, 19, 20, 21, 22, 23, 24, 28, 30, 46,
    66, 76, 83, 86, 88, 90, 91, 92, 93, 105, 108,
    114, 123, 134, 183, 200, 213, 231, 250,
    252, 254, 266, 277, 289, 310, 314, 324,
    368
Fluoxetin AbZ® 7
Fluoxetin AL® 7
Fluoxetin-Arcana® 7
Fluoxetin beta® 7
fluoxetin-biomo® 7
Fluoxetin-Helvepharm® 7
Fluoxetin HEXAL® 7
Fluoxetin-Kwizda® 7
Fluoxetin-Mepha® 7
Fluoxetin-neuraxpharm® 7
Fluoxetin-ratiopharm® 7
Fluoxetin STADA® 7
Fluoxibene® 7
Fluoxifar® 7
Fluoxistad® 7
Flupentixol 115, 124, 136, 137, 138, 144,
    146, 147, 149, 162, 176, 252, 320
Fluphenazin 21, 23, 115, 125, 135, 138, 141,
    144, 146, 147, 149, 152, 162, 163
Fluphenazin-neuraxpharm® 135
Fluphenazin „Strallhofer"® 135
Flurazepam 193, 202, 205

Flusol® 7
Fluspi® 135, 147
Fluspirilen 115, 118, 135, 137, 147, 149, 176
Fluspirilen beta® 135
FluvoHEXAL® 7
Fluvoxamin 7, 8, 9, 10, 12, 13, 14, 15, 16, 17,
    18, 19, 20, 21, 22, 23, 24, 35, 46, 69, 70,
    76, 88, 91, 92, 93, 123, 183, 200, 213, 222,
    223, 250, 289, 325, 347
Fluvoxaminmaleat-Solvay® 7
Fluvoxamin-neuraxpharm® 7
Fluvoxamin-ratiopharm® 7
Fluvoxamin STADA® 7
Fluxet® 7
Fluxil® 7
Focalin® 260
Fokalepsin® 233
Fortevital® 300
Frisium® 193
Froidir® 126

G

Gababurg® 233
Gabalster® 233
Gabantin® 233
Gabapentin 10, 110, 180, 224, 234, 235, 236,
    237, 238, 239, 240, 241, 242, 243, 244,
    245, 246, 247, 248, 249, 254, 256, 282
Gabapentin 1 A Pharma® 233
Gabapentin AbZ® 233
Gabapentin Actavies® 233
Gabapentin AL® 233
Gabapentin Arcana® 233
Gabapentin beta® 233
Gabapentin-biomo® 233
Gabapentin-CT® 233
Gabapentin Genericon® 233
Gabapentin Hexal® 233
Gabapentin-Hexal® 233
Gabapentin-Mepha® 233
Gabapentin neuraxpharm® 233
Gabapentin-Pfizer® 233
Gabapentin Rombaxy® 233
Gabapentin Sandoz® 233
Gabapentin Sandoz eco® 233

Gabapentin Spiry® 233
Gabapentin STADA® 233
Gabapentin TAD® 233
Gabapentin-Teva® 233
Gabatal® 233
Galantamin 284, 285, 286, 287, 288, 289,
    290, 291, 292
Geriaforce® 300, 375
Gerolamic® 233
Gingiloba® 300
Gingium® 300
gingko von ct® 375
Gingobeta® 300, 375
Gingopret® 300
Gingosol® 300, 375
Ginkgo® 300
Ginkgo-biloba-extrakt 300
ginkgo ct® 300
Ginkgopur® 375
Ginkgo Stada® 300, 375
Ginkgo-Tonin® 300
Ginkopur® 300
Gittalun® 209
Gladem® 7, 91
Glianimon® 135

H

Haemiton® 259, 278
Halbmond-Tabletten® 168
Halcion® 192
Haldol® 135, 310
Haldol-Janssen® 135
Haloneural® 135
Haloperidol 21, 22, 23, 30, 60, 110, 115, 116,
    117, 120, 121, 123, 124, 125, 135, 136,
    137, 138, 141, 142, 143, 145, 148, 149,
    153, 161, 162, 163, 164, 172, 184, 188,
    232, 252, 282, 308, 310, 314, 320, 376
Haloperidol Desitin® 135
Haloperidol-GRY® 135
Haloperidol-neuraxpharm® 135
Haloperidol-ratiopharm® 135
Haloperidol-RPh® 135
Haloperidol Stada® 135
haloper von ct® 135

Harmosin® 135
Heptadon® 332, 344
Herphonal® 36
Hevert-Dorm® 209
Hewedormir® 209, 381
Hofcomant® 168
Hoggar N® 209
Hydergin® 300
Hydro-Cebral-Ratiopharm® 300
Hydroxyzin 176, 190, 209, 212, 215, 216,
    217, 218, 219
Hypnorex retard® 224, 225

I

Imap® 135, 147
Imipramin 18, 30, 36, 37, 39, 41, 42, 44, 46,
    47, 48, 66, 91, 92, 93, 176, 200, 213, 223,
    250, 259, 266, 280, 281
Imipramin-neuraxpharm® 36, 259
Imovane® 209
Impromen® 135
Inderal® 168
Insidon® 36, 185
Invega® 126
Ivadal® 209

J

Jatrosom® 78

K

Kaveri® 300, 375
Kemadrin® 168
Ketalgin 344
Ketalgin® 332
Kivat® 135, 147
Kneipp-Baldrian® 381
Kneipp-Baldrian-Pflanzensaft® 381

L

Lamictal® 233
Lamotribene® 233
Lamotribene „ratiopharm"® 233

Lamotrigin 10, 159, 180, 224, 234, 235, 236, 237, 238, 239, 240, 241, 242, 243, 244, 245, 246, 247, 248, 249, 251, 253, 254, 255, 256
Lamotrigin „1 A Pharma"® 233
Lamotrigin 1 A Pharma® 233
Lamotrigin AbZ® 233
Lamotrigin Actavies® 233
Lamotrigin AL® 233
Lamotrigin „Allen"® 233
Lamotrigin beta® 233
Lamotrigin-biomo® 233
Lamotrigin-CT® 233
Lamotrigin Desitin® 233
Lamotrigin-Desitin® 233
Lamotrigin „Genericon"® 233
Lamotrigin „GL"® 233
Lamotrigin Helvepharm® 233
Lamotrigin Hexal® 233
Lamotrigin Holsten® 233
Lamotrigin-Mepha® 233
Lamotrigin-neuraxpharm® 233
Lamotrigin Pfizer® 233
Lamotrigin „ratiopharm"® 233
Lamotrigin-ratiopharm® 233
Lamotrigin Sandoz® 233
Lamotrigin „Stada"® 233
Lamotrigin STADA® 233
Lamotrigin-Teva® 233
Lamotrigin Winthrop® 233
Lanolept® 126
Lendorm® 192
Lendormin® 192
Leponex® 126
Leptilan® 233
Leptislanil® 233
Levanxol® 192
Levium® 135
Levomepromazin 115, 135, 144, 149, 176
Levomepromazin-neuraxpharm® 135
Lexotanil® 192
Librax® 193
Librium® 193
Librocol® 193
Limbitrol® 193
Limbitrol®2 36

Litarex® 224
Lithiofor® 224
Lithiumacetat 224
Lithium „Apogepha"® 224
Lithiumaspartat 224
Lithium-Aspartat® 224
Lithiumcarbonat 89, 224
Lithiumcitrat 224
Loramet® 192
Lorasifar® 168, 192
Lorazepam 10, 35, 42, 105, 124, 155, 168, 169, 172, 174, 192, 194, 195, 197, 198, 200, 201, 202, 205, 206, 310, 314, 336
Lorazepam „Genericon"® 192
Loretam® 192
Lormetazepam 192, 202, 206
L-Polamidon® 326, 332, 344
Ludiomil® 36, 91
Lyogen® 135
Lyorodin® 135
Lyrica® 177

M

Maprotilin 36, 41, 42, 92, 93
Maprotilin Ct® 36
Maprotilin-Holsten® 36
Maprotilin-hydrochlorid® 36
Maprotilin-neuraxpharm® 36
Maprotilin-ratiopharm® 36
Mareen® 36
Medazepam 193, 202
Medikinet® 259, 260
Medikinet®redard 260
Medikinet® retard 259
Melatonin 3, 21, 48, 155, 220, 222, 223, 263, 375, 384, 408, 426, 427
Melitracen 36, 91
Melneurin® 135
Mel-peromerck® 135
Melperon 115, 120, 135, 137, 138, 144, 149, 163, 176
Melperon AL® 135
Melperon AZU® 135
Melperon beta® 135
Melperon-neuraxpham® 135

Melperon-ratiopharm® 135
Melperon-RPh® 135
Melperon Stada® 135
Melperon-Teva® 135
Melperon von ct® 135
Mel-Puren® 135
Memantin 284, 293, 294
Memo-Puren® 296
Meresa® 136
Merlit® 168, 192
Methadon 3, 21, 22, 23, 47, 214, 252, 323, 324, 325, 326, 332, 336, 344, 345, 346, 347, 348, 349, 350, 351, 353, 384, 451, 452
Methadon Streuli® 332, 344
Methamphetamin (Desoxyephedrin) 260
Methylphenidat 11, 21, 47, 57, 67, 90, 125, 161, 214, 259, 260, 262, 263, 264, 266, 267, 268, 269, 270, 271, 272, 274, 277, 278, 280, 281
Methylphenidat Hexal® 260
Methylphenidat HEXAL® 259
Metixen Berlin-Chemie® 168
Metixen Procyclidin 168
Mianeurin® 52
Mianserin 3, 23, 49, 50, 51, 52, 53, 91, 92, 94
Mianserin-CT® 52
Mianserin Holsten® 52
Mianserin-neuraxpharm® 52
Mianserin ratiopharm® 52
Midazolam 19, 192, 195, 198, 199, 200, 201, 206
Mirtagamma® 54
MirtaLich® 54
Mirtazapin 3, 18, 22, 23, 24, 30, 49, 50, 51, 54, 55, 56, 57, 83, 87, 89, 91, 92, 93, 94, 160, 188, 190, 384, 393
Mirtazapin-1 A Pharma® 54
Mirtazapin AbZ® 54
Mirtazapin AL® 54
Mirtazapin beta® 54
Mirtazapin ratiopharm® 54
Mirtazapin STADA® 54
Mirtazelon® 54
Moclo-A® 73

Moclobemid 15, 18, 30, 44, 46, 73, 74, 75, 76, 77, 85, 86, 91, 92, 94, 103, 231, 266, 267, 384, 397, 398
Moclobemid AL® 73
Moclobemid AZU® 73
Moclobemid-Dr. Heinz® 73
Moclobemid HEXAL® 73
Moclobemid-ratiopharm® 73
Moclobemid Sandoz® 73
Moclobemid-Stada® 73
Moclobemid-Torrex® 73
Modafinil 10, 259, 360, 365, 366
Modasomil® 259
Modasomil® 100 259
Mogadan® 193
Mogadon® 193
Mondeal® 209
Moradorm® 209
Mutan® 7

N

Naloxon 245, 324, 332, 350, 351, 352, 453
Naltrexon 3, 278, 310, 324, 332, 337, 339, 340, 341, 342, 384, 449, 450
Nardyl® 136
Nardyl®Schlaf 209
Natil® 300
Nehydrin® 300
Nemexin® 332, 340
Neogama® 136
Nervifene® 209
Nervipan® 381
nervo OPT®N 209
Neuril® 135
Neurocil® 135
Neurolepsin® 224
Neurontin® 233
Neurotop® 233
Nicergobeta® 300
Nicergolin 300, 301
Nicergolin Atid® 300
nicergolin ct® 300
Nicergolin „Interpharm"® 300
Nicergolin-neuraxpharm® 300
Nicergolin-ratiopharm® 300

Nicergolin „Strallhofer"® 300
Nicergolin-TEVA® 300
Nicerium® 300
Nipolept® 136
Nitrazepam 193, 201, 202, 206
Noctamid® 192
Noctaval® 381
Noctor® 209
Nootrop® 296
Nootropil® 296
Norakin® 168
Norflex® 168
Normabrain® 296
Normison® 192
Normoc® 192
Nortrilen® 36, 91
Nortriptylin 36, 37, 38, 41, 42, 44, 47, 66, 76, 91, 92, 93, 98, 252
Nozinan® 135

O

Obsidan® 168
Olanzapin 10, 21, 22, 23, 90, 115, 117, 118, 121, 122, 123, 124, 125, 126, 127, 128, 129, 130, 131, 132, 144, 146, 149, 154, 155, 160, 161, 162, 163, 201, 224, 252, 253, 254, 282
Omca® 135
Opipramol 3, 36, 176, 185, 187, 188, 384, 422, 423
Opipramol AbZ Filmtabletten® 185
Opipramol-CT Filmtabletten® 185
Opipramol dura Filmtabletten® 185
Opipramol Heumann® 185
Opipramol-ratiopharm Filmtabletten® 185
Opipramol real 50 mg® 185
Opipramol real 100 mg® 185
Opipramol-Sandoz 50 mg Filmtabletten® 185
Opipramol-Sandoz 100 mg Filmtabletten® 185
Opipramol STADA 50 mg/–100 mg Film-tabletten® 185

Opipramol Valeant 50® 185
Opipramol Valeant 100® 185
Optidorme® 209
Orap® 135
Orap forte® 135
Orfiril® 233
Orphenadrin 168, 169, 173, 174, 294
Orphol® 300
Osnervan® 168
Oxazepam 192, 195, 196, 200, 202, 203, 204, 207, 310, 336
Oxcarbazepin 224, 234, 235, 236, 237, 238, 239, 240, 241, 242, 243, 244, 245, 246, 248, 249, 255, 256, 257
Oxcarbazepin Arcana® 234
Oxcarbazepin CT® 234
Oxcarbazepin-ratiopharm® 234
Oxcarbazepin Teva® 234
Oxivel Ginkgo® 300
Oxivel Ginkgo-Dragées® 375
Oxivel Ginkgo-Tonic® 375

P

Paliperidon 115, 126, 144, 145, 148, 149, 154, 161, 162
Pantrop® 36, 193
Parkopan® 168
ParoLich® 7
Paroxalon® 7
Paroxat® 7
Paroxetåin AL® 7
Paroxetin 7, 8, 9, 11, 12, 13, 14, 15, 16, 17, 18, 19, 20, 21, 22, 23, 24, 30, 46, 83, 88, 91, 92, 93, 114, 123, 134, 172, 176, 213, 250, 267, 277, 289, 314, 324
Paroxetin-1 A Pharma® 7
Paroxetin AbZ® 7
Paroxetin AL® 7
Paroxetin-Allen® 7
Paroxetin-Arcana® 7
Paroxetin beta® 7
Paroxetin-GSK® 7
Paroxetin-ratiopharm® 7
Paroxetin-SKB® 7

Penfluridol 115, 118, 135, 137
Perazin 115, 135, 144, 150, 163
Perazin-neuraxpharm® 135
Perphenazin 21, 60, 115, 124, 135, 144, 146, 148, 150, 152, 214, 232
Perphenazin-neuraxpharm® 135
Petylyl® 259
Phenothiazine 84, 114, 115, 117, 119, 135, 136, 137, 145, 146, 152, 252, 253, 320, 324, 342
Phenylindol 115, 126, 145
Pimozid 21, 115, 123, 124, 125, 135, 137, 138, 140, 142, 144, 145, 150, 153, 162, 163, 176, 282
Pipamperon (Floropipamid) 135, 144
Pirabene® 296
Piracebral® 296
Piracetam 284, 296, 297, 298, 299
Piracetam-800-Verla® 296
Piracetam AbZ® 296
Piracetam AL® 296
Piracetam ct® 296
Piracetam-ELBE-MED® 296
Piracetam-Heumann® 296
Piracetam „Interpharm"® 296
Piracetam-neuraxpharm® 296
Piracetam-ratiopharm® 296
Piracetam-RPh® 296
Piracetam-STADA® 296
Piracetam „UCB"® 296
Piracetrop® 296
Pirax® 296
PK-Merz® 168
PK-Merz-Schoeller® 168
Planum® 192
Praxiten® 192
Prazepam 193, 202, 207
Prazine® 136
Pregabalin 3, 176, 177, 179, 180, 189, 384, 420, 421
Priadel® retard 224
Promazin 115, 136, 144, 150
Prometax® 285
Promethawern® 136
Promethazin 115, 136, 144, 150, 176

Promethazin-liquidum® 136
Promethazin-neuraxpharm® 136
Proneurin® 136
Propabloc® 168
Propanolol-GRY® 168
Propaphenin® 135
Prophylux® 168
Propranolol 10, 19, 22, 23, 24, 42, 53, 69, 70, 95, 105, 124, 168, 169, 172, 174, 197, 200, 214, 227, 231, 240, 251, 280, 314, 359, 361, 362
Propranolol AL® 168
Propranolol-Helvepharm® 168
Propranolol Stada® 168
Propranur® 168
Propra-ratiopharm® 168
propra von ct® 168
Protactyl® 136
Prothazin® 136
Prothipendyl 115, 136, 144
Pryleugan® 259
Pyritinol 284, 296, 297, 298, 299
Pyrollidin 126

Q

Quetiapin 115, 118, 121, 122, 123, 124, 125, 126, 127, 128, 129, 130, 131, 144, 145, 150, 154, 155, 160, 161, 162, 163, 176, 224
Quetiapin „AstraZeneca"® 126
Quilonorm® 224
Quilonorm retard® 224
Quilonum® 224
Quilonum retard® 224, 225

R

Radepur® 193
ratiopharm „Torrex"® 233
Reboxetin 23, 24, 32, 33, 34, 35, 91, 92, 93, 94, 384, 389, 390
Reboxetine® 32
Recvalysat-Bürger® 381
ReDormin® 381

Regivital-Baldrian® 381
Remergil® 54, 91
Remeron® 54, 91
Remestan® 192
Reminyl® 285
Risperdal® 126
Risperdal Consta® 126
Risperidon 21, 23, 30, 35, 66, 90, 115, 117, 119, 120, 121, 122, 123, 124, 125, 126, 127, 128, 129, 130, 131, 144, 145, 147, 148, 150, 154, 155, 161, 162, 163, 164, 214, 224, 252, 282, 290, 347
Ritalin® 259, 260
Ritalin LA® 260
Ritalin SR® 259
Ritalin-SR® 260, 269
Rivastigmin 284, 285, 286, 287, 288, 289, 290, 291, 292
Rivotril® 168, 193
Rohypnol® 192
Rökan® 300, 375
Rudotel® 193
Rusedal® 193

S

Sanalepsi N® 209
Saroten® 36, 90
Schlaf-Tabs-ratiopharm® 209
Sedalint-Baldrian Valdispert® 381
Sedazin® 192
Sediat® 209
Sedopretten® 209
Semap® 135
Sepram® 7, 91
Serdolect® 126
Seresta® 192
Sermion® 300
Seropram® 7, 91
Seroquel® 126
Seroxat® 7, 91
Sertindol 115, 119, 126, 129, 131, 132, 144, 145, 150, 154, 163, 188
Sertralin 7, 8, 9, 11, 12, 13, 14, 15, 16, 17, 18, 19, 20, 21, 22, 23, 24, 46, 83, 88, 91, 92, 93, 114, 123, 176, 200, 213, 254, 267, 314
Sertralin-1 A Pharma® 7
Sertralin AbZ® 7
Sertralin AL® 7
Sertralin beta® 7
sertralin-biomo® 7
Sertralin-CT® 7
Sertralin ratiopharm® 7
Sertra TAD® 7
Sigaperidol® 135
Sinapsan® 296
Sinequan® 36, 91
Sinophenin® 136
Sirtal® 233
Sleepia® 168
Solian® 126
Solvex® 32, 91
Somnal® 209
Somnium® 192
Somnosan® 209
Sonata® 209
Sormodren® 168
Spasman® 168
Spasmocyclon® 300
Sponsin® 300
Stangyl® 36, 91
Staurodorm® 193
Stilnox® 209
Stirtal® 233
Strattera® 259, 274
Suboxone® 332, 350, 453
Subutex® 332, 350, 453
Sulp® 136
Sulpirid 115, 136, 137, 144, 145, 150, 176
Sulpirid AL® 136
Sulpirid-beta® 136
Sulpirid-neuraxpharm® 136
Sulpirid-ratiopharm® 136
Sulpirid-RPh® 136
Sulpirid STADA® 136
Sulpirid TEVA® 136
sulpirid von ct® 136
Sulpivert® 136
Surmontil® 36, 91
Sycrest® 126
Symfona® 300
Symfona N® 375
Symmetrel® 168

T

Tafil® 192
Tagonis® 7, 91
Tanakene® 300, 375
Tavor® 168, 192
Taxilan® 135
Tebofortan® 300, 375
Tebofortin® 300, 375
Tebonin® 300, 375
Teborin® 375
Tegretal® 233
Tegretol® 233
Temazepam 192, 195, 202, 204, 207, 336
temazep-ct® 192
Temesta® 168, 192
Tesoprel® 135
Thienobenzodiazepin 115, 126
Thioxanthene 115, 117, 119, 136, 137, 146, 153
Thombran® 58, 91
Timonil® 233
Timox® 234
Tisercin® 135
Tofranil® 36, 91, 259
Tofranil®mite 259
Tolid® 168, 192
Tolvon® 52, 91
Topamax® 234
Topilex® 234
Topiramat 19, 159, 180, 224, 234, 235, 236, 237, 238, 239, 240, 241, 242, 243, 244, 245, 246, 247, 248, 249, 251, 253, 254, 255, 256
Topiramat 1 A Pharma® 234
Topiramat Actavis® 234
Topiramat AL® 234
Topiramat Arcana® 234
Topiramat beta® 234
Topiramat-biomo® 234
Topiramat bluefish® 234
Topiramat-CT® 234
Topiramat Desitin® 234
Topiramat GL® 234
Topiramat Hexal® 234
Topiramat-Janssen® 234
Topiramat-Mepha® 234
Topiramat-neuraxpharm® 234
Topiramat Orion® 234
Topiramat-ratiopharm® 234
Topiramat Sandoz® 234
Topiramat Spiry® 234
Topiramat STADA® 234
Topiramat TAD® 234
Topiramat-Teva® 234
Tranxilium® 193
Tranylcypromin 18, 35, 46, 57, 66, 78, 79, 80, 81, 82, 83, 85, 86, 91, 92, 94, 105, 114, 123, 176, 183, 188, 231, 250, 266, 267, 277, 314, 320, 336, 384, 399
Trazodon 3, 18, 23, 30, 47, 49, 50, 51, 58, 59, 60, 79, 83, 91, 93, 94, 105, 123, 183, 250, 263, 340, 384, 395, 396
Trazodon HEXAL® 58
Trazodon neuraxpharm® 58
Tregor® 168
Tremarit® 168
Tresleen® 7, 91
Trevilor® 25, 91, 259
Triazolam 19, 192, 195, 199, 200, 201, 202, 208, 311, 336
Trihexiphenidyl 168
Trilafon® 135
Trileptal® 234
Trimineurin® 36
Trimipramin 30, 36, 37, 39, 41, 42, 47, 91, 92, 93, 123
Trimipramin-neuraxpharm® 36
Trimipramin ratiopharm® 36
Trittico® 58, 91
Truxal® 136
Truxaletten® 136
Tryptizol® 36, 90

U

Urbanyl® 193

V

Valdoxan® 68, 90
Valeriana officinalis 381
Valium® 168, 193
Valmane® 381
Valocordin® 209
Valproat AZU® 233
Valproat-neurax-pharm® 233
Valproat RPh® 233
Valpro beta® 233
Valpro dura® 233
Valproflux® 233

Valproinsäure-ratiopharm® 233
Valproinsäure (Valproat) 224, 243, 244, 245, 246, 247, 248, 249, 250, 384, 433
Valproinsäure von ct® 233
Valprolept® 233
ValproNA-TEVA® 233
Valverde® 300, 375, 381
Vareniclin 3, 332, 355, 357, 358
Venlafaxin 18, 23, 24, 25, 26, 27, 28, 29, 30, 31, 57, 66, 76, 83, 91, 92, 93, 94, 114, 176, 213, 259, 266, 281
Vertigo-Meresa® 136
Vertigo-neogama® 136
Vigil® 259
Virilit 50 mg® 302
Vivinox® 209

W

Wellbutrin® 61

X

Xanax® 192
Xanax® retard 192
Xanor® 192
Xeplion® 126, 148
Ximovan® 209

Z

Zaleplon (Pyrazolopyrimidin) 209
Zeldox® 126
Zeller Schlaf-Syrup® 381

Zerene® 209
Ziprasidon 115, 118, 119, 120, 121, 123, 124, 126, 129, 131, 132, 145, 150, 154, 160, 161, 162, 163, 164, 188, 224
Zoldorm® 209
Zoleptil® 136
Zoloft® 7, 91
Zolpidem (Imidazopyridin) 209
Zopiclon (Cyclopyrrolon) 209
Zotepin 66, 119, 136, 137, 144, 145, 150, 163
Zuclopenthixol 115, 118, 124, 136, 144, 146, 148, 150, 153, 164, 252
Zyban® 61, 332
Zypadhera® 126, 147, 148
Zyprexa® 126
Zyprexa VeloTab® 126

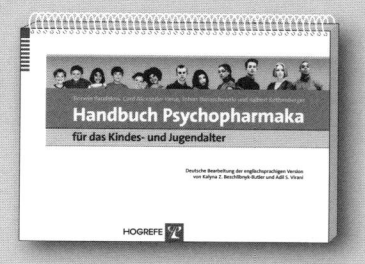

Borwin Bandelow · Cord Alexander Heise
Tobias Banaschewski · Aribert Rothenberger

Handbuch Psychopharmaka für das Kindes- und Jugendalter

2006, 347 Seiten, Großformat, Spiralbindung,
€ 49,95 / sFr. 86,– · ISBN 978-3-8017-1917-3

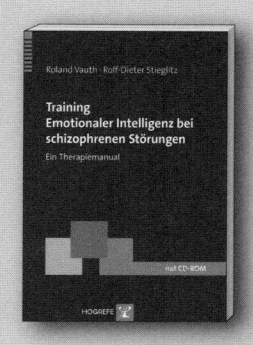

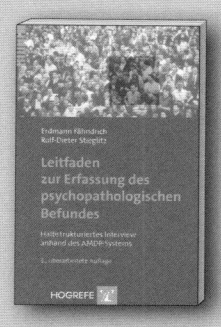

Erdmann Fähndrich
Rolf-Dieter Stieglitz

Leitfaden zur Erfassung des psychopathologischen Befundes

Halbstrukturiertes Interview anhand des AMDP-Systems

3., überarbeitete Auflage 2007, 123 Seiten, Kleinformat,
€ 19,95 / sFr. 32,– · ISBN 978-3-8017-1930-2

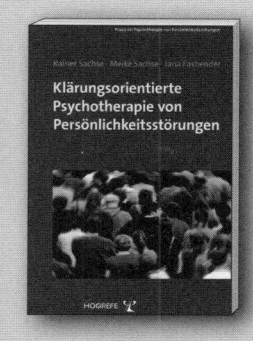

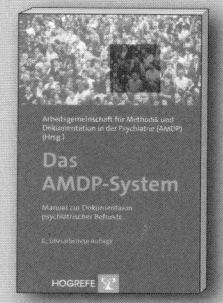

Arbeitsgemeinschaft
für Methodik und
Dokumentation
in der Psychiatrie (AMDP)
(Hrsg.)

Das AMDP-System

Manual zur Dokumentation psychiatrischer Befunde

8., überarbeitete Auflage 2007, 180 Seiten,
Kleinformat, € 19,95 / sFr. 32,–
ISBN 978-3-8017-1925-8

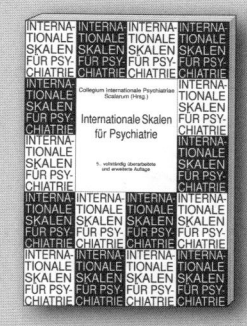

Collegium
Internationale
Psychiatriae
Scalarum (CIPS)
(Hrsg.)

Internationale Skalen für Psychiatrie

5., vollst. überarb. u. erw. Auflage 2005,
XXIV/423 Seiten, Großformat,
€ 99,95 / sFr. 158,– · ISBN 978-3-8017-1752-0

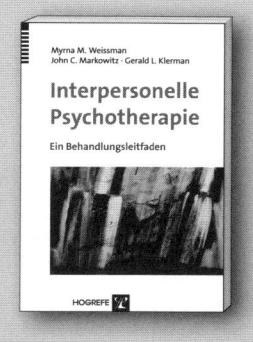

Roland Vauth
Rolf-Dieter Stieglitz

Training Emotionaler Intelligenz bei schizophrenen Störungen

Ein Therapiemanual

(Reihe: »Therapeutische Praxis«)
2008, 135 Seiten, Großformat, inkl. CD-ROM,
€ 39,95 / sFr. 68,– · ISBN 978-3-8017-1982-1

Rainer Sachse
Meike Sachse
Jana Fasbender

Klärungsorientierte Psychotherapie von Persönlichkeitsstörungen

Grundlagen und Konzepte

(Reihe: »Praxis der Psychotherapie von Persönlichkeitsstörungen«, Band 1), 2011, 162 Seiten,
€ 26,95 / sFr. 39,90 · ISBN 978-3-8017-2350-7

Myrna M. Weissman
John C. Markowitz
Gerald L. Klerman

Interpersonelle Psychotherapie

Ein Behandlungsleitfaden

Deutsche Bearbeitung herausgegeben und
eingeleitet von Andreas Maercker.
2009, 205 Seiten, € 26,95 / sFr. 44,90
ISBN 978-3-8017-2193-0

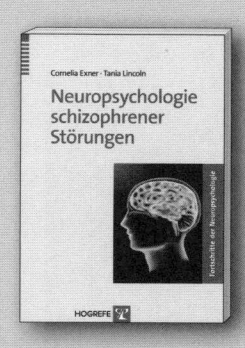

Cornelia Exner
Tania Lincoln

Neuropsychologie schizophrener Störungen

(Reihe: »Fortschritte der Neuropsychologie«)
2011, VIII/121 Seiten, € 22,95 / sFr. 32,90
(Im Reihenabonnement € 15,95 / sFr. 22,90)
ISBN 978-3-8017-2175-6

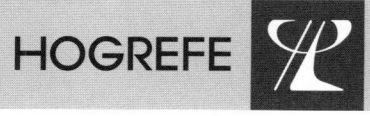

HOGREFE

Hogrefe Verlag GmbH & Co. KG
Merkelstraße 3 · 37085 Göttingen · Tel.: (0551) 99950-0 · Fax: -111
E-Mail: verlag@hogrefe.de · Internet: www.hogrefe.de

Fortschritte der Psychotherapie

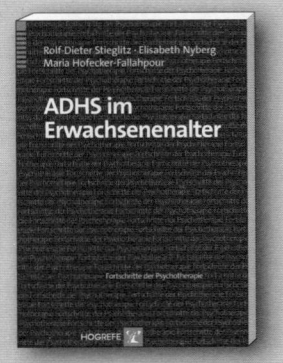

Herausgegeben von Dietmar Schulte · Kurt Hahlweg
Jürgen Margraf · Winfried Rief · Dieter Vaitl

Band 43: 2011, VI/86 Seiten, ISBN 978-3-8017-2146-6

Band 44: 2011, VI/94 Seiten, ISBN 978-3-8017-1610-3

Band 45: 2011, VII/102 Seiten, ISBN 978-3-8017-2215-9

Band 46: 2011, VIII/85 Seiten, ISBN 978-3-8017-2315-6

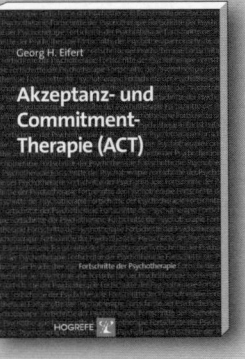

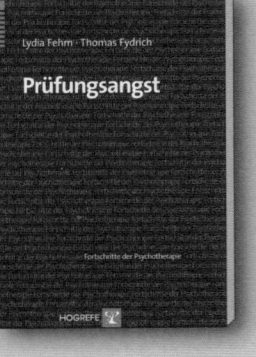

Band 47: 2012, VI/130 Seiten, ISBN 978-3-8017-2117-6

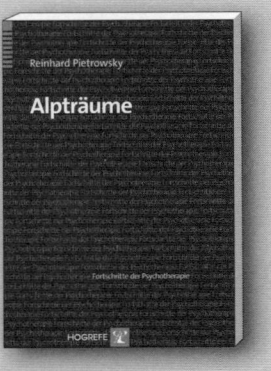

Weitere Bände der Reihe:

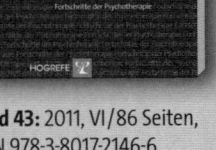

Band 1 Somatisierungsstörung (2. Auflage) · **Band 2** Schizophrenie · **Band 3** Agoraphobie und Panikstörung · **Band 4** Depression · **Band 5** Asthma bronchiale · **Band 6** Alkoholabhängigkeit (2. Auflage) **Band 7** Schlafstörungen (2. Auflage) · **Band 8** Posttraumatische Belastungsstörung · **Band 9** Sexualstörungen des Mannes · **Band 10** Rückenschmerz · **Band 11** Zwangsstörungen · **Band 12** Medikamentenabhängigkeit · **Band 13** Hypertonie · **Band 14** Borderline-Störung · **Band 15** Hautkrankheiten und Körperdysmorphe Störung · **Band 16** Sexualstörungen der Frau · **Band 17** Dissoziative Störungen **Band 18** Rheumatische Erkrankungen · **Band 19** Adipositas · **Band 20** Tinnitus und Hyperakusis · **Band 21** Psychische Störungen und Sucht: Doppeldiagnosen · **Band 22** Kopfschmerzen · **Band 23** Komplizierte Trauer · **Band 24** Essstörungen · **Band 25** Generalisierte Angststörung · **Band 26** Chronische Erschöpfung und Chronisches Erschöpfungssyndrom · **Band 27** Spezifische Phobien · **Band 28** Soziale Phobie · **Band 29** Parkinson · **Band 30** Chronisches Stimmenhören und persistierender Wahn · **Band 31** Tabakkonsum und Tabakabhängigkeit · **Band 32** Stottern · **Band 33** Probleme des Alterns **Band 34** Partnerschaft und Psychische Störung · **Band 35** Außergewöhnliche Erfahrungen · **Band 36** Diabetes mellitus · **Band 37** Trichotillomanie · **Band 38** Zwangshandlungen und Zwangsgedanken · **Band 39** Anpassungsstörung und Akute Belastungsreaktion · **Band 40** Akute Depression · **Band 41** Hypochondrie und Krankheitsangst · **Band 42** Zahnbehandlungsphobie

Die Reihe zur Fortsetzung bestellen:

Der Preis je Band beträgt € 19,95 / sFr. 29,90. Wenn Sie die Reihe zur Fortsetzung bestellen, erhalten Sie alle Bände automatisch nach Erscheinen (3-4 Bände jährlich) zum Vorzugspreis von je € 15,95 / sFr. 23,80. Sie sparen 20% gegenüber dem Einzelpreis.

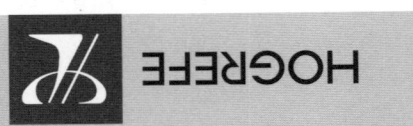

HOGREFE

Hogrefe Verlag GmbH & Co. KG
Merkelstraße 3 · 37085 Göttingen · Tel.: (0551) 99950-0 · Fax: -111
E-Mail: verlag@hogrefe.de · Internet: www.hogrefe.de